Rehabilitation und Prävention 12

Susanne Klein-Vogelbach

Ballgymnastik zur funktionellen Bewegungslehre

Analysen und Rezepte

Mit 567 Abbildungen und einer Ausklapptafel

Springer-Verlag
Berlin Heidelberg New York 1981

Stiftung Rehabilitation
Heidelberg 1981

Dr. med. h. c. Susanne Klein-Vogelbach
Institut für Physiotherapie
Malzgasse 14, CH-4052 Basel

ISBN 3-540-09809-7 Springer-Verlag Berlin Heidelberg New York
ISBN 0-387-09809-7 Springer-Verlag New York Heidelberg Berlin

CIP-Kurztitelaufnahme der Deutschen Bibliothek
Klein-Vogelbach, Susanne:
Ballgymnastik zur funktionellen Bewegungslehre: Analysen u. Rezepte/Susanne Klein-Vogelbach. – Berlin, Heidelberg, New York: Springer; Heidelberg: Stiftung Rehabilitation, 1981. (Rehabilitation und Prävention; 12)
ISBN 3-540-09809-7 (Berlin, Heidelberg, New York)
ISBN 0-387-09809-7 (New York, Heidelberg, Berlin)

Printed in Germany.

Herstellung: Triltsch, Würzburg
2121/3140-543210

Vorwort

Warum ist es schwierig das einfache, natürliche Bewegungsverhalten zurückzugewinnen, wenn es aus welchen Gründen auch immer eine Störung erfahren hat?
Was einmal mühelos und selbstverständlich da war, gelingt auch durch oft unermüdliches Üben nicht wieder.
Warum helfen Energie und Willensanstrengung so wenig?
Ist der Patient oder vielleicht der Therapeut zu „dumm" zum Lernen oder Lehren?

Wenn es mit „Dummheit" zu tun hat, liegt sie sicher in erster Linie beim Therapeuten. Oder besser gesagt der Patient darf „dumm" sein, sonst brauchte er ja gar keinen Therapeuten. Aber darf der Therapeut auch „dumm" sein?

Was heißt denn „dumm" überhaupt, wie wollen wir die „Dummheit" verstehen?
Das Herkunftswörterbuch des Duden gibt Auskunft. Die Etymologie nennt auf Mittelhochdeutsch das Wort „tump" = töricht/unerfahren/stumm, auf Althochdeutsch das Wort „tumb" = stumm/taub/töricht, auf Gotisch das Wort „dumbs" = stumm, auf Englisch das Wort „dumb" = stumm. Die Grundbedeutung des Wortes heißt „stumm" = verdunkelt/mit stumpfen Sinnen. So wollen wir die „Dummheit" des Therapeuten verstehen. Die tadelnde, negative Wertung der „Dummheit" kommt erst im späteren Sprachgebrauch hinzu.

Sind wir „dumm" = unerfahren, müssen wir Erfahrung sammeln.

Sind wir „dumm" = töricht, müssen wir Erkenntnis suchen.

Sind wir „dumm" = taub/stumm/dumpfen Sinnes, müssen wir unsere Wahrnehmung schärfen.
Das ist ein altbekannter Weg, den jeder in seiner Weise gehen muß. Wir Bewegungstherapeuten müssen das Bewegungsverhalten des gesunden und kranken Menschen lebenslänglich beobachten, um allmählich die intuitiv erfaßten Beobachtungskriterien diskursiv analysieren zu können.

So entstand ein Analysenkonzept, das den Versuch macht, innerhalb eines Bewegungsablaufes die Aktion oder das im Bewußtsein „oberschwellig" Vorhandene und darum zur Instruktion Geeignete von der Reaktion in der Beobachtung streng zu trennen.

Die Erfahrung lehrt, daß stetiges Hinweisen auf ein Bewegungsdefizit mit der Aufforderung es zu überwinden sogar mögliche Änderungen im Bewegungsverhalten blockiert. Das Lernziel in Form einer gewünschten Veränderung im Bewegungsverhalten muß darum im *reaktiven Bereich* erfüllt werden. „Oberschwellig“ im Bewußtsein dürfen die Bedingungen erscheinen, die das reaktive Geschehen begrenzen. In anderen Worten, die Reaktion erfährt durch Konditionen, die die Aktion näher bestimmen, die notwendige, differenzierende Limitation.

Im „oberschwelligen“, der Instruktion zugänglichen Bereich des Bewußtseins dominieren Wahrnehmungen 1) der Bewegungsrichtung, 2) der sich ständig ändernden Distanzen innerhalb des Körpers, 3) – in bezug auf die Umwelt – der Veränderung der Beziehung zur Unterlage in Form von wechselndem Druck.

Da alle Bewegung sich im Wirkungsbereich der Erdanziehung abspielt, besteht die diskursive Verarbeitung beobachteter Kriterien in der Analyse von Gleichgewichtsreaktionen. Das Leitbild der ökonomischen Aktivität entscheidet in der Beurteilung über zu viel oder zu wenig.

Jede Gewichtsverlagerung im Schwerefeld verursacht ein reaktives Geschehen im Sinne einer Mobilisierung eines Gegengewichtes, einer Gegenaktivität oder einer Veränderung der Unterstützungsfläche. Wenn die Bewegungsrichtung einmal bestimmt ist, bringt die Aktion Gewicht in die Bewegungsrichtung. Ob im reaktiven Bereich nun Gewicht oder Aktivität aus der Bewegungsrichtung geht, oder Gewicht durch eine Veränderung der Unterstützungsfläche in oder aus der primären Bewegungsrichtung transportiert wird, entscheidet die Form des Bewegungsgeschehens.

Das Wissen vom Bau und von der Funktion des menschlichen Körpers bringt die Erkenntnis, daß der wichtigste Aktivierungsauftrag an unsere Muskulatur in der *Verhinderung möglicher Bewegungsausschläge* in unseren Gelenken besteht, damit ein normales Bewegungsverhalten im Sinne lebensnotwendiger Bewegungsfunktionen möglich ist.

Die Ballgymnastik bietet sich als Experimentierfeld für Gleichgewichtsreaktionen geradezu an. Die Bewegungen werden labilisiert und zugleich kann der Körper bodennah eine große Unterstützungsfläche bekommen. Mehr als 10 Jahre Arbeit mit dem Ball sind vergangen, der Ball hat geradezu einen „Siegeszug“ in der Bewegungstherapie hinter sich. In der Therapie mit zerebral geschädigten Kindern arbeitete das Bobath-Konzept schon lange mit Bällen.

Dieses Buch bringt nun differenzierte Analysen und Instruktionsrezepte von 21 an Patienten mit verschiedenen Krankheitsbildern erprobten Modellen. Das Analysenkonzept ist für alle Bewegungsabläufe geeignet.

Das vorliegende Werk ist als Lehrbuch zur Einführung eines Analysenkonzeptes für Gleichgewichtsreaktionen nach den Gesichtspunkten der funktionellen Bewegungslehre gedacht. Aus diesem Grunde glaubte man auf ausführliche Literaturzitate verzichten zu können.

Ohne die Hilfe, Beratung und Mitarbeit von Freunden, Kollegen und Schülern wäre die Arbeit nicht möglich gewesen. Ihnen allen sage ich meinen besten Dank, auch wenn ich sie nicht alle namentlich erwähnen kann.

Insbesondere danke ich:

Georg Klein-Vogelbach, meinem Mann. Ortrud Bronner, Elisabeth Bürge, Katrin Eicke-Wieser, Ursula Künzle für das Korrekturlesen. Vreny Lüscher, Beatrix Lütolf-Keller, Sarojini Shresta für die Darstellung der Ballübungen.

Dietmar Hund, Ursula Künzle, Fotografien.

Holger Hammerich, Grafiken.

Der Arbeitsgruppe für Funktionelle Bewegungslehre: Barbara Bartmes, Elisabeth Bürge, Ortrud Bronner, Käthi Hedinger, Verena Jung, Ursula Künzle, Wiltrud Schmid.

Gisela Rolf und dem Fortbildungszentrum Hermitage in Bad Ragaz.

Birgit Rohr, René Buillard und dem Zentrum für Lehre und Forschung am Kantonsspital Basel.

Fränzi Hertner und allen Schülern der Schule für Physiotherapie am Kantonsspital Basel.

Der Direktion des Kantonsspitals Basel.

Basel, Oktober 1980 SUSANNE KLEIN-VOGELBACH

Definition

Ballgymnastik ist eine Bewegungsform, bei der eine permanente Gefährdung der Balance besteht, obwohl das Körpergewicht über einer relativ großen Unterstützungsfläche verteilt ist. So können Gleichgewichtsreaktionen, insbesondere auch im Bereich der Wirbelsäule, gefahrlos für den Patienten geübt werden.

Inhaltsverzeichnis

Abkürzungen

ABD	Abduktion
ADD	Adduktion
APW	aktivierte, passive Widerlagerung
AR	Außenrotation
ASTE	Ausgangsstellung
AW	aktive Widerlagerung
AWM	Ausweichmechanismus
BL	Bauchlage
BWS	Brustwirbelsäule
DP	Distanzpunkt
ESTE	Endstellung
HM	Hinkmechanismus
HWS	Halswirbelsäule
IR	Innenrotation
KA	Körperabschnitt
KLA	Körperlängsachse
LA	Längsachse
LAT	lateral
LK	links
LWS	Lendenwirbelsäule
MED	medial
PB	Primärbewegung
RE	rechts
RL	Rückenlage
+ROT	Rotation im Uhrzeigersinn
-ROT	Rotation im Gegenuhrzeigersinn
SL	Seitenlage
SPB	Spielbein
STB	Standbein
TP	Trochanterenpunkt am Femur
USF	Unterstützungsfläche
WB	weiterlaufende Bewegung
WS	Wirbelsäule

Lernzielkatalog

1. Wirbelsäule, Stabilisation

Die ökonomische, *aufrechte Haltung der Wirbelsäule* in der Vertikalen automatisch hervorrufen können.

„Der Cowboy“ s. S. 13

Die *Körperlängsachse reaktiv* aus der *Vertikalen* nach *vorne/hinten neigen* und, bei der veränderten räumlichen Lage und Länge des Hebels, die *dorsale/ventrale Muskulatur* ökonomisch *einsetzen* können.

„Die Waage“ s. S. 68

Die *Neigung der Körperlängsachse nach hinten* aus der *Vertikalen in die Horizontale* und die Wiederaufrichtung in die Vertikale durch ökonomischen Einsatz der *ventralen/dorsalen Muskulatur* ausführen können. *Reaktive Schritte* nahtlos dem wechselnden Neigungswinkel und KLA, der wechselnden Hebelarmlänge und der wechselnden Einwirkungsrichtung der Schwerkraft *anpassen* können.

„Das Bett des Fakirs“ s. S. 73

Den *Tonus der Wirbelsäulenmuskulatur* spontan und ökonomisch an den Wechsel von *Zug- und Stauchungsbelastung* einerseits, sowie *Extensoren- Flexorenbeanspruchung* andererseits anpassen können.

„Die Schaukel“ s. S. 113

2. Wirbelsäule, Lateralflexion

Die *Lendenwirbelsäulengelenke* hubarm und gangtypisch in *LATFLEX* als automatisch funktionierende Gleichgewichtsreaktion *mobilisieren* und mit den zugehörigen Bewegungen des KA Becken in den *Hüftgelenken koordinieren* können.

„Hula Hula rechts-links“ s. S. 23

Die *Wirbelsäule* hubarm als automatisch funktionierende Gleichgewichtsreaktion *in LATFLEX mobilisieren* können.

„Salamander“ s. S. 30

Die Wirbelsäule bei wechselnder *lateraler Hubbelastung* in leichter *Extensionsstellung* mit Hilfe widerlagernder Beinbewegungen *stabilisieren* können.

„Die Seejungfrau“ s. S. 48

3. Wirbelsäule, Flexion/Extension

Die *Lendenwirbelsäulen- und Hüftgelenke* hubarm und gangtypisch in *FLEX/EXT* als automatisch funktionierende Gleichgewichtsreaktionen *mobilisieren* können.

„Hula Hula vor-rück“ s. S. 61

Ein *symmetrisches Armpendel* in sagittalen Ebenen als automatisch funktionierende Gleichgewichtsreaktion *auslösen* können.

„Hula Hula vor-rück“ s. S. 61

Die Wirbelsäule, insbesondere *die Brustwirbelsäule* an jeder beliebigen Stelle schonend im Sinne einer Gleichgewichtsreaktion *passiv in Extension mobilisieren* können.

„Eslein streck' Dich“ s. S. 84

Die Wirbelsäule, insbesondere die *Brustwirbelsäule* an jedem beliebigen Bewegungssegment schonend im Sinne einer Gleichgewichtsreaktion *aktiv in Extension mobilisatieren* können.

„Die Galionsfigur“ s. S. 128

Die *muskuläre, extensorische* Verankerung des *lumbosakralen Überganges* hubarm und im Sinne einer Gleichgewichtsreaktion auslösen können.

„Die Ente“ s. S. 123

Eine *Totalflexion/-extension in den Wirbelsäulen-, Hüft-, Kniegelenken* in mühelosem Wechsel bei labiler Gleichgewichtslage reaktiv hervorbringen können.

„Seeigel und Goldfisch“ s. S. 136

4. Wirbelsäule, Rotation

Die *Rotatoren der Wirbelsäule* automatisch *aktivieren* können.

„Krabbe“ s. S. 30

Rotation um die Körperlängsachse im Rotationsniveau der *unteren BWS/oberen LWS* als automatisch funktionierende Gleichgewichtsreaktion hubarm hervorrufen können.

„Trab“ s. S. 153

Als Reaktion auf eine provozierte Veränderung der Gleichgewichtslage, die *labil gelagerten,* in der Körperlängsachse eingeordneten *KA Kopf/Brustkorb/Becken/Beine* unter dem *stabilisierten Schultergürtel* schraubenförmig aus Bauchlage in Seitenlage *drehen* können.

„Die Schere“ s. S. 168

5. Hüftgelenke

Die Schaltstellen der *Hüftgelenke extensorisch/adduktorisch, flexorisch/abduktorisch* reaktiv und hubarm mobilisieren können.

„Perpetuum mobile“ s. S. 99

Den *Muskelfächer,* der das *Becken in Extensionsstellung der Hüftgelenke* am *Oberschenkel verankert,* automatisch einsetzen können.

„Perpetuum mobile“ s. S. 99

Bei labiler Gleichgewichtslage, das *Hüftgelenk* gangtypisch und hubarm in *Extension bis an die Arretierung* durch das iliofemorale Band *mobilisieren* können.

„Der Osterhase“ s. S. 105

Die Schaltstellen der *Hüftgelenke abduktorisch/außenrotatorisch, adduktorisch/innenrotatorisch,* reaktiv und hubarm *mobilisieren* können.

„Die Unruh“ s. S. 160

Den *Muskelfächer,* der das Becken während der *Standbeinphase am Oberschenkel verankert* automatisch einsetzen können.

„Die Unruh“ s. S. 160

Die *Extension des Hüftgelenkes* bis an die *Arretierung durch das iliofemorale Band* hubarm, reaktiv und gangtypisch ausführen können.

„Die Brunnenfigur“ s. S. 199

6. Reaktive Schrittauslösung/Funktionelle Beinachsenbelastung

Reaktive Schritte nach rechts und links bei automatisch einsetzender *funktioneller Beinachsenbelastung* hervorrufen können.

„Der Delphin“ s. S. 36

Die *automatische Stützfunktion des Standbeines* automatisch hervorrufen können. Insbesondere den *Vastus medialis* am *Kniegelenk* und die *Rotatoren* des *Hüftgelenkes* gangtypisch aktivieren können.

„Die Cocktailparty“ s. S. 178

Automatisch erfolgende, für die Hüftgelenke gangtypische *Schritte nach vorne/hinten,* als Reaktion auf Verlagerungen des Körpergewichtes hervorrufen können.

„Das Karussell“ s. S. 189

Allgemeine Einführung

● **Lernziel**

Der Therapeut soll können

1. Einem Patienten ein natürliches, d. h. automatisch funktionierendes und ökonomisches Bewegungsverhalten beibringen.

1.1. Durch unmittelbare Beobachtung die für den Lernvorgang entscheidenden Merkmale eines bestimmten Bewegungsablaufes herausfinden.

1.2. Die Form natürlicher Bewegungsübungen auswählen, die zum gegenwärtigen Zeitpunkt die besten Erfolgschancen für die Lösung der funktionellen Probleme des Patienten bietet.

1.3. Den gewählten Bewegungsablauf funktionell analysieren und für Fachkollegen verständlich dokumentieren.

1.4. Sich zu einem klaren Behandlungskonzept bekennen.

1.5. Die gewählte analysierte Übung in spontan verständlicher Weise verbal oder manipulierend instruieren.

1.6. Durch kritische Beurteilung der Behandlungsresultate in nützlicher Frist

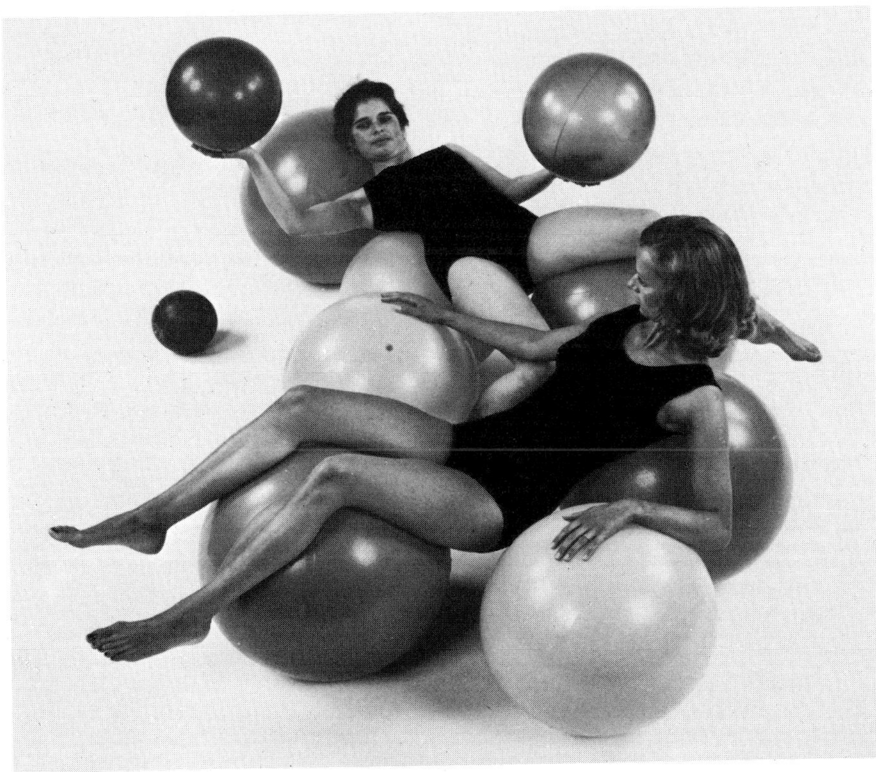

wissen, ob das Behandlungskonzept richtig und darum erfolgreich ist, oder ob ein Irrtum vorliegt.

1.7. Aus dem erkannten Irrtum eine Lehre ziehen. Ein neues Behandlungskonzept erstellen, um damit einen neuen Versuch zu unternehmen.

1.8. Korrekturen des eigenen Behandlungskonzeptes so oft vornehmen, bis der Behandlungserfolg die Richtigkeit der durchgeführten Therapie bestätigt.

▶ Lernweg

1. Die erste Aufgabe des Therapeuten, der einen Patienten mit funktioneller Bewegungstherapie behandeln möchte, ist das Erheben des funktionellen Status. Nur so gelangt er zur Erkenntnis und Formulierung des bestehenden funktionellen Problemes.

1.1. Eine zeitliche Verschiebung des funktionellen Status ist nur dann geboten, wenn der Zustand des Patienten eine solche Untersuchung gar nicht, oder nur teilweise ratsam erscheinen läßt.

2. Das formulierte funktionelle Problem führt zur Auswahl geeigneter Bewegungsformen. Durch eine Funktionsanalyse werden sie für Übungszwecke aufbereitet (s. Ausklapptafel am Ende dieses Buches).

3. Die Funktionsanalyse der gewählten Bewegungsformen ist die Voraussetzung für eine angemessene Instruktion der Übungen.

3.1. Die Instruktion des Patienten durch die Sprache verlangt vom Therapeuten das Vertrautsein mit den spontanen Bewegungsreaktionen eines Menschen auf verbale Stimuli.

3.2. Während des Lernprozesses eines Bewegungsablaufes ist das manipulierende oder manipulativ/perzeptiv didaktische Eingreifen des Therapeuten meist unentbehrlich. Dieses muß in seiner Wirkung kritisch geprüft und verstanden sein, da es nur so eine wirkliche Hilfe für den Patienten sein kann.

Anmerkung zu „▶ Lernweg“

ad Ziffer 1.
Das Erheben des funktionellen Status ist in der „Funktionellen Bewegungslehre“ ausführlich beschrieben (S. 102–145). Damit ein Status nicht zu umfangreich und vor allen Dingen übersichtlich wird, soll zwar die Reihenfolge der Erhebungen genau eingehalten, aber nur die von der Norm abweichenden Befunde aufgezeichnet werden.

Anmerkung zu „▶ Lernweg“

ad Ziffer 2.
Die Analysen und Rezepte der Modelle der „Ballgymnastik“ werden im Gesamtaufbau nach derselben Disposition durchgeführt wie die Modelle der „Therapeutischen Übungen“.

I.
Name der Übung

II.
● Lernziel

III.
▶ Lernweg

Hinweis: Bei den Funktionsanalysen in „Therapeutensprache“ werden allerdings andere Kriterien angewendet, solche nämlich, die geeignet sind, den Wesensmerkmalen natürlicher, automatisch funktionierender, ökonomischer Bewegungsabläufe gerecht zu werden. Das Lernziel sollte nie durch einen direkten Bewegungsauftrag vermittelt, sondern stets als Folge eines solchen reaktiv erreicht werden. Diese Forderung muß auch in den Rezepten für die Instruktion in „Patientensprache“ erfüllt werden.
Darum ist die Richtung zum Bewegungsziel hin Beobachtungskriterium Nummer eins für Analysen und Rezepte natürlicher, ökonomischer Bewegungsabläufe. Denn das Bewegungsziel ist im Bewußtsein des Patienten präsent, ohne den automatischen Bewegungsablauf zu stören. Die zahlreichen perzeptiven Informationen über Stellungsände-

rung der Gelenke, Druckveränderungen auf der Unterstützungsfläche, taktile Hautempfindungen etc. werden für das Bewußtsein unterschwellig verarbeitet, es sei denn ein zusätzlicher, in unserem Falle therapeutischer Hinweis wird gegeben. Es ist nämlich möglich, Gleichgewichtsreaktionen durch Selbstbeobachtung wahrzunehmen. Die durch sie bedingten Muskelaktivitäten aber spürt man nicht, solange sie sich im Bereich der Ökonomie und der individuellen Kraftreserven halten.

Merke

Ein therapeutisch angestrebtes Detail eines natürlichen Bewegungsablaufes darf niemals in Form eines direkten Bewegungsauftrages dem Patienten abverlangt werden. Denn nur wenn es automatisch und zwangsläufig dank geschickt gelenkter Bewegung in Erscheinung tritt, wird es sich wieder in das Bewegungsverhalten des Patienten einfügen lassen.

Merke

Muskelaktivität im Rahmen der Ökonomie wird vom Individuum nicht wahrgenommen.
Für die ökonomische Aktivität, die bewußt nicht wahrgenommen wird, spielt die Verteilung der Gewichte über der Unterstützungsfläche (USF) eine Schlüsselrolle.
Eine durch Instruktion direkt verlangte Muskelaktivität ist überschießend.
Muskelaktivität kann aber durch Betasten der Muskulatur gespürt werden.
Die Analyse der Muskelaktivität muß einerseits die Stellungsänderungen der Hebelarme zueinander betreffen. Andererseits müssen all jene Bewegungstoleranzen erkannt werden, die im Wirkungsbereich der Schwerkraft stattfänden, würden sie nicht durch Muskelaktivität verhindert.
Das Rezept der Instruktion von Muskelaktivität muß immer den Umweg aufzeigen, der sie reaktiv auslöst.

Hinweis: Für den Therapeuten, der Muskelaktivität analysieren möchte, ist das Erkennen aller durch sie *verhinderten* Bewegungsmöglichkeiten wichtiger, wenn auch weit schwieriger, als die Interpretation der durch sie in den Schaltstellen der Bewegung stattfindenden Bewegungsausschläge.
Um dieses Ziel zu verwirklichen, führen wir für unsere Bewegungsanalysen die folgenden *komplementären Begriffspaare* ein.

1. ACTIO-REACTIO
2. CONDITIO-LIMITATIO

ad 1.
Mit „ACTIO“ ist die Primärbewegung (PB) gemeint, die zum Bewegungsziel hinführt und Gewicht in die Bewegungsrichtung bringt. Sie wirkt daher beschleunigend auf das Tempo des Bewegungsablaufes.
Mit „REACTIO“ sind die spontanen Gleichgewichtsreaktionen gemeint, die durch die „ACTIO“ ausgelöst werden. Dabei ist es gleichgültig, ob die Gleichgewichtsreaktion in Form einer Verlagerung der Unterstützungsfläche (USF) in der Bewegungsrichtung stattfindet und die dramatische Version eines Sturzes ökonomisch verhindert, oder in Form einer aktivierten passiven Widerlagerung (APW), die das Gleichgewicht durch aus der Bewegungsrichtung wirkendes Gewicht herstellt und daher verlangsamend auf das Tempo des Bewegungsablaufes wirkt.

ad 2.
Mit „CONDITIO“ sind die Bedingungen gemeint, die zu einer Differenzierung der „ACTIO“ und „REACTIO“ führen und erst das Spezifische eines Bewegungsablaufes in Erscheinung treten lassen. Mit „LIMITATIO“ ist die Verwirklichung der „CONDITIO“ gemeint, die zur Differenzierung der „ACTIO“ und „REACTIO“ führt. Diese Begrenzungen vollziehen sich in Form von aktiven Widerlagerungen (AW), von Teilstabilisationen, durch Aufrechterhalten eines Aktivitätszustandes im Sinne der Spiel-, Parkier- oder Stützfunktion, durch Bestimmung

von räumlichen Fixpunkten und durch die Determination der Veränderung oder Nichtveränderung der Unterstützungsfläche (USF).

Merke

„ACTIO“ und „REACTIO“ bilden gleichsam den Rohbau eines natürlichen Bewegungsablaufes. Die endgültige Fassung in ihrer Ökonomie und Differenziertheit entsteht erst durch die „LIMITATIO“, die die „CONDITIO“ erfüllt, und das Besondere eines bestimmten Bewegungsablaufes ausmacht. Daß das Spezifische, Besondere nur dank ökonomischer Aktivität optimal in Erscheinung treten kann, beweist die Effizienz natürlicher, gesunder Bewegung.

Merke

Bei der Abfassung der Rezepte für die Instruktion von Modellen der „Ballgymnastik“ in „Patientensprache“ müssen nur die „ACTIO“ und die „CONDITIO“ als Bewegungsauftrag verbalisiert werden, damit die „REACTIO“ und die „LIMITATIO“ automatisch erfolgen können, nötigenfalls durch manipulierende, also perzeptiv didaktische Hilfen unterstützt.

Hinweis: Am Ende des Buches befindet sich eine Ausklapptafel mit der detaillierten Disposition für Funktionsanalysen und Instruktionsrezepte von Modellen der „Ballgymnastik“.

Anmerkung zu „▶ Lernweg“ (s. S. 2)

ad Ziffer 3.1.
Der Therapeut plant eine richtige Übung, gibt dem Patienten aber einen mißverständlichen verbalen Bewegungsauftrag. Er benützt sprachliche Konventionen, die er fälschlicherweise beim Patienten als bekannt voraussetzt. Vielleicht sind auch die Vorstellungen des Therapeuten von der Übung mangelhaft. Eine Funktionsanalyse ist nicht durchgeführt worden. Der Therapeut kann zwar die Bewegung selber mühelos ausführen, aber seine Kenntnisse von den Bewegungsproblemen des Patienten sind zu wenig präzise.

Der Patient ist primär gut motiviert, er möchte ja gesund werden und glauben, daß sein Therapeut kompetent sei. Er führt den Bewegungsauftrag aus. Wenn er dazu in der Lage ist, wird er genau das machen, wozu er aufgefordert wurde. Er befolgt die *Worte* des Therapeuten, aber seine Reaktion entspricht nicht den *Erwartungen* des Therapeuten.

Der Therapeut ist nicht befriedigt. Wie könnte er auch. Leider aber sucht er jetzt den Fehler beim Patienten. Er erfaßt den Grund des Mißerfolges nicht, der im mißverständlichen verbalen Bewegungsauftrag zu suchen ist.

Der Patient realisiert die Unzufriedenheit seines Therapeuten. Darüber ist er betrübt und enttäuscht, da er ja nach bestem Wissen und Gewissen reagiert hat. Der Patient ist verunsichert.

Der Therapeut wiederholt jetzt seinen untauglichen Bewegungsauftrag. Er verleiht dem Auftrag mehr Nachdruck durch einen vielleicht forscheren Ton. Er ist sogar guten Glaubens, daß mit etwas mehr Autorität geholfen sei.

Der Patient spürt die angespanntere Lage. Er möchte ja den Therapeuten nicht verärgern. Er fängt an zu experimentieren, indem er nicht mehr den verbalen Bewegungsauftrag befolgt, den er erhalten hat, sondern das tut, was nach seiner Ansicht von ihm erwartet wird. Jetzt haben sich die Rollen vertauscht, und der Patient behandelt den Therapeuten. Hat er Glück und die Absichten des Therapeuten richtig erraten, erntet er Lob. Hat er Pech und macht wieder etwas „Falsches“, wird er unweigerlich zum dummen Patienten gestempelt.

Grundregeln oder Rezepte, die die verbale Instruktion natürlicher, automatisch funktionierender, ökonomischer Bewegungsabläufe unmißverständlich ermöglichen (s. „Funktionelle Bewegungslehre, S. 58–61)

1. Benenne Abstandsveränderungen von Distanzpunkten innerhalb des Körpers.
„Der Abstand Handgelenk/Schultergelenk nimmt zu/ab."
„Die Symphyse nähert/entfernt sich vom Bauchnabel."
„Die Kinnspitze bewegt sich zur/weg von der rechten Schulter" usw.

2. Nenne Lageveränderungen von Distanzpunkten im Raum/in bezug auf die Unterstützungsfläche/in bezug auf die Orientierung vom eigenen Körper aus.
„Stehe aufrecht."
„Bringe Deinen rechten Ellbogen über Dein rechtes Ohr."
„Bleibe am Ort stehen und bewege beide Knie nach vorne/unten, ohne daß die Fersen den Kontakt mit dem Boden verlieren" usw.

3. Verlange Druckveränderungen an den Kontaktstellen des Körpers mit dem Boden/mit einem beliebigen Fremdkörper/mit dem eigenen Körper.
„Erhöhe den Druck, den Deine rechte Fußsohle auf den Boden ausübt."
Mindere den Druck, den Deine Handfläche auf den Tisch ausübt."
„Hänge Dich an meinen Arm."
„Presse Deine Knie fest zusammen."

Merke

Das auf Bewegung bezogene Wahrnehmungspotential des Patienten ist die zuverlässigste Informationsquelle für die Instruktionsrezepte, die der Therapeut herstellen muß. Nur wenn die dem Patienten fortlaufend aber unbewußt zufließenden Wahrnehmungen angesprochen werden, gelingt es, die Schlüsselstellung der Perzeptionen für das Zustandekommen von Bewegung als Instruktionsrezept zu nutzen.

Anmerkung zu „▶ Lernweg" (s. S. 2)

ad Ziffer 3.2.
Manipuliert der Therapeut den Patienten während der verbalen Instruktion, muß er folgendes bedenken und berücksichtigen. Solange reine Berührungsstimulationen benützt werden, um z. B. kritische Distanzpunkte ins Bewußtsein des Patienten zu bringen, entstehen keine Probleme. Dabei ist es gleichgültig, ob die Berührungsstimulationen dazu dienen räumliche oder auf den Körper bezogene Lageveränderungen dieser Distanzpunkte hervorzurufen oder zu verhindern.
Gibt der Therapeut dem Patienten aber einen Widerstand, oder unterstützt er Teilgewichte des Patientenkörpers, oder hängt sich der Patient an den Therapeuten, so resultiert daraus eine entscheidende Veränderung der Gleichgewichtslage des Patienten. Einmal bietet der Therapeut dem Patienten eine andere Unterstützungsfläche, das andere Mal verändern sich die bremsenden und beschleunigenden Gewichte in ihrer Einwirkung auf das Bewegungstempo. Die auf die Schwerkraft bezogenen muskulären Aktivitäten werden verändert, und der Lernprozeß des „natürlichen Bewegungsablaufes" kann gestört werden.
Solange der Therapeut solche Manipulationen analysieren kann und sie im Sinne einer Umlenkung des Lernprozesses sogar anstrebt, ist alles in Ordnung. Der Patient übt aber nicht mehr denselben Bewegungsablauf und kann ihn darum auf diese Weise alleine auch nicht lernen.

Schlußfolgerung

Dieses Buch möchte die Fähigkeit des Therapeuten fördern, das natürliche menschliche Bewegungsverhalten funktionsanalytisch aufzuschlüsseln und in bewegungsverhaltenstypische Grundformen zu transponieren. Dann kann das an und für sich vorhandene, sich zwangsläufig stets reproduzierende Bewegungsverhalten eines gesunden Menschen auch bei einem Patienten zur ureigenen Natürlichkeit zurückfinden.

Ballgymnastik

Hinweis: Ballgymnastik macht es möglich, spezifisch gelenkte, differenzierte und begrenzbare Gleichgewichtsreaktionen bei reduzierter Hubbelastung am Patienten hervorzurufen.

Einführung

Das Besondere der Ballgymnastik verdanken wir einerseits der Elastizität, andererseits der Kugelform des Balles. Dazu kommt, daß nur mit wenigen begründeten Ausnahmen der Körper während der Übungen stets zwei Unterlagen hat: den stabilen Boden und den labilen Ball. Darum haben wir eine echte Chance, die Gefahr zu bannen, die der Rolle des Körpergewichtes bei Bewegungsübungen zukommt. Das Finden von Beobachtungskriterien ist einfach. Die verschiedenen Bezugssysteme, die sich manifestieren und die sich gleichzeitig mühelos beobachten lassen, sind: Das Rollen des Balles am Boden, das Bewegen des Körpers in bezug auf den Boden einerseits und auf den Ball andererseits. So bietet die Ballgymnastik Lösungsmöglichkeiten für Bewegungsprobleme, die anderweitig nicht so erfolgreich, einfach und spielerisch der Therapie zugänglich gemacht werden könnten.

Beobachtungskriterien für die Funktionsanalyse einer Übung der „Ballgymnastik"

1. Wir beobachten, ob und in welcher Weise sich die Kontaktstelle *Ball/Boden* verändert. Daran erkennen wir die *Rollrichtung* des Balles am Boden. Nach der Orientierung vom eigenen Körper aus kann der Ball nach vorne / hinten / rechts / links / schräg vorne/ schräg hinten rollen.

2. Wir beobachten, ob und in welcher Weise sich die Kontaktstelle *Körper/Boden* verändert und wie sich diese Veränderung zur Rollbewegung des Balles verhält. Sie kann stehen, während der Ball rollt. Sie kann sich in der Rollrichtung des Balles verändern. Sie kann auch aufgegeben werden, indem der Körper den Bodenkontakt an dieser Stelle verliert, um an einer anderen Stelle einen neuen Bodenkontakt zu finden.

3. Wir beobachten, ob und in welcher Weise sich die Kontaktstelle *Körper/Ball* verändert und in welchen Richtungen sich am Körper die Kontaktstellen mit dem Ball verschieben. Nach der Orientierung am eigenen Körper kann sich die Kontaktstelle *Körper/Ball* nach kranial/kaudal/ventral/dorsal/rechts/ links/lateral/medial verschieben.

4. Wir merken uns, daß die Kontaktstelle *Körper/Ball* auch als eine *Trennstelle* des Körpers in zwei Teile betrachtet werden kann. Dabei wirkt der eine Teil beschleunigend, der andere Teil bremsend auf das Tempo des Bewegungsablaufes. Der Einfachheit halber werden wir im folgenden die beiden Teile als „Die Brücke" und „Das Tentakel" kennzeichnen. *Die Trennebene* ist im Analysenkonzept eine Hilfsebene für die Beobachtung. Sie trennt die beschleunigenden von den bremsenden Gewichten. Sie steht vertikal und rechtwinklig zur Bewegungsrichtung (vorne/hinten/RE/LK).

5. „Die Brücke" wird von den KA oder Teilen davon gebildet, die sich zwischen den Kontaktstellen *Körper/Boden* und *Körper/ Ball* befinden. „Die Brücke" besitzt in Form des Balles einen labilen Pfeiler, auf dem der Brückenbogen balanciert. Auf der anderen Seite kann der Brückenbogen direkt auf dem

Boden aufliegen. Der distalste Teil des KA, der den Bodenkontakt herstellt, kann aber auch als stabiler Pfeiler betrachtet werden, an dem der Brückenbogen aufgehängt ist.

6. „Das Tentakel" wird von den KA oder Teilen davon gebildet, die von der Kontaktstelle *Körper/Ball* aus in den Raum hinausragen.

7. Von einem „Brückententakel" sprechen wir, wenn vom Brückenbogen aus ein KA oder ein Teil davon in die Luft hinausragt.

8. Von einer „Tentakelbrücke" sprechen wir, wenn ein Teil des „Tentakels" auf dem Ball abgestützt wird.

9. Wir beobachten die Muskelaktivität der „Brücke". Wenn die „Brücke" sich im Aktivitätszustand der Parkierfunktion befindet, ist die „Brücke" in bezug auf Rollbewegungen des Balles am Boden indifferent. Wenn sich die „Brücke" im Aktivitätszustand der Stützfunktion befindet, besteht die Aktivität gegen die Schwerkraft in der unteren Verspannung des Brückenbogens. Ist ein „Brükkententakel" vorhanden, so hängt dieses an den oberen Muskeln des Brückenbogens.

10. Wir beobachten die Muskelaktivität des „Tentakels". Wenn das „Tentakel" vertikal steht, stabilisiert es sich gegen die Schwerkraft und wirkt in bezug auf Rollbewegungen des Balles am Boden indifferent. Wenn das „Tentakel" schräg steht, befindet es sich im Aktivitätszustand einer Spielfunktion. Seine obere Muskulatur ist im Sinne einer weiterlaufenden Bewegung (WB) aktiviert. Ist eine „Tentakelbrücke" vorhanden, so finden wir wieder die untere Verspannung des Brückenbogens und den Brückenpfeiler, der auf dem Ball steht, in Stützfunktion.

Definition

Die Unterstützungsfläche (USF) ist die kleinste Fläche, die die Auflageflächen des Körpers auf der Unterlage umschließt.

11. Wir beobachten die Unterstützungsfläche.

Repräsentative Beispiele

Aufrechter Stand/kleine Grätsche: Die USF ist die kleinste Fläche, die die Kontaktflächen der Fußsohlen mit dem Boden umschließt (Abb. 1).

Aufrechter Sitz auf einer Bank/Beine in kleiner Grätsche am Boden parkiert: Die USF ist die kleinste Fläche, die die auf den Boden projizierte Kontaktfläche des Beckens und der Oberschenkel mit der Bank und der Fußsohlen mit dem Boden umschließt (Abb. 2). Anmerkung: Befinden sich die Auflageflächen des Körpers auf der Unterlage in ver-

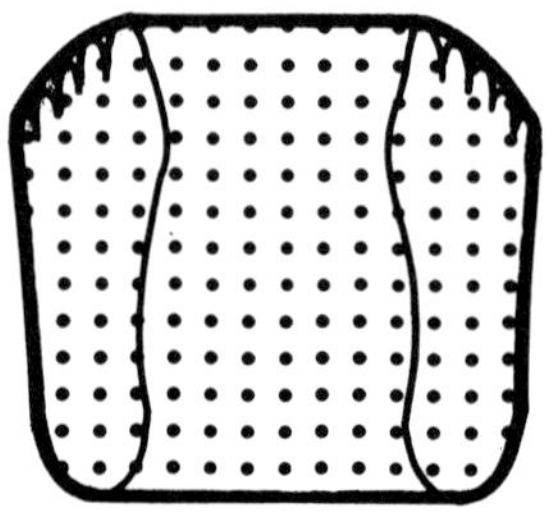

Abb. 1. Unterstützungsfläche des Körpers beim aufrechten Stand

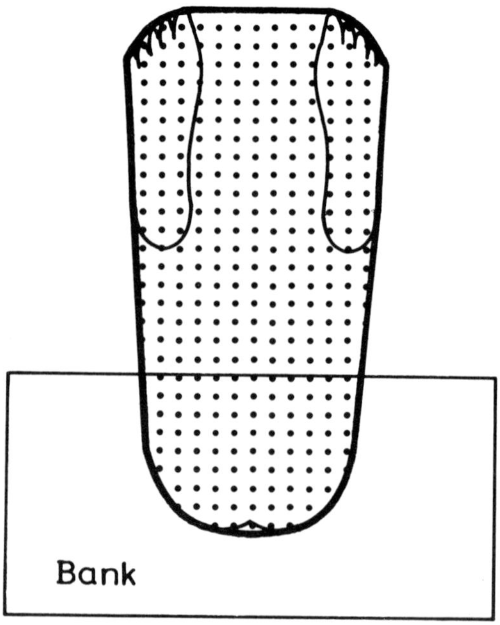

Abb. 2. Unterstützungsfläche des Körpers beim aufrechten Sitz auf einer Bank

schiedenen Niveaus, werden die oberen senkrecht auf das unterste projiziert.
Aufrechter Sitz auf einem Großkreis des Balles/Beine am Boden parkiert: Die USF ist die kleinste Fläche, die die Kontaktflächen des Balles und der Füße mit dem Boden umschließt (Abb. 3).
Anmerkung: Da der Ball dem Körper nur eine labile Unterlage bietet, muß die Kontaktfläche des Balles mit dem Boden als maßgebende Auflagefläche betrachtet werden.

12. Wir beobachten, unter welchen Umständen der Ball bei ökonomischer Aktivität ruht (steht) oder rollt.

Merke

Wir führen die Begriffe *zentrische* und *exzentrische* Ballbelastung ein.

Bei *zentrischer* Ballbelastung drückt das Körpergewicht senkrecht auf einen Großkreis des Balles. Das Drehmoment ist gleich null. *Der Ball ruht* (steht still) (Abb. 4).
Bei exzentrischer Ballbelastung übt die Kraft (= Körpergewicht) auf den Ball ein Drehmoment aus bezüglich einer Achse, die parallel zur Unterstützungsfläche durch den Mittelpunkt des Balles verläuft. Dieses Drehmoment kann durch ein Kräftepaar ersetzt werden. Das Drehmoment vergrößert sich mit wachsendem Winkel zwischen der Richtung des Körpergewichtes und der Verbindung der Kontaktstelle *Körper/Ball* mit der Drehachse.
Experimentell wurde beobachtet, daß ein Winkel kleiner als 45° den *Ball zum Rollen bringt.* Dabei bewegt sich der Mittelpunkt des Balles parallel zur Unterstützungsfläche (Abb. 5). Wird der Winkel größer als 45°, beginnt der *Ball an Ort und Stelle zu rotieren* (Abb. 6).

Hinweis für den Beobachter

Der Ball rollt nach vorne, wenn die exzentrische Belastung eines Kleinkreises die vordere Ballhemisphäre trifft.

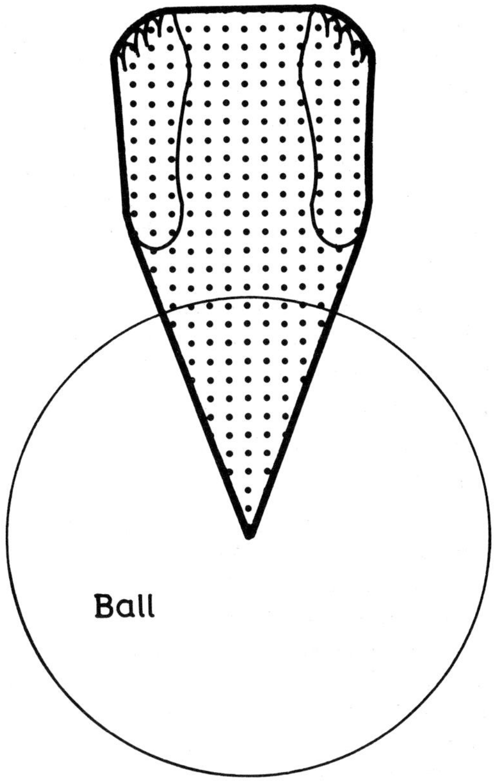

Abb. 3. Unterstützungsfläche des Körpers bei aufrechtem Sitz auf dem Großkreis eines gut aufgepumpten Balles

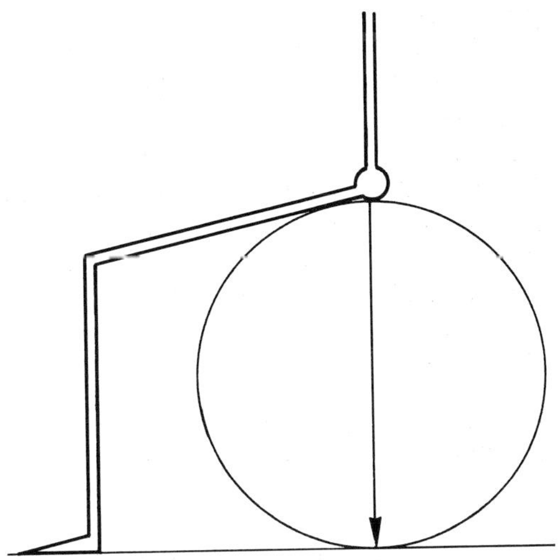

Abb. 4. Zentrische Ballbelastung

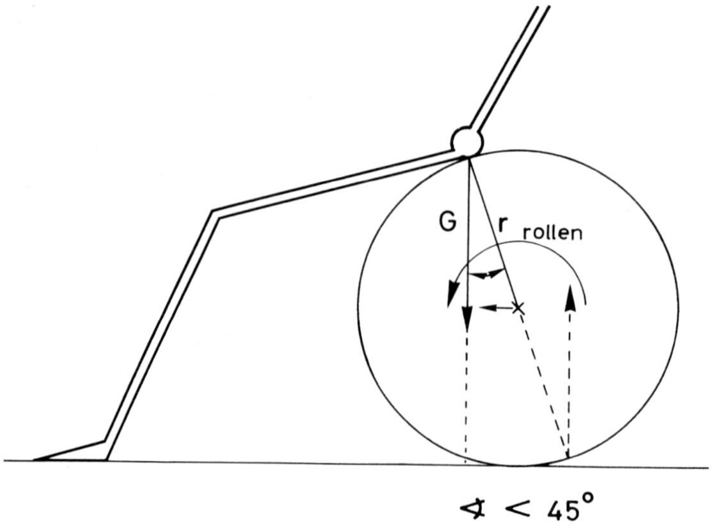

Abb. 5. Exzentrische Ballbelastung/Winkel < 45°

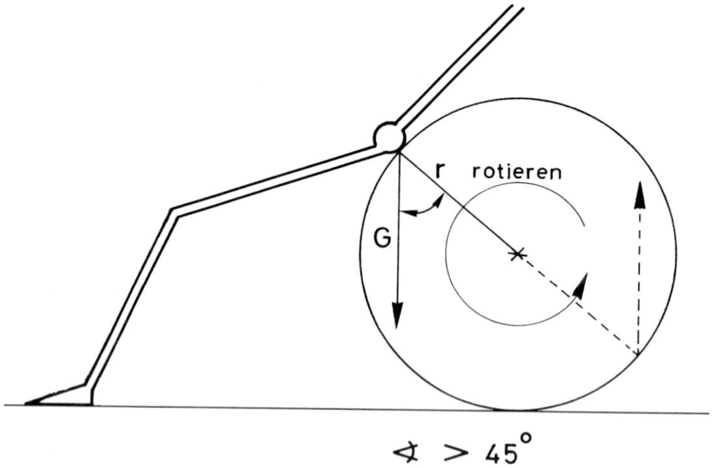

Abb. 6. Exzentrische Ballbelastung/Winkel > 45°

Der Ball rollt nach hinten, wenn die exzentrische Belastung eines Kleinkreises die hintere Ballhemisphäre trifft.
Der Ball rollt nach RE/LK, wenn die exzentrische Belastung eines Kleinkreises die RE/LK Ballhemisphäre trifft.
Das mögliche Ausmaß exzentrischer Ballbelastung ist begrenzt. Wenn sich der oben definierte Winkel der Toleranzgrenze von 45° nähert, hört die räumliche Rollbewegung des Balles am Boden auf. Der Ball bekommt einen zunehmenden Drall. Er rotiert an Ort und Stelle um die eigene Achse weiter. Der Körper rutscht vom Ball ab und drückt ihn nach hinten weg.
Das „Tentakel“ hat die Aufgabe, die exzentrische Ballbelastung so zu kompensieren, daß die „Brücke“ möglichst lange im Aktivitätszustand der Parkierfunktion bleiben kann. Ist das kompensierungsfähige Tentakelgewicht aufgebraucht, wird die „Brücke“ in zunehmende Stützfunktion geraten, aber nur soviel, daß der Ball/Körper-Kontakt erhalten bleibt.
Bei ökonomischen, exzentrischen Kleinkreisbelastungen weist die Tentakellängsachse

eine der Rollrichtung des Balles am Boden entgegengesetzte Neigung auf. Besteht diese Gegenneigung nicht, hat die „Brücke" eine Mehrbelastung. Wird die Neigung übermäßig, verliert die „Brücke" den Bodenkontakt und wird zum „Tentakel", während das übergewichtige „Tentakel" Bodenkontakt bekommt und zur „Brücke" wird.

Merke

Wir wollen für die Bewegungsanalysen Standort-*konstante* von den Standort-*verändernden* Ballübungen unterscheiden.

1. Bei Standort-*konstanten* Ballübungen spielt sich der Bewegungsablauf über einer unveränderten oder durch Rollbewegungen des Balles kleiner und größer werdenden Unterstützungsfläche (USF) ab. Bremsende Gewichte im Sinne der aktivierten passiven Widerlagerung (APW) spielen dabei eine große Rolle.
2. Bei den Standort-*verändernden* Ballübungen handelt es sich um eine Art der Fortbewegung. Dabei wird das ganze Bewegungssystem *Ball/Körper* anhand von Schritten der Hände oder der Füße in bezug auf die USF in eine bestimmte Richtung transportiert. Stabilisationen und aktive Widerlagerungen (AW) spielen eine große Rolle, und die APW dürfen nur so gering sein, daß sie die Fortbewegung harmonisieren, aber nicht aufhalten.

Bedingungen, die eingehalten werden müssen, wenn Ballübungen mit Patienten durchgeführt werden

1. Die Ballgymnastik soll *behutsam* und *ohne Hast* ausgeführt werden. Da der Ball für den Körper eine mobile, labile Unterlage bedeutet, können unkontrollierbare Beschleunigungen leicht auftreten. Dieses Risiko kann durch ein behutsames Vorgehen vermieden oder doch gemindert werden. Im Lernstadium eignet sich der Patient das Bewegen ohne Hast dadurch an, daß er den Bewegungsablauf beliebig abstoppt, dann weiterbewegt und wieder abstoppt.

2. Die Ballgymnastik soll *ohne großen Kraftaufwand,* gleichsam spielerisch gemacht werden. Kraftaufwand macht steif, mangelnde Kraft macht unsicher. In beiden Fällen fehlt es an ökonomischer Aktivität, die bei einem Minimum an Kraftaufwand und Beanspruchung der passiven Strukturen des Bewegungsapparates das äußere Erscheinungsbild des Bewegungsablaufes optimal gewährleistet. Darum wird bei allen Ballübungen die ökonomische Aktivität angestrebt.

3. Die Ballgymnastik darf *keinerlei Schmerzen* hervorrufen. Die Übungen sollen angenehm, fordernd empfunden werden. Auftretende Schmerzen sind eine absolute Kontraindikation für eine Ballübung. Schmerzen müssen als Warnung verstanden werden, die auf eine Fehlbelastung oder auf einen anderen pathologischen Zustand hinweisen. Schmerzen verschwinden niemals, indem man sie übend hervorruft. Man wähle eine andere Ballübung.

4. Ballgröße und Ballhärte spielen bei der Ballgymnastik eine große Rolle. Wenn der Patient auf dem Ball sitzt, muß der Abstand Hüftgelenke/Boden mindestens gleich oder größer sein als der Abstand Kniegelenke/Boden. Die gängigen Ballgrößen haben ⌀ von 42/52/60 cm. Die Ballgrößen müssen an die jeweilige Übung angepaßt werden und natürlich auch an den Zustand des Patienten. Vor allen Dingen aber soll der Ball gut aufgepumpt sein, so daß die Kugelform beim Sitzen auf dem Ball nur mäßig abgeflacht wird. Sonst verliert der Ball seine Rollfähigkeit am Boden. Schwere Patienten brauchen demnach härter aufgepumpte Bälle als leichte Patienten. Benützt man Bälle in einer Klinik oder in einer Praxis, muß man sich unbedingt eine kleine Preßluftpumpe anschaffen.

5. Die Beschaffenheit des Bodens spielt bei der Ballgymnastik eine wichtige Rolle. Am besten eignen sich PVC-Böden, Spannteppiche oder versiegelte Holzböden. Auch harte Gummimatten sind eine günstige Unterlage.

Steinböden sind gefährlich bei einem eventuellen Sturz. Weiche, unebene oder rauhe Böden hemmen das Rollen des Balles. Zu glatte Böden bieten dem Körper am Boden zu wenig Halt.

6. Haartracht und Bekleidung des Patienten sollen bei der Ballgymnastik beachtet werden. Lange offene Haare stören den Übungsablauf und gefährden den Patienten und seine Haare. Der Patient macht seine Übungen barfüßig oder in leichten Schuhen mit rutschsicheren Sohlen. Strümpfe oder Sokken sind absolut unbrauchbare Fußbekleidungen. Die übrige Gewandung sollte weder am Ball kleben, noch auf dem Ball rutschen (manche Kunststofftrainer z. B.). Lose Jakken und flatternde Gürtel wirken als Fallstricke. Die bloße Haut auf dem Ball ist nicht jedermanns Sache und am besten von Fall zu Fall auszuprobieren.

1. Grundübung auf dem Ball: „Der Cowboy" (Abb. 7 – 19)

DISPOSITION

Analyse und Rezept

I.
Name der Ballübung

„Der Cowboy" ist ein Phantasiename. Erfunden haben ihn Kinder, die das Hopsen auf dem Ball mit den zur Zeit populären berittenen amerikanischen Kuhhirten assoziieren.

II.
● Lernziel

Die ökonomische, aufrechte Haltung der Wirbelsäule in der Vertikalen automatisch hervorrufen können.

III.
▶ Lernweg

III.1.
Funktionsanalyse der Ballübung „Der Cowboy" in „Therapeutensprache"

III.1.1.
Konzeption der Ballübung „Der Cowboy"
„Der Cowboy" ist eine *Standort-konstante* Ballübung.
Die Stauchung der Wirbelsäule in ihrer Längsachse entspricht einer physiologischen Belastung. Darum werden wir die aufrechte Haltung durch Stauchungsimpulse auf die vertikal stehende Körperlängsachse (KLA) stimulieren, so daß die normale Haltung der Wirbelsäule als automatische Reaktion erfolgen kann. Der elastische Ball verzögert und mildert den Stauchungseffekt. Die vertikale Lage der KLA konzentriert die extensorische Stimulation auf die Brustwirbelsäule.

Da der Patient beim „Hopsen" auf dem Ball sitzt, beschränkt sich der Stauchungseffekt auf die Wirbelsäule. Die das „Hopsen" auslösenden Impulse können vom KA Beine und oder KA Arm gegeben werden. Immer trifft der Aufprall des Körpers den elastischen Ball und nur indirekt den harten Boden. Bei einem gleichmäßigen Tempo von etwa 120 Hopsern in der Minute, entspricht der Stauchungseffekt auf die Wirbelsäule etwa der Belastung beim Laufen. Dort erzeugt der Aufprall des Körpers auf dem Boden die Stauchung und bewirkt die gegen die Schwerkraft gerichtete extensorische Aktivität. Die Extensoren verhindern dann als Muskelbremse ein flexorisches Zusammenklappen der Schaltstellen der KA Beine/Becken/Brustkorb/Kopf.

III.1.2.
Funktionsanalyse der ASTE der Ballübung „Der Cowboy"

Position und Aktivierung der ASTE

1. Räumliche Lage

Tubersitz auf einem Großkreis des Balles, dessen ϕ etwas größer als die halbe Unterlänge sein soll (zentrische Ballbelastung). *Die KA Becken/Brustkorb/Kopf sind* in die vertikal stehende KLA eingeordnet.
Am KA Arme sind der Schultergürtel auf dem Brustkorb und die Arme auf den Oberschenkeln parkiert. Die Handflächen berühren die ventralen Seiten der Oberschenkel. Die Hände können auch leicht gefaltet sein.
Am KA Beine stellen die Fußsohlen den Bodenkontakt her. Die Beine befinden sich in Parkierfunktion. Die Hüftgelenke sind in weniger als 90° FLEX/bequemer horizonta-

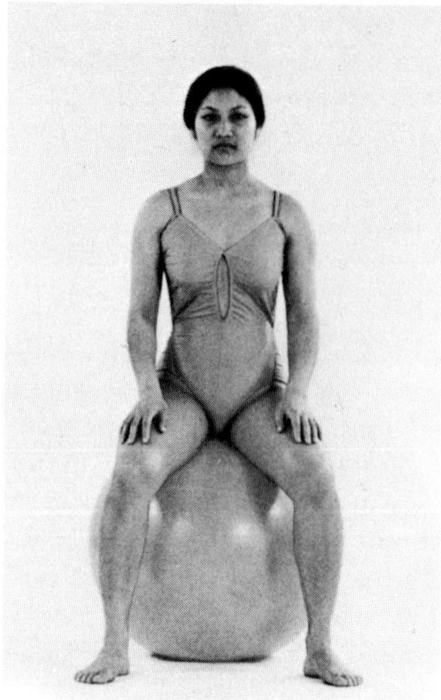

7

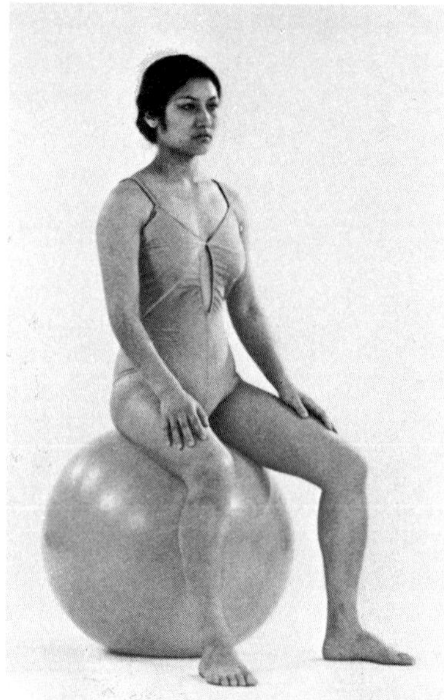

8

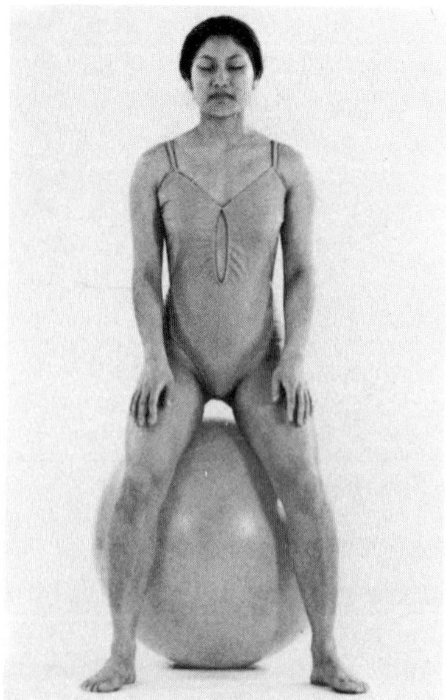

9

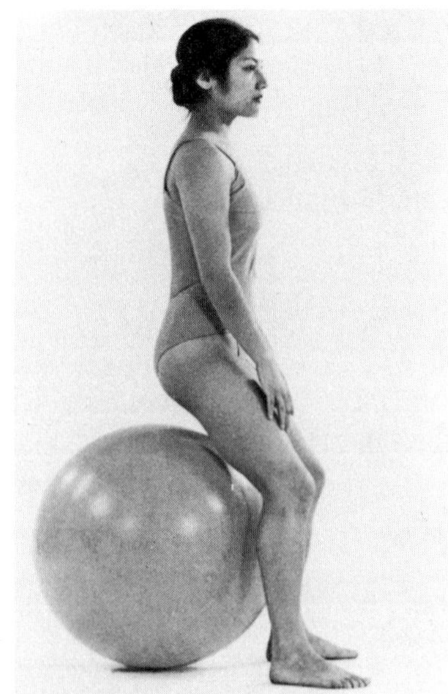

10

Abb. 7. ASTE von vorne

Abb. 8. ASTE im Halbprofil

Abb. 9. Hopsen von vorne (Quadrizepsaktivität)

Abb. 10. Hopsen von der Seite (Quadrizepsaktivität)

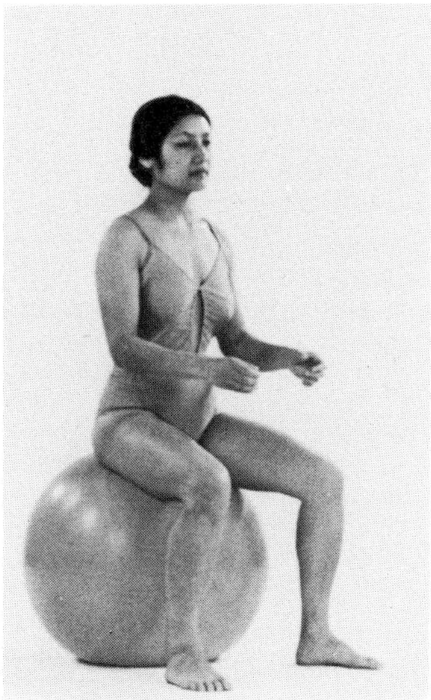

11

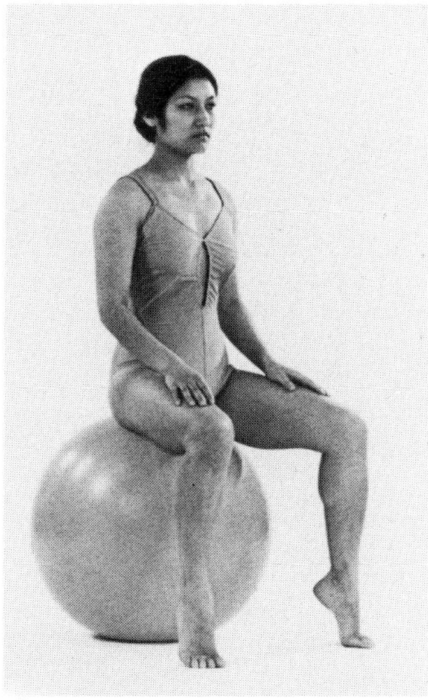

13

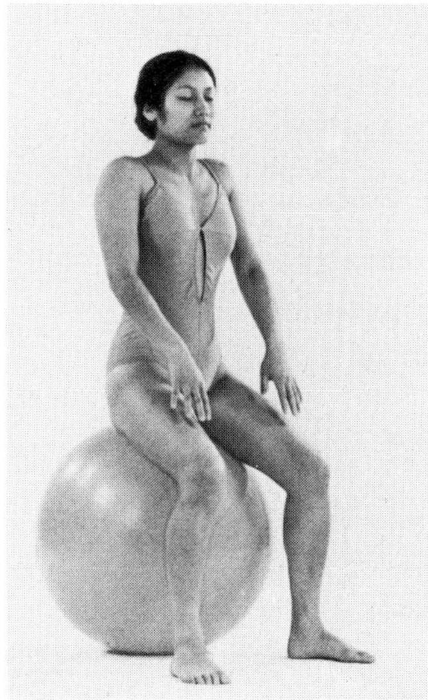

15

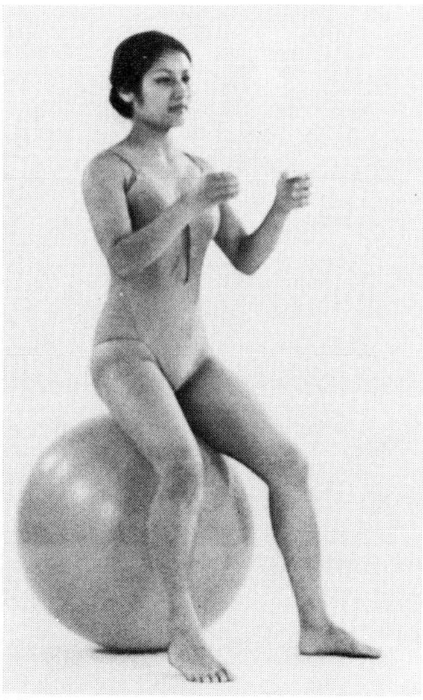

12

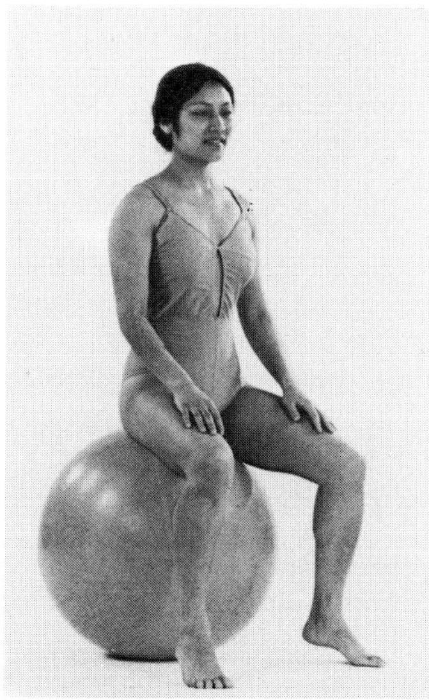

14

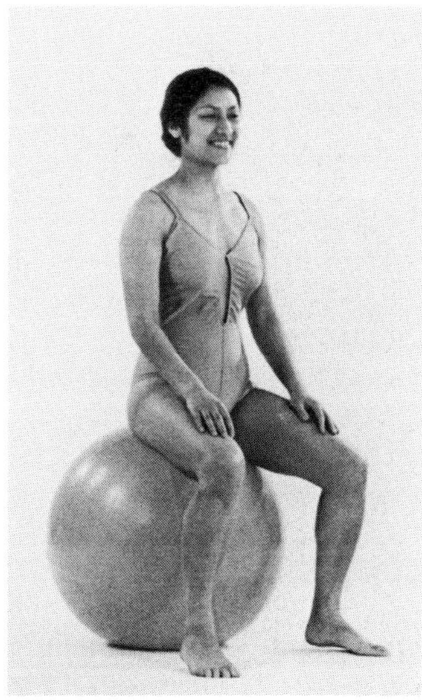

16

Abb. 11. Stimulation des Hopsens durch kurze, gestoppte Handbewegungen nach unten

Abb. 12. Stimulation des Hopsens durch kurze, gestoppte Handbewegungen nach oben

Abb. 13. Stimulation des Hopsens durch kurze, gestoppte Fersenbewegungen nach unten. Ausholstellung

Abb. 14. Stimulation des Hopsens durch kurze, gestoppte Fersenbewegungen nach unten. Stoppstellung

Abb. 15. Stimulation des Hopsens durch das Gewicht des fallenden Schultergürtels. Ausholstellung

Abb. 16. Stimulation des Hopsens durch das Gewicht des fallenden Schultergürtels. Fallstellung

ler ABD. Die Kniegelenke weisen maximal 90° FLEX auf. Oberschenkel- und Fußlängsachsen des RE/LK Beines liegen je in derselben vertikalen Ebene. Die FLEX/EXT Achsen aller KA stehen horizontal.

2. Bewegungstoleranzen

HWS/BWS befinden sich ganz, LWS annähernd in Nullstellung. Alle Schaltstellen der Bewegung besitzen Bewegungstoleranzen in allen Freiheitsgraden.

3. Verteilung des Körpergewichtes

Die KA Becken/Brustkorb/Kopf/Arme lasten mit ihrem ganzen Gewicht auf einem Großkreis des Balles. Das Gewicht des KA Beine drückt auf den Boden. Die USF wird durch die kleinste Fläche gebildet, die die Kontaktstellen *Füße/Boden* und *Ball/Boden* umschließt.

4. Muskuläre Beanspruchung

Die ökonomische Aktivität der ASTE ist durch die folgenden Kriterien gekennzeichnet: Die Aktivität der KA Arme/Beine ist durch den Zustand der Parkierfunktion definiert. Die lordotischen WS-Abschnitte LWS/HWS weisen keine gerichtete Aktivität auf und sind darum potentiell beweglich. Die BWS weist eine gerichtete Stabilisation in EXT auf, bei potentieller Beweglichkeit der hubfreien ROT/Komponente. Eine solche Aktivierung bedingt das automatische Einsetzen einer physiologischen Ruheatmung (s. „Therapeutische Übungen", S. 81).

5. Potentiell beschleunigende/bremsende Gewichte

Die geplanten Stauchungsimpulse auf die vertikal stehende KLA bedingen als Bewegungsrichtung die Orientierungskomponenten der Schwerkraft nach oben/nach unten. Folglich wird das Gesamtgewicht der auf den Ball drückenden KA Becken/Brustkorb/Kopf/Arme im Fall oder gegen den Fall beschleunigt werden müssen. Gewichte, die von der Bewegungsrichtung nach oben/nach unten abweichen, sind Ausweichmechanismen. Ein nach vorne abweichendes Gewicht wird durch ein nach hinten abweichendes, ein nach RE abweichendes durch ein nach LK abweichendes kompensiert.

III.1.3.
Funktionsanalyse des Bewegungsablaufes der Ballübung „Der Cowboy"

a) ACTIO – REACTIO

1. ACTIO *in Form der Primärbewegung (PB)*
– REACTIO *in Form einer aktivierten passiven Widerlagerung (APW)*
– REACTIO *in Form einer Veränderung der Unterstützungsfläche (USF)*

Die Richtung der kritischen Distanzpunkte weist nach oben oder nach unten. Es sind die DP Scheitelpunkt/DP C 7/DP Incisura jugularis/DP Bauchnabel/DP RE und LK Spina ilica usw.
Die auslösenden Aktivitäten können in der „Brücke" oder im „Tentakel" liegen. Auch sie müssen selbstverständlich nach oben oder unten gerichtet sein.

Beispiele: *Die PB ist nach oben gerichtet.* Auslösende Aktivität in der „Brücke": Fußsohlenabdruck vom Boden nach oben (Quadrizepsaktivität).
Auslösende Aktivität im „Tentakel": Beschleunigte, gestoppte, ca. 15 cm lange, symmetrische Handbewegungen nach oben (reaktive, bremsende, ventrale Aktivität im Sinne einer AW).
Die PB ist nach unten gerichtet. Auslösende Aktivität in der „Brücke": Einleitend werden die DP RE/LK Ferse, bei erhaltener Kontaktstelle *RE/LK Vorfuß/Boden,* maximal angehoben: Beschleunigte, gestoppte, den Boden gerade nicht berührende, symmetrische Abwärtsbewegungen der RE/LK Ferse.
Auslösende Aktivität im „Tentakel": Beschleunigte, gestoppte, ca. 15 cm lange, symmetrische Handbewegungen nach unten (reaktive, bremsende, dorsale Aktivität im Sinne einer AW).

Hinweis: Für die Handbewegungen ist es am günstigsten, wenn die Hände in leichter funktioneller Greifhaltung, die Handrücken nach lateral schauend etwa über der Mitte des RE/LK Oberschenkels und in Bauchnabelhöhe stehen. Es handelt sich um differenzierte Bewegungen des KA Arme, die koordinierte Handgelenk-/Ellbogengelenk-/Schultergelenkbewegungen erfordern.

– Bei der Ballübung „Der Cowboy" gibt es nur potentielle AWP im Sinne von Gleichgewichtsreaktionen, die durch Ausweichmechanismen hervorgerufen werden. Die kritischen DP befinden sich meistens im „Tentakel". Es sind unter anderen: DP RE/LK Spina, DP Incisura jugularis, DP Scheitelpunkt, DP RE/LK Hand, DP RE/LK Akromion. Diese DP können nach vorne/hinten/RE/LK/schräg von der KLA abweichen und erfahren dann die entsprechenden APW.

– Die USF wird bei der Kompression des Balles etwas vergrößert, bei der Dekompression des Balles etwas verkleinert.

2. ACTIO *in Form von beschleunigenden Gewichten*
– REACTIO *in Form von bremsenden Gewichten*
Bei der Ballübung „Der Cowboy" beschleunigen die nach unten gerichteten Aktivitäten den Fall des Körpergewichtes, das durch den Aufprall durch die Elastizität des Balles allerdings gebremst wird, während die KLA die gewünschte Stauchung erfährt.

– Bei der Ballübung „Der Cowboy" bremst das Körpergewicht die nach oben gerichteten Aktivitäten, wobei aber die Elastizität des Balles den eben gestauchten Körper reaktiv wieder hochwirft. Dabei nimmt die reaktive Stabilisation der KLA ständig zu.
Eine einzige kritische Trennebene für beschleunigende und bremsende Gewichte gibt es nicht. Es gibt deren unendlich viele. Ihre gemeinsame Achse ist identisch mit der vertikal stehenden KLA.
Beispiel: Für Ausweichmechanismen nach vorne/hinten ist es die mittlere Frontalebene. Für AWM nach RE/LK ist es die Symmetrieebene.

b) CONDITIO – LIMITATIO

1. CONDITIO *der gleichbleibenden Abstände*
– LIMITATIO *durch aktive Widerlagerung (AW) und Stabilisation*

In der Ballübung „Der Cowboy" gibt es folgende gleichbleibende Abstände:

Abstand DP Symphyse/DP Bauchnabel bleibt gleich groß.
– Dieser Abstand verändert sich nicht, wenn die mittlere Frontalebene des KA Becken auf dem Großkreis des Balles steht und nach vorne/hinten schaut.

Abstand DP Bauchnabel/DP Processus ensiformis bleibt gleich groß.
– Dieser Abstand verändert sich nicht, wenn die BWS in ihrer Nullstellung extensorisch stabilisiert bleibt.

Abstand und Lagebeziehung DP Incisura jugularis/DP Kinnspitze bleibt gleich groß.
– Dieser Abstand und diese Lagebeziehung verändern sich nicht, wenn der KA Kopf translatorisch nach dorsal tendiert, als AW der möglicherweise der Schwere nachgebenden FLEX der BWS.

Abstand DP RE Patella/DP LK Patella, DP RE Ferse/DP LK Ferse bleibt gleich groß.
– Diese Abstände verändern sich nicht, wenn die räumliche Lage der Knie durch horizontalab-/adduktorische, innen-/außenrotatorische Aktivitäten in den Hüftgelenken, und die der Fersen durch eversorische/inversorische/pronatorische/supinatorische Aktivitäten in den Fußgelenken im Sinne AW konstant gehalten wird.

2. CONDITIO *der „Räumlichen Fixpunkte"*
– LIMITATIO *durch Verhindern von PB/APW/Veränderungen der USF*

In der Ballübung „Der Cowboy" gibt es absolute und relative „Räumliche Fixpunkte".

Die Kontaktstellen *Fußsohlen/Boden*, respektive *Vorfüße/Boden, Ball/Boden, RE/*

LK Sitzfläche am Oberschenkel/Ball bleiben erhalten.
– Die absoluten „Räumlichen Fixpunkte – *Ball/Boden, Körper/Boden, Körper/Ball* – werden durch potentielle AW erhalten. Die entsprechenden Aktivitäten sind plantarflexorisch/dorsalextensorisch/inversorisch/eversorisch/pronatorisch/supinatorisch in den Fußgelenken, extensorisch/flexorisch/rotatorisch in den Kniegelenken. Relativ sind diese „Räumlichen Fixpunkte" weil die Kontaktstellen *Körper/Ball* und *Ball/Boden* bei der Kompression des Balles größer, bei der Dekompression kleiner bis vorübergehend aufgehoben werden.

Im „Tentakel" darf sich die KLA weder nach vorne/hinten, noch nach RE/LK, noch diagonal verschieben oder neigen.
– Der absolute „Räumliche Fixpunkt" – KLA verläßt ihre Vertikale nicht – verlangt potentielle AW folgender möglicher Bewegungsausschläge: flexorische/extensorische/rotatorische/horizontalab-/adduktorische des KA Becken in den Hüftgelenken, flexorische/lateralflexorische/rotatorische des KA Brustkorb, flexorisch/extensorische/translatorische/lateralflexorische des KA Kopf in der HWS und in bezug auf den KA Brustkorb. Relativ ist dieser „Räumliche Fixpunkt", weil sich die KLA nach unten/oben bewegt.

3. CONDITIO *des Bewegungstempos*
– LIMITATIO *durch Bestimmung des Idealtempos*

120 „Hopser" pro Minute werden angestrebt. Dies entspricht dem normalen Gangtempo. Bei der Atmung darf kein Glottisschluß auftreten.
– Beim Tempo 120 „Hopser" pro Minute erfolgt der Stabilisationseffekt auf die KLA mit Sicherheit, aber ohne Übertreibung. Die Intensität der auslösenden Aktivitäten, die dieses Tempo hervorbringt, ist darum ökonomisch. Wenn die auslösenden Aktivitäten von der „Brücke" kommen, braucht man bei der Atmung nur darauf zu achten, daß im Augenblick der Stauchung keine Blockierung der Ausatmungsluft geschieht. Wenn die auslösenden Aktivitäten vom „Tentakel" kommen, ist es ratsam, mit einem stimmhaften Ausatmungsluftstoß das Verhalten der Stimmbänder zu kontrollieren.

III.2.
Instruktionsrezept der Ballübung „Der Cowboy" in Patientensprache

III.2.1.
Verbal/perzeptiv didaktisches Rezept

Position und Aktivierung der ASTE
„Drücke mit dem Daumen von oben auf die Mitte des Balles, bis der Ball steht und keine Tendenz hat, wegzurollen. Auf diesen Ballpunkt setzt Du Dich schön gerade und lokker. Dein Kopf steht genau über dem Ballpunkt, auf den Du Dich gesetzt hast. Die Beine sind ein wenig gegrätscht. Die Fußsohlen spüren den Boden, ohne darauf zu drücken. Die Füße stehen unter den Knien. Jede Fußspitze schaut in dieselbe Richtung wie das darüberliegende Knie. Die Hände sind leicht gefaltet und liegen auf den Ober-

III.2.2.
Manipulativ/perzeptiv didaktisches Rezept

Der Therapeut verbessert die ASTE mit leichten Berührungskontakten. Er achtet insbesondere auf die Einordnung des KA Kopf in die KLA. Sehr oft muß dieser etwas nach dorsal translatiert werden. Für diese Manipulation steht der Therapeut seitlich vom Patienten, legt eine Hand dorsal auf die mittlere/untere BWS und gibt soviel leichten Druck nach ventral, wie er mit der andern Hand den Kopf des Patienten mit einem Griff an den Jochbögen nach dorsal translatiert. Ganz wichtig ist die Kontrolle

schenkeln. Du bist lang und schlank, fühlst Dich ein wenig wie eine Marionette, an deren Kopffaden leicht gezogen wird. Bauch und Kreuz fühlen sich leicht und locker, wie auch der Kopf, der gerne nicken und ein wenig wackeln möchte. Die Augen dürfen spazierengehen. Der Atem geht von alleine. Du spürst ihn im ganzen Körper."

der parkierten Beine. Die Oberschenkel- und Fußlängsachse der RE/LK Seite, die in derselben vertikalen Ebene stehen müssen, kann man mit einem Blick von oben kontrollieren. Die Parkierfunktion erkennt man am Relief der nicht-kontrahierten Oberschenkelmuskulatur. Sind die Arme relativ kurz, werden die Handflächen so auf den Oberschenkeln parkiert, daß die Längsachsen der Oberarme in der mittleren Frontalebene liegen. Ein leichtes Ziehen am Kopf vermittelt das Gefühl des Hängens am Marionettenfaden. Hat der Patient Mühe, die ventrale und lumbale Muskulatur zu entspannen und die physiologische Ruheatmung hervorzurufen, faßt der Therapeut des Patienten Brustkorb von ventral und dorsal, unterhalb des frontotransversalen Thoraxdurchmessers und macht einen leichten Entlastungszug nach oben.

Bewegungsablauf: ACTIO – REACTIO/CONDITIO – LIMITATIO

„Der Ball ist Dein Pferd, Du bist ein Cowboy und reitest über die Prärie, im ruhigen Trab. Das Wetter ist schön, kein Windchen rührt sich. Du hältst die Zügel leicht in der Hand. Der Boden ist Dein Steigbügel, den darfst Du nicht verlieren, aber Du sitzt auf dem Pferdchen und stehst nicht in den Steigbügeln. Natürlich darfst Du kurz einmal in den Steigbügeln stehen, um übers Land zu schauen. Immer weiter geht der Trab, manchmal sanft, manchmal forsch im gleichen Tempo. Zur Unterhaltung machst Du Spielchen. Ziehst beide Schultern an die Ohren und läßt sie plumpsen. Merkst Du, wie das das Hopsen antreibt. Ein Plumps, dazwischen ein Hopser, das geht gut. Oder Du spielst mit den Zügeln. Mit jedem Hopser wirfst Du die Zügel ganz kurz hoch oder bewegst sie rasch nach unten. Nimm die Peitsche in die rechte oder linke Hand und knalle lustig in allen Richtungen, aber Du mußt schön im Sattel bleiben."

Beispiele verbaler Korrekturen von Ausweichmechanismen, die sich im Verlauf der Ballübung öfters einstellen:

Die Geschichte mit dem Cowboy fördert die Aufrichtung der BWS und stimuliert die Haltung unkonventionell, nicht nur bei Kindern. Es gibt verschiedene nützliche Manipulationen, die die direkte oder indirekte Stauchung der KLA intensivieren. Hier einige Beispiele von erprobten Griffen, die die Kompression des Balles verstärken. 1. Druck nach unten auf die ventralen Seiten beider Oberschenkel, möglichst nahe der Leistenbeuge. 2. Druck nach unten auf die beiden Beckenkämme im Bereich der mittleren Frontalebene. 3. Druck nach unten mit einem ventralen und dorsalen Griff am Brustkorb. Diese Manipulation verlangt, daß der KA Becken exakt unter dem KA Brustkorb steht. 4. Druck nach unten vom Scheitelpunkt des Patienten aus. Diese Manipulation verlangt eine gut stabilisierte BWS und eine exakte Einordnung der KA Becken/Brustkorb/Kopf in der KLA. Beispiele von erprobten Griffen, die die Depression des Balles verstärken: 1. Hochheben des Schultergürtels von lateral und anschließendes Fallenlassen. 2. Hochheben des Körpers von ventral und dorsal mit Griff am Brust-

„Laß Deine Augen spazierengehen."

„Dein Blick weicht etwas zurück, dabei wird Dein Hals hinten lang."
„Nur keine militärische Haltung, wir sind nicht auf dem Exerzierplatz."
„Du bist ein schlankes, aber widerstandsfähiges Rohr im Winde."
„Deine Fußsohlen/Fußballen kleben am Boden."
„Pfeife ein Liedchen durch die Zähne, leise, aber nicht aufhören, wenn Du einatmest."

korb. Solche Stimulationen sind nur erlaubt, wenn die direkt betroffenen und die darunter liegenden WS/Abschnitte nicht zusammensacken.
„Zur Wiederherstellung der potentiellen Beweglichkeit des KA Kopf."
„Zur Einstellung des KA Kopf in die KLA."
„Zur Wiederherstellung der potentiellen Beweglichkeit der KA Becken/Kopf/Arme."
„Zur Einstellung der ökonomischen Aktivität."
„Zur Einstellung der Parkierfunktion im KA Beine."
„Zur Einstellung einer freien Atmung, ohne Pressen und ohne Hyperventilation."

III.3.
Anpassung der Ballübung „Der Cowboy" an Konstitution und Kondition des Patienten (Abb. 17–19)

III.3.1.
Konstitutionelle Anpassung der Ballübung „Der Cowboy"

Die Rolle der Längen/Breiten/Tiefen/Gewichte

Bei der Ballübung „Der Cowboy" ist streng auf die Größe und Prallheit des Balles zu achten. Schwere Patienten brauchen einen prallen Ball. Unsichere Patienten fühlen sich besser auf einem relativ großen Ball. Bei langen Unterschenkeln muß die Ballgröße so angepaßt werden, daß beim aufrechten Sitz in der ASTE die maximal erwünschte FLEX von 90° in den Hüftgelenken nicht überschritten wird.

III.3.2.
Konditionelle Anpassung der Ballübung „Der Cowboy"

Die Gründe häufig auftretender „Fehler"
(s. Ausklapptafel)

Vorneigung der KLA hat die dauernde Stützfunktion des KA Beine und eine mangelhafte Belastung des Balles zur Folge, dessen Elastizität für die schonende Stauchung der Wirbelsäule nicht ausgenützt wird. *Ungenügende oder fehlende Stabilisation der BWS in ihrer Nullstellung* führt in der Stauchungsphase zur Überbelastung der HWS. Dabei gerät der KA Beine leicht in Spielfunktion. *Hyperaktivität der Bauchmuskulatur* stört die ökonomische Haltung und Atmung. Wenn die *Füße den Kontakt mit dem Boden verlieren,* gerät der KA Beine in Spielfunktion. Aus Gründen des Gleichgewichtes ist eine vertikale Einstellung der KLA nicht mehr möglich.
Die *Unfähigkeit, den Schultergürtel* auf dem KA Brustkorb *in Parkierfunktion* zu behalten, hat eine muskuläre Verankerung des Schultergürtels auf dem Thorax zur Folge, meistens im Sinne einer Retraktion und/oder einer dorsal/kranialen Verankerung, die ihrerseits eine kompensierende FLEX des KA Becken in den Hüftgelenken zur Folge haben kann.
1. Will man die Belastung des Patienten in bezug auf Geschicklichkeit, Kraft und Kreislauf steigern, kann die Ballübung „Der Cowboy" vielfältig variiert werden. Begrenzte, beschleunigte und gestoppte Armbewegungen ermöglichen jedes beliebig gezielte Training der Rumpfmuskulatur (s. Übung „Kurz und bündig", „Therapeutische Übun-

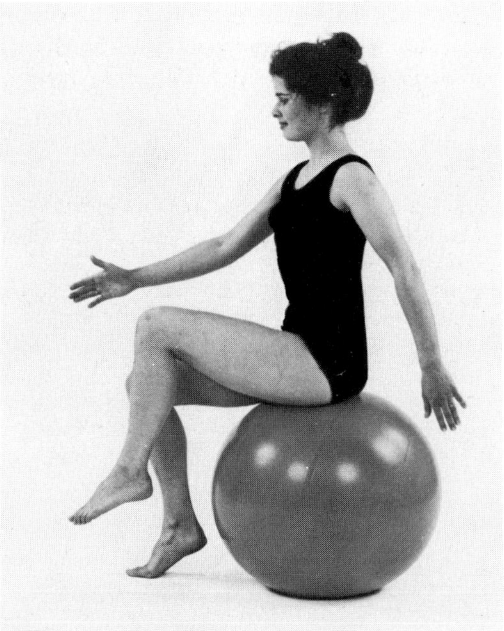

17

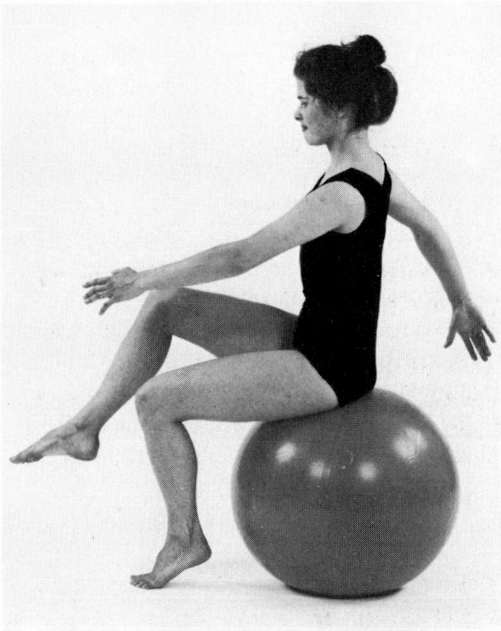

18

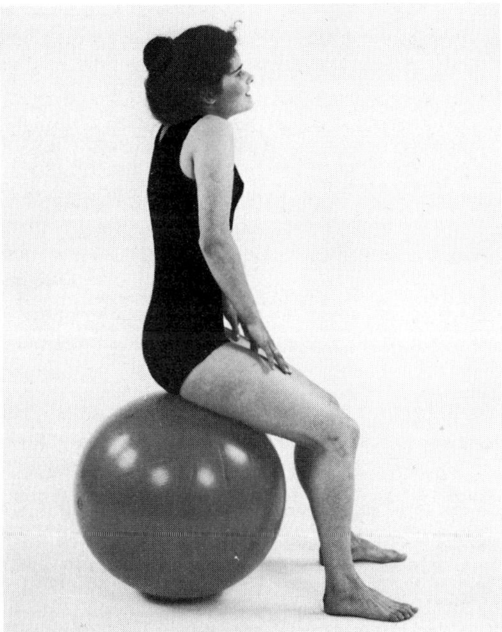

19

Abb. 17/18. Stimulation des Hopsens durch antagonistische Arm- und Beinbewegungen bei extremer Labilisierung der Gleichgewichtslage

Abb. 19. AWM: Beim Hochziehen des Schultergürtels geht die HWS und das Atlantookzipitalgelenk in +EXT

gen“, S. 180). Die nachstehende Übungsanordnung eignet sich für alle Patienten, die zu Hause ein Ballprogramm absolvieren: 4 Hopser durch Fußsohlenabdruck, 4 Hopser durch Fersen tief federn, 4 Hopser mit 2maligem Fallenlassen des Schultergürtels mit einem Zwischenhopser.

2. Schmerzen treten bei der Ballübung „Der Cowboy“ praktisch nur auf, wenn die Stabilisation der BWS nicht stattfindet.

3. Bei Reaktionsträgheit der Muskulatur ist es ratsam, die Ballübung durch die Manipulationen (s. S. 19) vorzubereiten.

4. Bewegungseinschränkungen der Hüft- und Kniegelenke, die einen aufrechten Sitz auf dem Ball mit einer gewissen Flexionstoleranz nicht erlauben, machen diese Übung unmöglich.

Merke

„Der Cowboy“ ist darum die Grundübung der Ballgymnastik, weil sie die Wirbelsäule differenziert beweglich macht und soll deshalb, wenn immer möglich, als einleitendes Training vor allen anderen Ballübungen durchgeführt werden.

2. Ballübungen im Lateralflexionstypus

Erläuterung

Das Hauptanliegen der Ballübungen im Lateralflexionstypus ist die automatische, reaktive Mobilisation und Stabilisation der Wirbelsäulengelenke in LATFLEX, also um sagittotransversale Achsen. Da sich die Bewegungsausschläge in frontalen Ebenen abspielen, gehen die adäquaten Rollbewegungen des Balles am Boden nach rechts und links, in bezug auf die Orientierung, vom eigenen Körper aus. Wir beginnen mit den primitivsten Wirbelsäulenbewegungen, die für den Patienten auch die einfachsten und bei Behinderungen die ersten sind, welche wieder funktionieren können und sollten.
Die korrespondierenden Bewegungsausschläge oder Stabilisationsaktivitäten an den Gelenken des KA Beine sind:
Für die Hüftgelenke ABD/ADD/AR/IR abhängig von der Lagebeziehung der Oberschenkellängsachsen zur KLA.
Für die Kniegelenke IR/AR abhängig von der Lagebeziehung der Unter- zu den Oberschenkellängsachsen und zur KLA.
Für die Fußgelenke Inversion/Eversion/Supination/Pronation, für die Zehengelenke ABD/ADD abhängig von der Lagebeziehung der Fußlängsachsen zu den Unter-/Oberschenkellängsachsen und zur KLA.

2.1. „Hula Hula rechts-links“

(Abb. 20 – 31)

DISPOSITION

Analyse und Rezept

I.

Name der Ballübung

„Hula Hula rechts-links“ ist ein Phantasiename. Er erinnert an den hawaiianischen Kulttanz, bei dem das Becken rhythmisch koordiniert intensiv in allen Richtungen bewegt wird. Wie der Name aussagt, beschäftigt sich unsere Übung mit den seitlichen Bewegungen.

II.

● Lernziel

Die Lendenwirbelsäulengelenke hubarm und gangtypisch in LATFLEX als automatisch funktionierende Gleichgewichtsreaktion mobilisieren und mit den zugehörigen Bewegungen des KA Becken in den Hüftgelenken koordinieren können.

III.

▶ Lernweg

III.1.

Funktionsanalyse der Ballübung „Hula Hula rechts-links“ in „Therapeutensprache“

III.1.1.

Konzeption der Ballübung „Hula Hula rechts-links“

„Hula Hula rechts-links“ ist eine *Standortkonstante* Ballübung. Um eine hubarme, gangtypische Mobilisation der Lendenwirbelsäulengelenke in LATFLEX mit koordinierten Hüftgelenksbewegungen vom proximalen Hebelarm aus anhand einer Ballübung automatisch hervorrufen zu können, müssen die KA Becken/Brustkorb/Kopf in der vertikal stehenden KLA eingeordnet sein, damit die kritischen Schaltstellen der Bewegung potentiell beweglich sind. Die auslösende Aktivität muß von kaudal her kommen, damit die Mobilisation reaktiv ablaufen kann. Außerdem muß sie im

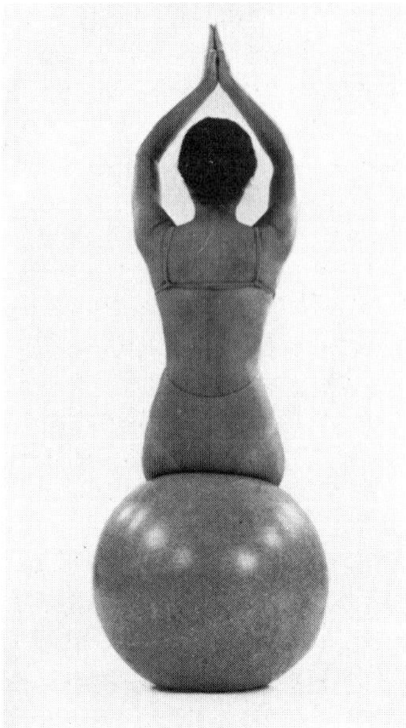

20

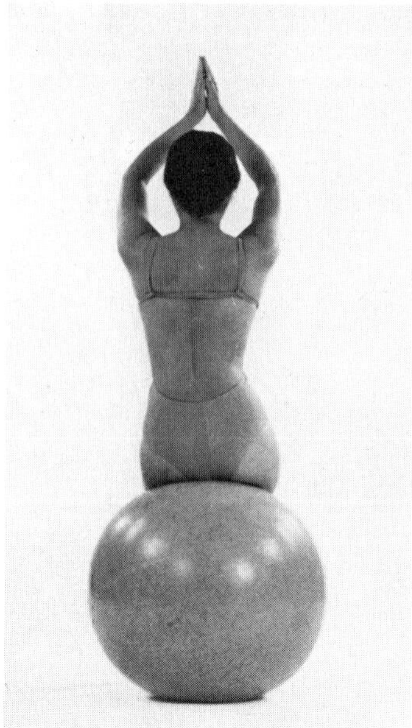

21

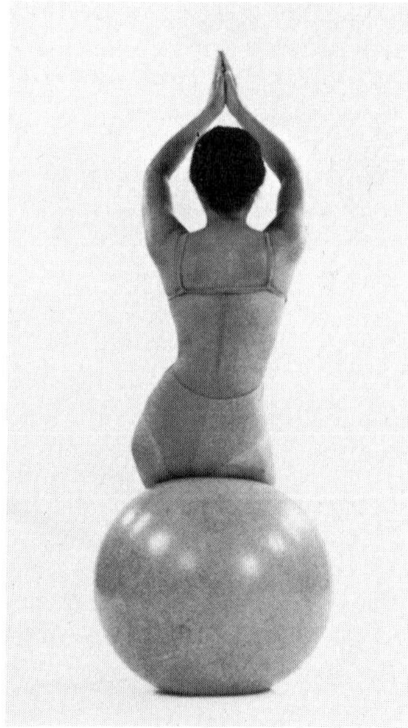

22

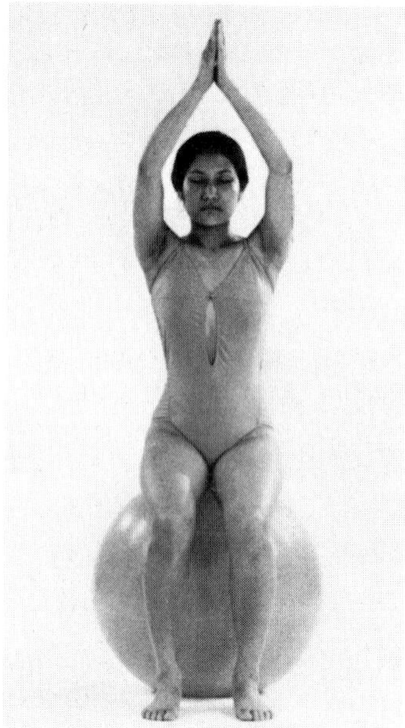

23

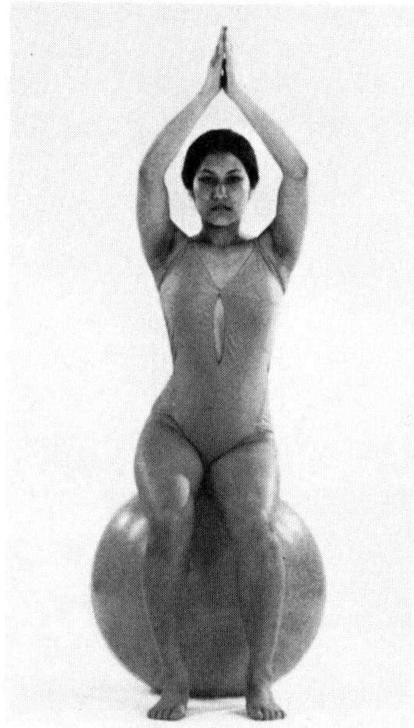

24

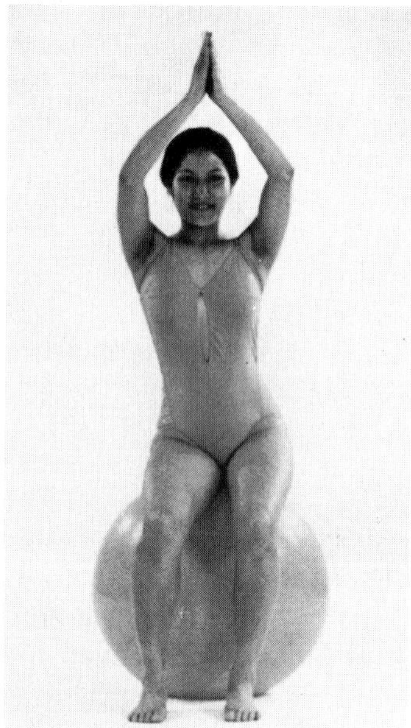

25

Abb. 20. ASTE von hinten

Abb. 21. LATFLEX LWS RE konkav von hinten

Abb. 22. LATFLEX LWS LK konkav von hinten

Abb. 23. ASTE von vorne

Abb. 24. LATFLEX LWS RE konkav von vorne

Abb. 25. LATFLEX LWS LK konkav von vorne

Wechsel von rechts nach links und von links nach rechts gerichtet sein, damit die sagittotransversalen Achsen der LWS von den Bewegungsimpulsen getroffen werden. Diese Bedingungen sind durch den aufrechten Sitz auf dem Ball erfüllt, wenn der Ball von rechts nach links hin und her rollt und wenn die Rollbewegungen an der Kontaktstelle *Körper/Boden* kaudal und in der BWS kranial begrenzt werden.

III.1.2.
Funktionsanalyse der ASTE der Ballübung „Hula Hula rechts-links"

Position und Aktivierung der ASTE

Die ASTE entspricht derjenigen der Ballübung „Der Cowboy" (s. S. 13), bis auf den nachfolgenden Unterschied:

1. Räumliche Lage

KA Beine: Die Fußsohlen stellen den Bodenkontakt her. Der KA Beine befindet sich in Parkierfunktion. Hüft- und Kniegelenke stehen in 90°-FLEX. Alle übrigen Bewegungskomponenten sind in der Nullstellung. Oberschenkel- und Fußlängsachsen sind parallel und nach vorne gerichtet. Sie stehen in den sagittalen, vertikal stehenden Ebenen ihrer Hüftgelenke. Folglich sind die Füße hüftgelenkbreit voneinander entfernt.
KA Arme: Die Handflächen liegen aufeinander und stehen in der Symmetrieebene vor und über dem Kopf, dabei schauen die Fingerspitzen nach oben. Die leicht flektierten Ellbogengelenke stehen etwa in Augenhöhe etwas weiter vorne als die Hände.

III.1.3.
Funktionsanalyse des Bewegungsablaufes der Ballübung „Hula Hula rechts-links"

a) ACTIO – REACTIO

1. ACTIO *in Form der Primärbewegung (PB)*
– REACTIO *in Form aktivierter passiver Widerlagerung (APW)*
– REACTIO *in Form einer Veränderung der Unterstützungsfläche (USF)*

In der Ballübung „Hula Hula rechts-links" liegen die kritischen DP der PB in der „Brükke". Sie bewegen sich alternierend nach rechts/links. Wir analysieren die PB nach RE. Für die PB nach LK gilt das genaue Gegenteil.

Wenn der DP Ball am Boden nach RE rollt, nimmt er die DP RE/LK Tuber ischii nach RE mit. So kommt der LK Tuber auf den Großkreis, der den Ball in eine RE und LK Hemisphäre teilt. Der RE Tuber steht dann über einem Kleinkreis der RE Ballhemisphäre und verliert annähernd den Ballkontakt.
DP RE Patella/DP LK Patella/DP RE Malleolus lateralis, DP, LK, Malleolus medialis gehen sehr wenig nach RE. Die auslösende Aktivität geht von der Kontaktstelle *Körper/Boden* aus. Der Ball wird von den Füßen leicht nach RE geschoben. Inversorisch im RE/eversorisch im LK unteren Sprunggelenk, außenrotatorisch im RE/innenrotatorisch im LK Kniegelenk. Der KA Beine bleibt in annähernder Parkierfunktion.

– In der Ballübung „Hula Hula rechts-links" liegen die kritischen DP der APW im „Tentakel". Sie bewegen sich alternierend nach links/rechts.

– Wenn der Ball nach RE rollt, werden zwar die Hüftgelenke vom rollenden Ball mitgenommen, nicht aber die KA Brustkorb/Kopf/Arme. Dabei dreht der KA Becken gegen die PB im Sinne der APW, innenrotatorisch im LK/außenrotatorisch im RE Hüftgelenk. In bezug auf das LK Hüftgelenk bewegt sich dabei der DP LK Spina nach links lateral/unten, der DP RE Spina nach links medial/oben. Die DP Dornfortsatzspitzen der LWS bewegen sich ebenfalls nach LK, lateralflexorisch in den Lendenwirbelgelenken. Die Konkavität ist nach RE gerichtet. Das Lernziel wurde erfüllt.

– In der Ballübung „Hula Hula rechts-links" ist die USF die kleinste Fläche, die die Kontaktstellen *RE/LK Fußsohle/Boden* und *Ball/Boden* umschließt. Da die Fußsohlen ihren Bodenkontakt behalten und nur die

Kontaktstelle *Ball/Boden* geradlinig und rechtwinklig zu den Fußlängsachsen verschoben wird, wird die USF zwar nach RE/LK verschoben, aber größenmäßig nicht verändert. Der KA Beine soll mit Ausnahme der Primäraktivitäten des nach RE/LK Schiebens des Balles in Parkierfunktion bleiben.

2. ACTIO *in Form von beschleunigenden Gewichten*
– REACTIO *in Form von bremsenden Gewichten*

Solange die „Brücke" in Parkierfunktion bleibt, wird die Lage der Trennebene durch die Kontaktstelle *Körper/Ball* bestimmt. Sie steht vertikal und rechtwinklig zur Bewegungsrichtung.
Wenn der Ball in der PB nach RE rollt, verschiebt sich die Kontaktstelle *Körper/Ball* nach lateral LK auf den Großkreis. Aus dem Doppeltubersitz wird ein Tuber-Trochantersitz LK. Dort ist für das beobachtende Auge die Trennebene zu suchen.
Alle KA oder Teile davon, die RE von der Trennebene liegen, wirken als beschleunigende Gewichte auf den Bewegungsablauf.

– Alle KA oder Teile davon die LK von der Trennebene liegen, wirken als bremsende Gewichte auf den Bewegungsablauf.

b) CONDITIO – LIMITATIO

1. CONDITIO *der gleichbleibenden Abstände*
– LIMITATIO *durch aktive Widerlagerung (AW) und Stabilisation*

Soll das Lernziel der Ballübung „Hula Hula rechts-links" erfüllt werden, müssen folgende Abstände im „Tentakel"/in der „Brücke" gleich bleiben.

Abstand DP Bauchnabel/DP Processus ensiformis bleibt gleich groß.
– Dieser Abstand verändert sich nicht, wenn die BWS in ihrer Nullstellung stabilisiert bleibt. Rollt der Ball nach RE, ist die AW in der BWS lateralflexorisch/LK konkav und umgekehrt.

Abstand DP C7/DP Scheitelpunkt bleibt gleich groß.
– Dieser Abstand verändert sich nicht, wenn die KA Brustkorb/Kopf in der KLA eingeordnet bleiben. Diese Lagebeziehung kann durch AW gegen die Wirkung der Schwerkraft und die Translationstendenz des KA Brustkorb nach lateral gegen die Richtung der PB bewahrt werden.

Abstand DP Incisura jugularis/DP RE/LK Ohrläppchen bleibt gleich groß.
– Dieser Abstand verändert sich nicht, wenn der sagittotransversale Thorax Φ und die Verbindungslinie Nasenspitze/Protuberantia occipitalis externa durch potentielle, alternierende rotatorische/dorsal-, ventral-, lateraltranslatorische AW in der Symmetrieebene gehalten werden.

Abstand DP RE Kniegelenk/DP LK Kniegelenk bleibt gleich groß.
– Dieser Abstand verändert sich nicht, wenn er durch potentielle, alternierende rotatorische/horizontalab-/adduktorische AW im RE/LK Hüftgelenk gehalten wird.

Abstand DP RE Fußlängsachse/DP LK Fußlängsachse bleibt gleich groß. Die Fußlängsachsen behalten ihre parallele Lage.
– Dieser Abstand und die parallele Lagebeziehung verändert sich nicht, durch potentielle, alternierende rotatorische/flexorische/extensorische AW im RE/LK Kniegelenk und pronatorische/supinatorische/plantarflexorische/dorsalextensorische AW in den RE/LK Fußgelenken.

2. CONDITIO *der „Räumlichen Fixpunkte"*
– LIMITATIO *durch Verhindern von PB/APW/Veränderung der USF*

In der Ballübung „Hula Hula rechts-links" gibt es absolute und relative „Räumliche Fixpunkte"

Die KA Brustkorb/Kopf dürfen sich weder nach RE/LK noch nach vorne/hinten bewegen, nur eine minimale Verschiebung nach unten/oben ist erlaubt.
– Der relative „Räumliche Fixpunkt" – KA Brustkorb/Kopf ohne Verschiebung nach

RE/LK/vorne/hinten – kann nur gehalten werden, wenn sich die Wirbelsäulenbewegungen auf die Lendenwirbelsäule beschränken. Außerdem müssen die Rollbewegungen des Balles am Boden nach RE/LK so klein gehalten werden, daß die KA Brustkorb/Kopf/Arme nicht als APW benötigt werden.

Die Kontaktstellen *RE Fußsohle/Boden* und *LK Fußsohle/Boden* bleiben erhalten.
– Der absolute „Räumliche Fixpunkt" – *RE Fußsohle/Boden, LK Fußsohle/Boden* – verlangt die zeitlich gut koordinierte Umschaltung der Rollbewegungen des Balles nach RE/LK mit minimaler Parallelverschiebung der immer vertikal stehenden Unterschenkellängsachsen. Beim Rechtsrollen ist die nach LK umschaltende Aktivität eversorisch im RE/inversorisch im LK Fußgelenk, innenrotatorisch im RE/außenrotatorisch im LK Kniegelenk und umgekehrt.

3. CONDITIO *des Bewegungstempos*
– LIMITATIO *durch Bestimmung des Idealtempos*

120 Rollbewegungen des Balles am Boden nach RE/LK in der Minute sind erwünscht und sollen mit einer physiologischen Ruheatmung kombiniert werden.
– Das normale ökonomische Gangtempo dient uns darum als Leitzeiteinheit, weil die im Lernziel verlangten ökonomischen, hubarmen lateralflexorischen Wirbelsäulenverformungen dann auch im Tempo gangtypisch in Erscheinung treten. So werden auch ständig alternierende Aktivitätsumschaltungen an Knie- und Fußgelenken mit niedrigster Intensität der ökonomischen Aktivität möglich. Die zwangsläufigen rotatorischen Bewegungen des KA Becken in den Hüftgelenken, die sich im Sinne der APW abspielen, üben das Umgehen mit dem Gewicht des KA Becken, ohne unökonomisches Beschleunigen.

Merke

Da die Ballübung „Hula Hula rechts-links" die kaudale Lendenwirbelsäule lateralflexorisch mobilisiert, eignet sie sich bestens zur Schulung eines ökonomischen Ganges.

III.2.
Instruktionsrezept der Ballübung „Hula Hula rechts-links" in „Patientensprache"

III.2.1.
Verbal/perzeptiv didaktisches Rezept

III.2.2.
Manipulativ/perzeptiv didaktisches Rezept

Position und Aktivierung der ASTE

Wie bei der Ballübung „Der Cowboy" (s. S. 18), mit Ausnahme der Position des KA Beine/Arme

„Die Fußsohlen spüren den Boden, ohne darauf zu drücken. Knie und Fußspitzen schauen geradeaus und stehen etwa handbreit auseinander. Wenn Du von oben schaust, dürfen die Fußspitzen nicht rechts, nicht links von ihrem Knie stehen. Die Handflächen legst Du wie ein betender Engel zusammen und bringst sie erst vor, dann über Dein Gesicht. Die Finger zeigen nach oben, die Ellbogen stehen rechts und links und ein wenig vor Deinen Augen."

Für das Gelingen der mühelosen reflektorischen Beckenbewegungen ist es wichtig, daß die Fuß- und Oberschenkellängsachsen genau sagittotransversal in bezug auf das zugehörige Hüftgelenk stehen. Die Kontrolle des gewünschten minimalen Muskeltonus an der ventralen und dorsalen Verbindung der KA Becken und Brustkorb ist notwendig, weil die geforderte Armstellung leicht zu Hyperaktivitäten in dieser Region führt.

„während der ganzen Übung bleiben Deine betenden Engelshände am selben Ort in der Luft stehen. Dabei ist der Kopf leicht und kann sich fein bewegen. Der Atem geht von selbst. Unter Dir fängt der Ball an sachte nach rechts, nach links und wieder nach rechts hin und her zu rollen. Aber nur so wenig, daß Deine Fußsohlen immer den Boden spüren, ohne ihn zu drücken. Die Knie gehen ganz wenig mit, aber sie dürfen nicht hin und her schwenken und außerdem gehen sie nie gegen, sondern immer mit dem Ball. Im Bauch, am Popo spürst Du keinerlei Anstrengung, trotzdem tanzt das Becken. Wenn der Ball nach rechts rollt, schwebt der rechte Popo beinahe in der Luft und wenn der Ball nach links rollt, der linke. Dazu kannst Du leise eine Melodie durch die Zähne pfeifen. Zwischendurch können die Hände einmal den Ball anfassen. Gerade rechts und links vom Popo und einmal die Ballrollung sachte antreiben, ja nicht größer werden, oder sie bremsen. Da müssen dann plötzlich die Füße und der Bauch und der Popo arbeiten. Wenn die Hände wieder betende Engelshände werden, geht es noch viel leichter als zu Beginn."

Damit die Mobilisation der LWS in LATFLEX hubarm gelingt, müssen die naheliegendsten Fehler dieser Übung beobachtet und vermieden werden. Sobald die Seitrollung des Balles mit einer Gegenbewegung der Knie beantwortet wird, bringt die APW Rotationsimpulse auf die WS und die LATFLEX kann nicht stattfinden. Ebenso häufig wird die Rollbewegung des Balles mit einer Translation des KA Brustkorb zur Gegenseite beantwortet, auch durch diesen AWM einer APW bleibt die LATFLEX in der LWS aus. Der Therapeut kann durch einen leichten Berührungskontakt an den Knien dem Patienten die Möglichkeit geben über die Wahrnehmung sein Reaktionsverhalten zu verändern. Um die Translationen des KA Brustkorb zu vermeiden, faßt der Therapeut den Brustkorb von RE und LK lateral, hebt ihn etwas an und hält sein Gewicht in den Händen und räumlich am Ort. In dieser Situation gelingt die Ballrollung nach RE/LK nur, wenn sich die LWS in LATFLEX verformt.

III.3.

Anpassung der Ballübung „Hula Hula rechts-links" an Konstitution und Kondition des Patienten (Abb. 26–31)

III.3.1.

Konstitutionelle Anpassung der Ballübung „Hula Hula rechts-links"

Die Rolle der Längen/Breiten/Tiefen/Gewichte

1. Der Ø des Balles muß so groß sein, daß beim Sitz auf dem Ball die Längsachsen der Oberschenkel horizontal stehen.
2. Bei großem TP/Abstand und + Gewicht am KA Becken ist es zu Beginn hilfreich, aus einem relativ zu großen Ball etwas Luft abzulassen.

III.3.2.

Konditionelle Anpassung der Ballübung „Hula Hula rechts-links"

Die Gründe häufig auftretender „Fehler"
(s. Ausklapptafel)

1. Als stabilisierendes Krafttraining für die Rotatorenmanschette der Hüftgelenke und die seitliche Lumbalmuskulatur ohne abscherende Hubbelastung, dient das Bremsen der Rollbewegung des Balles nach RE/LK. Das kann der Patient mit seinen Händen tun.
2. Bei auftretenden lumbalen Schmerzen kann rechts und links neben den Ball ein Hocker gestellt werden. Mit den Armen stützt sich der Patient in der mittleren Frontalebene ab, damit sich das Gewicht des KA

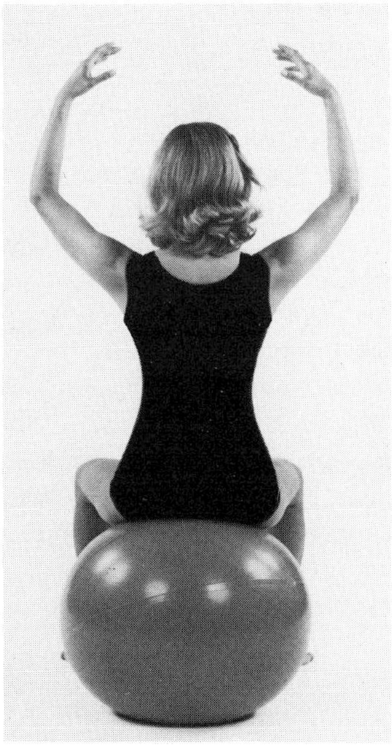
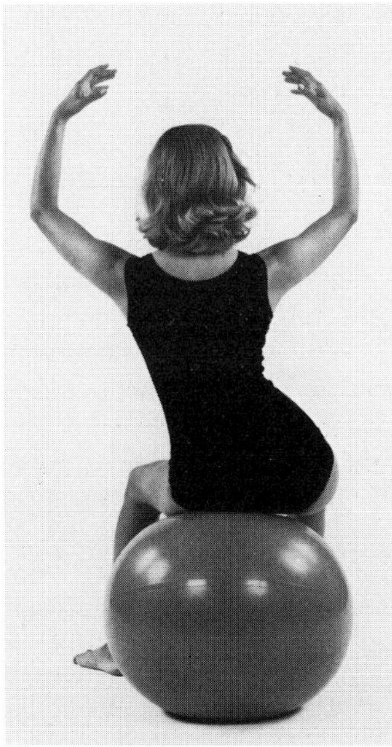
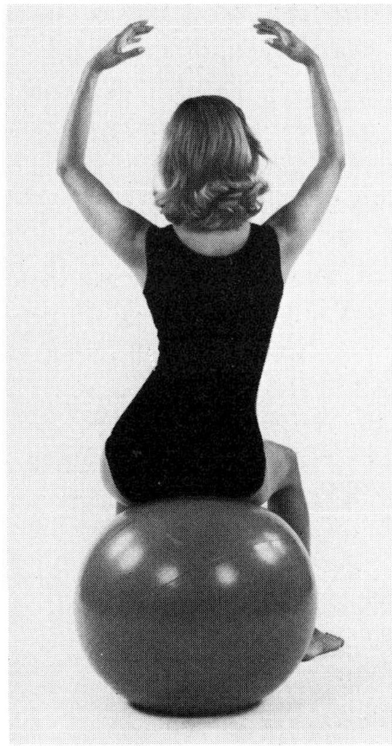

26 27 28

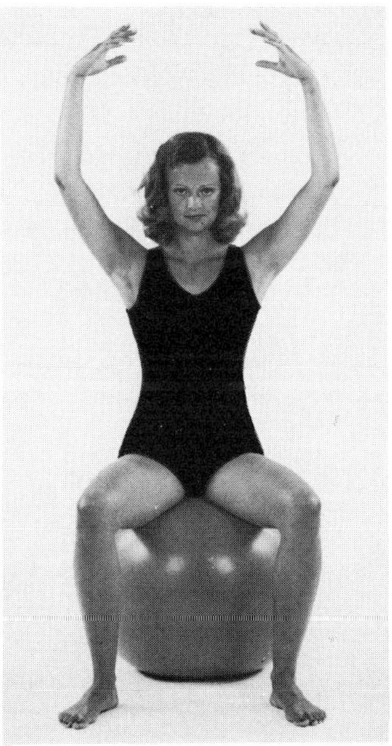
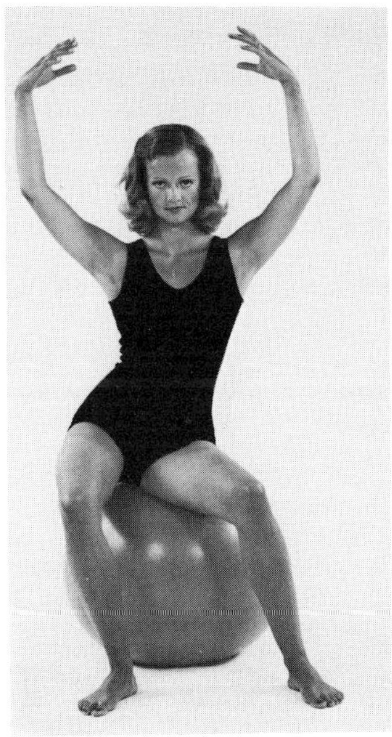
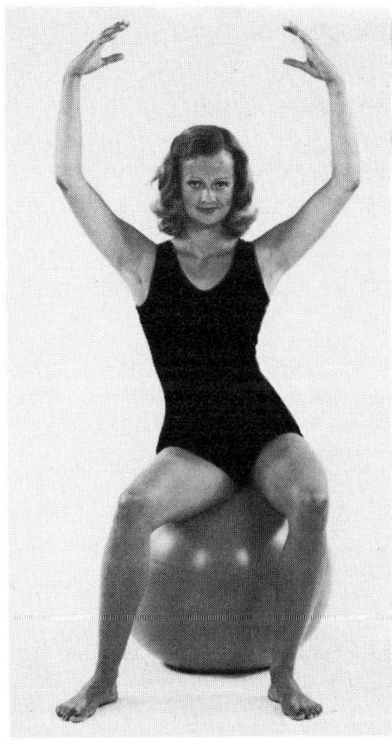

29 30 31

Abb. 26. ASTE von hinten. Abstand Kniegelenke größer als Abstand Hüftgelenke
Abb. 27. Translation des KA Becken nach RE von hinten
Abb. 28. Translation des KA Becken nach LK von hinten
Abb. 29. ASTE von vorne. Abstand Kniegelenke größer als Abstand Hüftgelenke
Abb. 30. Translation des KA Becken nach RE von vorne. Die Unterschenkellängsachsen stehen nicht mehr vertikal
Abb. 31. Translation des KA Becken nach LK von vorne. Die Unterschenkellängsachsen stehen nicht mehr vertikal

Brustkorb mit dem KA Kopf an den Schultergürtel hängt und der KA Becken entlastet wird.
3. Wenn die rotatorischen Beckenbewegungen in den Hüftgelenken mit lateralflexorischen Verformungen der LWS nicht reaktiv auftreten, kann man die USF verkleinern, indem man die Füße dicht nebeneinander, oder im Vorfußstand hintereinander dort auf den Boden stellt, wo die Symmetrieebene ihn trifft.
Bei hypermobilem Flachrücken muß der Therapeut den Brustkorb des Patienten mit einem Klemmgriff fixieren und sich selbst gut stabilisieren.
Wenn die Beckenbewegungen als PB auftreten, hilft der Klemmgriff am Brustkorb bei gleichzeitiger Manipulation des Balles.

2.2. „Salamander und Krabbe“

(Abb. 32–42)

DISPOSITION

Analyse und Rezept

I.
Name der Ballübung

„Salamander und Krabbe“ ist ein Phantasiename. Er erinnert an die seitschlängelnde Fortbewegungsart des Salamanders und an die Wortverwandtschaft „Krabbeln“ – „Krabbe“.

II.
● Lernziel

II.1.
Die Wirbelsäule hubarm als automatisch funktionierende Gleichgewichtsreaktion in Lateralflexion mobilisieren können.

II.2.
Die Rotatoren der WS automatisch aktivieren können (zusätzliches Lernziel für die „Krabbe“).

III.
▶ Lernweg

III.1.
Funktionsanalyse der Ballübung „Salamander und Krabbe“ in „Therapeutensprache“.

III.1.1.
Konzeption der Ballübung „Salamander und Krabbe“
„Salamander und Krabbe“ ist eine *Standortkonstante* Ballübung. Um eine hubarme Mobilisation der WS in LATFLEX mit einer Ballübung automatisch hervorrufen zu können, muß sich der Patient bäuchlings über den Ball legen und mit Händen und Füßen den Bodenkontakt herstellen. Dabei sind alle Viere in Parkierfunktion. Die Wirbelsäule ist durch den Ball elastisch unterpolstert. Eine Rollbewegung des Balles am Boden nach RE/LK bringt alternierend die Extremitäten der einen Seite in Stütz-, der anderen Seite in Spielfunktion. Die sagittotransversalen Bewegungsachsen der WS werden so getroffen, daß eine reaktive LATFLEX erfolgt, deren Konkavität auf der Seite der Extremitäten in Spielfunktion liegt.
Das ist der „Salamander“.
Reduziert man die Stützfunktion auf eine Extremität, während die drei anderen in Spielfunktion sind und läßt nun die Stützfunktion alternierend von der RE Hand zum RE Fuß, zum LK Fuß, zur LK Hand usw. wechseln, werden zusätzlich rotatorische Aktivitäten der WS in stabilisierendem Sinne beansprucht. Das ist die „Krabbe“.

III.1.2.
Funktionsanalyse der ASTE der Ballübung „Salamander und Krabbe“

Position und Aktivierung der ASTE

1. Räumliche Lage

Bauchlage über dem Ball, dessen ϕ ca. $3/5$ der Oberlänge betragen soll.
KA Becken/Brustkorb sind in lückenlosem Ballkontakt und angemessener FLEX der LWS und BWS auf dem Ball parkiert.
KA Kopf hängt in Spielfunktion am KA

Brustkorb, bei entsprechender FLEX der HWS. Er bildet das „Tentakel“.
KA Arme ist am Boden parkiert. Er bildet die vordere „Brücke“. Schultergürtel und Oberarme hängen am KA Brustkorb. Die Ellbogengelenke sind in soviel FLEX, daß die Hände, mit nach vorne gerichteten Längsachsen und ballbreitem Abstand, mit ihrer volaren Seite den Bodenkontakt herstellen. Die Oberarme haben gerade leichten Ballkontakt.
KA Beine ist in ballbreitem Abstand am Boden parkiert. Er bildet die hintere „Brücke“. Die Fußlängsachsen stehen vertikal und kaudal/medial von den flektierten Kniegelenken. Die medialen Seiten der Oberschenkel haben Ballkontakt, die Hüftgelenke stehen in FLEX/ABD/AR.

2. Bewegungstoleranzen

Knie- und Ellbogengelenke haben genügend Bewegungstoleranzen in FLEX/EXT, um bei Rollbewegungen des Balles am Boden nach RE/LK den Wechsel von Stütz- und Spielfunktion ausbalancieren zu können.

3. Verteilung des Körpergewichts

Der Ball ist in der ASTE zentrisch belastet. Die KA Brustkorb/Becken sind so auf dem Ball parkiert, daß die kranial und kaudal daran hängenden Gewichte des KA Kopf, des Schultergürtels mit den Oberarmen und der Oberschenkel ausgeglichen sind. Alle vier Extremitäten sind in Parkierfunktion. Sie bilden eine potentielle RE und eine potentielle LK „Brücke“.

4. Muskuläre Beanspruchung

Bei lückenlosem Ballkontakt der ventralen Seite der KA Becken/Brustkorb ist die Intensität der ökonomischen Aktivität sehr niedrig. Insbesondere ist der Muskeltonus der Extensoren der WS herabgesetzt.

5. Potentiell beschleunigende/bremsende Gewichte

Bei zentrischer Ballbelastung geht die Trennebene der potentiell beschleunigenden/bremsenden Gewichte durch die Symmetrieebene und durch den in ihr liegenden Großkreis des Balles. Bei einer Ballrollung nach RE liegen die beschleunigenden Gewichte auf der RE Ballhemisphäre, die bremsenden auf der LK.

III.1.3.
Funktionsanalyse des Bewegungsablaufes der Ballübung „Der Salamander“.

Anmerkung: „Die Krabbe“ wird bei den Anpassungen abgehandelt (s. S. 36).

a) ACTIO – REACTIO

1. ACTIO *in Form der Primärbewegung (PB)*
– REACTIO *in Form der aktivierten passiven Widerlagerung (APW)*
– REACTIO *in Form einer Veränderung der Unterstützungsfläche (USF)*

In der Ballübung „Der Salamander“ liegen die kritischen DP der PB in den „Brücken“. Sie gehen alternierend nach RE/LK. Wir analysieren die PB nach rechts.

DP Ball rollt am Boden nach RE. Die auslösende Aktivität liegt in der LK „Brücke“, die durch Abdruck der LK Hand und des LK Fußes vom Boden in Spielfunktion gerät und zum „Tentakel“ wird. Dabei gehen DP LK Hand/DP LK Fuß und DP LK Ellbogen/DP LK Knie nach RE/oben – DP RE Ellbogen/DP RE Knie und DP RE Akromion/DP RE Trochanterenpunkt nach RE/unten. Die Kontaktstelle *Körper/Ball* verändert sich nicht.
Rollt der Ball nach LK, ist es genau umgekehrt.

– In der Ballübung „Der Salamander“ liegen die kritischen DP der APW im „Tentakel“. Sie gehen alternierend nach LK/RE.

– Sobald die linken proximalen Extremitätengelenke den Großkreis, der den Ball in eine LK und RE Hemisphäre teilt, überschritten haben, gehen DP LK Schulterge-

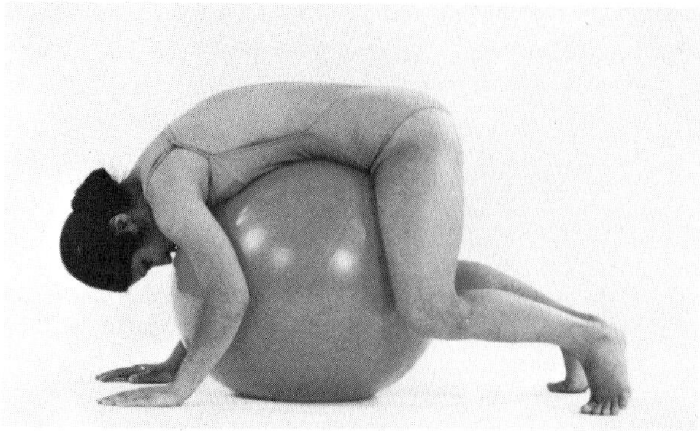

Abb. 32. ASTE von der Seite

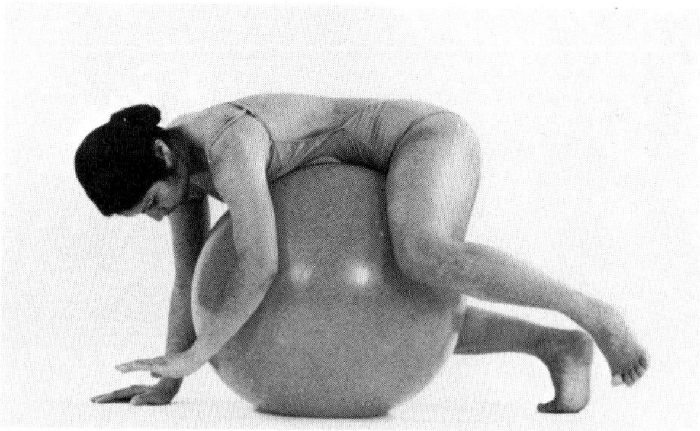

Abb. 33. Ballrollung nach RE, RE Standarm/RE Standbein, LK konkave reaktive LATFLEX der WS: „Salamander"

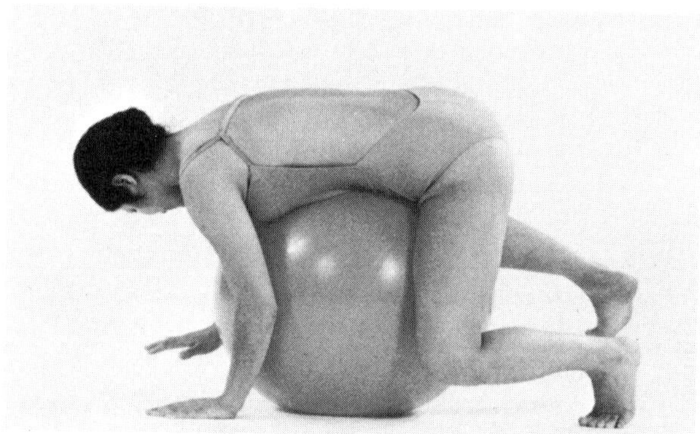

Abb. 34. Ballrollung nach LK, LK Standarm/LK Standbein, RE konkave reaktive LATFLEX der WS: „Salamander"

lenk nach oben/LK/kaudal, DP LK Hüftgelenk nach oben/LK/kranial. Dabei entsteht in der Lenden- und Brustwirbelsäule eine reaktive LK konkave LATFLEX, wie es das Lernziel der Ballübung „Der Salamander" verlangt. Bei ausgiebiger Ballrollung nach RE geht auch der DP Scheitelpunkt nach LK/oben/kaudal. Dann gerät die Halswirbelsäule in eine LK konkave LATFLEX. Bei kleinen Rollbewegungen des Balles geht die Halswirbelsäule im Sinne einer WB in eine RE konkave LATFLEX.

Die RE „Brücke" ist in Stützfunktion geraten.

– Die USF dieser Standort-konstanten Ballübung hat sich von medial her nach RE verkleinert.

Rollt der Ball nach LK, ist es genau umgekehrt.

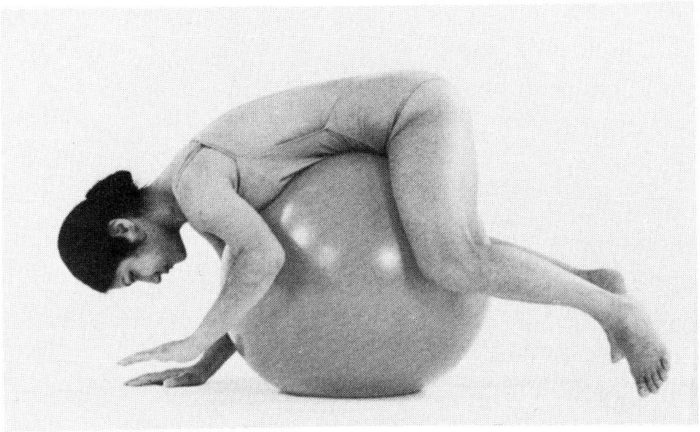

Abb. 35. Ballrollung nach vorne/RE, RE Standarm: „Krabbe“

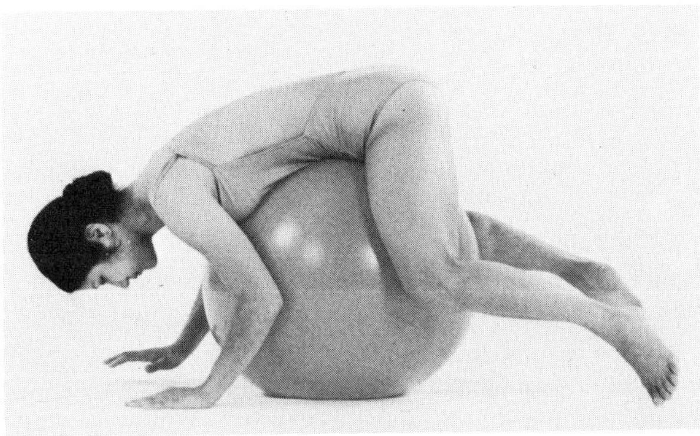

Abb. 36. Ballrollung nach vorne LK, LK Standarm: „Krabbe“

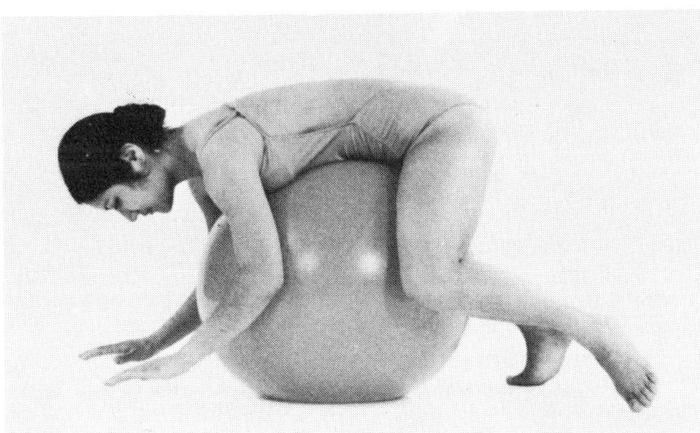

Abb. 37. Ballrollung nach hinten RE, RE Standbein: „Krabbe“

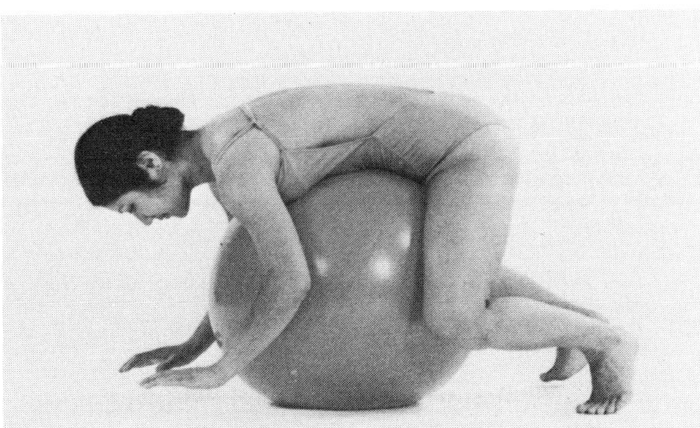

Abb. 38. Ballrollung nach hinten LK, LK Standbein: „Krabbe“

2. ACTIO *in Form von beschleunigenden Gewichten*
– REACTIO *in Form von bremsenden Gewichten*

Die Trennebene verschiebt sich mit der Ballrollung nach RE ebenfalls nach RE und geht durch einen Kleinkreis der RE Ballhemisphäre.

Alle KA oder Teile davon, die RE von der Trennebene liegen, sind beschleunigende Gewichte. Ihr Überhandnehmen würde zu einem Abrutschen des Körpers vom Ball führen. Die Stützfunktion des stabilen Pfeilers der RE „Brücke" verhindert ein Abrutschen, in dem der Bewegungsablauf begrenzt und die Bremsaktivität als Impuls für die Umschaltung der Ballrollung nach LK genützt wird.

– Alle KA oder Teile davon, die LK von der Trennebene liegen, sind bremsende Gewichte. Es ist einleuchtend, daß man die angestrebte reaktive LK konkave LATFLEX verstärken kann, wenn man die Stützfunktion der RE „Brücke" verzögert und die APW verstärkt.

b) CONDITIO – LIMITATIO

1. CONDITIO *der gleichbleibenden Abstände*
– LIMITATIO *durch aktive Widerlagerung (AW) und Stabilisation*

In der Ballübung „Der Salamander" gibt es folgenden, gleichbleibenden Abstand.

Abstand DP Spielhand/DP Spielfuß bleibt im „Tentakel" gleich groß.

– Dieser Abstand verändert sich nicht, wenn die Bewegungen der Spielextremitäten in den proximalen und mittleren Gelenken im Sinne der AW gut koordiniert werden. Nur so können die bremsenden Gewichte der APW ökonomisch eingesetzt werden. Wenn sich das Ellbogengelenk extensorisch und das Schultergelenk flexorisch, Knie- und Hüftgelenk extensorisch bewegen, wird das Armgewicht als APW am besten ausgenützt.

2. CONDITIO *der „Räumlichen Fixpunkte"*
– LIMITATIO *durch Verhindern der PB/AW/Veränderung der USF*

In der Ballübung „Der Salamander" gibt es absolute und relative „Räumliche Fixpunkte".

Bei der Ballrollung nach RE verändern sich die Kontaktstellen *RE Hand/Boden* und *RE Fuß/Boden* nicht.
– Der absolute „Räumliche Fixpunkt" – *RE Hand/RE Fuß/Boden* bei Ballrollung nach RE – wird durch die ökonomische Koordination der Brems- und Abdruckaktivitäten der Stützextremitäten garantiert.

Der ventrale Berührungskontakt der KA Becken/Brustkorb mit der Balloberfläche bleibt erhalten.
– Der relative „Räumliche Fixpunkt" – Kontaktstelle *Körper/Ball* – kann durch leichte ventrale Aktivität beibehalten werden, wenn bei einer Ballrollung nach RE die Aktivierung der LK lateralen Rumpfseite, eventuell auch Halsseite mit der Stützfunktion der RE „Brücke", zeitlich im Sinne der AW gut koordiniert wird.

Bei kleinen Ballrollungen verändert sich die räumliche Lage des DP Scheitelpunkt nicht.
– Der absolute „Räumliche Fixpunkt" – DP Scheitelpunkt – wird durch eine leichte extensorische Aktivierung des „Tentakels" KA Kopf garantiert. Nur so kann die HWS an den differenzierten Gleichgewichtsreaktionen im Sinne einer von proximal nach distal weiterlaufenden Bewegung teilnehmen.

2.CONDITIO *des Bewegungstempos*
– LIMITATIO *durch Bestimmung des Idealtempos*

Das Bewegungstempo der Ballübung „Der Salamander" soll die alternierenden Ballrollungen nach RE/LK in erster Linie gleichmäßig ermöglichen. Sie sollen 10–15mal ohne Unterbrechung ablaufen, damit sich die Bewegung einpendelt.
– Für kleine Rollbewegungen des Balles nach RE/LK beträgt das Idealtempo ca. 60, für größere ca. 35 pro Minute.

III.2.
Instruktionsrezept der Ballübung „Salamander und Krabbe“ in „ Patientensprache“

III.2.1.
Verbal/perzeptiv didaktisches Rezept

III.2.2.
Manipulativ/perzeptiv didaktisches Rezept

Position und Aktivierung der ASTE

„Leg' Dich bäuchlings über den Ball und schmiege Bauch und Brust eng an den Ball an. Der Kopf hängt frei. Handflächen und Sohlenseiten der Zehen stehen in ballbreitem Abstand, nahe am Ball am Boden. Die Finger schauen nach vorne, die Ellbogen berühren den Ball. Die Knie umfassen den Ball und die Fersen stehen über den Zehen. Der Körper liegt schwer auf dem Ball und sein Gewicht ist so verteilt, daß der Ball ruhig steht und Hände und Füße den Boden nur leicht beschweren.“

Wenn der Patient eine reduzierte ABD in den Hüftgelenken hat, muß man den Abstand der Füße etwas reduzieren. Der Therapeut achtet darauf, daß der Tonus der Extensoren der WS, besondes auch am lumbosakralen Übergang so niedrig ist, wie es die ASTE eben erlaubt.

Bewegungsablauf: ACTIO – REACTIO/CONDITIO – LIMITATIO

„Jetzt hebst Du den Kopf ein wenig hoch. Du siehst ein Taschentuch, das unter Dir am Boden liegt. Du sollst es vorerst im Auge behalten, wenn du gleichzeitig mit der linken Hand und dem linken Fuß dem Ball einen Schubs nach rechts gibst. Kaum spürst Du die Belastung der rechten Hand und des rechten Fußes und schon erfolgt ein Schubs nach links. Hin und her ständig, gleichmäßig, kleine Bewegungen. Erst allmählich werden die Bewegungen größer, Du verlierst das Taschentuch aus den Augen. Nur so groß darf die Bewegung werden, daß Bauch und Brust am Ball bleiben. Das ist der „Salamander“. Wenn „Der Salamander“ gut geht, spielen wir „Krabbe“. Das ist schwieriger und will ein bißchen vorbereitet werden. Wenn wir auf der rechten Seite stehen, schubsen wir uns von der Hand auf den Fuß immer rück-vor-rück-vor, das ist jetzt auch die Richtung, in der der Ball rollt. Dasselbe können wir auch auf der linken Seite probieren. Dann stellen wir uns auf beide Hände und rollen von einer zur andern, dasselbe auf den Füßen. Jetzt kann es klappen, es geht rund, immer nur auf ei-

Das Anheben des Kopfes bringt die HWS in die Gleichgewichtsreaktionen. Während der kleinen Ballrollungen kann der Therapeut den Kopf am Ort halten, damit die Gegenkrümmung der HWS zur LATFLEX der BWS/LWS im Sinne einer WB mühelos stattfinden kann. Auch das Manipulieren der Ballrollung ist hilfreich, wenn die reaktive LATFLEX der BWS/LWS nicht spontan zu beobachten ist. Manipuliert der Therapeut den Ball, braucht der Patient weniger Stützfunktion RE/LK „Brücke“ und die reaktive LATFLEX tritt stärker in Erscheinung.

Bei der Vorübung zur „Krabbe“ führt der Therapeut die Rollbewegungen des Balles aus und achtet darauf, daß sie geradlinig verlaufen, damit die Ballbewegung nicht durch Drall gebremst wird. Der Ball rollt ein Rechteck oder Quadrat ab. Der Therapeut muß diese Bahn kennen, wenn er das Lernziel, die Rotatoren der Wirbelsäule zu aktivieren, begünstigen will. Die Auswirkung dieser Aktivität kann man am Übergang

nem Fuß oder einer Hand. Einmal rechte Hand – rechter Fuß, linker Fuß – linke Hand und wieder rechte Hand – rechter Fuß usw. Machst Du die Bewegungen klein, kannst Du das Taschentuch wieder im Auge behalten.
Vergiß das Atmen nicht, auch wenn die Bewegung schneller wird."

LWS/BWS palpatorisch wahrnehmen und an den kleinen Bewegungen der Rotationszeiger frontotransversaler Thorax ϕ/Verbindungslinie der Spinae in transversalen Ebenen am KA Becken beobachten.

III.3.
Anpassung der Ballübung „Salamander und Krabbe" an Konstitution und Kondition des Patienten (Abb. 39–42)

III.3.1.
Konstitutionelle Anpassung der Ballübung „Salamander und Krabbe"

Die Rolle der Längen/Breiten/Tiefen/ Gewichte

1. Die Balloberfläche muß bei + Oberlängen den KA Becken/Brustkorb genügend Unterlage bieten. Bei normaler Beweglichkeit trifft das zu, wenn der Abstand DP Symphyse/DP Incisura jugularis etwa ein Drittel des Ballumfanges ausmacht.

III.3.2.
Konditionelle Anpassung der Ballübung „Salamander und Krabbe"

Die Gründe häufig auftretender „Fehler"
(s. Ausklapptafel)

1. Eine Steigerung des Bewegungstempos erhöht die Intensität der ökonomischen Aktivität erheblich und stellt ein gutes Trainingsprinzip dar. Auch das Bewegungsausmaß kann vergrößert werden, indem die Kontaktstelle *Körper/Boden* in der ESTE verändert wird. Außer der Handfläche wird noch der Unterarm, außer dem Vorfuß auch noch das Knie aufgestützt.

2. Die Ballübung „Der Salamander" wird bei bestehenden Schmerzen im thorakalen/ lumbalen Bereich der WS und/oder, in Hüft- und Kniegelenken meist gut vertragen, wegen der günstigen Lagerung und Verteilung des Körpergewichtes auf dem Polster Ball.
Es versteht sich von selbst, daß das Bewegungsausmaß dann klein gehalten wird.

3. Die Ausweitung der Ballübung „Der Salamander" zur „Krabbe" wurde bereits im Instruktionsrezept dargestellt (s. S. 35). Der ständige Wechsel der Rollrichtung des Balles nach RE/nach LK/nach vorne/nach hinten und die Reduktion der Kontaktstelle *Körper/Boden* auf jeweils nur eine Extremität, erfordert mehr Geschicklichkeit und beansprucht die im Lernziel geforderte rotatorische Aktivität der Wirbelsäulenmuskulatur. Muskuläre Schwächen und Reaktionsträgheit in diesem Bereich werden so intensiv geschult.

4. Flexorische Bewegungseinschränkungen der WS verlangen einen großen Ball, abduktorische in den Hüftgelenken einen geringeren Abstand der Füße an der Kontaktstelle *Körper/Boden*.

2.3. „Der Delphin" (Abb. 43–79)

DISPOSITION

Analyse und Rezept

I.
Name der Ballübung

„Der Delphin" ist ein Phantasiename. Er erinnert an das spielerische, lernbegabte und

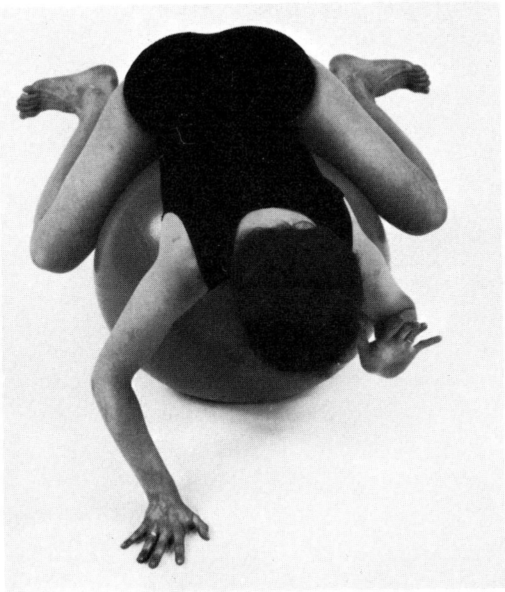

39

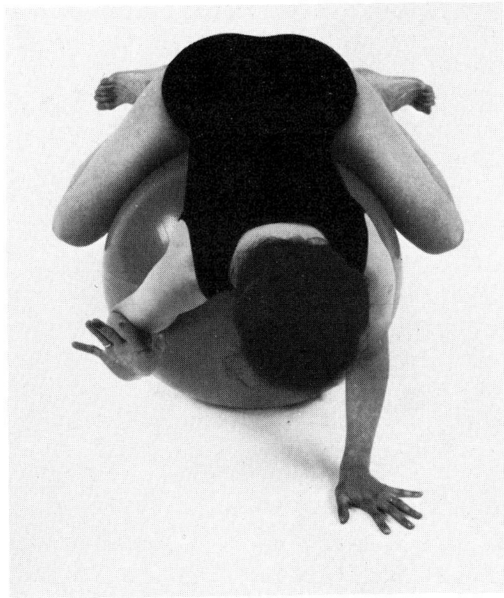

40

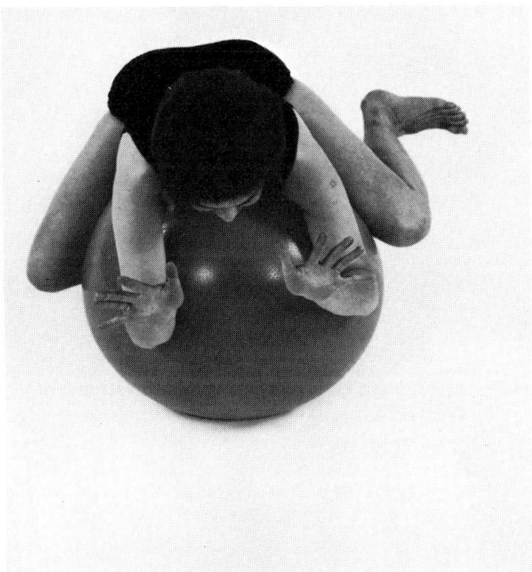

41

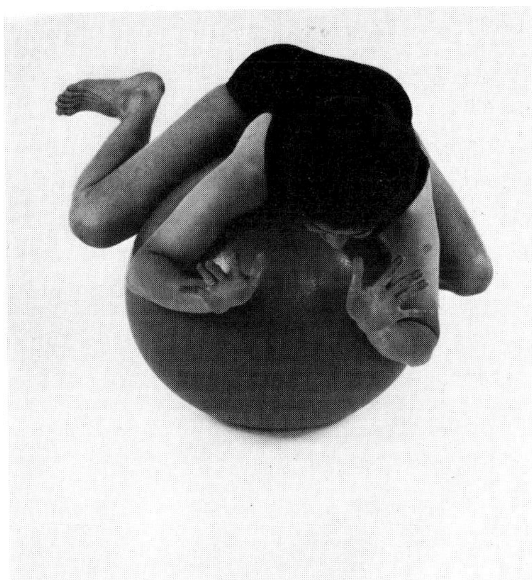

42

Abb. 39. Ballrollung nach vorne RE/RE Standarm/erhöhte Aktivität der „Krabbe“

Abb. 40. Ballrollung nach vorne LK/LK Standarm/erhöhte Aktivität der „Krabbe“

Abb. 41. Ballrollung nach hinten RE/RE Standbein/erhöhte Aktivität der „Krabbe“

Abb. 42. Ballrollung nach hinten LK/LK Standbein/erhöhte Aktivität der „Krabbe“

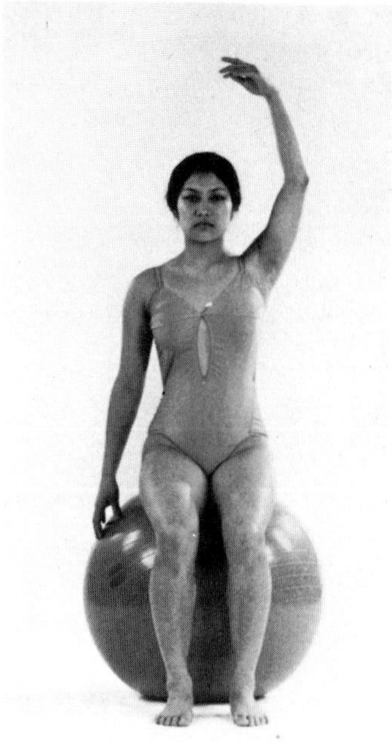

43

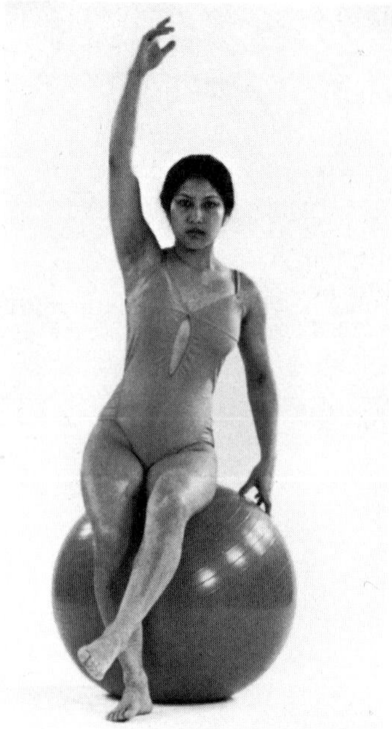

44

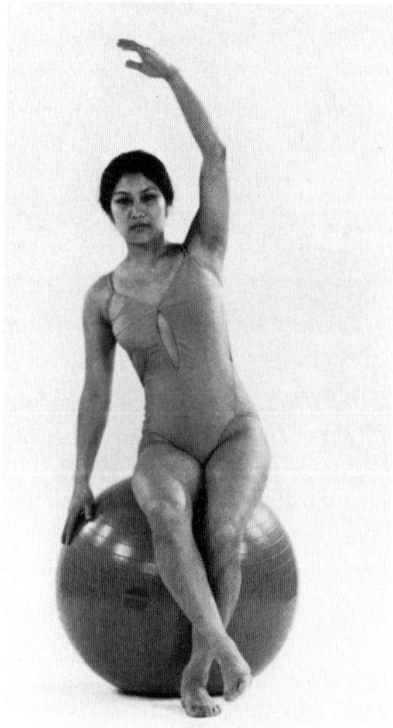

45

Abb. 43. ASTE für eine reaktive Ballrollung nach RE

Abb. 44. Kleine, reaktive Ballrollung nach RE

Abb. 45. Kleine, reaktive Ballrollung nach LK

Abb. 46. Große Ballrollung nach RE/der KA Becken hat den Ballkontakt verloren

Abb. 47. Große Ballrollung nach LK/der KA Becken hat den Ballkontakt verloren

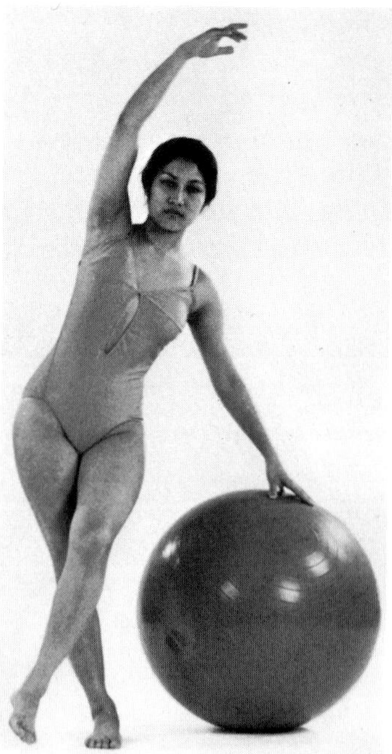

46

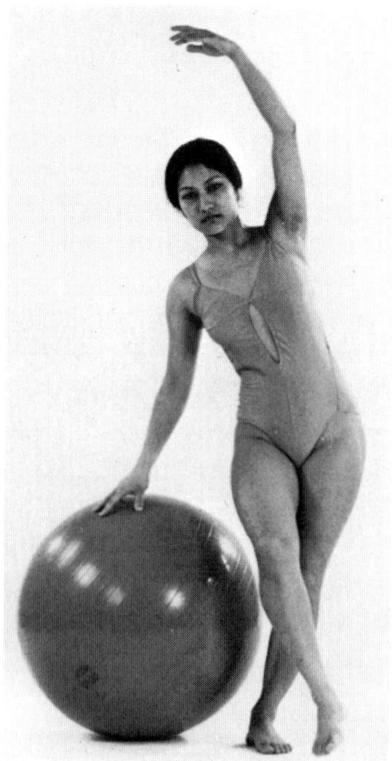

47

menschenfreundliche Verhalten dieses sagenumwobenen Wesens.

II.
● Lernziel

Reaktive Schritte nach rechts und links bei automatisch einsetzender funktioneller Beinachsenbelastung hervorrufen können.

III.
▶ Lernweg

III.1.
Funktionsanalyse der Ballübung „Der Delphin" in „Therapeutensprache"

III.1.1.
Konzeption der Ballübung „Der Delphin"
„Der Delphin" ist eine *Standort-verändernde* Ballübung.
Um mit einer Ballübung reaktive Schritte nach RE/LK auslösen zu können, muß der Patient mit vertikal stehender KLA auf dem Ball sitzen, die Beine sind hüftgelenkbreit am Boden parkiert, bereit alternierend zwischen Spiel- und Stützfunktion auf Gewichtsverlagerungen zu reagieren. Die Gewichtsveränderungen müssen primär vom „Tentakel" ausgehen und sich in frontalen Ebenen abspielen, damit der Ball von rechts nach links rollen muß und seitliche Schritte zustande kommen. Ein Fuß verliert dabei den Bodenkontakt, während der andere in Stützfunktion kommt, um die Bewegung abzubremsen und in die Gegenrichtung umzuleiten. Damit eine funktionelle Beinachsenbelastung automatisch zustande kommen kann, muß bei einer Ballrollung nach RE das RE Bein, bei einer Ballrollung nach LK das LK Bein in Stützfunktion geraten. Bei zunehmender Intensität der Ballrollung stellt sich die Längsachse des bremsenden Fußes quer zur Rollrichtung ein. Verliert der Körper den Ballkontakt, wird er über das Standbein transportiert. So gelingt es, die FLEX/EXT Achsen der Fuß-, Knie- und Hüftgelenke parallel zueinander und senkrecht zur Fußlängsachse einzustellen. Das entspricht einer funktionellen Beinachsenbelastung.
Als Vorbereitung dieser anspruchsvollen Ballübung analysieren wir eine Standortkonstante Phase zum Einpendeln des Bewegungsablaufes.

III.1.2.
Funktionsanalyse der ASTE der Ballübung „Der Delphin"

Position und Aktivierung der ASTE

Die ASTE entspricht derjenigen der Ballübung „Der Cowboy" (s. S. 13), bis auf die folgenden Unterschiede:

1. Räumliche Lage

Der Φ des Balles ist deutlich größer als die Unterlänge des Patienten vom Boden bis zum Kniegelenkspalt.
Der KA Beine befindet sich in Parkierfunktion. Die Fußsohlen bilden den *Körper/Boden*-Kontakt. Sie stehen in hüftgelenkbreitem Abstand nahe am Ball, so daß die Kniegelenke ±, die Hüftgelenke 90° FLEX oder weniger aufweisen. Fuß- und Oberschenkellängsachsen sind nach vorne gerichtet.
Am KA Arme stehen die Längsachsen frontosagittal und annähernd parallel zur KLA und zu ihrer kranialen Verlängerung. Eine Handfläche hat Ballkontakt, die andere steht über dem Kopf und schaut nach medial/unten.

2. Bewegungstoleranzen

Das „Tentakel" hat freie Bewegungstoleranzen in frontalen Ebenen, und die Ballrollung nach RE/LK ist unbehindert.

III.1.3.
Funktionsanalyse des Bewegungsablaufes der Ballübung „Der Delphin" (Abb. 48–77).

Wir analysieren die *Standort-konstante Phase* der Ballübung „Der Delphin" und wählen dazu eine ASTE, bei der die RE Handfläche den Ball berührt und die LK Hand über dem Kopf steht.

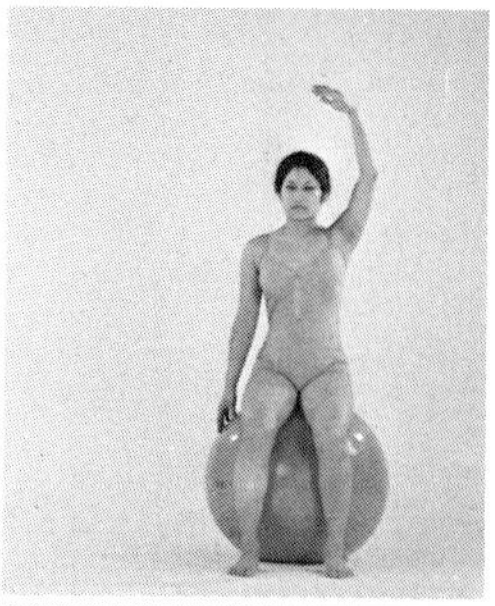
48

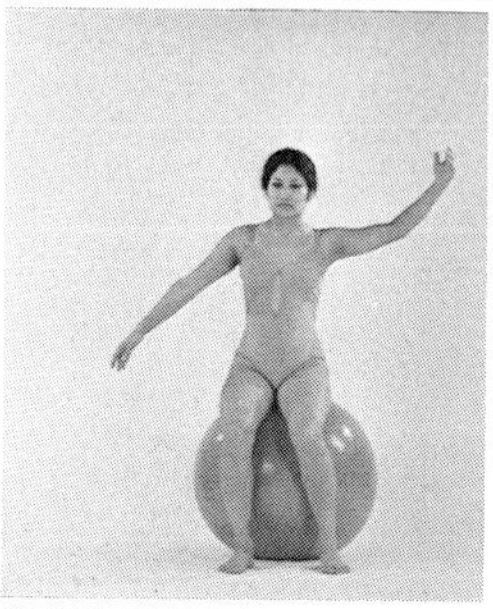
49

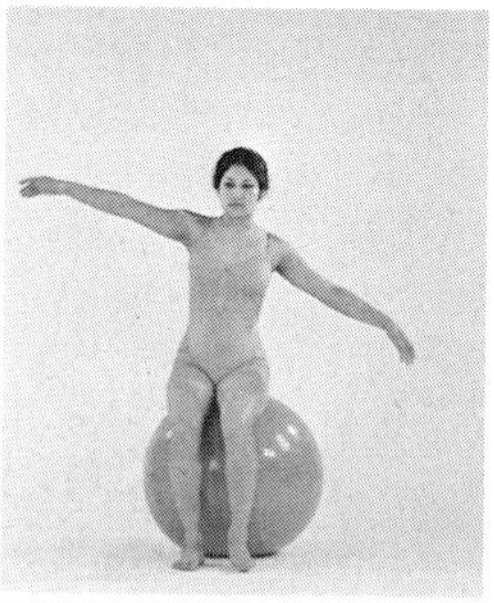
50

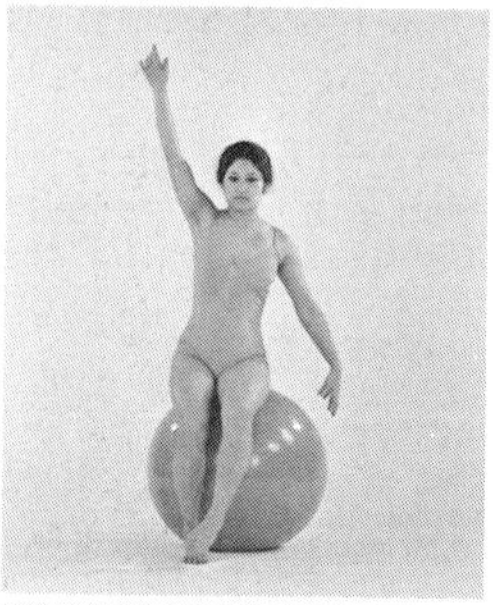
51

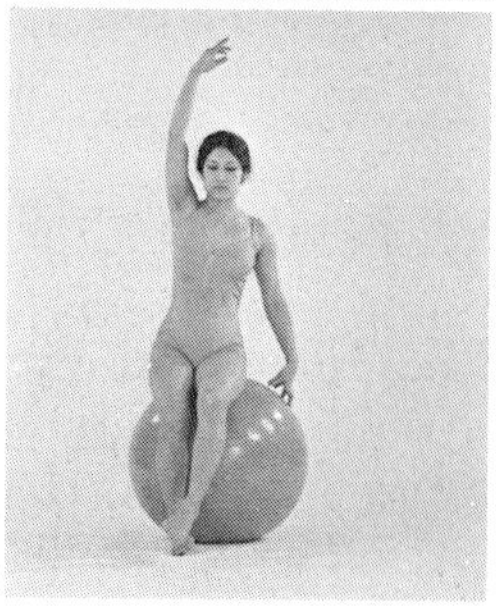
52

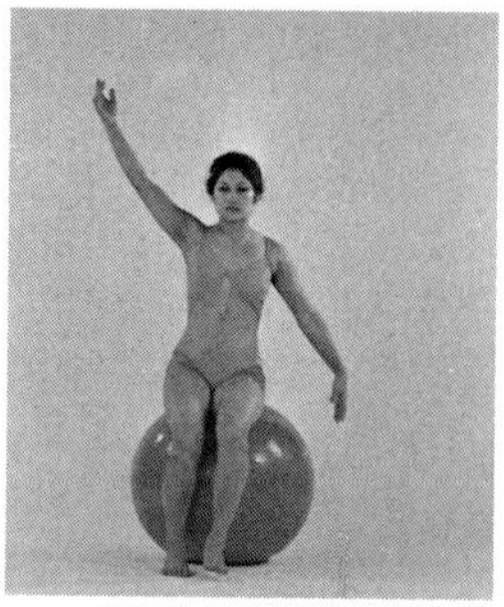
53

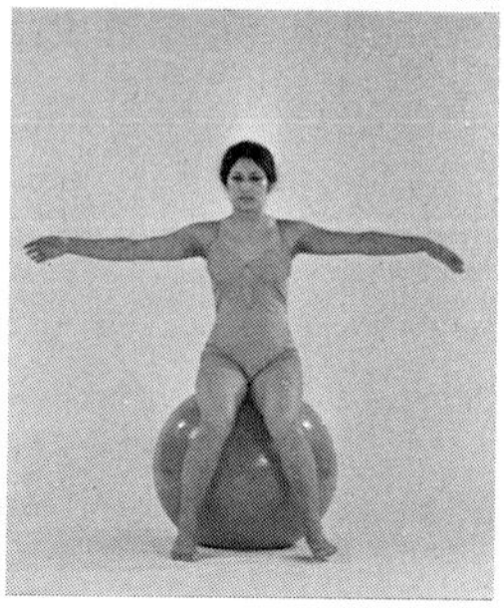
54

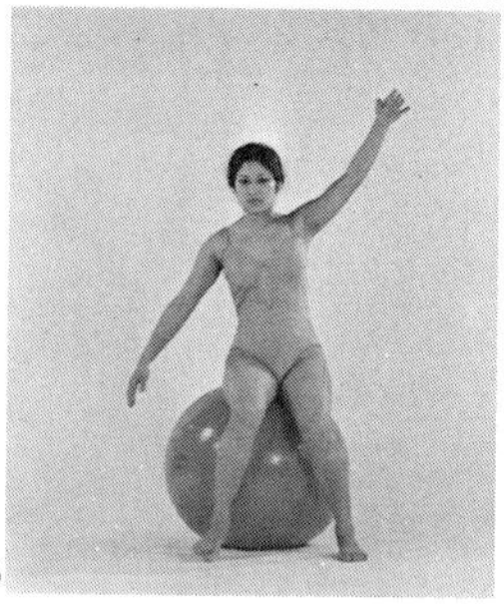
55

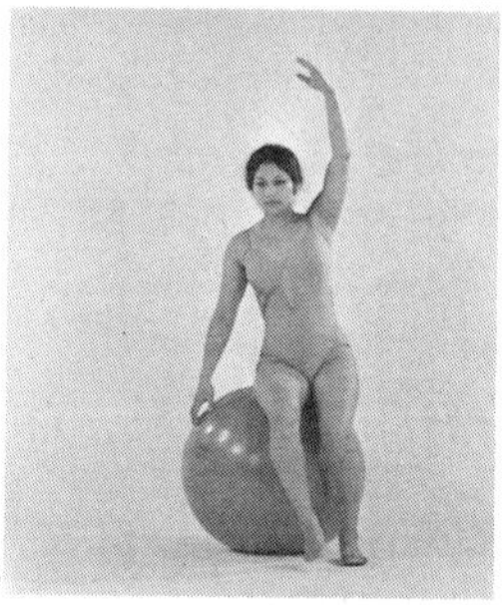
56

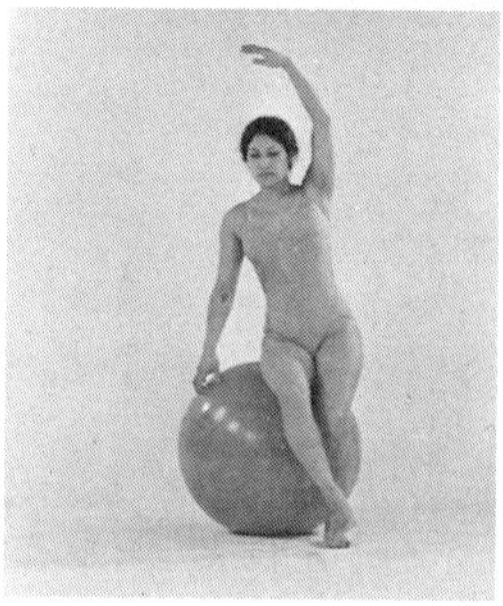
57

Abb. 48 – 77. Bildfolge des Bewegungsablaufes der Ballübung „Der Delphin“

Abb. 48. ASTE

Abb. 52. ESTE nach kleiner, reaktiver Ballrollung nach RE

Abb. 57. ESTE nach kleiner, reaktiver Ballrollung nach LK

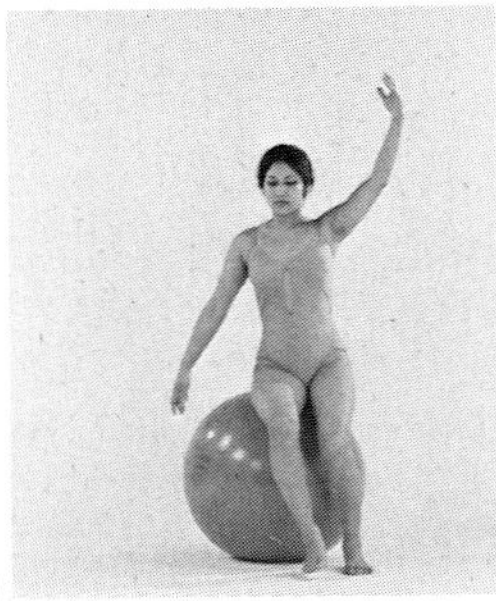
58

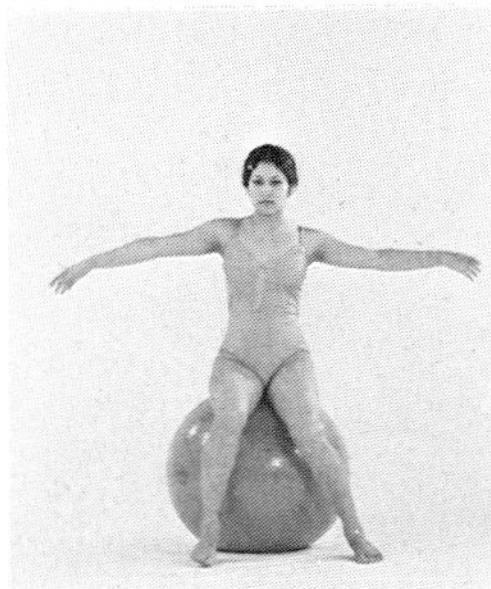
59

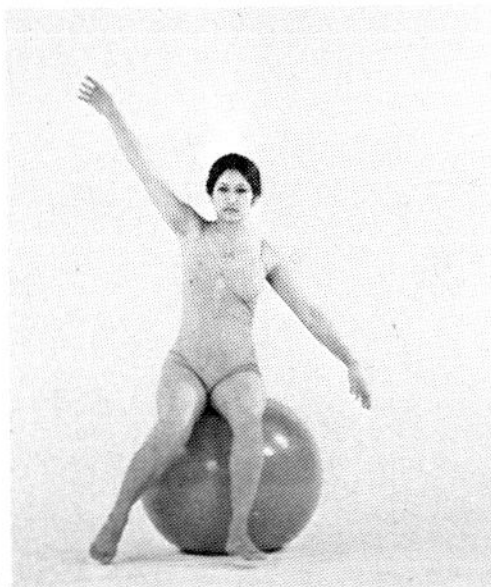
60

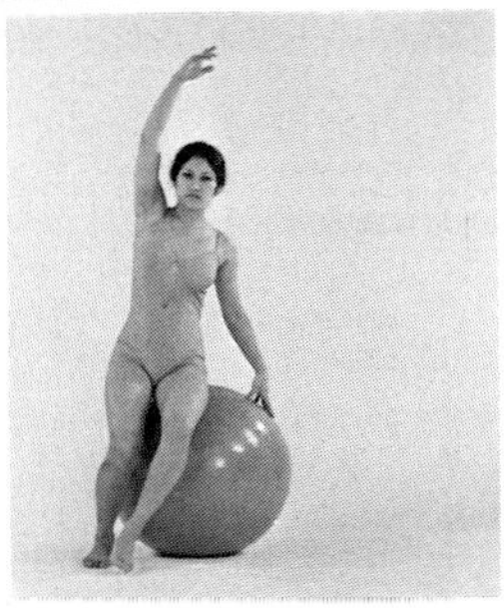
61

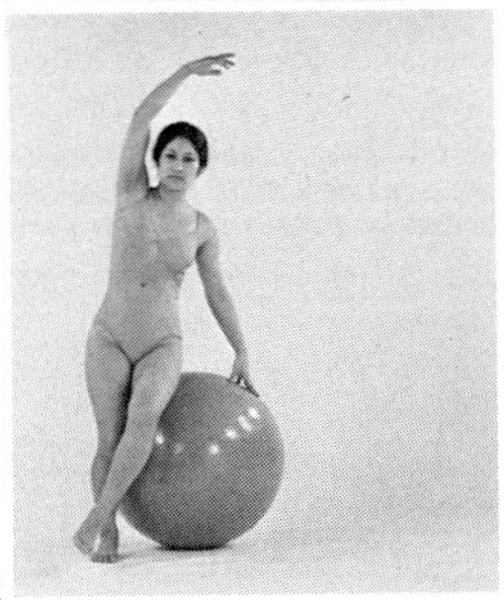
62

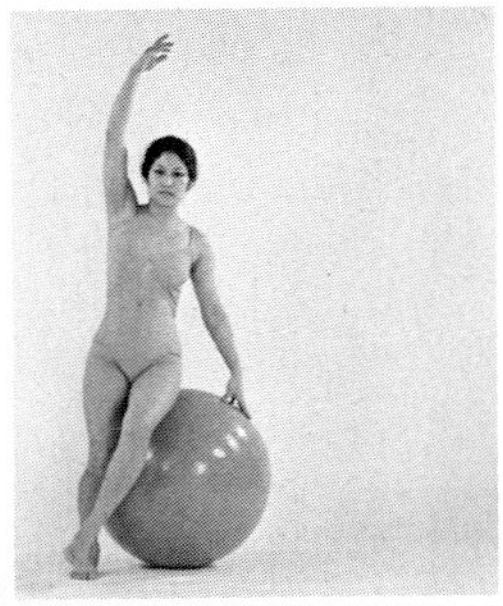
63

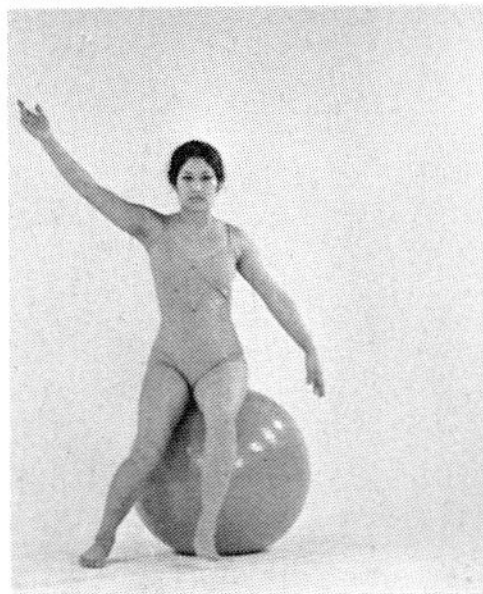
64

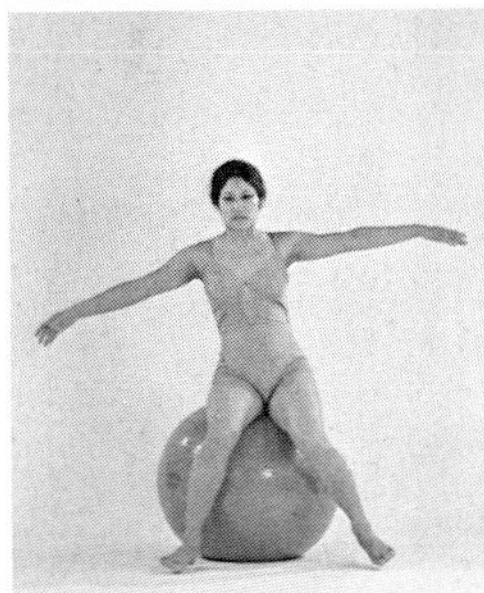
65

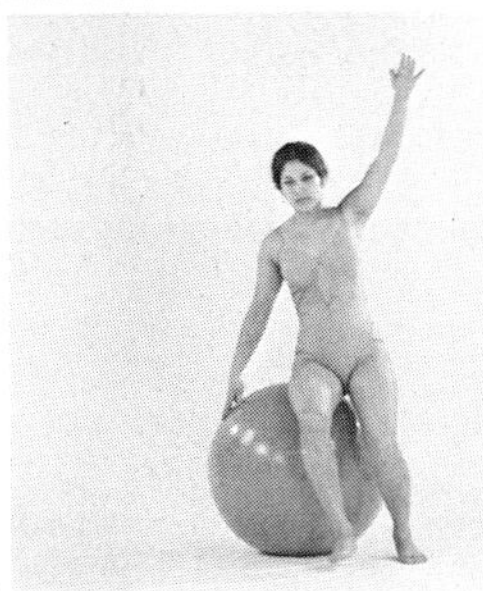
66

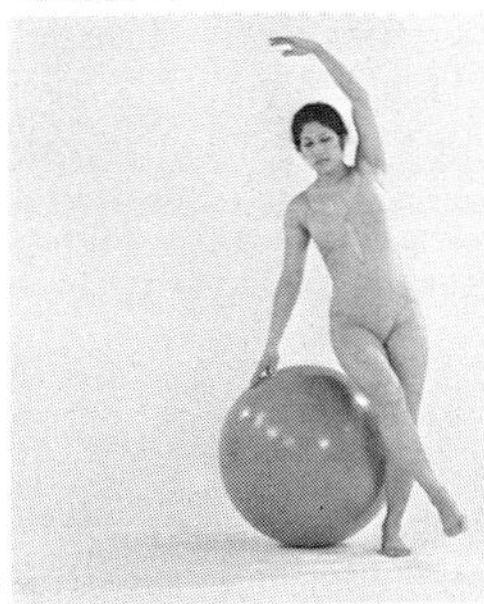
67

Abb. 62. ESTE nach großer, reaktiver Ballrollung nach RE

Abb. 67. ESTE nach großer Ballrollung nach LK

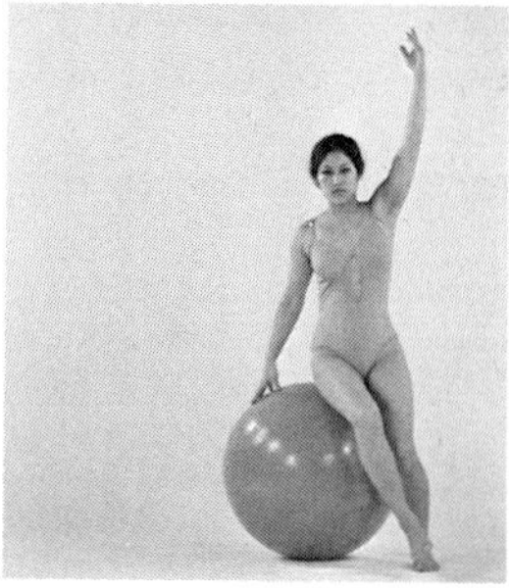
68

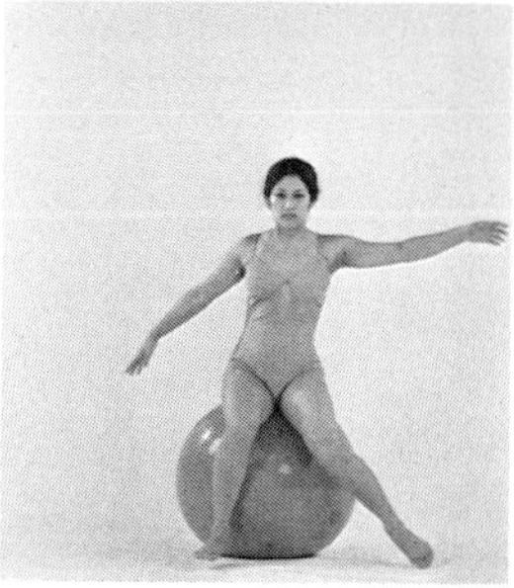
69

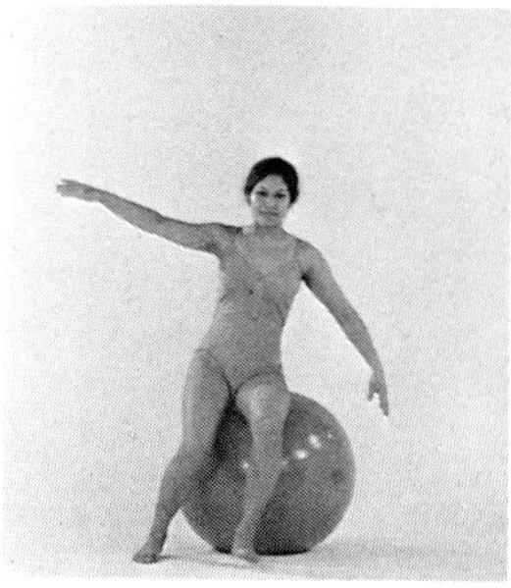
70

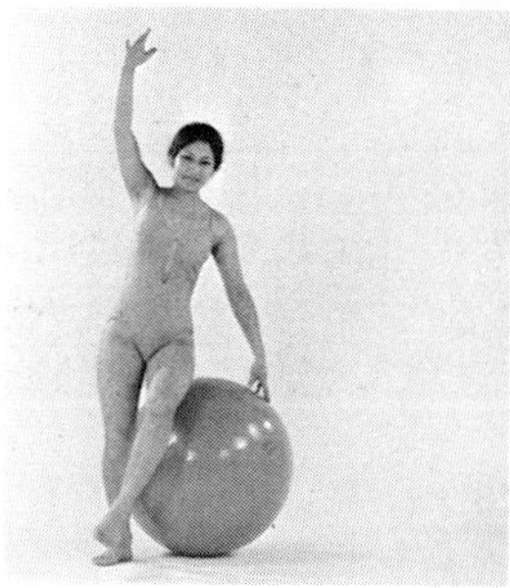
71

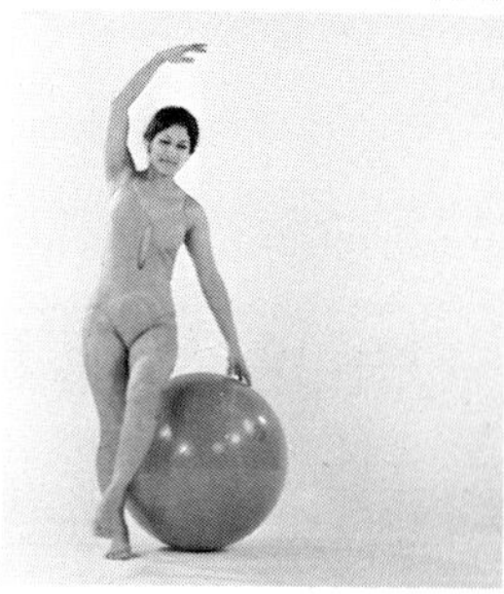
72

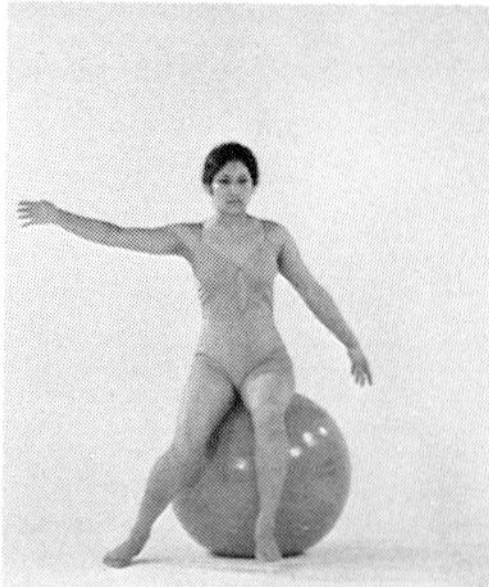
73

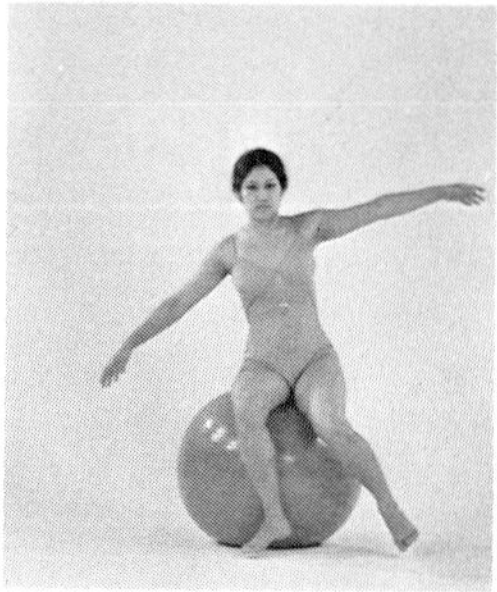
74

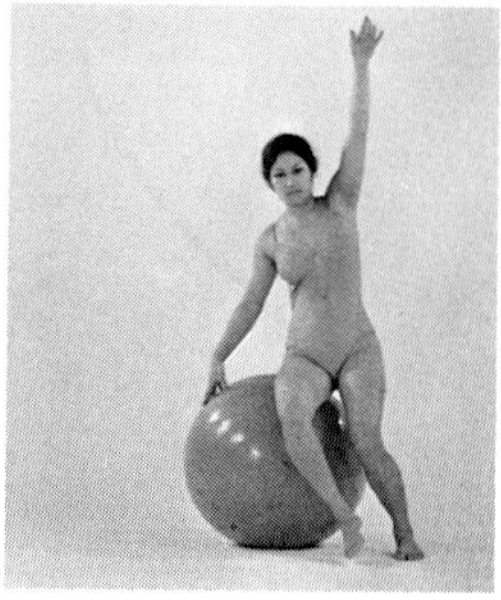
75

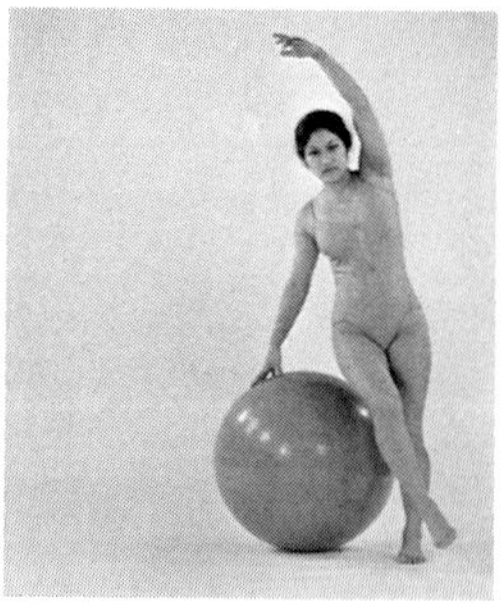
76

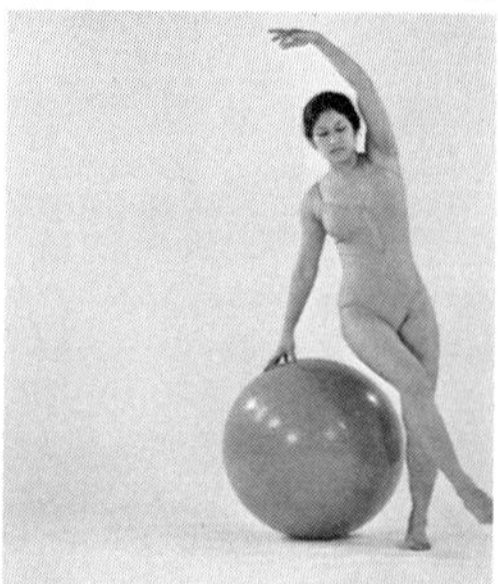
77

Abb. 72. ESTE nach großer Ballrollung nach RE

Abb. 77. ESTE nach großer Ballrollung nach LK usw.

a) ACTIO – REACTIO

1. ACTIO *in Form der Primärbewegung (PB)*
– REACTIO *in Form aktivierter passiver Widerlagerung (APW)*
– REACTIO *in Form einer Veränderung der Unterstützungsfläche (USF)*

Bei der Standort-konstanten Phase der Ballübung „Der Delphin" liegen die kritischen DP der PB im „Tentakel". Sie bewegen sich auf einer Kreisbahn, die in der vertikal stehenden mittleren Frontalebene liegt. Die Betonung liegt in den Viertelskreisen mit einer Richtungskomponente nach LK.

Wenn DP LK Handgelenk mit Betonung nach LK/unten geht, bewegt sich DP RE Handgelenk ohne Betonung nach RE/oben. Wenn DP RE Handgelenk mit Betonung nach LK/oben geht, bewegt sich DP LK Handgelenk nach RE/unten. Die auslösende Aktivität geht vom KA Arme aus. Abduktorisch/extensorisch/innenrotatorisch im LK Schultergelenk. Simultan ohne Betonung abduktorisch/flexorisch/außenrotatorisch im RE Schultergelenk. Anschließend adduktorisch/flexorisch/außenrotatorisch im RE Schultergelenk. Simultan ohne Betonung adduktorisch/extensorisch/innenrotatorisch im LK Schultergelenk.
DP Incisura jugularis bewegt sich nach LK/kaudal, dabei verformt sich die BWS im Sinne einer weiterlaufenden Bewegung lateralflexorisch/LK konkav.

– Bei der Standort-konstanten Phase der Ballübung „Der Delphin" liegen die kritischen DP der APW in der „Brücke". Sie bewegen sich nach RE.

– DP Ball rollt am Boden nach RE. Dabei verschiebt sich die Kontaktstelle *Körper/Ball* unter den DP LK Tuber ischii, während der DP RE Tuber ischii den Ballkontakt verliert. DP LK Fuß bewegt sich nach RE/oben, DP LK Knie nach RE.

– Die USF hat sich verkleinert und aus der Richtung der PB nach RE verschoben. Das RE Bein bildet den stabilen Pfeiler der „Brücke" und kommt in Stützfunktion, während das LK in Spielfunktion geraten ist.

2. ACTIO *in Form beschleunigender Gewichte*
– REACTIO *in Form bremsender Gewichte*

Bei der Standort-konstanten Phase der Ballübung „Der Delphin" verschiebt sich die kritische Trennebene von der vertikal stehenden Symmetrieebene auf eine vertikal stehende Sagittalebene, die durch die Kontaktstelle *LK Tuber ischii/Ball* geht.

Alle Gewichte LK der Trennebene sind beschleunigende Gewichte.
– Alle Gewichte RE der Trennebene sind bremsende Gewichte. Da sie überwiegen, ist das RE Bein in Stützfunktion gekommen, bei funktioneller Beinachsenbelastung.

b) CONDITIO – LIMITATIO

1. CONDITIO *der gleichbleibenden Abstände*
– LIMITATIO *durch aktive Widerlagerung (AW) und Stabilisation*

Bei der Ballübung „Der Delphin" sollen die folgenden Abstände annähernd gleich lang bleiben.

Abstand DP RE Handgelenk/DP RE Schultergelenk, DP LK Handgelenk/DP LK Schultergelenk bleibt gleich groß. – Diese Abstände bleiben annähernd unverändert, wenn während der Armbewegungen in der mittleren Frontalebene die Schaltstellen der Ellenbogengelenke, trotz pronatorischer/supinatorischer Drehungen der Handflächen, extensorisch/flexorisch stabilisiert werden.

Abstand DP Bauchnabel/DP Incisura jugularis bleibt gleich groß.
– Dieser Abstand bleibt annähernd unverändert, wenn während der LATFLEX der BWS eine zusätzliche FLEX durch eine AW im Sinne einer EXT verhindert wird.

2. CONDITIO *der „Räumlichen Fixpunkte"*
– LIMITATIO *durch Verhindern von PB/APW/Veränderung der USF*

In der *Standort-konstanten* Variante der Ballübung „Der Delphin" gibt es einen absoluten und zahlreiche relative „Räumliche Fixpunkte".

Der DP Scheitelpunkt ist absoluter „Räumlicher Fixpunkt".
– Er kann nur gehalten werden, wenn die Rollbewegungen des Balles nicht größer als die Spurbreite oder der Abstand der Fußsohlen am Boden ist.

Die horizontale Lage der Verbindungslinie der Augen ist relativer „Räumlicher Fixpunkt".
– Bei spurbreiten Ballrollungen verschiebt sich die Verbindungslinie der Augen nur wenig nach unten, bei größeren Ballrollungen auch nach RE/LK, aber nicht nach vorne/hinten. Dies gelingt, wenn durch die verlangte Begrenzung, „Blick bleibt nach vorne gerichtet", die Neigung des frontotransversalen Thorax Φ, durch eine kontralaterale LATFLEX in der HWS beantwortet wird. Dies ist eine weiterlaufende Bewegung von proximal nach distal. Das Gewicht des KA Kopf wirkt dann im Sinne einer APW.

Die Bedingung, daß sich die KA Becken/Brustkorb/Kopf/Arme in frontalen Ebenen bewegen sollen, ergibt einen relativen „Räumlichen Fixpunkt".
– Diese Begrenzung wird eingehalten, wenn die extensorischen Komponenten der Schaltstellen der Wirbelsäulen- und Hüftgelenke keine Neigung der KLA nach vorne zulassen, und wenn die nach dorsal translatorischen Komponenten den KA Kopf in der KLA halten.

Die Handflächen schauen immer zentripetal, sind ein relativer „Räumlicher Fixpunkt".
– Die Bedingung ist erfüllt, wenn in den oberen Viertelskreisen die supinatorische, in den unteren Viertelskreisen die pronatorische Komponente die Handflächen den sagittotransversalen Drehachsen der Kreisbewegungen im RE/LK Schultergelenk zuwendet.

Die Forderung, daß der Ball nur geradlinig nach RE/LK rollen darf, ist ein relativer „Räumlicher Fixpunkt".
– Diese Begrenzung bedingt, daß der Abstand der Füße vom Ball durch potentielle AW extensorisch/flexorisch in den Kniegelenken so gehalten wird, daß sich auch die Füße immer in derselben frontalen Ebene bewegen. Also müssen die Fußlängsachsen immer rechtwinklig zur Rollrichtung des Balles am Boden stehen, was potentielle Aktivierungen im Sinne AW verlangt. Diese sind pronatorisch/supinatorisch/eversorisch/inversorisch/dorsalextensorisch/plantarflexorisch in den Fuß-, innen-/außenrotatorisch in den Knie-, horizontalabduktorisch/adduktorisch in den Hüftgelenken.

Die Bedingung, daß im selben Augenblick, in dem ein Tuber ischii den Ballkontakt verliert, dieses seinen Abstand vom Boden vergrößern muß, ist ein relativer „Räumlicher Fixpunkt".
– Diese Bedingung erfüllt sich reflektorisch, wenn bei einer Ballrollung nach RE, das RE Bein in Stützfunktion gerät und das LK den Bodenkontakt verliert. Das LK Bein bewegt sich automatisch nach RE, das Standbein überkreuzend, und bringt Gewicht nach RE, worauf sich die Neigung des „Tentakels" nach LK verstärkt und ein Teil des Beckengewichtes auf dem Ball bleibt. Die RE Spina steht deutlich weiter oben als die LK, und das RE Tuber hat sich vom Boden entfernt. Die Ballrollung nach RE ist beendet und die Rollung nach LK kann vom „Tentakel" eingeleitet werden.

Hinweis: Wenn sich die ausführlich analysierte *Standort-konstante* Variante der Ballübung „Der Delphin" eingependelt hat, soll ein reibungsloser Übergang zur *Standort-verändernden,* das Lernziel erfüllenden Form durch zunehmende Intensität der PB gefunden werden. Wie bereits im Konzept beschrieben, wirkt das Spielbein beschleunigend auf die Ballrollung, teils durch größeres Ausgreifen, teils durch Überkreuzen des Standbeines. Im selben Augenblick, in dem der Körper vom Ball weg und über das Standbein getragen wird, verändert sich die Situation in bezug auf die PB, Veränderung der USF und reaktive Schritte. All dies geht in dieselbe Richtung, verhält sich also gang-

typisch, während dem Arm, der nach oben und aus der Bewegungsrichtung geht, die Rolle der APW zufällt. Die Trennebene verschiebt sich auf die Kontaktstelle *Körper/Boden* und geht etwa durch die LA des Standfußes, wenn diese sich, wie als CONDITIO verlangt, senkrecht zur Rollrichtung des Balles eingestellt hat.
An Aktivität sehen wir bei einer LWS/BWS in LATFLEX mit Konkavität zum Ball (HWS in Gegenkrümmung) den KA Becken innenrotatorisch/abduktorisch auf dem Standbein verankert. Das Kniegelenk in leichter FLEX ist durch den Quadrizeps extensorisch stabilisiert, wobei der Vastus medialis besonders wirksam mithilft. Die Standfußgelenke sind stabilisiert und, zur Erhaltung des Fußsohlen/Boden-Kontaktes, pronatorisch aktiv widerlagert. Diese Aktivität begrenzt den Bewegungsvorgang. Sie wird aufgegeben und zur Abstoßaktivität in die Gegenrichtung umfunktioniert, sobald sich das beschleunigte Körpergewicht wieder auf dem Ball niedergelassen hat.

3. CONDITIO *des Bewegungstempos*
– LIMITATIO *durch Bestimmung des Idealtempos*

Für die *Standort-konstante* Variante ist das Richttempo 35/40 Rollbewegungen pro Minute, für die *Standort-verändernde Form* 15/20 Rollbewegungen pro Minute.
– Das Idealtempo dieser Übung ist individuell sehr unterschiedlich. Wichtig ist nur, daß das Gleichgewicht zwischen Beschleunigung und Balance gefunden wird und daß das Lernziel erreicht wird.

III.2.
Instruktionsrezept der Ballübung „Der Delphin" in „Patientensprache"

III.2.1.
Verbal/perzeptiv didaktisches Rezept

III.2.2.
Manipulativ/perzeptiv didaktisches Rezept

Position und Aktivierung der ASTE

„Setz' Dich schön gerade auf die Mitte des Balles. Dein Kopf steht genau über der Stelle, wo Dein Popo auf dem Ball sitzt. Du bist aufrecht und fühlst Dich lang und leicht und nicht angestrengt. Fußspitzen und Knie schauen geradeaus, wie Deine Augen. Die rechte Hand liegt neben Dir auf dem Ball, Du spürst seine Rundung. Die linke Hand steht über Deinem Kopf, wie bei einer Kastagnettenspielerin. Der Atem geht ruhig und Du bist aktionsbereit."

Wir wollen eine zentrische Ballbelastung erreichen, damit der KA Beine sich in echter Parkierfunktion befinden kann und nicht Rolltendenzen des Balles verhindern muß. Die Stellung der Hände muß anfänglich manipulierend peinlich genau korrigiert werden. Die Längsachse der RE Hand liegt auf einem Großkreis des Balles, die Handwurzel liegt RE/kaudal vom RE TP. Die LK Handwurzel steht über dem LK Ohr, während die Handfläche nach medial/unten zum Kopf schaut. Bauch- und Lendenmuskulatur erlauben eine Ruheatmung.

Bewegungsablauf: ACTIO – REACTIO/CONDITIO – LIMITATIO

„Die Arme bringen den „Delphin" in Bewegung. Die „Kastagnettenhand" macht einen großen seitlichen Bogen, und schon rollt der Ball nach rechts, bis sie auf dem Ball

In der *Standort-konstanten* Variante muß der Therapeut die Stellung des Standfußes streng kontrollieren und korrigieren, sonst wird die Ballrollung unweigerlich vom gelandet. Gleichzeitig ist die rechte Hand mit der gleichen seitlichen Kreisbewegung zur Kastagnettenhand geworden. Der linke Fuß gibt gerne den Bodenkontakt auf und geht mit dem Ball, vor das rechte Bein, das solide am Boden stehen geblieben ist. Der „Delphin“ balanciert auf der linken Popohälfte und auf dem rechten Fuß, der immer nach vorne schaut, und die linke Hand ist am Ball. Kaum erreicht, geht das Spiel zur anderen Seite, nach denselben Regeln. Nur der linke Fuß, der jetzt den Boden wiederfinden muß, bekommt die Aufgabe, vorerst an dem Platz zu landen, von dem aus er vorher gestartet ist. Sobald Du Dich sicher fühlst, wird die Bewegung von selbst mehr Schwung bekommen, der Standfuß findet seine Abstützung seitlicher und braucht mehr Kraft zum Bremsen der Bewegung, denn er muß stehen bleiben. Wenn der Schwung Deinen Popo ganz vom Ball wegträgt, brauchst Du diese Kraft. Auch dafür, daß Du nicht wie ein Kartoffelsack auf den Ball zurückplumpst, der Dich ja auf das andere Bein tragen soll. Eine Hand ist immer am Ball, sie hält ihn am Zügel und sorgt dafür, daß er nicht wegrollt, aber auch dem Körper nicht zu nahe kommt, wenn der Popo den Ball verlassen hat und mit dem Knie gut über den Standfuß transportiert worden ist. So macht der „Delphin“ seinen Balltanz, nach rechts, nach links und wieder nach rechts. Solange Du Lust hast und solange der Tanz seinen Regeln folgt: Der Ball rollt immer geradlinig nach rechts und links. Fußspitze und Knie des Standfußes schauen immer nach vorne. Der Kopf darf nicht nach vorne und der Popo nicht nach hinten ausweichen.“

nauen RE/LK Kurs abweichen. Man kann den jeweiligen Standfuß immer an den Platz der ASTE stellen, bis die Übung koordiniert abläuft. In dieser Phase ist auch ein manipulativer Griff, der den KA Kopf räumlich fixiert, sehr hilfreich. Sobald die Ballrollung zunimmt, muß der Therapeut allerdings die RE/LK Verschiebung des Kopfes mitmachen. So können die AWM nach vorne/hinten sehr gut verhindert werden, und der Patient lernt die Lagebziehung seines Kopfes in seiner mittleren Frontalebene selbst beherrschen.

Während der Endform der Ballübung kann die Ballrollung durch den Therapeuten etwas gelenkt und gebremst werden. Diese Hilfen sollen nicht kontinuierlich gegeben werden, weil sich der Patient sonst daran gewöhnt und nicht lernt, alleine mit seinen Gewichten und den Reaktionen seines Körpers umzugehen. Die Stellung der Längsachse des Standfußes muß so lange verbal stimuliert werden, bis die Reaktion spontan geschieht. Dann erst gelingt der Übergang von der Bremsung zum Abstoß in die Gegenrichtung ökonomisch.

III.3.
Anpassung der Ballübung „Der Delphin“ an Konstitution und Kondition des Patienten (Abb. 78 u. 79)

III.3.1.
Konstitutionelle Anpassung der Ballübung „Der Delphin“

Die Rolle der Längen/Breiten/Tiefen/Gewichte

1. Patienten mit langen Oberschenkeln brauchen besonders große Bälle, vor allem dann, wenn + Gewichte an den KA Bekken/Brustkorb/Kopf die Quadrizepsbelastung in der ESTE erhöhen.

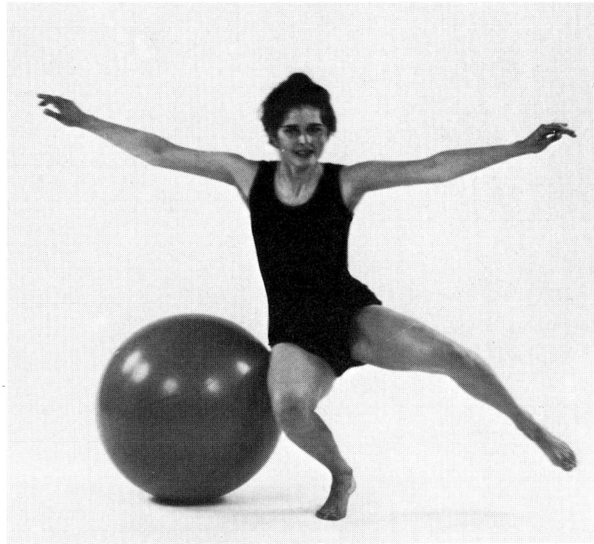

Abb. 78. Zu große Beschleunigung

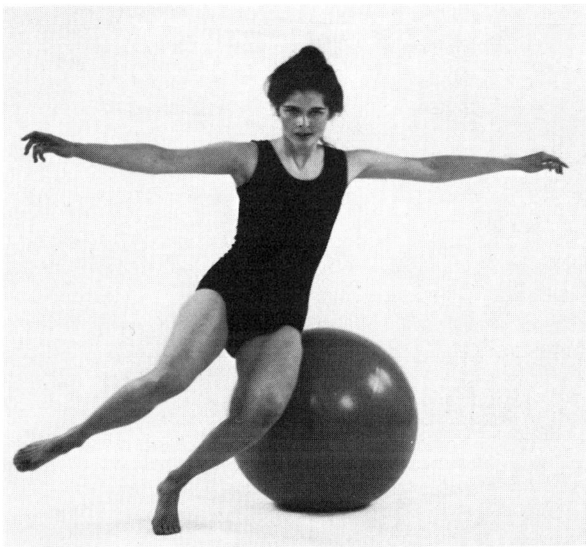

Abb. 79. Fehlende Begrenzung des Bewegungsablaufes. Unkontrollierte Beinbelastung

2. + Breiten des TP/Abstandes und am KA Becken erschweren den Bewegungsablauf in dem Augenblick, in dem der KA Becken den Ballkontakt teilweise verliert.

III.3.2.
Konditionelle Anpassung der Ballübung „Der Delphin"

Die Gründe häufig auftretender „Fehler"
(s. Ausklapptafel)

1. Eine Leistungssteigerung sowohl in bezug auf Kraft als auch auf Geschicklichkeit erreichen wir, wenn diese Ballübung über zwei Bälle ausgeführt wird, oder wenn das Bewegungstempo gesteigert wird.

3. Durch Variation des Bewegungstempos lassen sich Reaktionsbereitschaft und muskuläre Insuffizienzen günstig beeinflussen. Sie sollen aber im Rahmen der *Standortkonstanten* Variante geübt werden.

4. Bewegungseinschränkungen der Fußgelenke, z. B. ein Spitzfuß, verlangen eine Adaption durch entsprechendes Schuhwerk.

Für hypermobile Knie ist diese Ballübung sehr zu empfehlen, weil sie die Kniestabilisation in Flexionsstellung automatisch hervorruft. Bei Coxae antetortae kann die Übung als Training für die automatische funktionelle Beinachsenbelastung und Ausrichtung der Fußlängsachse nach vorne benützt werden.

2.4. „Die Seejungfrau"

(Abb. 80 – 116)

DISPOSITION

Analyse und Rezept

I.
Name der Ballübung

„Die Seejungfrau" ist ein Phantasiename. Die Stellung der Beine erinnert an den Fischschwanz der Meermaid. Das Balancieren auf dem Ball ersetzt das Element Wasser.

II.
● **Lernziel**

Die Wirbelsäule bei wechselnder lateraler Hubbelastung in leichter Extensionsstellung mit Hilfe widerlagernder Beinbewegungen stabilisieren können.

III.
▶ **Lernweg**

III.1.
Funktionsanalyse der Ballübung „Die Seejungfrau" in „Therapeutensprache"

III.1.1.
Konzeption der Ballübung „Die Seejungfrau"
„Die Seejungfrau" ist eine *Standort-verändernde* Ballübung. Um die Wirbelsäule mit einer Ballübung bei wechselnder lateraler Hubbelastung in leichter Extension mit Hilfe widerlagernder Beinbewegungen stabilisieren zu können, müssen wir eine ESTE mit folgenden Merkmalen wählen. Der KA Beine bildet das „Tentakel". Ein Hüftgelenk ist in FLEX, das andere in EXT. Die weiterlaufenden antagonistischen Aktivitäten stabilisieren die Wirbelsäule in leichter Extension.
Um ohne große Umwege, bei Belastung der lateralen Rumpfmuskulatur, in die ESTE der „Seejungfrau" zu gelangen, kniet der Patient in der ASTE im Halbkniestand neben

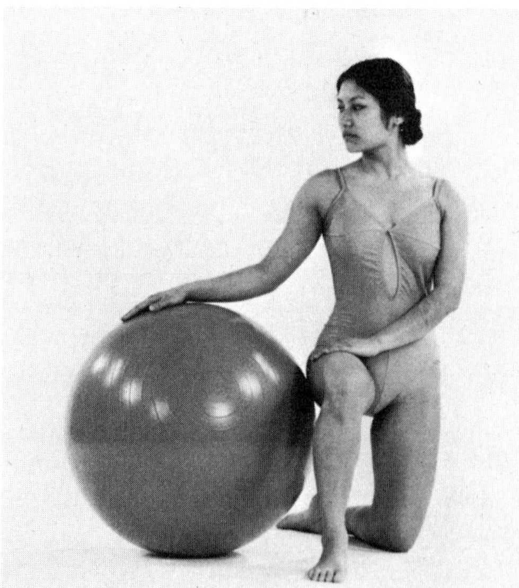

Abb. 80. ASTE von vorne für eine Ballrollung nach RE

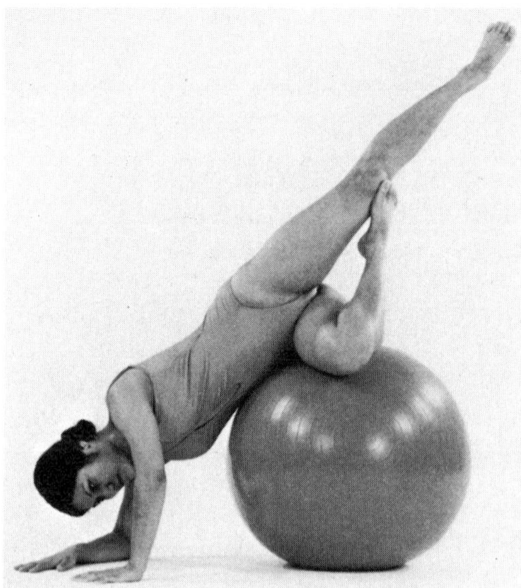

Abb. 81. ESTE

dem Ball. Nun schlägt er über den Ball ein „halbes Rad", das ihn seitlich wegtransportiert. Er endet im Hand-/Unterarmstand, während der Ball den Körper unterstützt. Durch die intermittierende räumliche Umlagerung wird die Entstauung der unteren Extremitäten gefördert. Durch die Schräglage der KLA, KA Kopf unten/KA Becken oben, erreichen wir Hubarmut für die WS in der ESTE. Die Hebelarmbelastungen nehmen ab und die Aktivitäten wirken sich als Kompression auf die Wirbelsäule aus. Da jeweils ein Bein in Hüft- und Kniegelenk extendiert ist, muß seine Längsachse parallel zur KLA eingestellt werden. So werden extreme Lateralflexionen in der LWS vermieden und ein guter Entstauungseffekt für das extendierte Bein erzielt.
Der KA Arme bildet in der ESTE den stabilen Pfeiler der „Brücke".

III.1.2.
Funktionsanalyse der ASTE der Ballübung „Die Seejungfrau"

Position und Aktivierung der ASTE

1. Räumliche Lage

Der Φ des Balles entspricht in etwa der Summe der Oberschenkellänge und Beckenhöhe. Halbkniestand LK neben dem Ball.
Am KA Beine bilden die RE Fußsohle und die ventrale Seite des LK Unterschenkels und der LK Fußrücken die Kontaktstelle *Körper/Boden.* Der RE TP steht LK vom Großkreis, der den Ball in eine vordere/hintere Hemisphäre trennt. Das LK Hüftgelenk steht in EXT/und AR zur Sicherung der Kniestandfestigkeit. Die RE Fußsohle steht ballnah, Knie- und Hüftgelenk in ca. 90° FLEX, Oberschenkel- und Fußlängsachse parallel und rechtwinklig zur Rollrichtung des Balles.
Die KA Becken/Brustkorb/Kopf sind in die vertikal stehende KLA eingeordnet. Die Verbindungslinie der Spinae und der frontotransversale Thorax Φ stehen untereinander parallel und parallel zur Rollrichtung des Balles nach RE. Der Kopf ist in bezug auf den Brustkorb nach RE gedreht, so daß der Patient in die Rollrichtung des Balles schaut.
Der KA Arme stellt den Kontakt *Körper/Ball* her. Der RE Arm ist auf dem Ball parkiert und stabilisiert ihn. Die Handfläche liegt auf dem Großkreis, der den Ball in eine vordere und eine hintere Hemisphäre teilt. Der LK Arm ist auf dem RE Oberschenkel parkiert. Die Finger berühren wenn möglich den Ball.

2. Bewegungstoleranzen

Der Ball kann unbehindert am Boden nach RE rollen. Die Bewegungstoleranzen des Körpers liegen weniger in den sagittotransversalen Achsen, die durch die Rollrichtung nach RE/LK getroffen werden, als in der Möglichkeit sich aus dem Halbkniestand von LK nach RE auf den rollenden Ball zu legen.

3. Verteilung des Körpergewichtes

Die USF in der ASTE wird durch die kleinste Fläche gebildet, die die Kontaktstellen *Ball/Boden,* RE Fußsohle, ventrale Seite LK Unterschenkel, LK Fußrücken/Boden umschließt. Da die Arme aber nur auf dem Ball parkiert sind, fällt die Trennebene etwa mit der Symmetrieebene zusammen.

4. Muskuläre Beanspruchung

Die Intensität der ökonomischen Aktivität ist mäßig. Die größte Aktivität liegt im LK Bein und in den stabilisierenden Muskeln des LK Hüftgelenkes.

III.1.3.
Funktionsanalyse des Bewegungsablaufes der Ballübung „Die Seejungfrau" (Abb. 82–105)

a) ACTIO – REACTIO

1. ACTIO *in Form der Primärbewegung (PB)*
– REACTIO *in Form aktivierter passiver Widerlagerung (APW)*
– REACTIO *in Form einer Veränderung der Unterstützungsfläche (USF)*

Wenn der Patient in der ASTE der Ballübung „Die Seejungfrau" LK vom Ball

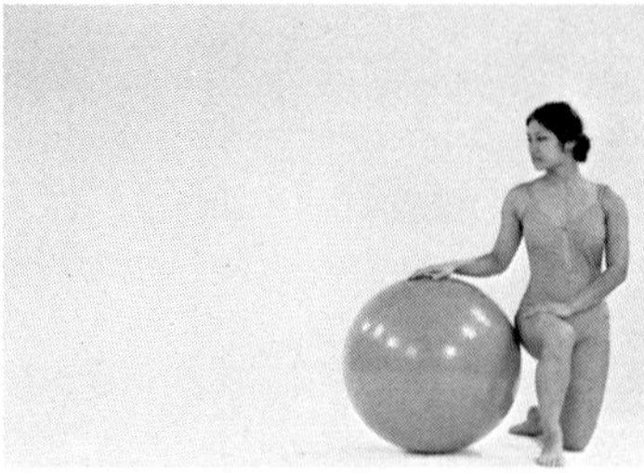

82

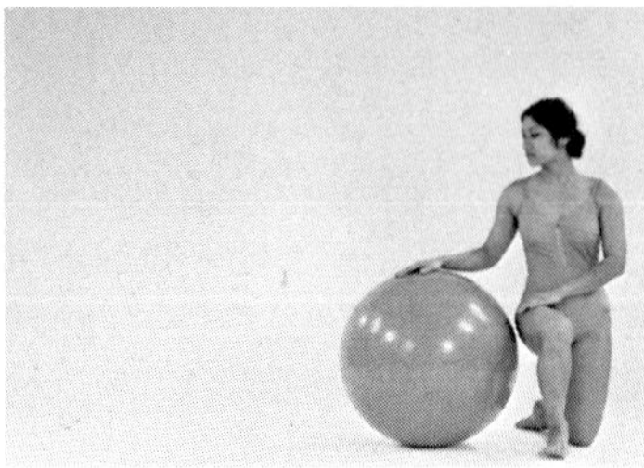

83

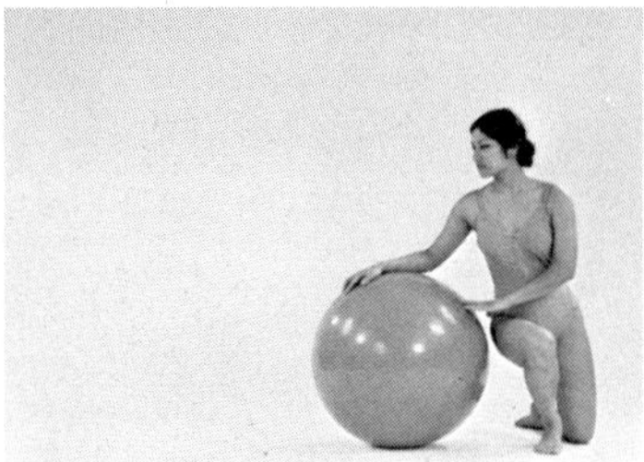

84

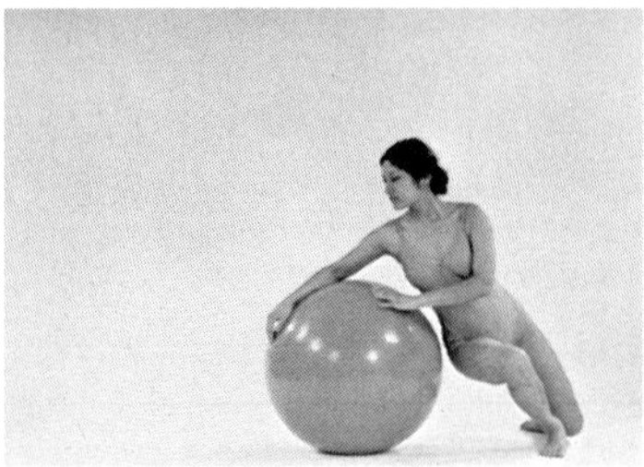

85

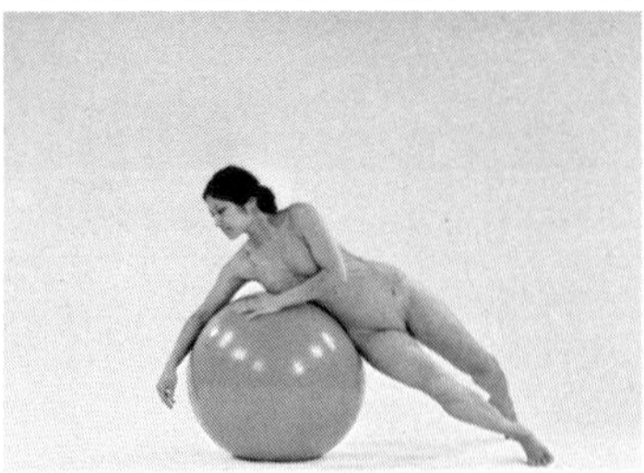

86

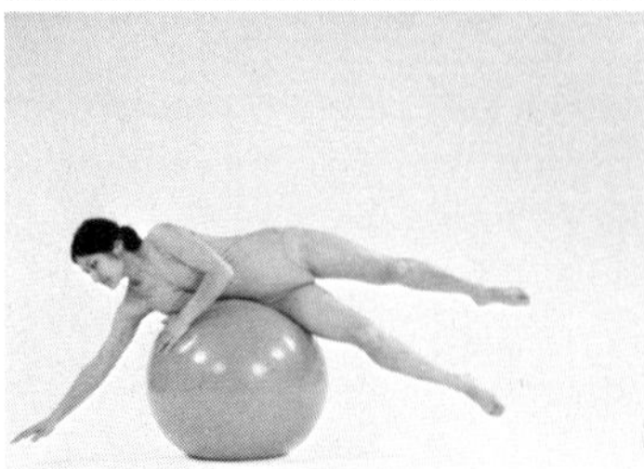

87

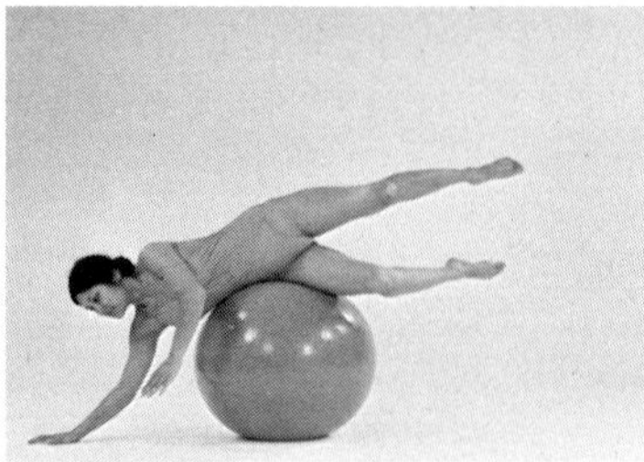

88

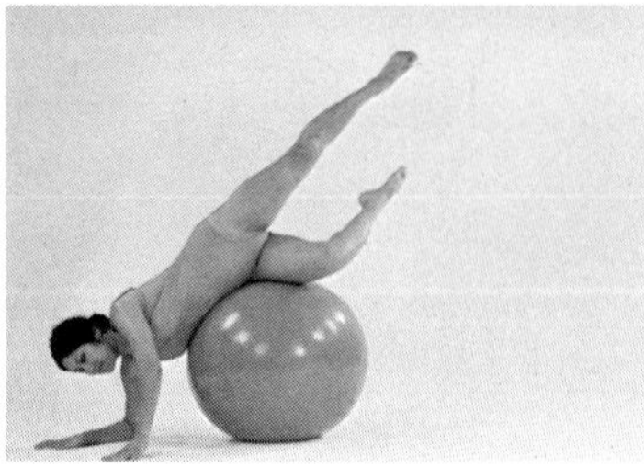

89

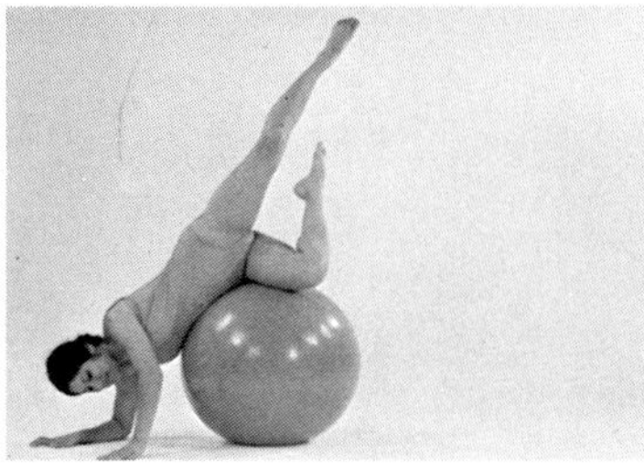

90

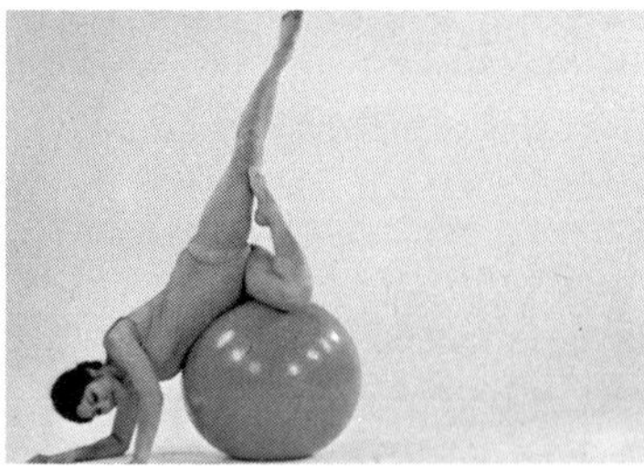

91

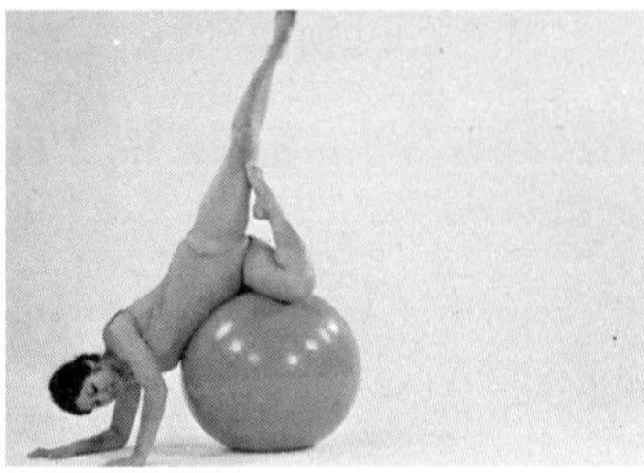

92

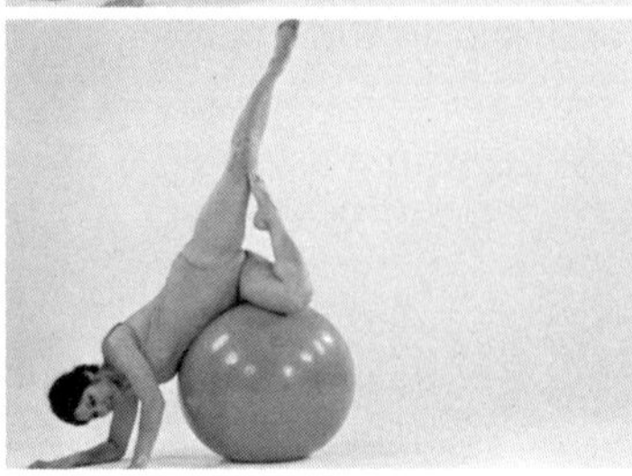

93

Abb. 82–105. Bildfolge des Bewegungsablaufes der Ballübung „Die Seejungfrau“

Abb. 82. ASTE

Abb. 85. Die Lehnung nach RE ist ausgeprägt

Abb. 86. Der KA Brustkorb bekommt Ballkontakt

Abb. 87. Flugphase. Keine Kontaktstelle Körper/Boden

Abb. 88. Die RE Hand hat Bodenkontakt

Abb. 89. LK Hand und RE Unterarm haben Bodenkontakt

Abb. 93. ESTE

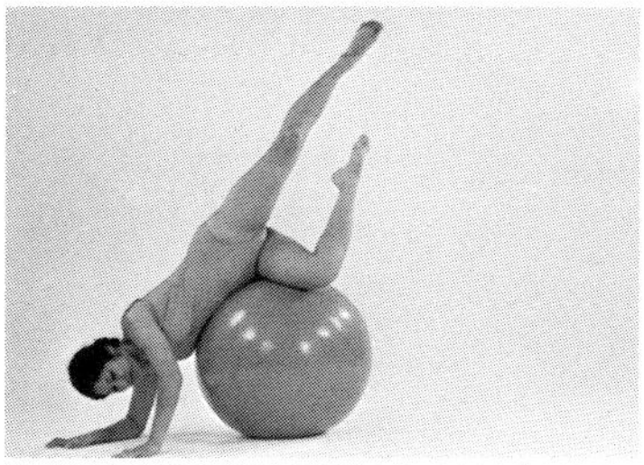
94

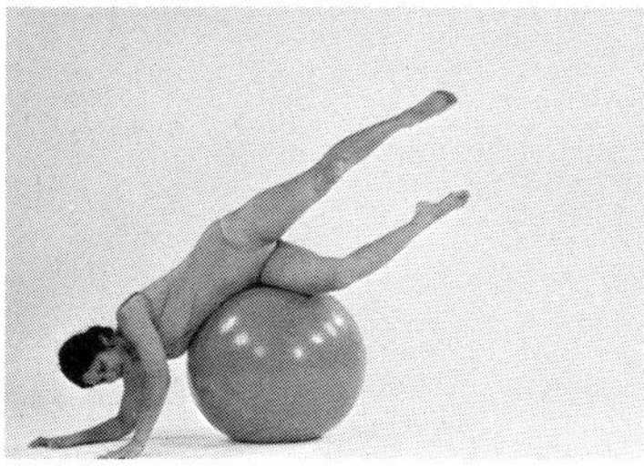
95

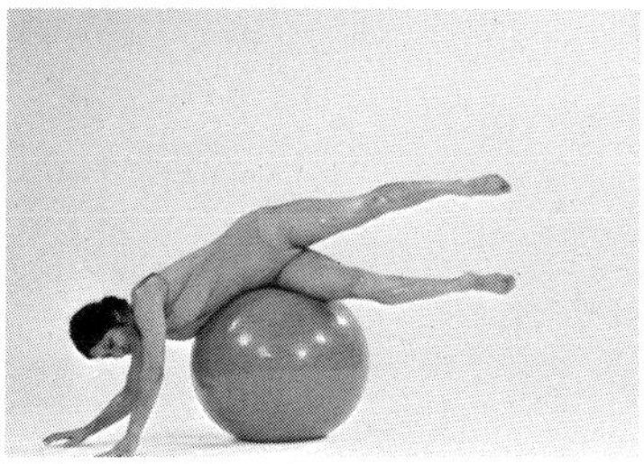
96

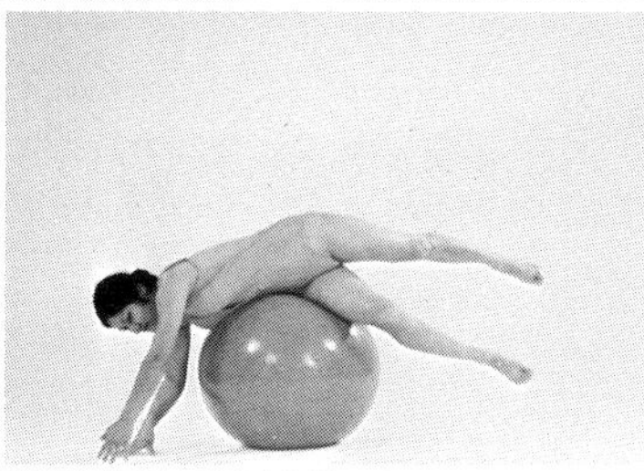
97

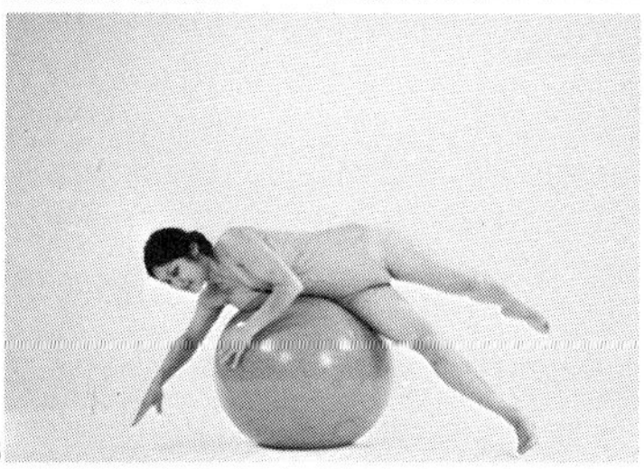
98

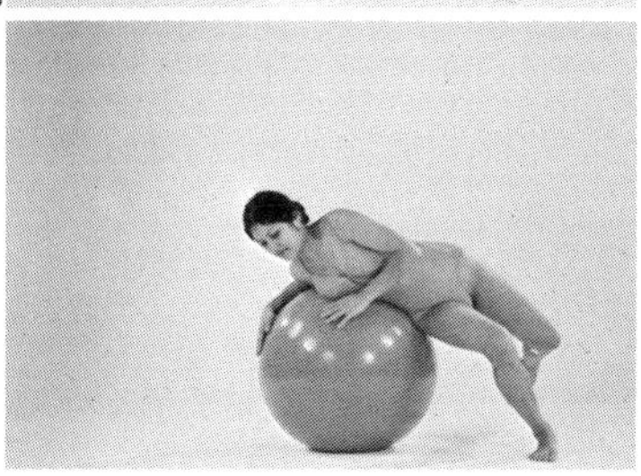
99

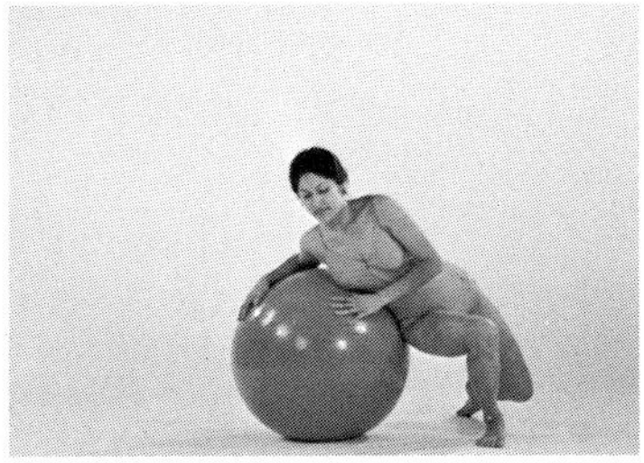
100

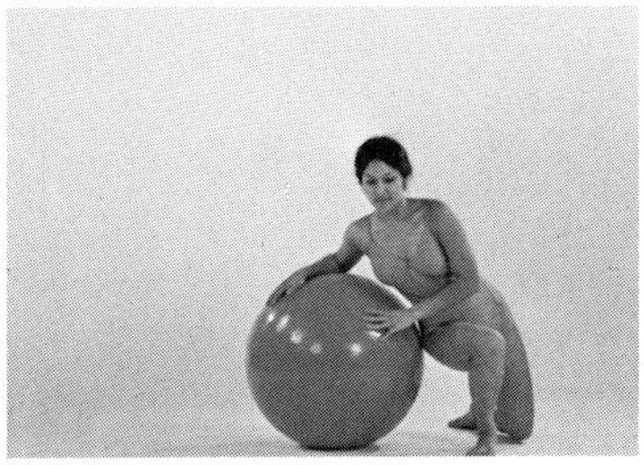
101

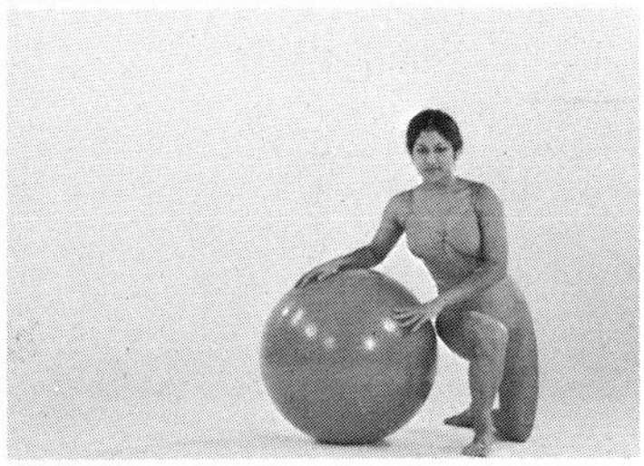
102

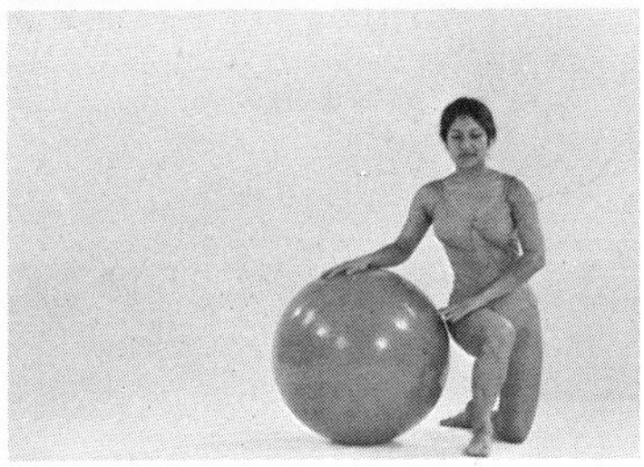
103

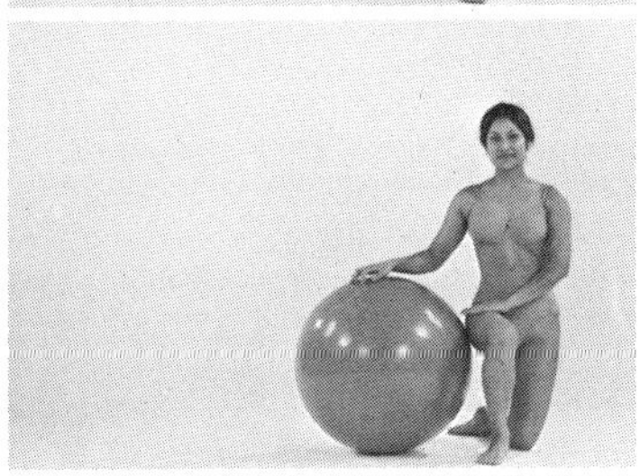
104

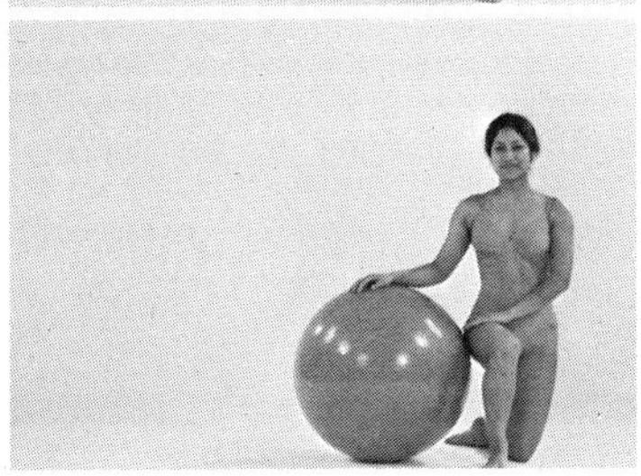
105

Abb. 94. Beginn des Rückweges zur ASTE

Abb. 96. RE Unterarm verliert den Bodenkontakt

Abb. 98. Flugphase. Die Hände haben den Bodenkontakt verloren

Abb. 99. Die Füße bekommen Bodenkontakt

Abb. 101. Das RE Knie hat Bodenkontakt

Abb. 104. Die KLA steht wieder vertikal

Abb. 105. ASTE

kniet, gehen die kritischen DP der PB nach RE v. v.

An der Kontaktstelle *Ball/Boden* rollt der DP Ball nach RE. Die auslösenden Aktivitäten gehen von der „Brücke" aus, indem die RE Hand den Ball nach RE schiebt. Dabei neigt sich die KLA in der mittleren Frontalebene in kontrolliertem Fall nach RE/unten. DP Scheitelpunkt/DP Incisura jugularis gehen nach RE/unten bis die RE/laterale Seite des KA Brustkorb Ballkontakt hat. Jetzt erfolgt als zusätzliche Brückenaktivität der Abdruck des RE Fußes vom Boden, der anschließend nach RE/oben geht. DP RE Knie/DP RE Trochanter gehen nach RE/oben, DP LK Knie/DP LK Fußspitze nach RE/hinten/oben.

– Wenn der Patient in der ASTE LK vom Ball kniet, gehen in der Ballübung „Die Seejungfrau" alle DP, auch die der APW, nach RE. Ball und Körper werden insgesamt nach RE transportiert.
– Die USF wird nach RE verlagert und bleibt annähernd gleich groß. Die Kontaktstelle *Körper/Boden* verändert sich drastisch, indem die Hände nacheinander am Boden landen, so daß RE vom Ball eine „Brücke" entsteht, deren stabiler Pfeiler durch den KA Arme gebildet wird. Die Kontaktstelle *Körper/Boden* wird durch die LK Handfläche und den RE Unterarm gebildet. Dafür hat der KA Beine den Bodenkontakt verloren und ist zum „Tentakel" geworden. Der DP LK Fußspitze liegt räumlich am weitesten oben. Die Kontaktstelle *Körper/Ball* hat sich nach kaudal bis auf die RE/laterale Seite des KA Becken verschoben. Die KLA hat sich nach unten geneigt. In der ESTE hat sich der KA Brustkorb in bezug auf den KA Becken positiv gedreht.

2. ACTIO *in Form beschleunigender Gewichte*
– REACTIO *in Form bremsender Gewichte*

Sobald der KA Beine zum „Tentakel" und der KA Arme zum Pfeiler der RE „Brücke" geworden ist, geht die Trennebenne der beschleunigenden/bremsenden Gewichte durch die Kontaktstelle *Körper/Ball*, und das „Tentakel" wird zum bremsenden Gewicht. Je steiler die Längsachse des „Tentakels" steht, um so größer werden die beschleunigenden Gewichte und um so größer ist die Belastung der „Brücke" in Stützfunktion. Die ESTE ist ökonomisch, wenn das bremsende Gewicht des „Tentakels" die Stützfunktion mindert. Diese darf jedoch nicht zur Parkierfunktion werden, da sonst die Gleichgewichtslage zu labil wird.

Der Bewegungsablauf zurück zur ASTE

Die Rückrollung des Balles nach LK wird in der „Brücke" initiiert, indem die Hände sich vom Boden abdrücken. Die KLA kommt über die Horizontale wieder in die Vertikale, der KA Kopf ist oben. Die RE Fußsohle und der LK Unterschenkel bekommen wieder Bodenkontakt und werden zum stabilen Pfeiler der LK „Brücke". Die Kontaktstelle *Körper/Ball* verschiebt sich zuerst nach kranial bis zum KA Brustkorb, dann nimmt die RE Hand wieder Kontakt mit dem Ball auf und hält ihn in der gewünschten Lage bis die ASTE erreicht ist.

b) CONDITIO – LIMITATIO

1. CONDITIO *der gleichbleibenden Abstände*
– LIMITATIO *durch AW und Stabilisation*

In der Ballübung „Die Seejungfrau" gibt es keine gleichbleibenden Abstände

2. CONDITIO *der „Räumlichen Fixpunkte"*
– LIMITATIO *durch Verhinderung von PB/APW/Veränderung der USF*

In der Ballübung „Die Seejungfrau" gibt es nur relative „Räumliche Fixpunkte".

Die seitliche Ballrollung muß immer geradlinig sein.
– Diese Bedingung wird erfüllt, durch die gleichmäßige Verteilung der ventralen/dorsalen Gewichte in bezug auf die mittlere Frontalebene, die vertikal über dem Großkreis des Balles steht, der diesen in eine vordere/ventrale und hintere/dorsale Hemi-

sphäre teilt. In der ESTE sind das RE Bein/der ventrale Anteil des KA Becken/der LK Arm/die LK lateralen Anteile der KA Brustkorb/Kopf in bezug auf ihre Lage über dem Ball *vordere Gewichte,* das LK Bein/der dorsale Anteil des KA Becken/der RE Arm/die RE lateralen Anteile der KA Brustkorb/Kopf *hintere Gewichte.*

Der DP Scheitelpunkt bleibt in der KLA und die Verbindungslinie der Spinae bleibt in ihrer vertikal stehenden Frontalebene.
– Die EXT/IR Komponenten des LK Hüftgelenkes halten die RE/LK Spina in ihrer vertikal stehenden Frontalebene. Eine dorsal translatorische Aktivität des KA Kopf in bezug auf den KA Brustkorb stabilisiert die BWS in ihrer Nullstellung und hält den DP Scheitelpunkt in der KLA.

Die LWS bleibt annähernd in ihrer Nullstellung.
– Die LWS wird in ihrer Nullstellung stabilisiert, durch sich aktiv widerlagernde WB der distalen Hebelarme in den Hüftgelenken. Diese sind flexorisch im RE/extensorisch im LK Hüftgelenk. Diese Stellung der Hüftgelenke besteht bereits in der ASTE. Es ist darauf zu achten, daß die extensorische Abstoßaktivität des RE Beines vom Boden sofort wieder rückgängig gemacht wird, während das LK Knie in EXT geht.

Die Wirbelsäule soll in der ESTE eine Stauchungs- und keine Schubbelastung erfahren.
– Die Stauchung wird durch die Neigung der KLA um ca. 120–150° und die Einordnung der Längsachse des LK Beines parallel zur KLA erreicht. Durch die Stabilisation der LWS in Nullstellung wird die EXT der BWS im Sinne einer AW begrenzt und eine Schubbelastung der LWS vermieden.

Die Rollbewegung des Balles hört auf, wenn der optimale Neigungswinkel der KLA erreicht ist.
– Die Bremsaktivität der Arme begrenzt eine weitere Ballrollung nach RE, wenn sich die Kontaktstelle Körper/Ball nach kaudal bis auf den KA Becken verschoben hat, aber der kaudal/laterale Teil des KA Brustkorb noch Ballkontakt hat. Für eine optimale Bremsaktivität der Arme steht die Verbindungslinie LK Hand/RE Ellbogen ungefähr rechtwinklig zur Rollrichtung des Balles und stabilisiert den Ball in bezug auf vorne/hinten. Dazu hat sich der KA Brustkorb in bezug auf den KA Becken im Rotationsniveau BWS positiv gedreht. Die ROT wird kranial durch die Stützfunktion der LK Hand, kaudal durch die vertikale Lage der Frontalebene durch die Spinae widerlagert. Durch die AR/Komponente im RE Schultergelenk steht die Unterarmlängsachse ca. 45° zur Rollrichtung des Balles und kontrolliert und bremst den Ball durch flexorische/extensorische Aktivitäten im Ellbogengelenk.

3. CONDITIO *des Bewegungstempos*
– LIMITATIO *durch Bestimmung des Idealtempos*

Das Bewegungstempo der Ballübung „Die Seejungfrau" ist individuell sehr unterschiedlich. Es bedarf einiger Übung, bis die Beschleunigung der Neigung der KLA und das Loslösen der Beine vom Boden gut koordiniert werden können.

III.2.
Instruktionsrezept der Ballübung „Die Seejungfrau" in „Patientensprache"

III.2.1.
Verbal perzeptiv didaktisches Rezept

Position und Aktivierung der ASTE

„Du stehst in großer Schrittstellung am Boden. Das rechte vordere Bein trägt die

III.2.2.
Manipulativ/perzeptiv didaktisches Rezept

Der Therapeut achtet darauf, daß die Längsachse des RE belasteten Fußes genau nach

Hauptbelastung und steht mit der ganzen Fußsohle am Boden. Das Knie steht über der Fußspitze und beide schauen nach vorne. Der linke Fuß steht auf den Zehen, die Ferse steht über der Fußspitze und das Knie ist eingeknickt. Der Ball liegt rechts neben Dir, so daß am hängenden rechten Arm die Fingerspitzen den Ball gerade berühren und ihn am Wegrollen hindern können. Jetzt läßt Du Dich auf das linke Knie herab, legst den linken Unterschenkel schräg auf den Boden, bis Du sicher mit aufrechtem Oberschenkel und Körper im Halbkniestand links angelangt bist. Die rechte Fußsohle ist während der ganzen Zeit am selben Ort geblieben. Die rechte Hand liegt jetzt mit der ganzen Handfläche auf dem Ball, schön obendrauf, Du kannst den Ball ein wenig nach rechts und links rollen, ganz geradlinig."

vorne ausgerichtet ist, also rechtwinklig zur Rollrichtung des Balles nach RE steht und daß der Großkreis des Balles, der den Ball in eine vordere/hintere Hemisphäre trennt, auf den DP RE Trochanterenpunkt ausgerichtet ist.

Bewegungsablauf: ACTIO – REACTIO/CONDITIO – LIMITATIO

„Schau nach rechts und schieb den Ball mit der rechten Hand ein wenig nach rechts und hol ihn wieder zurück. Ein paar Mal geht es hin und her, bis Du ein gutes Gefühl für die Richtung bekommen hast, in der der Ball rollt und Du Dich mit dem ganzen Körper zum rollenden Ball neigst, bis der Brustkorb auf den Ball zu liegen kommt und der rechte Fuß den Ball weiter schubst. Die linke Hand ist längst am Ball, um wenig später mit der rechten den Boden zu erreichen und die Ballrollung zu stoppen. Beide Beine sind in der Luft, wie beim seitlichen Radschlagen. Nur geht es gemütlicher zu, denn der Ball unterstützt Deinen Brustkorb und Dein Becken, am Boden steht die linke Hand und der rechte Unterarm, das linke Bein ist lang geworden und schaut genau so schräg nach oben, wie der übrige Körper nach unten geneigt ist. Das rechte Knie steht vor Deinem Bauch, so hast Du mit dem Oberschenkel eine sichere Abstützung auf dem Ball, während die rechte Fußspitze zum linken Knie gegangen ist, so daß der Fischschwanz der „Seejungfrau" perfekt ist.
Zurück in die Ausgangsstellung geht es ganz einfach. Du drückst Dich von beiden

Da die Ballübung „Die Seejungfrau" ein erhebliches Maß an Geschicklichkeit erfordert und sich, insbesondere bei Patienten mit schweren, langen Beinen der Moment, in dem die Beine zum „Tentakel" werden, das Gleichgewicht stark verändert, stellt sich der Therapeut vor den Ball und kann mit der rechten Hand die LK Beckenseite des Patienten von dorsal und das rechte Knie von ventral fassen, sobald der Patient mit dem Brustkorb auf dem Ball liegt und die Beine den Bodenkontakt verlieren. In der ESTE kann dann ein stabilisierender Widerstand für die LWS gegeben werden, indem die RE Hand sich auf die dorsale Seite des LK Patientenknies schiebt und für das LK Hüftgelenk und die LWS einen extensorischen und mit der LK Hand am RE Patientenknie für das RE Hüftgelenk und die LWS einen flexorischen Widerstand gibt.
Besondere Beachtung verlangt die Stellung der LK Beinlängsachse. Sie soll parallel zur KLA stehen, damit in der LWS keine betonte LATFLEX auftritt und damit das Hüftgelenk in voller EXT steht. Nur so entsteht eine gute Kompressionsbelastung für die Wirbelsäule, und der Entstauungseffekt für das LK

Händen ab und läßt die Beine herunter. Versuche ob Du genau an dem Platz landen kannst, von dem Du gestartet bist. Das braucht ein wenig Übung und der Hinweg etwas Mut, aber Du hast zum Lernen einen Helfer, der Dich immer halten kann, wenn Du unsicher wirst."

Bein ist optimal. Man kann den Patienten sogar das LK Fußgelenk flexorisch/extensorisch bewegen lassen. Die positive ROT des KA Brustkorb in bezug auf den KA Becken ist kompensatorisch und erlaubt der LK Hand eine sichere Abstützung am Boden; aber der Therapeut paßt auf, daß die Frontalebene des KA Becken ihre vertikale räumliche Lage beibehält.

III.3.
Anpassung der Ballübung „Die Seejungfrau" an Kondition und Konstitution des Patienten (Abb. 106–116)

III.3.1.
Konstitutionelle Anpassung der Ballübung „Die Seejungfrau"

Die Rolle der Längen/Breiten/Tiefen/ Gewichte

1. Patienten mit großen Oberlängen brauchen einen relativ großen Ball, damit die KA Becken/Brustkorb eine gute Abstützung auf der Balloberfläche finden und ein angemessener Neigungswinkel der KLA zum Boden erreicht werden kann.
Lange, schwere Beine bedeuten eine erhöhte Labilisierung des Gleichgewichtes in dem Augenblick, indem der KA Beine zum „Trentakel" wird.

2. + Breiten am KA Becken und in bezug auf den TP/Abstand erschweren die Erfüllung der CONDITIO, daß die mittlere Frontalebene des KA Becken während des Bewegungsablaufes und in der ESTE vertikel stehen soll, insbesondere wenn der frontotransverale Thorax ϕ relativ klein ist.

III.3.2.
Konditionelle Anpassung der Ballübung „Die Seejungfrau"

Die Gründe häufig auftretender „Fehler"
(s. Ausklapptafel)

1. Eine gewünschte Leistungssteigerung erreicht man durch eine Erhöhung der Intensität der ökonomischen Aktivität. Für den KA Arme durch Vergrößerung des Neigungswinkels der KLA/Boden. Für die Wirbelsäule durch Intensivierung des Stabilisationseffektes in bezug auf die Steigerung der widerlagernden flexorischen/extensorischen Aktivitäten im RE/LK Hüftgelenk, ausgehend von den distalen Hebelarmen, DP RE Kniegelenk nach ventral/kranial, DP LK Kniegelenk nach dorsal/oben.

4. Bewegungseinschränkungen in den Hüftgelenken (FLEX weniger 90°, EXT keine Nullstellung möglich) bedeuten eine Kontraindikation für diese Ballübung.
Wenn zu einer Hypermobilität die unter III.3.1./2. aufgeführten konstitutionellen Besonderheiten hinzukommen, braucht der Lernprozeß Zeit und Geduld.

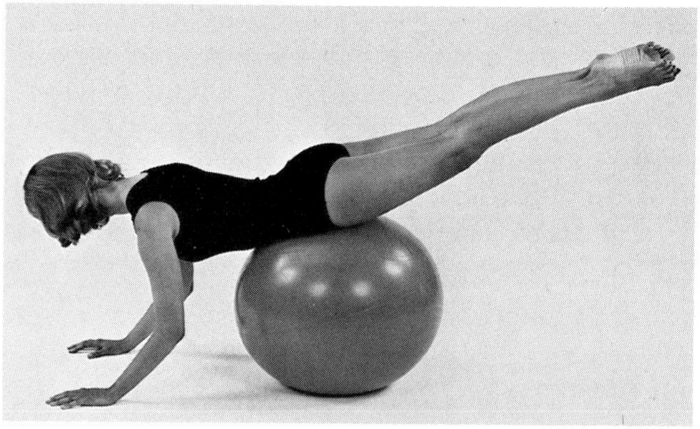

Abb. 106. ASTE für eine Variante der „Seejungfrau“

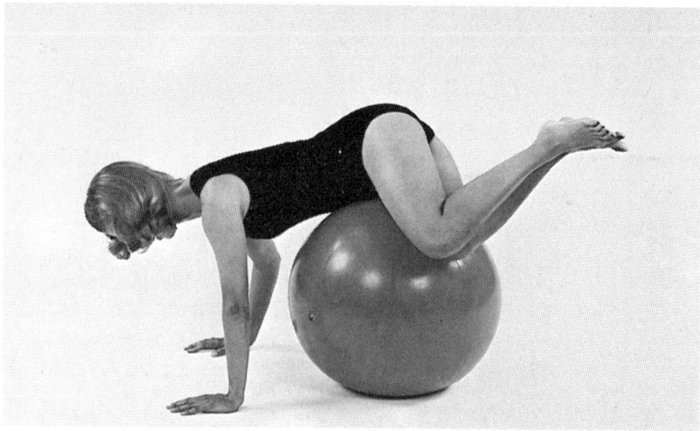

Abb. 107. Zwischenstellung. Ballrollung zur LK Hand

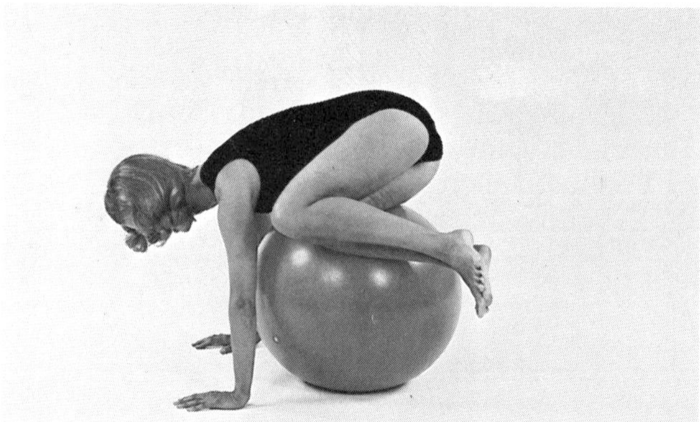

Abb. 108. Zwischenstellung. Ballrollung zur LK Hand „Betrunkener Seeigel“

Abb. 109. Zwischenstellung. Ballrollung zur RE Hand

Abb. 110. Zwischenstellung. Ballrollung zur RE Hand „Betrunkener Seeigel“

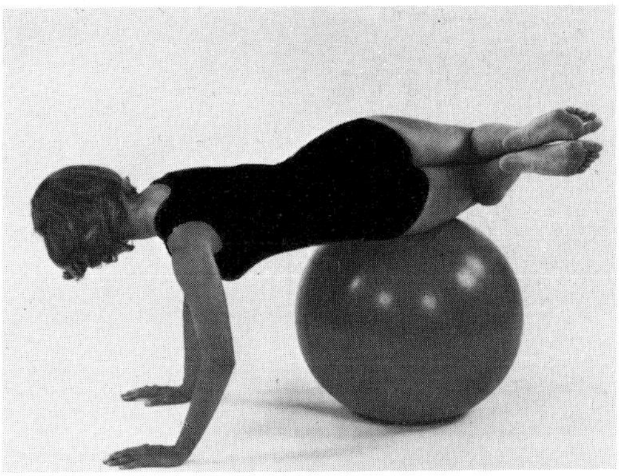

109

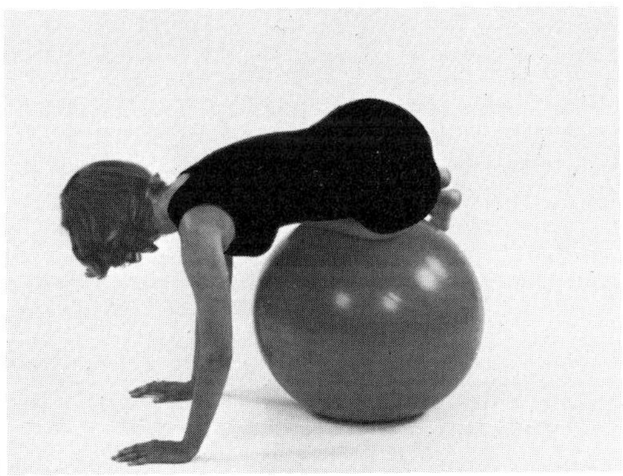

110

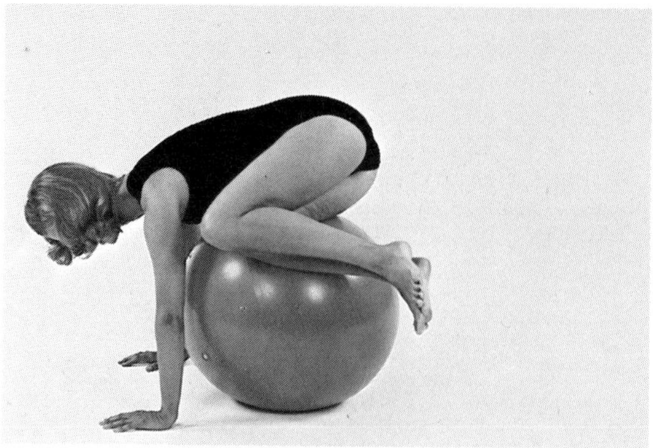

Abb. 111. Zwischenstellung Ballrollung zur LK Hand „Betrunkener Seeigel"

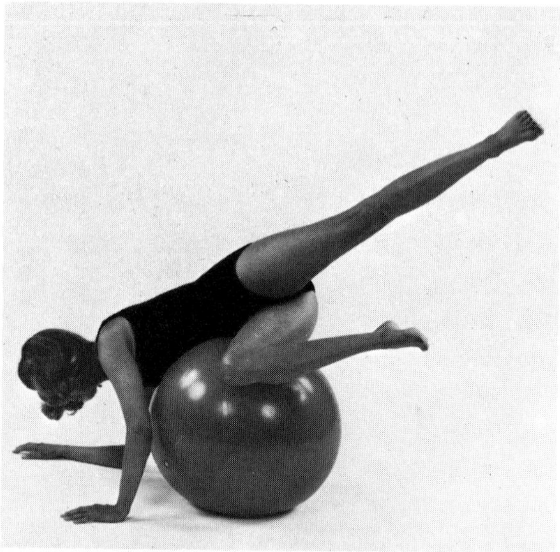

Abb. 112. „Seejungfrau" mit wenig Neigung der KLA

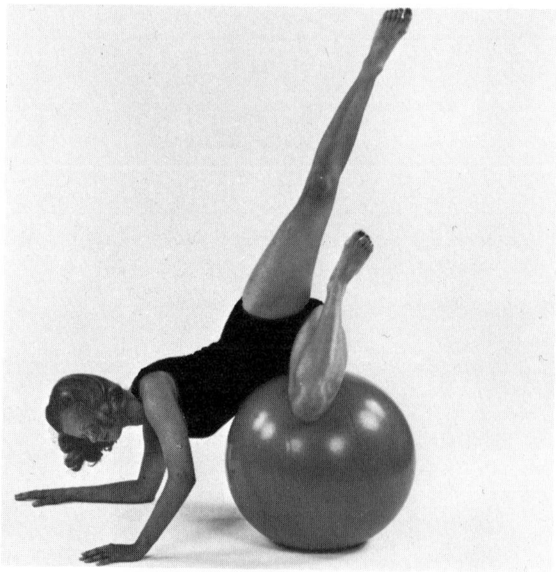

Abb. 113. „Seejungfrau" mit betonter LATFLEX

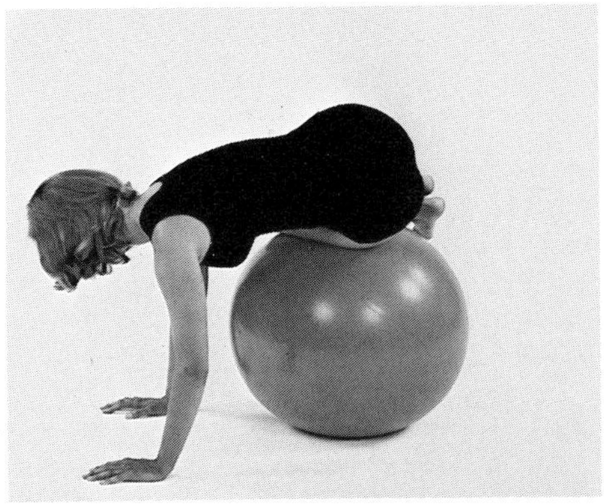

Abb. 114. Zwischenstellung. Ballrollung zur RE Hand „Betrunkener Seeigel“

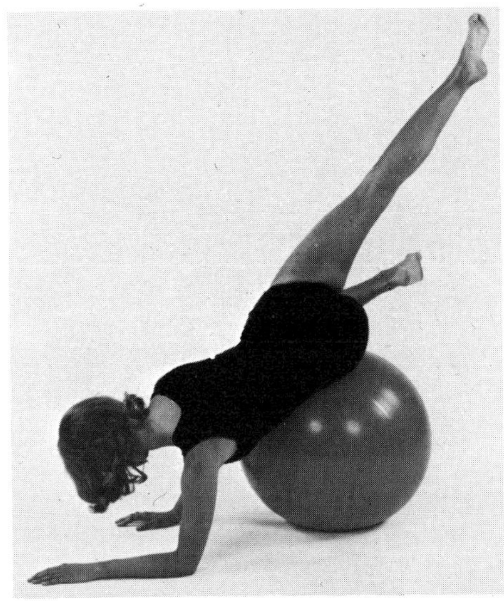

Abb. 115. „Seejungfrau“ mit wenig Neigung der KLA

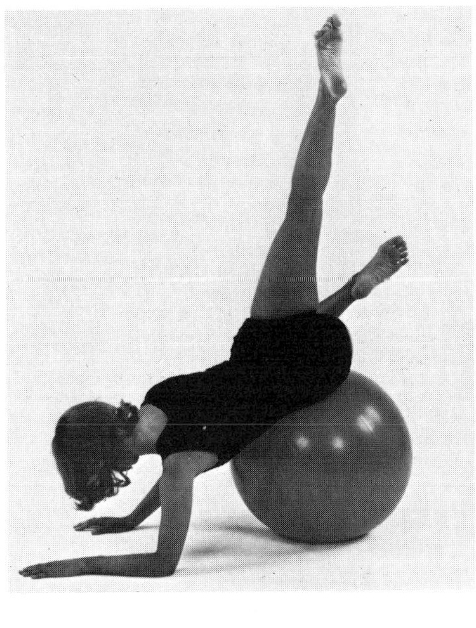

Abb. 116. „Seejungfrau“ mit betonter LATFLEX

3. Ballübungen im Flexions/Extensionstypus

Erläuterung

Das Hauptanliegen der Ballübungen im Flexions/Extensionstypus ist die automatische, reaktive Mobilisation und Stabilisation der Wirbelsäulen-, Hüft-, Knie- und Fußgelenke in FLEX/EXT, also um frontotransversale Achsen, wie sie auch beim Gehen, Laufen, Springen gebraucht werden. Da sich die Bewegungsausschläge um frontotransversale Achsen in sagittalen, für die WS in der Symmetrieebene, abspielen, sind die kritischen Rollbewegungen des Balles am Boden in bezug auf die Orientierung vom eigenen Körper aus nach vorne oder nach hinten gerichtet.
Es wird nun unsere Aufgabe sein, mit allem Nachdruck die Wirbelsäulen- und Hüftgelenke im gesamten zu mobilisieren, oder aber besondere Abschnitte dadurch zu mobilisieren, daß angrenzende stabilisiert werden. Für den Patienten ist die Richtung nach vorne und nach hinten einfach zu perzipieren, die integralen Koordinationsaufgaben im reaktiven Bewegungsgeschehen sind aber anspruchsvoller als die seitlichen Richtungen.

3.1. „Hula Hula vor-rück"

(Abb. 117–124)

DISPOSITION

Analyse und Rezept

I.
Name der Ballübung

„Hula Hula vor-rück" ist ein Phantasiename. Er erinnert an den hawaiianischen Kulttanz, bei dem das Becken rhythmisch koordiniert intensiv in allen Richtungen bewegt wird. Wie der Name aussagt, beschäftigt sich unsere Übung mit den vor-rück-Bewegungen.

II.
● Lernziel

II.1.
Die Lendenwirbelsäulen- und Hüftgelenke hubarm und gangtypisch in FLEX/EXT als automatisch funktionierende Gleichgewichtsreaktion mobilisieren können.

II.2.
Ein symmetrisches Armpendel in sagittalen Ebenen als automatisch funktionierende Gleichgewichtsreaktion auslösen können.

III.
▶ Lernweg

III.1.
Funktionsanalyse der Ballübung „Hula Hula vor-rück" in „Therapeutensprache"

III.1.1.
Konzeption der Ballübung „Hula Hula vor-rück"
„Hula Hula vor-rück" ist eine *Standort-konstante* Ballübung. Um eine hubarme, gangtypische Mobilisation der Lendenwirbelsäulengelenke in FLEX/EXT mit koordinierten Hüftgelenksbewegungen in FLEX/EXT vom proximalen Hebelarm aus anhand einer Ballübung automatisch hervorrufen zu können, müssen die KA Becken/Brustkorb/Kopf in der vertikal stehenden KLA eingeordnet sein. Nur dann sind die kritischen Schaltstellen der Hüft- und Lendenwirbelsäulengelenke potentiell beweglich. Die Primäraktivität

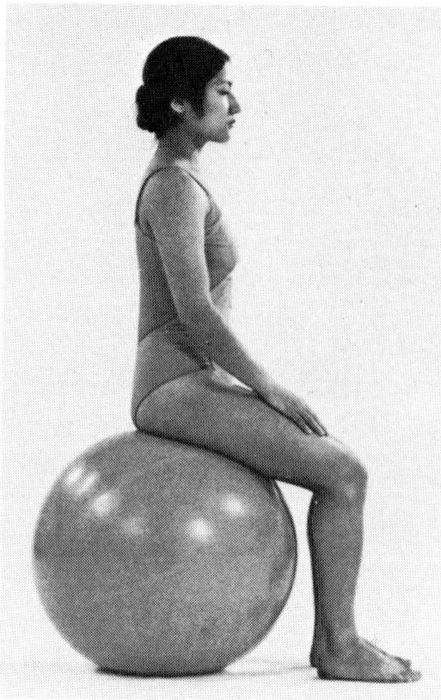

117

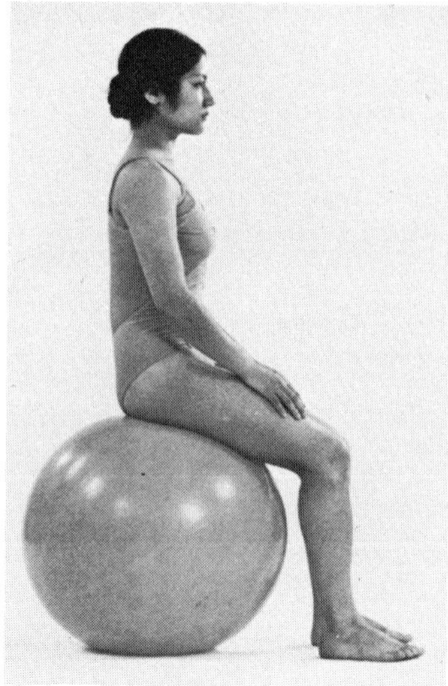

118

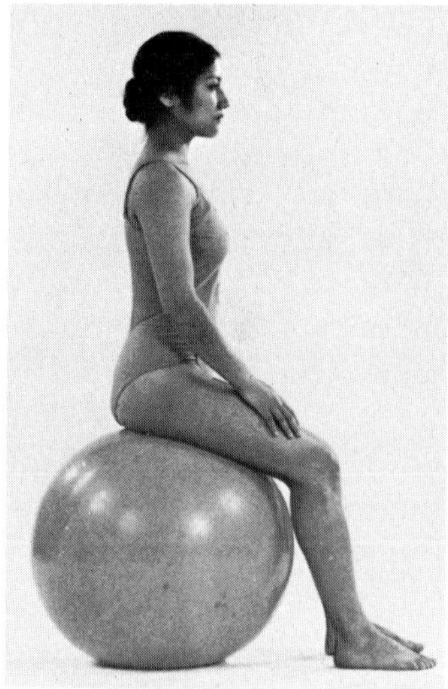

119

Abb. 117. ASTE von der Seite

Abb. 118. Ballrollung nach vorne. Reaktive EXT des KA Becken in den Hüftgelenken und LWS FLEX

Abb. 119. Ballrollung nach hinten. Reaktive FLEX des KA Becken in den Hüftgelenken und LWS EXT

Abb. 120. Vergrößerte Ballrollung nach vorne mit reaktivem Armpendel nach hinten

Abb. 121. Vergrößerte Ballrollung nach hinten mit reaktivem Armpendel nach vorne

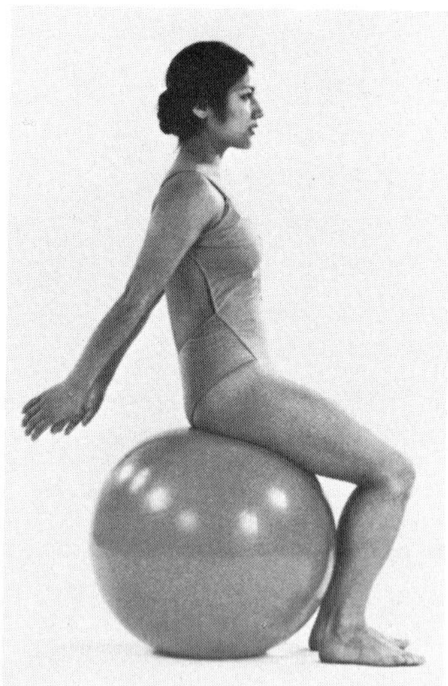

120

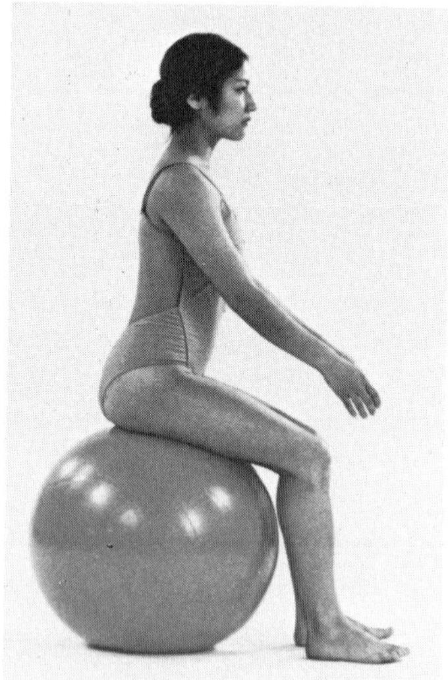

121

muß in der „Brücke" liegen, damit die Mobilisation im „Tentakel" reaktiv erfolgt. Die Richtung der Primärbewegung muß im rhythmischen Wechsel nach vorne und nach hinten weisen. Dann werden die frontotransversalen Achsen der Hüft- und Lendenwirbelsäulengelenke von den Bewegungsimpulsen getroffen. All diese Bedingungen sind erfüllt, wenn der Patient erstens aufrecht auf dem Ball sitzt, wenn der Ball zweitens von der Kontaktstelle *Fußsohlen/Boden* angetrieben nach vorne/hinten rollt, und wenn der Bewegungsablauf drittens kaudal an der Kontaktstelle *Körper/Boden* kranial durch die Stabilisation der BWS begrenzt wird.

III.1.2.
Funktionsanalyse der ASTE der Ballübung „Hula Hula vor-rück"

Position und Aktivierung der ASTE

Die ASTE entspricht derjenigen der Ballübung „Der Cowboy" (s. S. 13), bis auf den nachfolgenden Unterschied:

1. Räumliche Lage

Am KA Beine stellen die Fußsohlen den Bodenkontakt her. Die Beine befinden sich in Parkierfunktion. Hüft- und Kniegelenke weisen maximal 90° Flexion auf und sind in bezug auf ihre übrigen Bewegungskomponenten in der Nullstellung. Oberschenkel- und Fußlängsachsen stehen je in der sagittalen Ebene ihres Hüftgelenkes, so daß Fußspitzen und Knie nach vorne schauen und hüftgelenkbreit voneinander entfernt sind.

III.1.3.
Funktionsanlayse des Bewegungsablaufes der Ballübung „Hula Hula vor-rück"

a) ACTIO – REACTIO

1. ACTIO *in Form der Primärbewegung (PB)*
– REACTIO *in Form aktivierter passiver Widerlagerung (APW)*
– REACTIO *in Form einer Veränderung der Unterstützungsfläche (USF)*

In der Ballübung „Hula Hula vor-rück" liegen die kritischen DP der PB in der „Brükke". Sie bewegen sich alternierend nach vorne/hinten.

Wenn der DP Ball am Boden nach vorne rollt, nimmt er die DP RE/LK Hüftgelenk nach vorne/wenig nach unten mit und transportiert sie auf einen Kleinkreis der vorderen Ballhemisphäre. DP RE/LK Knie bewegen sich ebenfalls nach vorne. Die auslösende Aktivität geht von der Kontaktstelle *Körper/Boden* aus. Der Ball wird leicht zu den Füßen gezogen, dorsalextensorisch in den Fuß-/flexorisch in den Kniegelenken. Der KA Beine bleibt in annähernder Parkierfunktion.

Wenn der DP Ball am Boden nach hinten rollt, nimmt er die DP RE/LK Hüftgelenk nach hinten/wenig nach unten mit und transportiert sie auf einen Kleinkreis der hinteren Ballhemisphäre. DP RE/LK Knie bewegen sich ebenfalls nach hinten. Die auslösende Aktivität geht von der Kontaktstelle *Körper/Boden* aus. Der Ball wird leicht von den Füßen weggestoßen, plantarflexorisch in den Fuß-/extensorisch in den Kniegelenken. Der KA Beine bleibt in annähernder Parkierfunktion.

– In der Ballübung „Hula Hula vor-rück" liegen die kritischen DP der APW im „Tentakel". Sie bewegen sich in bezug auf die Hüftgelenke nach hinten/vorne.
– Wenn der Ball am Boden nach vorne rollt, bewegen sich die DP RE/LK Spina nach hinten/unten, ihr Abstand zur RE/LK Oberschenkellängsachse wird größer, extensorisch im Re/LK Hüftgelenk. DP Symphyse geht nach ventral/oben, sein Abstand zum DP Bauchnabel wird kleiner, die DP Dornfortsatzspitzen L5/L4/L3/L2/L1 entfernen sich voneinander, flexorisch in den Lendenwirbelsäulengelenken.

– Wenn der Ball am Boden nach hinten rollt. bewegen sich die DP RE/LK Spina nach vorne/unten, ihr Abstand zur RE/LK Oberschenkellängsachse wird kleiner, flexorisch im RE/LK Hüftgelenk. DP Symphyse geht nach dorsal/unten, sein Abstand zum DP Bauchnabel wird größer, die DP Dornfortsatzspitzen L5/L4/L3/L2/L1 nähern sich, extensorisch in den Lendenwirbelsäulengelenken.

– In der Ballübung „Hula Hula vor-rück" ist die USF die kleinste Fläche, welche die Kontaktstellen *RE/LK Fußsohle/Boden* und *Ball/Boden* umschließt.

– Wenn der Ball am Boden nach vorne, zu den Füßen rollt, wird die USF kleiner.

– Wenn der Ball am Boden nach hinten, weg von den Füßen rollt, wird die USF größer.

2. ACTIO *in Form von beschleunigenden Gewichten*
– REACTIO *in Form von bremsenden Gewichten*

Solange die „Brücke" in Parkierfunktion bleibt, wird die Lage der Trennebene durch die Kontaktstelle *Körper/Ball* bestimmt und steht senkrecht zur Bewegungsrichtung.

Wenn der Ball als PB nach *vorne* rollt, verschiebt sich die Kontaktstelle *Körper/Ball* auf der dorsalen Seite der Oberschenkel nach kranial und in bezug auf den Ball auf einen Kleinkreis der vorderen Ballhemisphäre. Dort ist für das beobachtende Auge die Trennebene zu suchen. Alle KA oder Teile davon, die vor dieser Trennebene liegen, wirken als beschleunigende Gewichte auf den Bewegungsablauf.

– Alle KA oder Teile davon, die hinter der Trennebene liegen, wirken bremsend auf den Bewegungsablauf.

Wenn der Ball als PB nach *hinten* rollt, verschiebt sich die Kontaktstelle *Körper/Ball* auf der dorsalen Seite der Oberschenkel nach kaudal und in bezug auf den Ball auf einen Kleinkreis der hinteren Ballhemisphäre. Dort ist für das beobachtende Auge die Trennebene zu suchen. Alle KA oder Teile davon, die hinter dieser Trennebene liegen, wirken als beschleunigende Gewichte auf den Bewegungsablauf.

– Alle KA oder Teile davon, die vor der Trennebene liegen, wirken bremsend auf den Bewegungsablauf.

b) CONDITIO – LIMITATIO

1. CONDITIO *der gleichbleibenden Abstände* – LIMITATIO *durch aktive Widerlagerung (AW) und Stabilisation*

Soll das Lernziel der Ballübung „Hula Hula vor-rück" erfüllt werden, müssen folgende Abstände im „Tentakel"/in der „Brücke" gleich bleiben:

Abstand DP Bauchnabel/DP Processus ensiformis bleibt gleich groß.
– Dieser Abstand verändert sich nicht, wenn die BWS in ihrer Nullstellung stabilisiert bleibt. Beim Vorrollen des Balles ist die AW extensorisch, beim Rückrollen flexorisch.

Abstand DP C7/DP Scheitelpunkt bleibt gleich groß.
– Dieser Abstand verändert sich nicht, wenn die KA Brustkorb/Kopf in der KLA eingeordnet bleiben und diese Lagebeziehung im Sinne einer AW gegen die Schwerkraft bewahren.

Abstand DP Incisura jugularis/DP RE/LK Ohrläppchen bleibt gleich groß.
– Dieser Abstand verändert sich nicht, wenn der frontotransversale Thorax Φ und die Verbindungslinie des RE/LK Ohrläppchens durch potentielle, alternierende rotatorische AW in der mittleren Frontalebene gehalten werden.

Abstand DP RE Knie/DP LK Knie bleibt gleich groß.
– Dieser Abstand verändert sich nicht, wenn er durch potentielle horizontalabduk-/adduktorische AW im RE/LK Hüftgelenk so gehalten wird.

Abstand DP RE Fußlängsachse/DP LK Fußlängsachse bleibt gleich groß. Sie bleiben parallel.
– Dieser Abstand verändert sich nicht, wenn pronatorische/supinatorische/inversorische/eversorische AW es ermöglichen.

2. CONDITIO *der „Räumlichen Fixpunkte"* – LIMITATIO *durch Verhindern der PB/APW/Veränderung der USF*

In der Ballübung „Hula Hula vor-rück" gibt es absolute und relative „Räumliche Fixpunkte"

Die KA Brustkorb/Kopf dürfen sich weder nach vorne/hinten noch nach RE/LK bewegen. Nur eine minimale Verschiebung nach unten/oben ist erlaubt.
– Der relative „Räumliche Fixpunkt" – KA Brustkorb/Kopf ohne Verschiebung nach vorne/hinten/RE/LK – kann nur gehalten werden, wenn sich die Wirbelsäulenbewegungen auf die LWS beschränken und die Rollbewegungen des Balles am Boden angemessen klein bleiben.

Die Kontaktstellen RE Fußsohle/Boden und LK Fußsohle/Boden bleiben erhalten.
– der absolute „Räumliche Fixpunkt" – RE Fußsohle/Boden, LK Fußsohle/Boden – verlangt die zeitlich gut koordinierte Umschaltung der Rollbewegungen des Balles nach vorne/und hinten. Beim Vorrollen ist die nach hinten umschaltende Aktivität in den Fußgelenken plantarflexorisch, in den

Kniegelenken extensorisch. Beim Rückrollen ist die nach vorne umschaltende Aktivität in den Fußgelenken dorsalextensorisch, in den Kniegelenken flexorisch.

3. CONDITIO *des Bewegungstempos*
– LIMITATIO *durch Bestimmung des Idealtempos*

120 Rollbewegungen des Balles am Boden in der Minute sind erwünscht und sollen mit einer physiologischen Ruheatmung kombiniert werden.
– Das normale ökonomische Gangtempo dient uns darum als Leitzeiteinheit, weil die im Lernziel verlangten, hubarmen flexorischen/extensorischen Lendenwirbelsäulen- und Hüftgelenksbewegungen auch im Tempo gangtypisch sein sollen. Dadurch haben die ständig alternierenden Aktivitätsumschaltungen an Knie- und Fußgelenken bei ökonomischer Aktivität eine niedrige Intensität.

Merke

Läßt man bei der Ballübung „Hula Hula vor-rück" die Arme neben dem Körper hängen, kann die Rollbewegung des Balles in beiden Richtungen etwas ausgiebiger sein, weil durch einen symmetrischen Armpendel in sagittalen Ebenen die Armgewichte als APW die Vergrößerung des Bewegungsausmaßes bei erhaltenem Lernziel erlauben (Abb. 120, 121).

III.2.
Instruktionsrezept der Ballübung „Hula Hula vor-rück" in „Patientensprache"

III.2.1. Verbal/perzeptiv didaktisches Rezept

III.2.2. Manipulativ/perzeptiv didaktisches Rezept

Position und Aktivierung der ASTE

Wie bei der Ballübung „Der Cowboy" (s. S. 18), mit Ausnahme der Position des KA Beine

„Die Fußsohlen spüren den Boden ohne darauf zu drücken. Knie und Fußspitzen schauen nach vorne. Die Oberschenkel stehen etwa handbreit auseinander. Wenn Du von oben schaust, dürfen die Fußspitzen weder rechts noch links von ihrem Knie stehen."

Die Stellung der Fußlängsachsen und ihre genaue Richtung nach vorne ist für das Gelingen der Übung sehr wichtig. Nach außen abweichende Fußlängsachsen behindern den Bewegungsablauf durch einen eversorischen Ausweichmechanismus im unteren Sprunggelenk (s. S. 64).

Bewegungsablauf: ACTIO – REACTIO/CONDITIO – LIMITATIO

„Während der ganzen Übung spürst Du, daß an Deinem Marionettenkopffaden ganz leicht gezogen wird. So wird es nicht schwer sein für Dich mit Kopf und Brustkorb in der Luft am selben Ort stehen zu bleiben. Jetzt fängt der Ball an zu rollen. Es geht leicht. Ein wenig nach vorne, ein wenig nach hinten, aber nur so weit, daß die Fußsohlen ganz am Boden kleben bleiben. Im Bauch und Popo spürst Du keinerlei Anstrengung, wenn Du hinfaßt merkst Du kei-

Wenn die Stabilisation der BWS und die räumliche Fixierung der KA Brustkorb/Kopf anfänglich nicht gelingen, gibt der Therapeut Berührungsstimuli am Brustbein oder zwischen den Schulterblättern. Sobald sich der Brustkorb räumlich verschiebt, verliert der Patient den Berührungskontakt mit dem Therapeuten, oder er fühlt Druck statt nur Berührung. Wenn der Patient die Berührung nicht deutlich wahrnimmt, kann der Reiz durch Klopfen oder Streicheln verstärkt

ne Muskelspannung. Aber das Becken tanzt, ein schönes Hula Hula nach vorne und hinten. Wenn Du den dritten Finger der rechten Hand auf den Bauchnabel stellst und den Daumen an den Punkt, wo die Rippen einen Winkel bilden, kannst Du prüfen, ob die beiden Punkte auch stille stehen und ihren Abstand zueinander um kein Jota verändern. Wenn Du durch die Zähne ein Marschliedchen pfeifst, kommst Du gerade in den richtigen Rhythmus. Wenn alles gut läuft, läßt Du beide Arme neben dem Körper hängen, und jetzt darf der Ball ein wenig mehr nach vorne und hinten rollen, die Arme erlauben es, wenn sie von selber in Schwung kommen, nach hinten wenn der Ball nach vorne rollt und nach vorne, wenn der Ball nach hinten rollt. Wenn Du mit den Fingerspitzen den Ball berührst, die Handflächen schauen ja zum Ball, dann hast Du das Gefühl, daß die Arme stehen und der Ball zwischen den Händen hin und her rollt. Wenn Dir das Tanzen des Beckens auf dem Ball noch Mühe macht, dann fasse mit beiden Händen den Ball zwischen den Oberschenkeln an und spüre wie der Ball hin und her rollt. Du darfst ihn sogar mit den Händen etwas antreiben, um zu merken wie das Becken zurückgeht, wenn der Ball nach vorne rollt und nach vorne, wenn der Ball zurückrollt. Es geht von selber, Du sollst es nicht machen."

werden. Wenn die Mobilisation der Wirbelsäule sich nicht auf die LWS beschränkt und sich zu weit nach kranial ausbreitet, ist das Halten und leichte Anheben des Brustkorbes, verbunden mit einem stabilisierenden Griff für die BWS, sehr hilfreich. Ist insbesondere die untere LWS steif, muß das Ausmaß der Rollbewegungen des Balles vorerst vermindert werden. Auch beim Einschleifen des Armpendels ist Manipulation hilfreich. Es muß ausprobiert werden, ob der Therapeut die Ballrollung unterstützt, ob er den Armpendel in die richtige reaktive Phase einschwingt oder ob er beides zugleich manipuliert. Für den letzteren Fall empfiehlt sich folgendes Vorgehen: Der Therapeut sitzt links vom Patienten und wendet ihm seine Vorderseite zu. Die linke Therapeutenhand manipuliert die Vor- und Rückrollungen des Balles, die rechte faßt die linke Patientenhand und manipuliert den Armpendel. Dabei soll der Patient mit der Handfläche den hin und her rollenden Ball tasten. Nun kann der rechte Patientenarm den linken imitieren. Um die reaktiven Beckenbewegungen der Selbstwahrnehmung des Patienten nahe zu bringen, kann man einen Trick anwenden. Der Patient wird aufgefordert die Rollbewegungen des Balles, die vom Therapeuten manipuliert werden, zu stoppen. Dazu bedarf es einer intensiven Aktivität der Unterbauch-, Lumbal- und Beckenbodenmuskulatur. Durch plötzliches Loslassen des Balles gelingt es, reaktive Beckenbewegungen in Gang zu bringen. Man kann auch versuchen, die Aufmerksamkeit des Patienten auf die Primäraktivität der Füße gegen den Boden zu lenken.

III.3.
Anpassung der Ballübung „Hula Hula vor-rück" an Konstitution und Kondition des Patienten (Abb. 122–124)

III.3.1.
Konstitutionelle Anpassung der Ballübung „Hula Hula vor-rück"

Die Rolle der Längen/Breiten/Tiefen/Gewichte

1. Der Φ des Balles muß mindestens einer halben Unterlänge entsprechen und soll bei Bewegungseinschränkungen der Hüft- und Lendenwirbelsäulengelenke etwas größer sein.

Abb. 122. ASTE Variante

Abb. 123. Primärbewegung geht vom KA Becken aus. Die Hyperaktivität bewirkt den AWM einer Totalflexion der LWS und BWS

Abb. 124. Primärbewegung geht vom KA Becken aus. Die Hyperaktivität bewirkt den AWM einer Totalextension der LWS und BWS

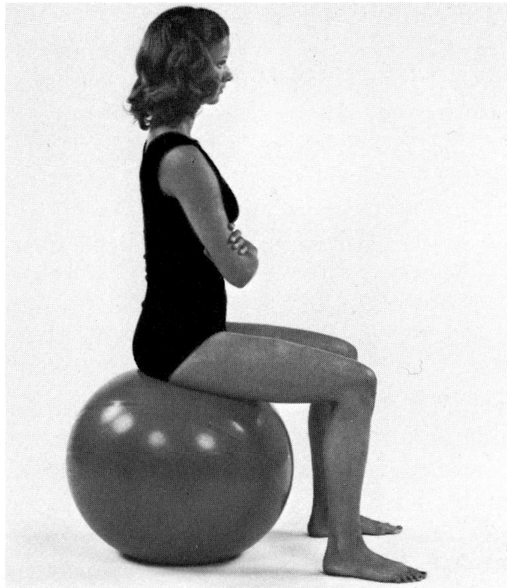

122

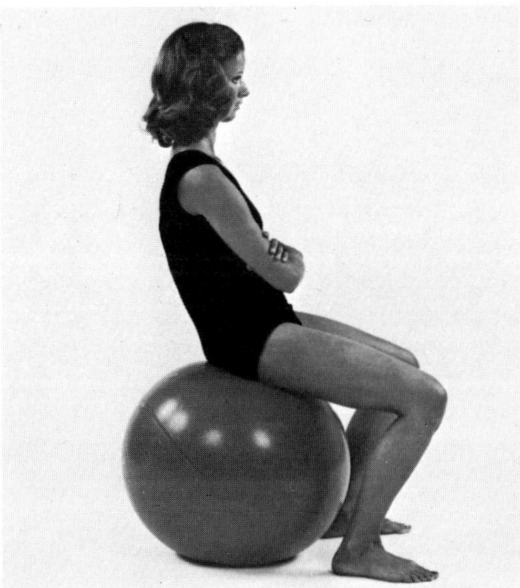

123

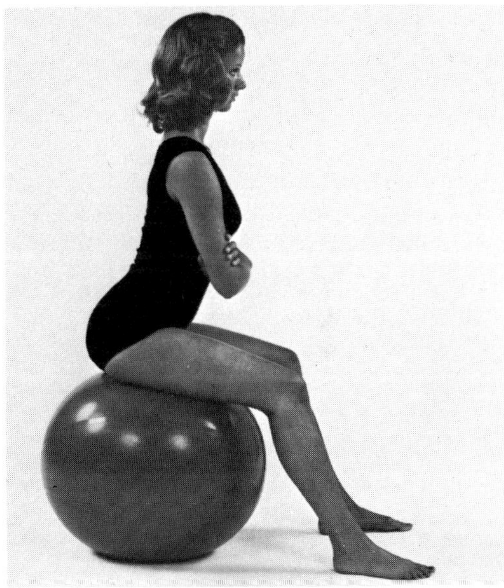

124

2. Bei großem TP/Abstand ist es ratsam, den Abstand der Knie und der Fußlängsachsen etwas zu vergrößern.

III.3.2.

Konditionelle Anpassungen der Ballübung „Hula Hula vor-rück“

Die Gründe häufig auftretender „Fehler“
(s. Ausklapptafel)

1. Das Abbremsen der Rollbewegungen des Balles nach vorne/hinten wirkt als stabilisierendes Krafttraining ohne Abscher- und Hubbelastung für die Unterbauch-, Beckenboden-, Lumbosakral- und Hüftgelenksmus-

kulatur. Den bremsenden Widerstand auf der Balloberfläche kann der Patient selber geben. Daumen und dritte Finger werden gespreizt und unmittelbar vor der Symphyse auf die Balloberfläche gesetzt. Das Kräftegleichgewicht zwischen PB und Widerstand erzeugt die Stabilisation. Das Stoppen des Vorrollens aktiviert insbesondere den kaudalen Anteil des Rectus abdominis, die Extensoren der Hüftgelenke, die Ischiocrural- und Beckenbodenmuskulatur, die Flexoren der Knie- und die Dorsalextensoren der Fußgelenke. Das Stoppen des Rückrollens aktiviert insbesondere die lumbosakrale extensorische Verankerung des Beckens an der Lendenwirbelsäule, die Flexoren der Hüftgelenke, die Extensoren der Knie- und Plantarflexoren der Fußgelenke.

3. Wenn die flexorischen/extensorischen Bewegungen des KA Becken in den Hüftgelenken nicht als Gleichgewichtsreaktion auftreten wollen, muß man die USF verkleinern, indem man die Kontaktstellen *Füße/Boden* möglichst in die mittlere Frontalebene bringt und auf den Sohlenkontakt zugunsten eines Vorfußkontaktes verzichtet. Damit werden die frontotransversalen Achsen labilisiert und die gewünschte „REACTIO" tritt mit Sicherheit in Erscheinung.

3.2. „Die Waage" (Abb. 125 – 131)

DISPOSITION

Analyse und Rezept

I.
Name der Ballübung

„Die Waage" ist ein Phantasiename. Wir denken dabei an eine Balkenwaage, bei der der Körper als „Waagebalken" auf dem Ball, der als „Stützschneide" dient, balanciert.

II.
● **Lernziel**

Die KLA reaktiv aus der Vertikalen nach vorne/hinten neigen und, bei der veränderten räumlichen Lage und Länge des Hebels, die dorsale/ventrale Muskulatur ökonomisch einsetzen können.

III.
▶ **Lernweg**

III.1.
Funktionsanalyse der Ballübung „Die Waage" in „Therapeutensprache"

III.1.1.
Konzeption der Ballübung „Die Waage"
„Die Waage" ist eine *Standort-konstante* Ballübung. Um eine reaktive Neigung der KLA nach vorne/hinten hervorzurufen, muß der Patient aufrecht auf dem Ball sitzen und von den Füßen her eine Rollbewegung des Balles am Boden nach vorne und hinten initiieren. Wenn wir den Rollweg des Balles durch die Bedingung begrenzen, daß die Füße den Bodenkontakt nicht verlieren dürfen, muß sich die KLA reaktiv um die FLEX/EXT-Achse der Hüftgelenke in die Gegenrichtung neigen, wenn die Belastung der Füße am Boden konstant bleibt. Nur so funktioniert das Waagebalkenprinzip. Bei der Vorneigung der KLA keine Stützfunktion der Beine, aber automatische Aktivierung der dorsalen WS/Hüftgelenksmuskulatur mit lumbosakraler Verankerung. Bei der Rückneigung keine Spielfunktion der Beine, aber automatische Aktivierung der ventralen WS/Hüftgelenkmuskulatur mit guter Bewegungskomponente für die Bauchmuskeln. Die Arme sind dazu bestimmt, den Tentakelteil des Waagebalkens vermehrt oder vermindert zu belasten.

III.1.2.
Funktionsanalyse der ASTE der Ballübung „Die Waage"

Position und Aktivierung der ASTE

Die ASTE entspricht derjenigen der Ballübung „Der Cowboy" (s. S. 13) mit der Stellung des KA Beine der Ballübung „Hula Hula vor-rück" (s. S. 63), bis auf den nachfolgenden Unterschied:

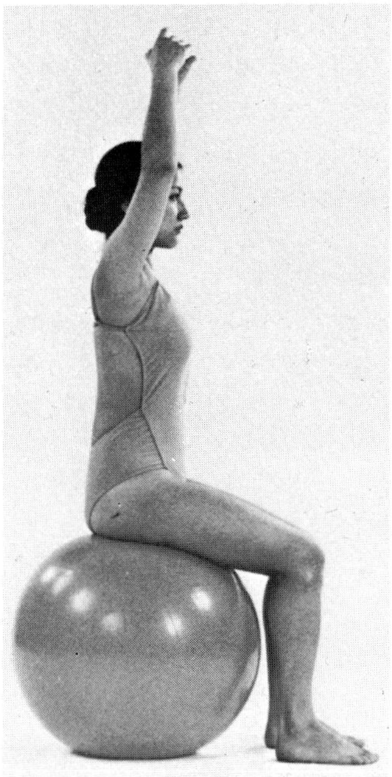
125

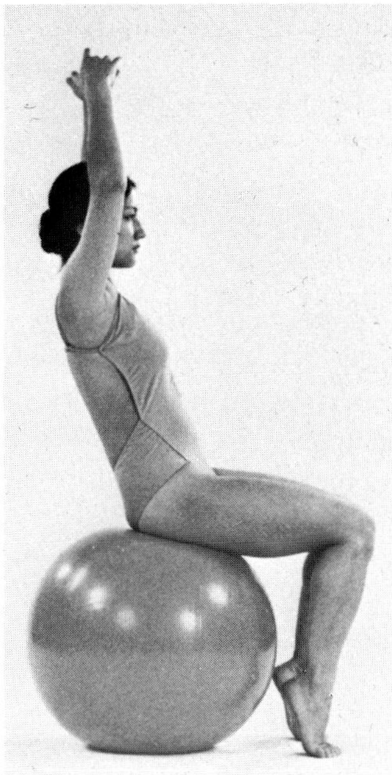
126

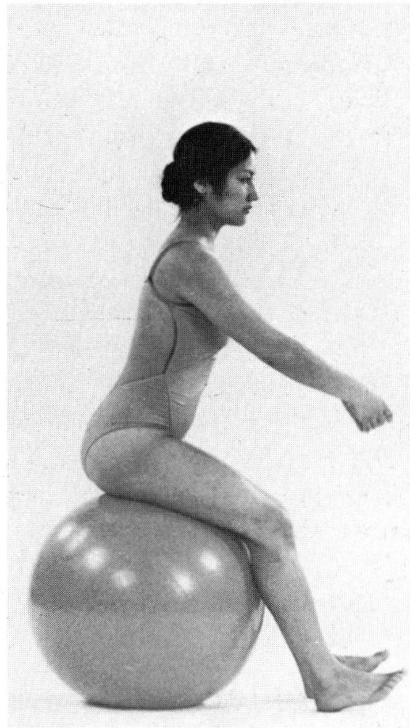
127

Abb. 125. ASTE

Abb. 126. Reaktive Rückneigung der KLA mit Hubbelastung der ventralen Muskulatur

Abb. 127. Reaktive Vorneigung der KLA mit Hubbelastung der dorsalen Muskulatur

1. Räumliche Lage

Am KA Arme stehen die Längsachsen der Arme RE/LK neben dem KA Kopf in der mittleren Frontalebene, ein stehendes Oval bildend. Die Handflächen schauen nach medial und wenig nach unten.

III.1.3.
Funktionsanalyse des Bewegungsablaufes der Ballübung „Die Waage“

a) ACTIO – REACTIO

1. ACTIO *in Form der Primärbewegung (PB)*
– REACTIO *in Form der aktivierten passiven Widerlagerung*
– REACTIO *in Form einer Veränderung der Unterstützungsfläche (USF)*

In der Ballübung „Die Waage“ liegen die kritischen DP der PB in der „Brücke“. Sie bewegen sich alternierend nach vorne/hinten.

Wenn der DP Ball am Boden nach vorne rollt, nimmt er die DP RE/LK Hüftgelenk nach vorne/wenig unten mit und transportiert sie auf einen Kleinkreis der vorderen Ballhemisphäre. DP RE/LK Knie bewegen sich ebenfalls nach vorne und DP RE/LK Ferse nach vorne/oben. Die auslösende Aktivität geht von der Kontaktstelle *Körper/Boden* aus. Der Ball wird leicht zu den Füßen gezogen, zuerst dorsalextensorisch in den Fußgelenken. Sobald die DP RE/LK Ferse den Bodenkontakt verlieren, wird die Aktivität plantarflexorisch/pronatorisch in den Fuß-, extensorisch/abduktorisch in den Zehen-, flexorisch in den Kniegelenken.

Wenn der DP Ball am Boden nach hinten rollt, nimmt er die DP RE/LK Hüftgelenk nach hinten mit, dabei verlieren sie beinahe den Ballkontakt. DP RE/LK Knie bewegen sich nach hinten/wenig unten und DP RE/LK Vorfuß nach hinten/oben. Die auslösende Aktivität geht von der Kontaktstelle *Körper/Boden* aus. Der Ball wird leicht von den Fersen weggestoßen, dorsalextensorisch/supinatorisch in den Fuß-, extensorisch in den Kniegelenken.

– In der Ballübung „Die Waage“ liegen die kritischen DP der APW im „Tentakel“. Sie bewegen sich alternierend nach hinten/vorne.

– Wenn der DP Ball am Boden nach vorne rollt, bewegt sich der KA Becken als proximaler Hebelarm des RE/LK Hüftgelenkes extensorisch nach hinten. Während sich die DP RE/LK Spina nach hinten/dorsal/wenig unten bewegen, entfernen sie sich von der RE/LK Oberschenkellängsachse.
DP Symphyse geht nach hinten/dorsal/kranial. Die LWS verformt sich flexorisch.
Die KA Brustkorb/Kopf bleiben in der KLA eingeordnet, die durch die Beckenbewegung und die Ballrollung nach vorne eine Neigung nach hinten erfährt. Dabei bewegen sich die DP RE/LK Handgelenk, DP C7, DP Scheitelpunkt nach hinten/wenig unten.

– Wenn der Ball am Boden nach hinten rollt, bewegt sich der KA Becken als proximaler Hebelarm des RE/LK Hüftgelenkes flexorisch nach vorne. Während sich die DP RE/LK Spina nach vorne/ventral/unten bewegen, nähern sie sich der RE/LK Oberschenkellängsachse an. DP Symphyse geht nach vorne/ventral/kaudal. Die LWS verformt sich extensorisch.
Die KA Brustkorb/Kopf bleiben in der KLA eingeordnet, die durch die Beckenbewegung und die Ballrollung nach hinten eine Neigung nach vorne erfährt. Dabei bewegen sich die DP RE/LK Handgelenk, DP Incisura jugularis, DP Scheitelpunkt nach vorne/unten.

– Die USF ist die kleinste Fläche, die die Kontaktstellen RE/LK Fußsohle, RE/LK Vorfuß, RE/LK Ferse, Ball mit dem Boden einschließt.
Wenn der Ball nach vorne rollt und die DP RE/LK Ferse den Bodenkontakt verlieren, verlagert sich die USF nach vorne und wird kleiner.
Wenn der Ball nach hinten rollt und die DP RE/LK Vorfuß den Bodenkontakt verlieren, verlagert sich die USF nach hinten und wird größer.

2. ACTIO *in Form von beschleunigenden Gewichten*
– REACTIO *in Form von bremsenden Gewichten*

Solange die „Brücke“ in der Ballübung „Die Waage“ in Parkierfunktion bleibt, wird die Trennebene durch die Kontaktstelle *Körper/Ball* bestimmt. Diese verschiebt sich bei Vorrollung des Balles nach kranial unter das Schwanzbein, bei Rückrollung des Balles nach kaudal unter die dorsale/kraniale Seite des RE/LK Oberschenkels. Die Trennebene steht vertikal und senkrecht zur Bewegungsrichtung.

Rollt der Ball nach vorne, befinden sich die beschleunigenden Gewichte vor, rollt er nach hinten, befinden sie sich hinter der Trennebene.
– Rollt der Ball nach vorne, befinden sich die bremsenden Gewichte hinter, rollt er nach hinten, befinden sie sich vor der Trennebene.

b) CONDITIO – LIMITATIO

1. CONDITIO *der gleichbleibenden Abstände*
– LIMITATIO *durch aktive Widerlagerung (AW) und Stabilisation*

In der Ballübung „Die Waage“ gibt es folgende gleichbleibende Abstände:

Abstand DP Bauchnabel/DP Processus ensiformis bleibt gleich groß.
– Dieser Abstand verändert sich nicht, wenn die BWS in ihrer Nullstellung stabilisiert bleibt. Beim Vorrollen des Balles ist die AW der BWS extensorisch, beim Rückrollen des Balles ist sie flexorisch.

Abstand DP RE Hand/DP LK Hand bleibt gleich groß.
– Dieser Abstand verändert sich nicht, wenn er durch potentielle, alternierende AW aller Bewegungskomponenten der Schultergürtel- und Schultergelenke gehalten wird.

Abstand DP RE Handgelenk/DP RE Akromion, DP LK Handgelenk/DP LK Akromion bleibt gleich groß.
– Dieser Abstand verändert sich nicht, wenn er durch potentielle, alternierende AW der flexorischen/extensorischen Komponenten der Ellbogengelenke gehalten wird.

Abstand DP RE Knie/DP LK Knie bleibt gleich groß.
– Dieser Abstand verändert sich nicht, wenn er durch potentielle, alternierende AW der innen-/außenrotatorischen/horizontalad-/abduktorischen Komponenten der Hüftgelenke gehalten wird.

Abstand DP RE Ferse/DP LK Ferse bleibt gleich groß.
– Dieser Abstand verändert sich nicht, wenn er durch potentielle, alternierende AW der innen/außenrotatorischen Komponenten der Kniegelenke und der plantarflexorischen/dorsalextensorischen Komponenten der Fußgelenke gehalten wird.

Abstand DP RE Vorfuß/DP LK Vorfuß bleibt gleich groß.
– Dieser Abstand verändert sich nicht, wenn er durch potentiell, alternierende AW der in-/eversorischen/supina-/pronatorischen Komponenten der Fußgelenke gehalten wird.

2. CONDITIO *der „Räumlichen Fixpunkte"*
– LIMITATIO *durch Verhindern von PB/APW/Veränderung der USF*

In der Ballübung „Die Waage" gibt es absolute und relative „Räumliche Fixpunkte".

Der frontotransversale Thorax Φ darf weder nach vorne/hinten noch nach RE/LK verschoben werden. Eine geringe Verschiebung nach oben/unten ist unvermeidlich.
– Der absolute „Räumliche Fixpunkt" – frontotransversaler Thorax Φ – verlangt die Stabilisation der BWS in ihrer Nullstellung. Dazu kommt eine Begrenzung des Bewegungsausmaßes der Ballrollung. Dieses ist zwar durch das Abheben der Fersen/Vorfüße ausgiebiger geworden, jedoch nur in dem Maße, als die angemessene Rück- und Vorneigung der KLA die „Waage" im Gleichgewicht halten kann, ohne daß die „Brücke" den Aktivitätszustand Parkierfunktion bis angedeutete Spielfunktion verliert. Beim Vorrollen verschiebt sich die Kontaktstelle *Körper/Ball* nach kranial unter die Glutaealmuskulatur, beim Rückrollen nach kaudal unter die dorsale Seite der Oberschenkel.

Der Blick muß immer nach vorne gerichtet sein und darf weder nach oben/unten noch nach RE/LK abweichen.
– Der relative „Räumliche Fixpunkt" – Blick nach vorne gerichtet – wird durch anpassende Bewegungsausschläge in den oberen Kopfgelenken möglich. Flexorisch, wenn der Ball nach vorne rollt und das Brustbein als proximaler Hebelarm sich dem Kinn nähert. Extensorisch, wenn der Ball nach hinten rollt und das Brustbein als proximaler Hebelarm sich vom Kinn entfernt.

Beim Vorrollen des Balles dürfen der RE/LK Vorfuß, beim Rückrollen des Balles die RE/LK Ferse den Bodenkontakt nicht verlieren.
– Die absoluten „Räumlichen Fixpunkte" – RE/LK Vorfuß/Boden beim Vorrollen, RE/LK Ferse beim Rückrollen des Balles – werden beim Vorrollen des Balles durch die extensorische, beim Rückrollen des Balles durch die flexorische Umschaltaktivität in den Kniegelenken garantiert.

3. CONDITIO *des Bewegungstempos*
– LIMITATIO *durch Bestimmung des Idealtempos*

40 Rollbewegungen des Balles am Boden in der Minute und Ruheatmung, Doppelhecheln oder inspiratorisches/exspiratorisches Pfeifen sind für diese Übung angemessen.
– Das gemächliche „40mal" pro Minute Tempo vermeidet ein ruckhaftes Stoppen der Rollbewegung des Balles und eine zu große Beschleunigung des bremsenden Gewichtes der sich hin und her neigenden KLA. Trotz deutlicher Hubbelastung der ventralen und dorsalen Muskulatur gibt das gemächliche Tempo der Wahrnehmung die nötige Zeit, die Conditio der „Räumlichen Fixpunkte" zu realisieren.

III.2.
Instruktionsrezept der Ballübung „Die Waage" in „Patientensprache"

III.2.1.
Verbal/perzeptiv didaktisches Rezept

III.2.2.
Manipulativ/perzeptiv didaktisches Rezept

Position und Aktivierung der ASTE

Wie bei der Ballübung „Der Cowboy" (s. S. 18) mit der Position des KA Beine der Ballübung „Hula Hula vor-rück" (s. S. 63), mit Ausnahme der Position des KA Arme

„Die Hände stehen über dem Kopf. Die Handflächen schauen sich an. Die Ellbogen stehen höher als die Ohren. Die Arme sind lang und umschließen ein stehendes Oval."

Die Arme stehen in der mittleren Frontalebene. Ihre Haltung soll ungezwungen und potentiell beweglich sein. Der KA Kopf muß unbedingt ein Mobile sein und beinahe schwanken.

Bewegungsablauf: ACTIO – REACTIO/CONDITIO – LIMITATIO

„Was auch geschehen mag, die Augen schauen immer geradeaus. Unter Dir beginnt der Ball gemächlich nach vorne zu rollen, so weit, daß die Fersen den Boden verlassen und die Knie weiter vorne als die Fußspitzen stehen. Hast Du bemerkt, daß Kopf und Hände gleichzeitig nach hinten, sogar auch nach unten gegangen sind und der Waagebalken auf dem Ball schwankt, den Du deutlich unter dem Popo spürst. Die Seite der Beine ist die schwerere. Wenn Du jetzt zwei- bis dreimal hin und her schwankst, könnten die Beine beinahe schweben, aber so weit soll es nicht kommen, denn du gibst jetzt dem Ball einen leichten Schubs. Lasse den Ball so weit nach hinten rollen, bis Du auf den Fersen stehst und die Fußspitzen nach oben schauen. Die Beine sind lang geworden, aber die Knie sind nicht gestreckt. Hast Du bemerkt, daß der Körper sich nach vorne geneigt hat, Bauch und Brust schauen nach unten, nur die Augen schauen geradeaus. Die Hände stehen vor den Schultern und ungefähr über den Fußspitzen. Wieder schwankt der Waagebalken auf dem Ball, den Du jetzt unter den Oberschenkeln spürst, zwei- bis dreimal hin und her, bis Du den Ball mit den Fersen ein wenig nach vorne ziehst und den Waagebalken wieder nach hinten pendeln läßt. Wenn Dein Bauch

Sobald die Rollbewegung des Balles nach vorne einsetzt, muß die APW der EXT des KA Becken in den Hüftgelenken reagieren, damit bei der nun zunehmenden Belastung der ventralen Muskulatur die Bewegungskomponente der Bauchmuskeln groß wird und der translatorische AWM in Bandscheibenwirbelgelenken nicht stattfindet. Dazu kommt die Beachtung der Nullstellung der BWS, die in dieser Übungsphase die aktive Insuffizienz der schrägen Bauchmuskeln umgeht. Beim federnden Schwanken in dieser Stellung muß der Therapeut besonders auf die Atmung des Patienten achten, der jetzt dazu neigt, den Atem anzuhalten.
Wenn die Umschaltung der Rollbewegung des Balles erfolgt ist und der Ball nach hinten rollt, ist darauf zu achten, daß bei der Neigung der KLA nach vorne zwar die lumbosakrale, extensorische Verankerung des KA Becken an der LWS erfolgt, daß aber nicht eine übertriebene FLEX das KA Becken in den Hüftgelenken eine kompensatorische Hyperextension der BWS zur Folge hat. In dem Augenblick wäre die ökonomische Aktivität gestört. Also auch in dieser Übungsphase auf die Nullstellung der BWS achten, die dann eine natürliche EXT der LWS zur Folge hat. Die Arme vergrößern das Gegengewicht am meisten, wenn ihre Längsachsen parallel zum Boden stehen.

ein wenig zittert, macht das gar nichts. So geht es hin und her, die Fußspitzen schubsen den Ball nach hinten, die Fersen ziehen ihn nach vorne und der Körper hält die Waage im Gleichgewicht, indem er sich ohne Dein Zutun nach vorne und hinten neigt.
Zur Abwechslung läßt Du nur einen Arm nach hinten gehen, wenn der Ball nach vorne rollt und das nächste Mal den anderen. Auch schneller und langsamer darfst Du den Waagebalken pendeln lassen, wenn Dir das Freude macht."

Patienten mit großer Oberlänge oder/und Kopflastigkeit werden automatisch die Hände tiefer einstellen als die Schultern.
Wenn in einer Variation der Ballübung nur ein Arm die kompensierende Rückneigung der KLA mitmacht, wird die Rotationsachse der WS unwuchtig belastet und die mehr belastete Körperseite reagiert automatisch mit einer Dorsalrotation des KA Brustkorb in bezug auf die KA Becken/Kopf.

III.3.
Anpassung der Ballübung „Die Waage" an Konstitution und Kondition des Patienten (Abb. 128–131)

III.3.1.
Konstitutionelle Anpassung der Ballübung „Die Waage"

Die Rolle der Längen/Breiten/Tiefen/Gewichte

1. Bei der Ballübung „Die Waage" soll der ⌀ des Balles nicht weniger als die halbe Unterlänge betragen und sehr prall aufgepumpt sein. Lange Unterschenkel erlauben mehr Rückrollung, lange Füße mehr Vorrollung. Bei großer Oberlänge und kleiner Unterlänge braucht der Patient das Armgewicht nicht automatisch als Gleichgewichtsreaktion. Will man das erreichen, so muß die Kontaktstelle *Körper/Boden* in der ASTE näher zur Kontaktstelle *Ball/Boden* gebracht werden.

III.3.2.
Konditionelle Anpassung der Ballübung „Die Waage"

Die Gründe häufig auftretender „Fehler"
(s. Ausklapptafel)

1. Will man das Belastungstraining der Bauchmuskulatur erhöhen, kann man in der Rückneigestellung der KLA die Armbewegungen symmetrisch oder asymmetrisch nach dorsal beschleunigen.
Man kann zur Abwechslung die PB ins „Tentakel" verlegen und die Ballrollung reaktiv auf beschleunigte, symmetrische Armbewegungen erfolgen lassen. Dazu gehört ein rasches Bewegungstempo.

3. Hat der Patient Schwierigkeiten mit der Stabilisation der BWS in der Nullstellung, soll er die gefalteten Hände auf den DP Scheitelpunkt legen, um mit dem Armgewicht in der ASTE die KLA zu stauchen. Während des Bewegungsablaufes kann er die die Blickrichtung garantierenden kleinen Kopfbewegungen kontrollieren. Bei atonischen Bauchdecken läßt man vorerst das Armgewicht überhaupt weg und achtet darauf, daß bei der Rückneigung der KLA der *Körper/Ball*-Kontakt den lumbosakralen Übergang erreicht.

3.3. „Das Bett des Fakirs"

(Abb. 132 – 174)

DISPOSITION

Analyse und Rezept

I.
Name der Ballübung

„Das Bett des Fakirs" ist ein Phantasiename. Wir denken dabei an die Kunst der Fakire,

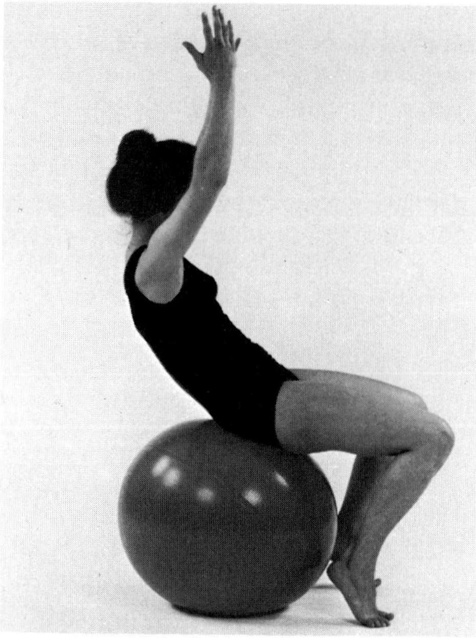

128

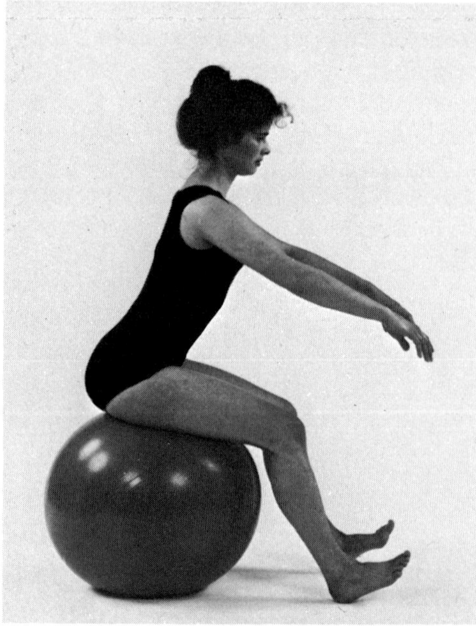

129

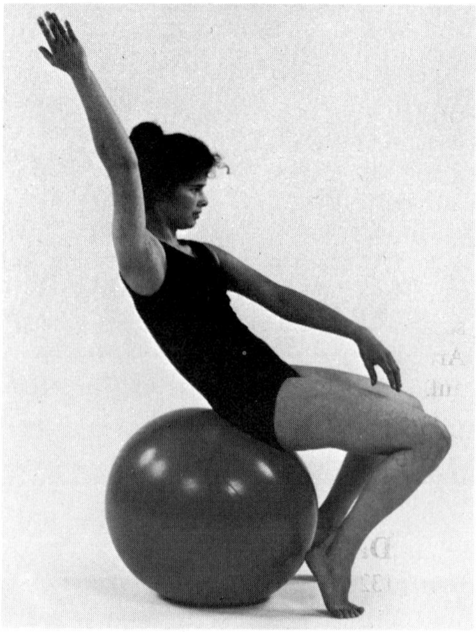

130

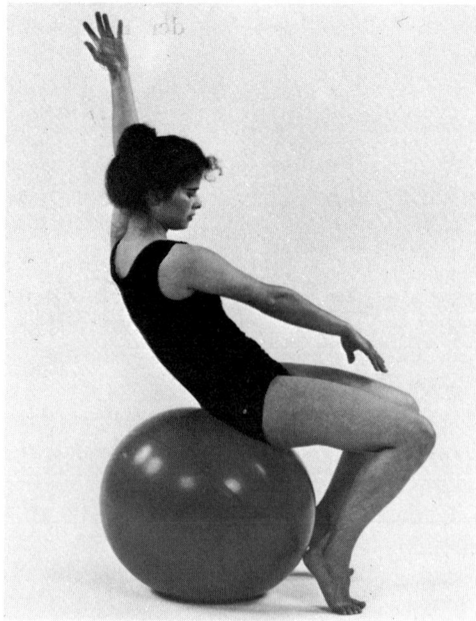

131

Abb. 128/129. Reaktive Rückneigung der KLA und Hubbelastung der ventralen Muskulatur in stetem Wechsel mit reaktiver Vorneigung der KLA und Hubbelastung der dorsalen Muskulatur

Abb.130. Gezielte Hubbelastung der schrägen Bauchmuskulatur (von RE/oben nach LK/unten)

Abb. 131. Gezielte Hubbelastung der schrägen Bauchmuskulatur (von LK/oben nach RE/unten)

Abb. 132. ASTE

Abb. 133. Zwischenstellung mit Sakrum/Ball-Kontakt

Abb. 134. Zwischenstellung mit BWS/Ball-Kontakt

Abb. 135. ESTE mit Fußsohlen/Boden-Kontakt

Abb. 136. ESTE mit Vorfuß/Boden-Kontakt

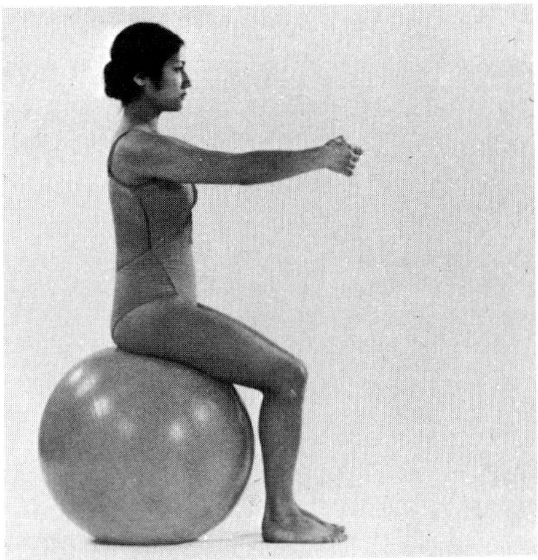

132

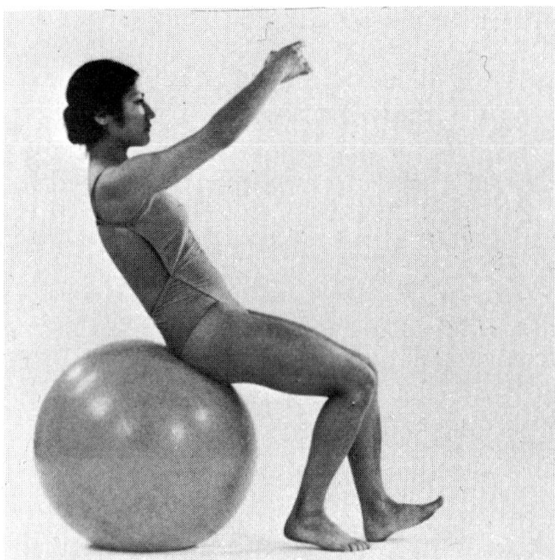

133

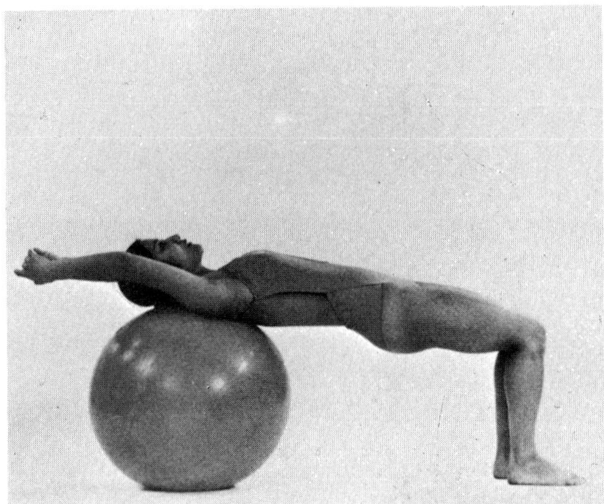

135

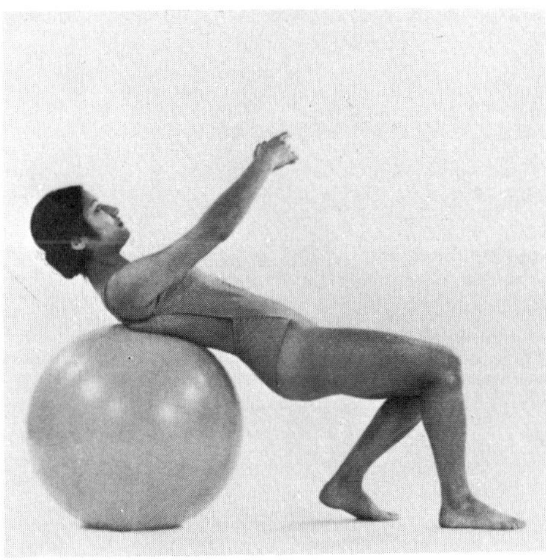

134

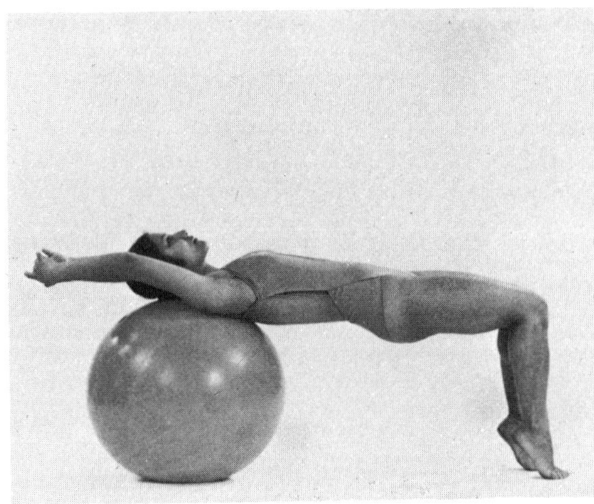

136

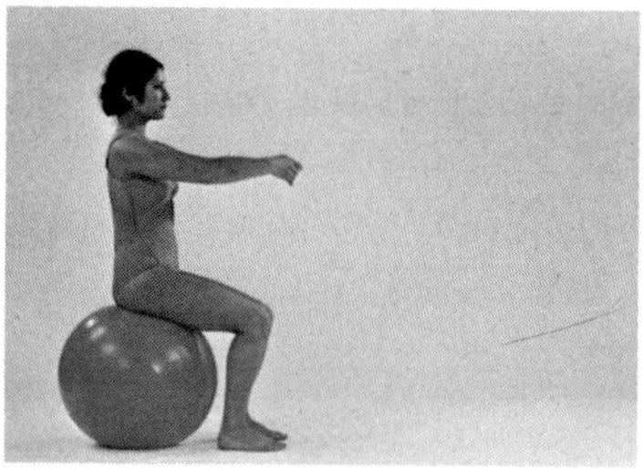

137

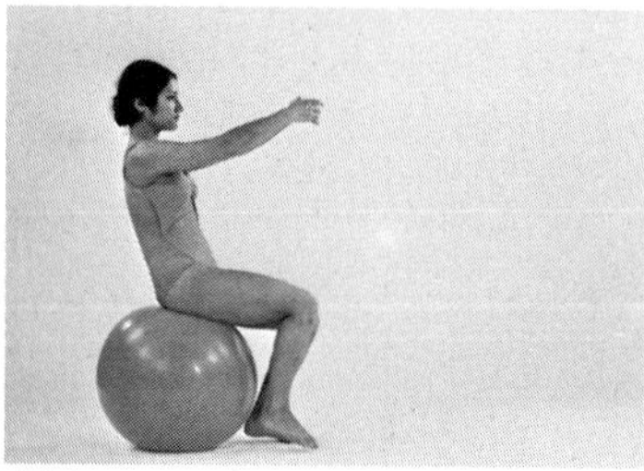

138

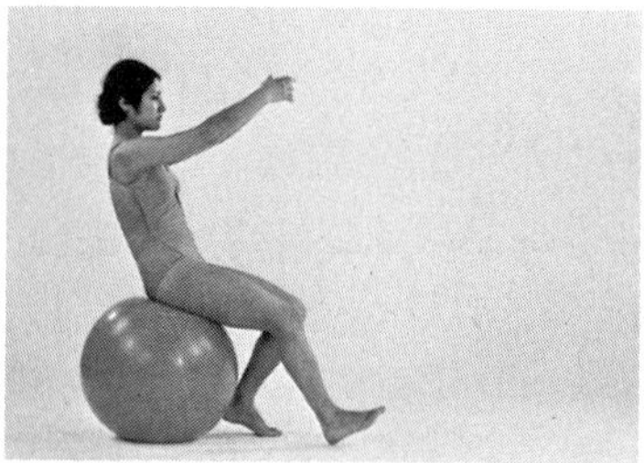

139

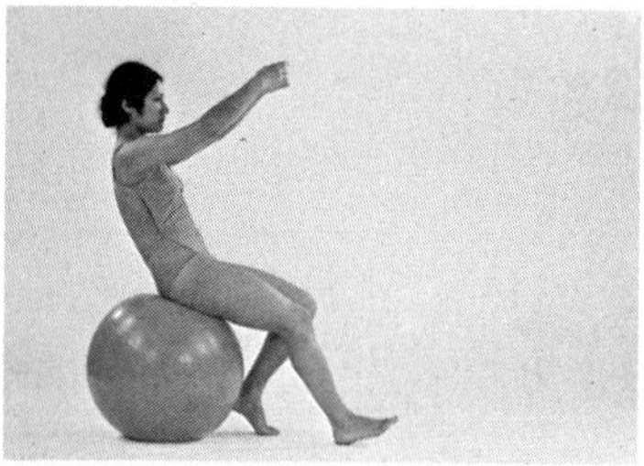

140

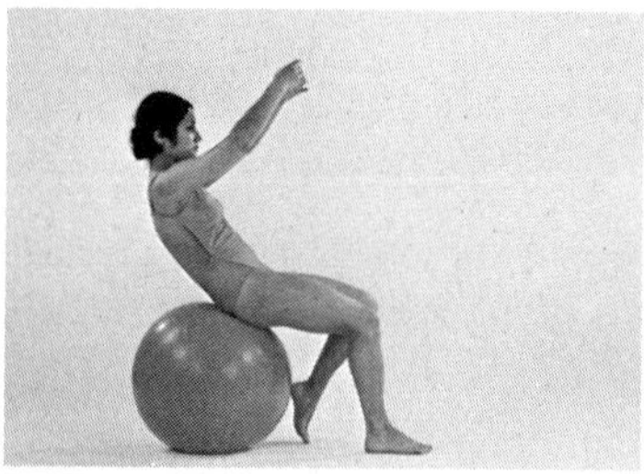

141

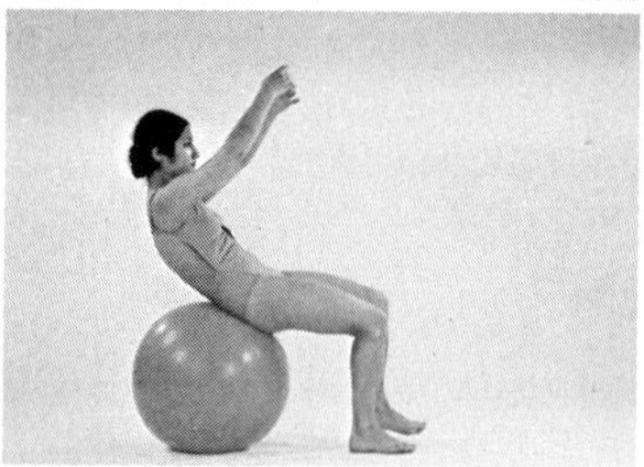

142

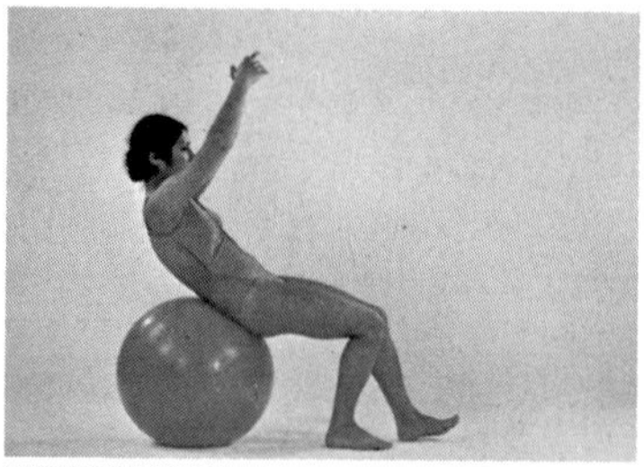

143

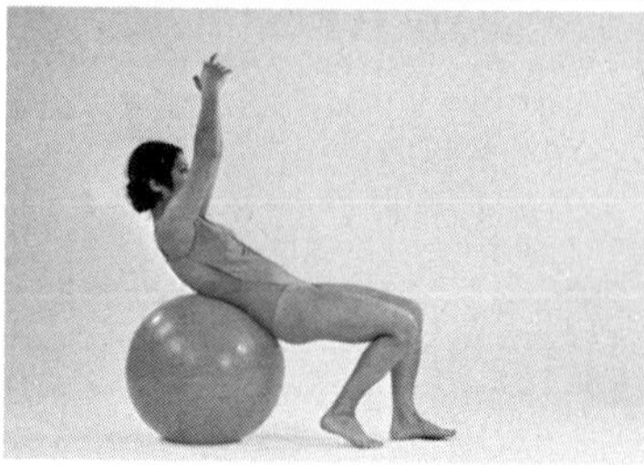

144

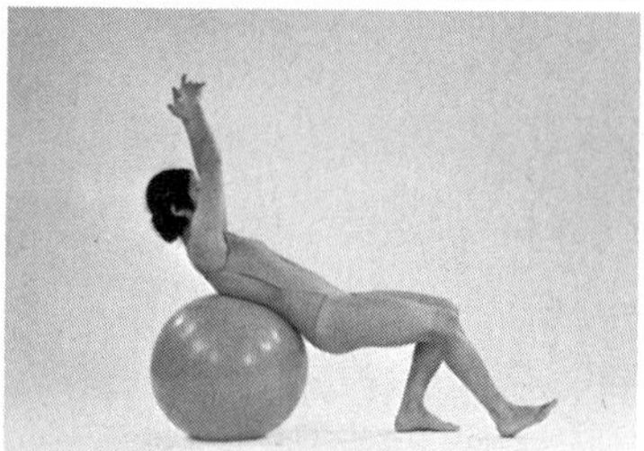

145

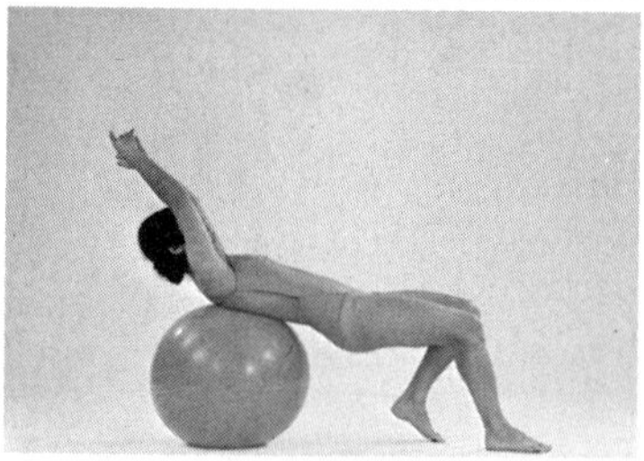

146

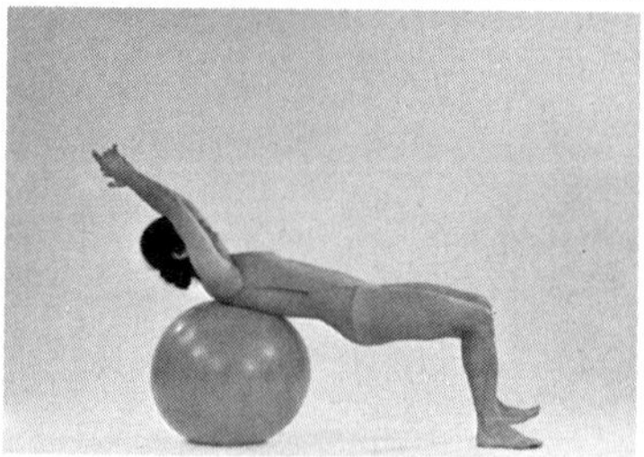

147

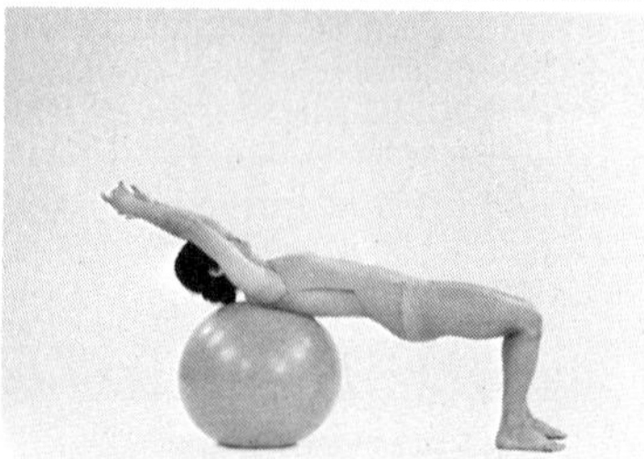

148

Abb. 137 – 172. Bildfolge des Bewegungsablaufes der Ballübung „Das Bett des Fakirs“

Abb. 137. ASTE

Abb. 139. Beginn der reaktiven Schritte nach vorne

Abb. 149. ESTE mit Fußsohlen/Boden-Kontakt

Abb. 154. ESTE mit Vorfuß/Boden-Kontakt

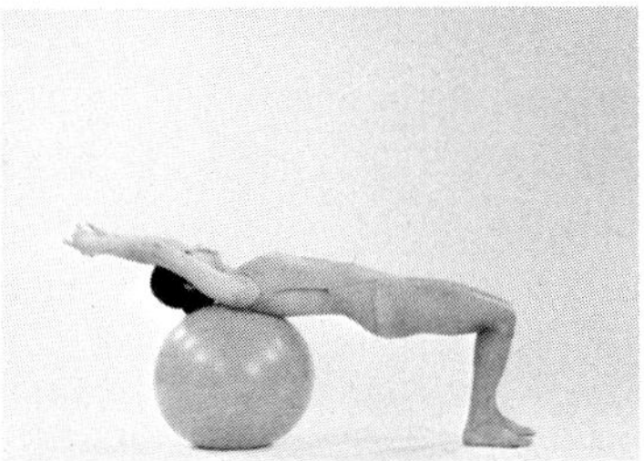

149

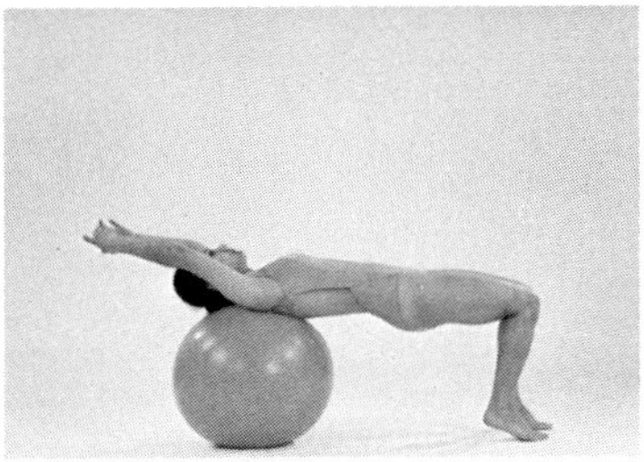

150

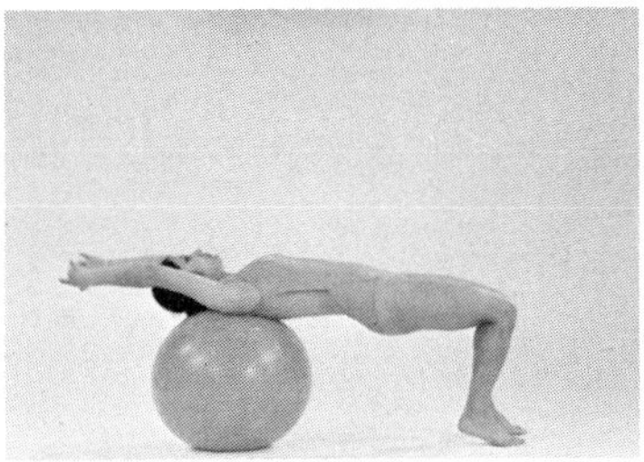

151

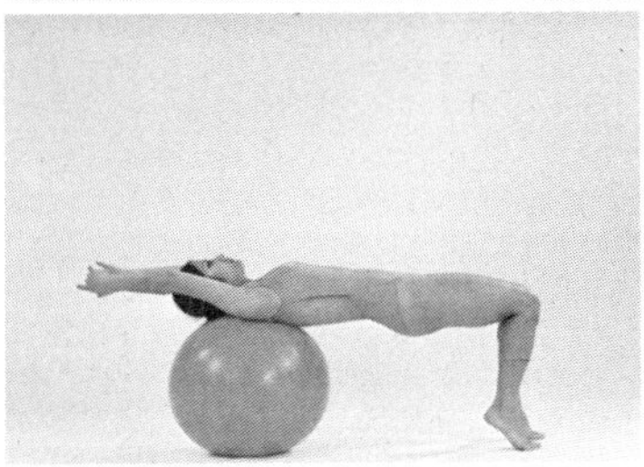

152

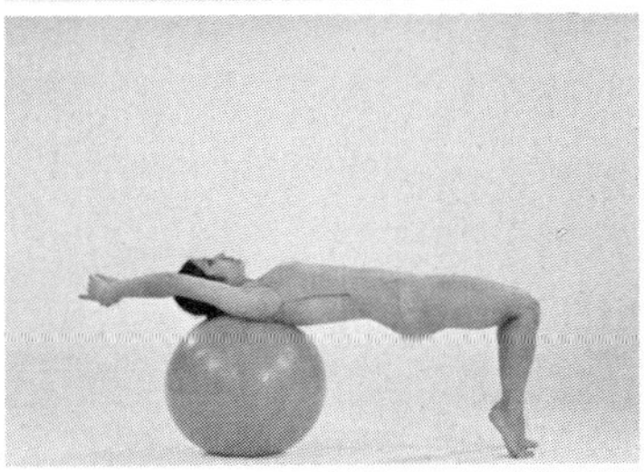

153

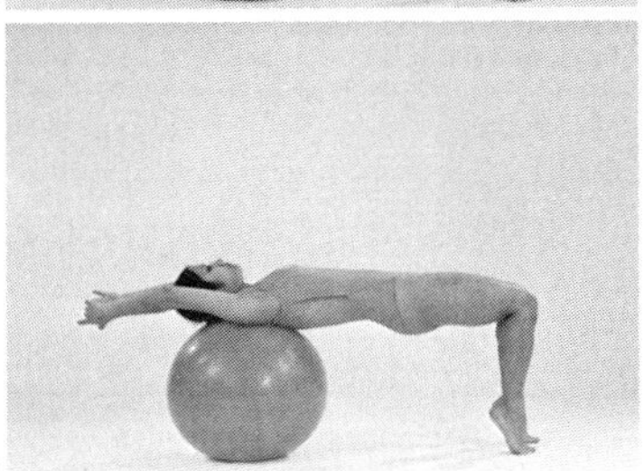

154

die auf einem Bett mit nägelgespickter Matratze, unbekümmert schwebend, liegen können.

II.

● Lernziel

Die Neigung der Körperlängsachse nach hinten aus der Vertikalen in die Horizontale und die Wiederaufrichtung in die Vertikale durch ökonomischen Einsatz der ventralen/dorsalen Muskulatur ausführen können. Reaktive Schritte nahtlos dem wechselnden Neigungswinkel der KLA, der wechselnden Hebelarmlänge und der wechselnden Einwirkungsrichtung der Schwerkraft anpassen können.

III.

▶ Lernweg

Funktionsanalyse der Ballübung „Das Bett des Fakirs" in „Therapeutensprache"

III.1.1.
Konzeption der Ballübung „Das Bett des Fakirs"
„Das Bett des Fakirs" ist eine *Standort-verändernde* Ballübung. Um die ventrale/dorsale Muskulatur durch eine Neigung und Wiederaufrichtung der KLA aus der Vertikalen in die Horizontale zurück in die Vertikale anhand einer Ballübung ökonomisch zu aktivieren, setzen wir den Patienten aufrecht auf den Ball. Die Bewegung beginnt im „Tentakel", indem die parallel zum Boden und vor dem Körper getragenen Arme sich nach oben/hinten bewegen und eine reaktive Ballrollung nach vorne auslösen. Sobald die Rückneigung der KLA einsetzt, erlauben reaktive Schritte nach vorne ein weiteres Vorrollen des Balles. Die Kontaktstelle *Körper/Ball* verschiebt sich nach kranial. Das „Tentakel" wird um so kürzer, je mehr die KLA sich der Horizontalen annähert. Die lagebedingte Zunahme der Hebelarmlänge des „Tentakels" wird durch die Verminderung seines Gewichtes kompensiert. Auf diese Weise haben die Bauchmuskeln immer nur ein angemessenes Gewicht zu heben.

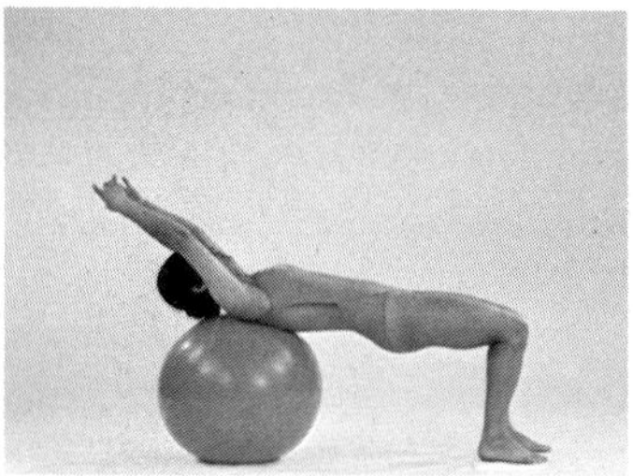

155

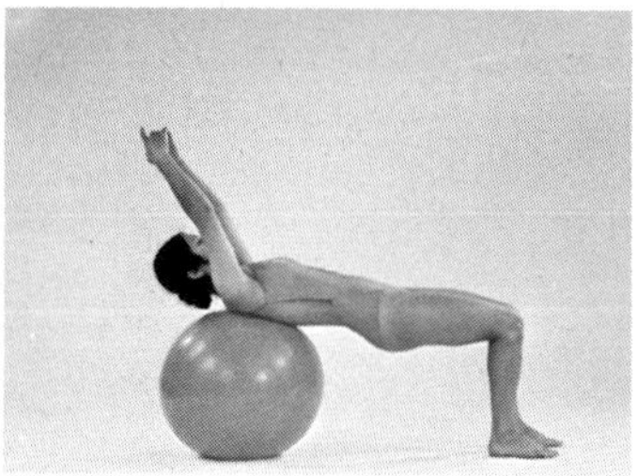

156

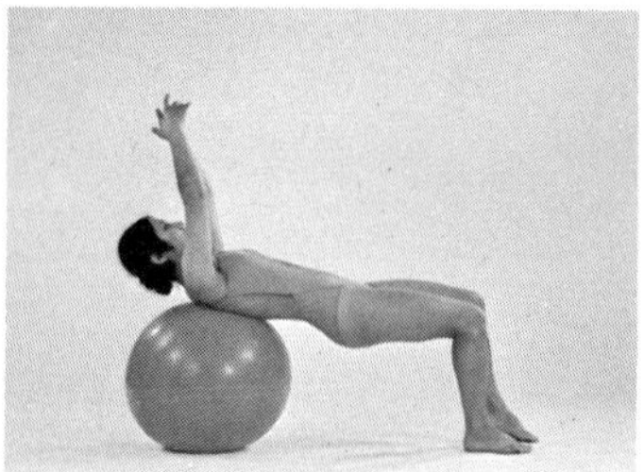

157

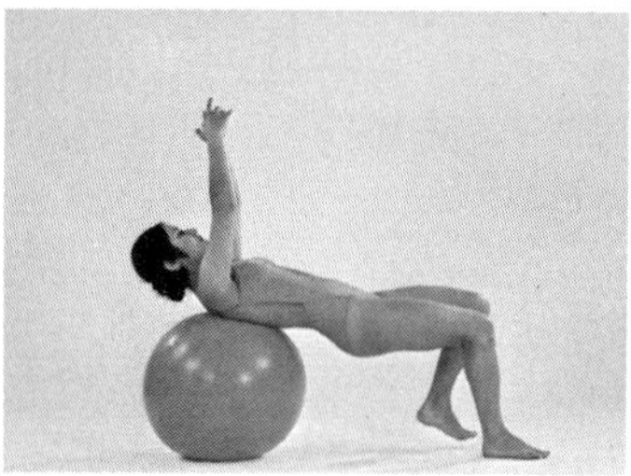

158

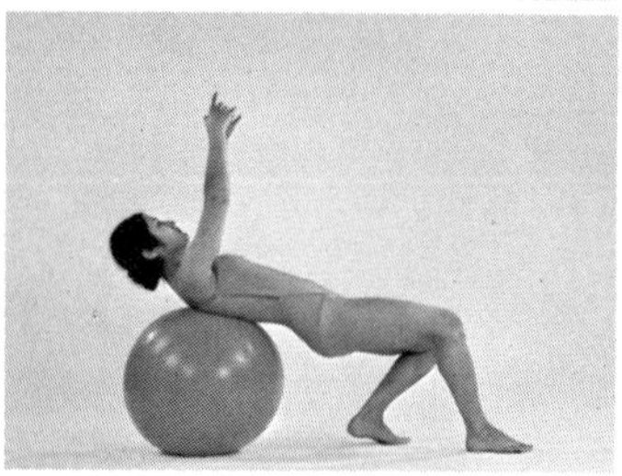

159

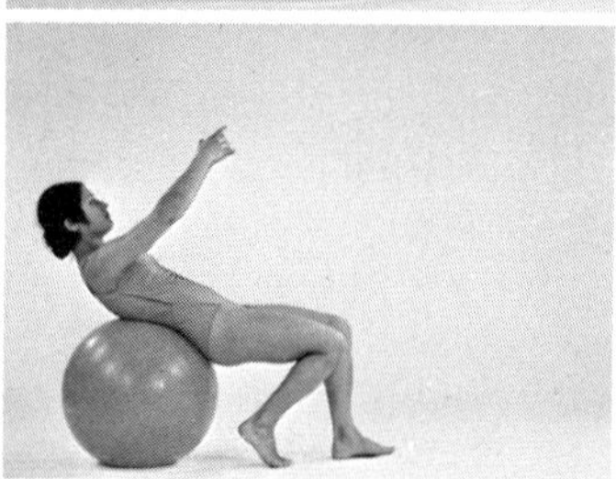

160

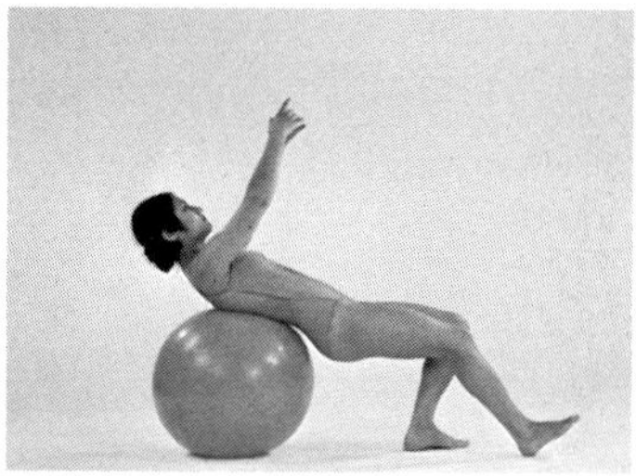

161

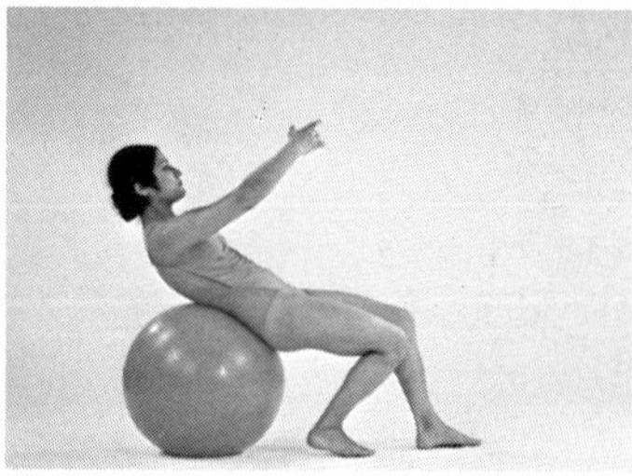

162

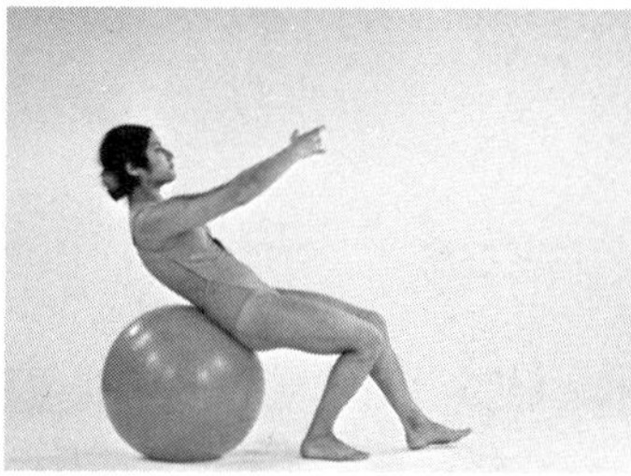

163

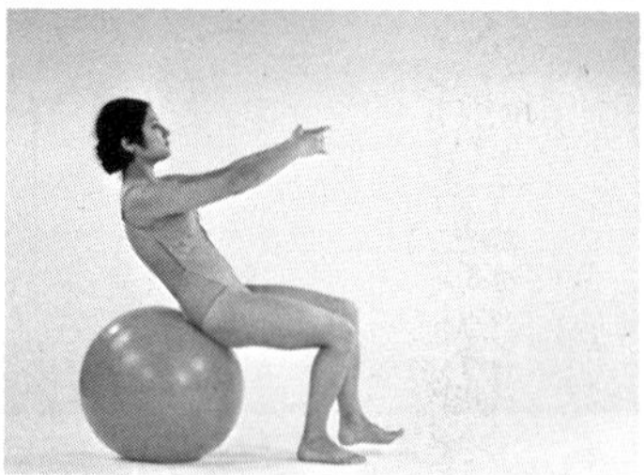

164

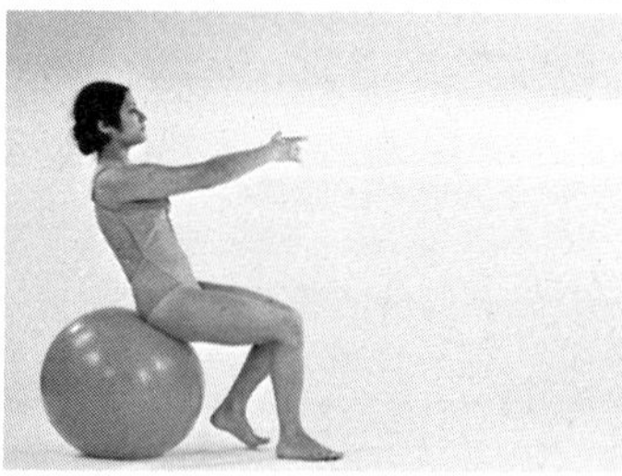

165

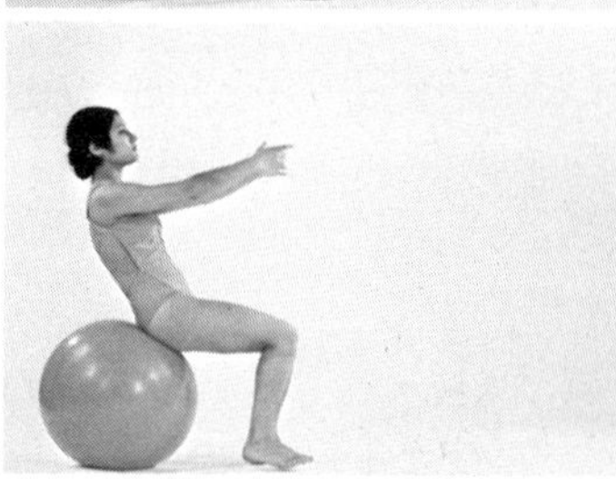

166

Abb. 155. Beginn des Rückweges in die ASTE

Abb. 158. Beginn der reaktiven Schritte nach hinten

Abb. 162. KA Brustkorb verliert den Ballkontakt

Abb. 172. Die ASTE ist wieder erreicht

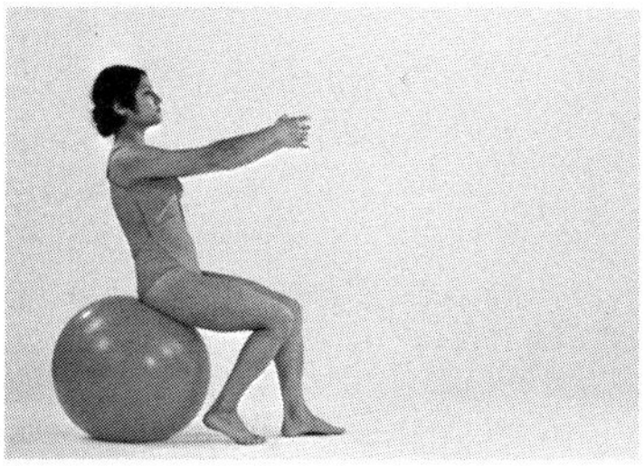
167

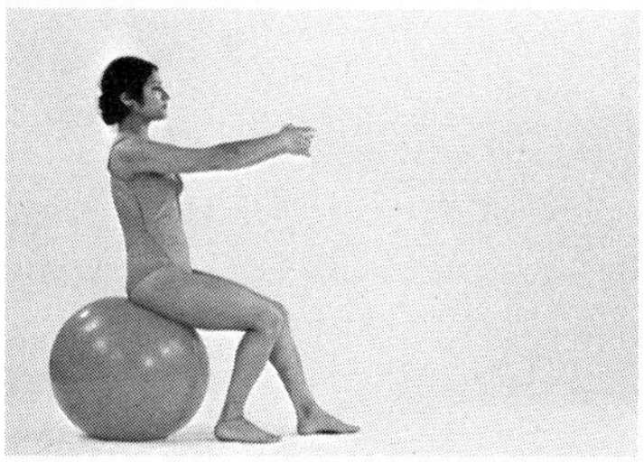
168

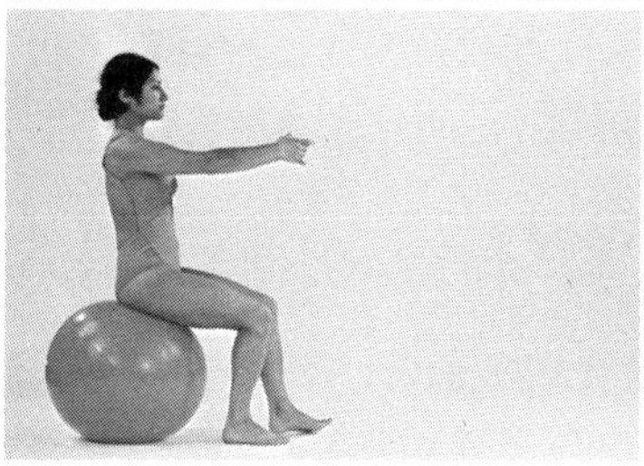
169

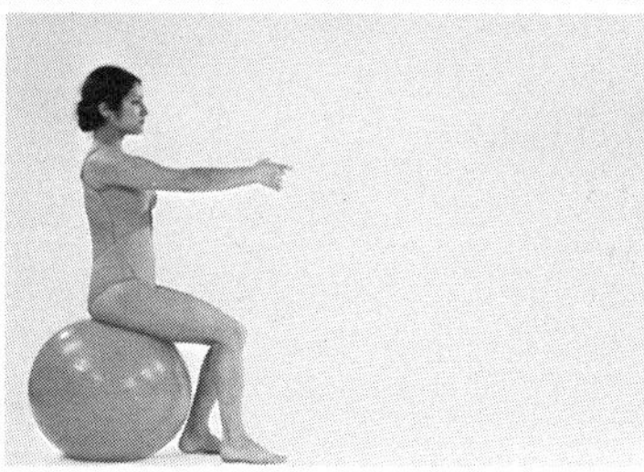
170

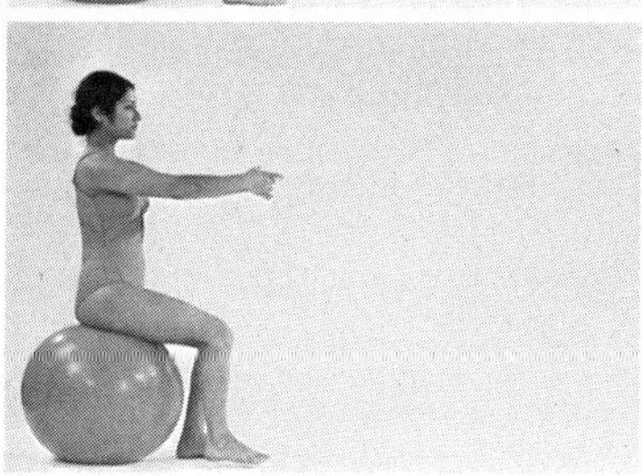
171

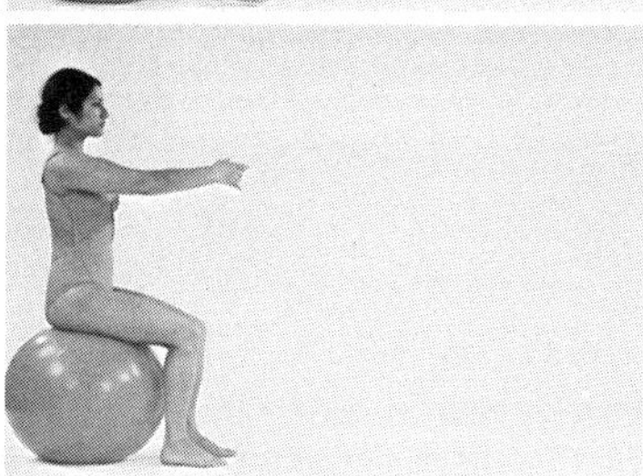
172

Mit der Verkürzung des „Tentakels“ ändert sich der Aktivitätszustand der „Brücke“. Der Brückenbogen wird länger und muß durch die dorsale Muskulatur verspannt werden. Wenn die Kontaktstelle *Körper/Ball* sich unter dem KA Kopf und dem Schultergürtel befindet, ist die „Brücke“ in extremer Stützfunktion. Das „Bett des Fakirs“ ist gemacht. Das „Tentakel“ besteht nun noch aus den parallel zur Verlängerung der KLA über den Ball hinausragenden Armen.
Zur Wiederaufrichtung der KLA in die Vertikale beginnt der Bewegungsablauf wieder im „Tentakel“. Die Arme bewegen sich nach vorne/oben. Die Kontaktstelle *Körper/Ball* verschiebt sich nach kaudal bis unter den RE/LK Tuber ischii. Die reaktive Ballrollung und die notwendigen reaktiven Schritte gehen nach hinten. Der Aktivitätszustand der „Brücke“ ist wieder die Parkierfunktion.

III.1.2.
Funktionsanalyse der ASTE der Ballübung „Das Bett des Fakirs“

Position und Aktivierung der ASTE

Die ASTE entspricht derjenigen der Ballübung „Der Cowboy“ (s. S. 13), mit der Stellung des KA Beine der Ballübung „Hula Hula vor-rück“ (s. S. 63), bis auf den nachfolgenden Unterschied:

1. Räumliche Lage

KA Arme: Die Längsachsen der Arme stehen sagittotransversal in den Schultergelenken. Die Daumenspitzen zeigen nach oben/medial, die übrigen Finger sind verschränkt, die Handteller schauen nach hinten, die Handgelenke sind in $\pm$ 80° FLEX.

4. Muskuläre Aktivität

Das Gewicht der Arme wird durch eine betonte Translation des KA Kopf nach dorsal und durch die weiterlaufende Aktivierung der EXT der BWS kompensiert.

III.1.3.
Funktionsanalyse des Bewegungsablaufes der Ballübung „Der Fakir“ (Abb. 137–172)

Der Bewegungsablauf der Ballübung „Der Fakir" gliedert sich in zwei Phasen.

Phase (1): Die KLA geht aus der Vertikalen in die Horizontale.

Phase (2): Die KLA geht aus der Horizontalen in die Vertikale.

a) ACTIO – REACTIO

1. ACTIO *in Form der Primärbewegung (PB)*
– REACTIO in Form aktivierter passiver Widerlagerung (APW)
– REACTIO in Form einer Veränderung der Unterstützungsfläche (USF)

Phase (1): In der Phase (1) gehen die kritischen DP der PB nach hinten

DP RE Hand/DP LK Hand bewegen sich in bezug auf den eigenen Körper nach dorsal/kranial, in bezug auf den Raum zuerst nach oben/dann nach unten und vom Körper aus nach hinten. DP Scheitelpunkt/DP C7 gehen nach hinten/unten. Die auslösende Aktivität geht vom KA Arme aus, flexorisch/aussenrotatorisch in RE/LK Schultergelenk.

Phase (2): In der Phase (2) gehen die kritischen DP der PB nach vorne.

DP RE Hand/DP LK Hand bewegen sich in bezug auf den eigenen Körper nach ventral/kaudal, in bezug auf den Raum zuerst nach oben/dann nach unten und vom Körper aus nach vorne. DP Scheitelpunkt, DP Incisura jugularis gehen nach vorne/oben. Die auslösende Aktivität geht vom KA Arme aus, extensorisch/innenrotatorisch im RE/LK Schultergelenk.

– In der Ballübung „Das Bett des Fakirs" liegen die kritischen DP der APW in der „Brücke". Im Lernziel ist die Neigung der KLA aus der Vertikalen in die Horizontale und wieder zurück in die Vertikale verlangt. Darum muß das ganze Bewegungssystem Körper und Ball reaktiv in die der PB entgegengesetzten Richtung transportiert werden. Man muß einfach daran denken, daß man in einem fahrenden Zug auch dann nach vorne transportiert wird, wenn man rückwärts geht.

Phase (1): die kritischen DP der APW gehen nach vorne.

– DP Ball rollt am Boden nach vorne und transportiert die auf ihm lastenden KA mit sich. DP RE Fuß/DP LK Fuß laufen dem Ball davon, indem sie Schritte nach vorne machen.

– Die USF verlagert sich nach vorne. Sie vergrößert sich um soviel, als sich die Kontaktstelle *Körper/Ball* nach kranial verschieben kann, also bis der Ball unter dem Schultergürtel und dem KA Kopf liegt. Dann bleibt das Bewegungssystem stehen. Die horizontale Lage der KLA ist erreicht.

Phase (2): die kritischen DP der APW gehen nach hinten.

– DP Ball rollt am Boden nach hinten und transportiert die auf ihm lastenden KA mit sich. DP RE Fuß/DP LK Fuß laufen dem Ball nach, indem sie Schritte nach hinten machen.

– Die USF verlagert sich nach hinten. Sie verkleinert sich um soviel, als sich die Kontaktstelle *Körper/Ball* nach kaudal verschieben muß, damit die KLA wieder vertikal steht und der Ball unter dem RE/LK Tuber ischii liegt. Dann bleibt das Bewegungssystem stehen. Die ASTE ist wieder erreicht.

2. ACTIO *in Form von beschleunigenden Gewichten*
– REACTIO *in Form von bremsenden Gewichten*

Die beschleunigenden Gewichte liegen im „Tentakel". Die Trennebene geht durch die Kontaktstelle *Körper/Ball* und steht senkrecht auf der USF und zur Bewegungsrichtung.
– Die bremsenden Gewichte liegen in der „Brücke". Besonders am Ende der ersten Phase überwiegen sie bei weitem, so daß der Aktivitätszustand der „Brücke" an Intensität stark zunimmt und aus der Parkierfunktion in eine Stützfunktion mit Verspannung des

Brückenbogens übergeht. Ohne sie könnte der *Körper/Ball*-Kontakt niemals aufrechterhalten werden.

b) CONDITIO – LIMITATIO

1. CONDITIO *der gleichbleibenden Abstände* – LIMITATIO *durch aktive Widerlagerung (A W) und Stabilisation*

In der Ballübung „Das Bett des Fakirs“ gibt es folgende, gleichbleibende Abstände:

Abstand DP Bauchnabel/DP Processus ensiformis bleibt gleich groß. (Das trifft nicht mehr zu, wenn dieser Abstand sich in der „Brücke“ befindet, da wird er größer.)
– Dieser Abstand verändert sich nicht, wenn die BWS in ihrer Nullstellung stabilisiert bleibt, solange sie sich im „Tentakel“ befindet. Sowohl beim reaktiven Vorrollen als auch beim reaktiven Rückrollen des Balles ist die AW zur Stabilisation der BWS in Nullstellung extensorisch.

Abstand DP RE Handgelenk/DP LK Handgelenk bleibt gleich groß.
– Dieser Abstand verändert sich nicht, wenn die Längsachsen der Arme durch potentielle, alternierende AW der ab-/adduktorischen/innen-/außenrotatorischen Komponenten des RE/LK Schultergelenkes in der Sagittalebene des zugehörigen Schultergelenkes gehalten werden.

Abstand DP RE Handgelenk/DP RE Schultergelenk, DP LK Handgelenk/DP LK Schultergelenk bleibt gleich groß.
– Dieser Abstand bleibt unverändert, wenn das RE/LK Ellbogengelenk in der Nullstellung extensorisch stabilisiert bleibt.

Abstand DP RE Knie/DP LK Knie, DP RE Fußlängsachse/DP LK Fußlängsachse bleibt gleich groß (Spurbreite).
– Diese Abstände verändern sich nicht, wenn sie durch potentiell, alternierende AW der flexorischen/extensorischen/ad-/abduktorischen/innen-/außenrotatorischen Komponenten des RE/LK Hüftgelenkes und der innen-/außenrotatorischen Komponenten des RE/LK Kniegelenkes gehalten werden. Dies sowohl in der Spielbeinphase als auch in der Standbeinphase und sowohl beim Vorwärtsgehen als auch beim Rückwärtsgehen.

2. CONDITIO *der „Räumlichen Fixpunkte“* – LIMITATIO *durch Verhindern von PB/APW/Veränderung der USF*

Da „ Das Bett des Fakirs“ eine Standort-verändernde Ballübung ist, gibt es nur relative „Räumliche Fixpunkte“.

Der Blick bleibt immer nach ventral gerichtet.
– Der relative „Räumliche Fixpunkt“ – Blick nach ventral gerichtet – bedingt, daß die Lagebeziehung der KA Brustkorb/Kopf unverändert bleibt. Am Ende der Phase (1) ist darum der Blick nach oben gerichtet.

Abstand DP RE/LK Handgelenk vom Boden darf nicht kleiner werden als der Abstand DP RE/LK Schultergelenk vom Boden.
– Der relative „Räumliche Fixpunkt“ – Abstand Handgelenke/Boden, Abstand Schultergelenke/Boden – verhindert das Einsetzen des Armgewichtes im Sinne einer APW.

In der „Brücke“ dürfen DP RE Hüftgelenk und DP LK Hüftgelenk nicht näher zum Boden kommen als DP RE Kniegelenk und DP LK Kniegelenk.
– Der relative „Räumliche Fixpunkt“ – Abstand Hüftgelenke/Boden, Abstand Kniegelenke/Boden – wird dadurch realisiert, daß, sobald das RE/LK Hüftgelenk den Ballkontakt verliert und die reaktiven Schritte nach vorne beginnen, auch die extensorische Brückenbogenverspannung einsetzt. Sie muß so lange wirken, bis die reaktiven Schritte nach hinten aufhören und die Hüftgelenke wieder Ballkontakt haben.

Der Rollweg des Balles am Boden nach vorne/hinten ist immer geradlinig.
– Der relative „Räumliche Fixpunkt“ – geradlinige Rollbewegungen des Balles nach vorne/hinten – verlangt die richtige Begrenzung der Wegstrecke der Ballrollung am Boden. Spurbreite und Richtung der Schritte müssen eingehalten und die KA Becken/

Brustkorb in der Horizontalen aktiv widerlagernd stabilisiert werden.

Bei den Schritten nach vorne/hinten soll regelrecht über die Fußlängsachsen abgerollt werden.
– Der relative „Räumliche Fixpunkt" – regelrechte Abrollung über die Fußlängsachsen – erfordert differenziert koordinierte Aktivitäten. Sie sind in den Fußgelenken plantarflexorisch/dorsalextensorisch/pro-/supinatorisch/ever-/inversorisch, in den Zehengelenken flexorisch/extensorisch/ab-/adduktorisch, in den Kniegelenken extensorisch/flexorisch/innen-/außenrotatorisch. Nur so können die Fußlängsachsen in den vertikal stehenden sagittalen Ebenen der Hüftgelenke gehalten werden. Bei Schritten nach vorne wird vom Fersenkontakt bis zum Vorfußkontakt abgerollt, bei Schritten nach hinten vom Vorfußkontakt bis zum Fersenkontakt. Die Intensität der ökonomischen Aktivität ist hoch, weil Unterschenkel und Füße den stabilen Brückenpfeiler bei ausgeprägter Stützfunktion bilden.

3. CONDITIO *des Bewegungstempos*
– LIMITATIO *durch Bestimmung des Idealtempos*

Der ganze Bewegungsablauf hin und zurück soll etwa 16 Sekunden dauern. 4 Sekunden und ca. 4 Schritte für die erste Phase, 4 Sekunden in der horizontalen Fakirlage, 4 Sekunden für die zweite Phase und 4 Sekunden für die wiedergewonnene ASTE.
– Das gemächliche Tempo läßt die im Lernziel geforderten nahtlosen Einsätze der ventralen/dorsalen/Schritte hervorbringenden Aktivitäten differenziert und deutlich in Erscheinung treten.

III.2.
Instruktionsrezept der Ballübung „Das Bett des Fakirs" in „Patientensprache"

III.2.1.
Verbal/perzeptiv didaktisches Rezept

III.2.2.
Manipulativ/perzeptiv didaktisches Rezept

Position und Aktivierung der ASTE

Wie bei der Ballübung „Der Cowboy" (s. S. 18) mit der Position des KA Beine der Ballübung „Hula Hula vor-rück" (s. S. 63), mit Ausnahme der Position des KA Arme

„Die gefalteten Hände sind weit weg vor dem Brustkorb. Die langen Arme stehen parallel und horizontal. Die Handflächen schauen Dich an, die Daumen zeigen nach oben."

Es ist wichtig, die horizontale Lage der Längsachsen der Arme und deren Parallelität genau zu korrigieren, auch die flexorische Abwinklung der Hände, dabei sind die Arme in den Schultergelenken außenrotiert.

Bewegungsablauf: ACTIO – REACTIO/CONDITIO – LIMITATIO

„Die Arme werden noch etwas länger, aber der Blick weicht zurück. Du bist größer geworden. Der Atem geht ruhig. Noch spürst Du keine Spannung im Bauch und Du bist nirgends steif. Jetzt machen die Daumen einen großen, stehenden Halbkreis nach hinten oben und nehmen Blick und Körper mit. Hast Du bemerkt, schon rollt der Ball nach vorne, die Füße laufen dem Ball davon, schön gemächlich, eins . . . zwei . . . zu-

Wenn die ökonomische Aktivität in Ordnung ist, beginnt sofort mit Einsetzen der Armbewegung auch die Ballrollung und die EXT des KA Becken in den Hüftgelenken. Gleichzeitig lösen sich die Fersen vom Boden und der erste Schritt bringt eine nicht unerhebliche Verunsicherung der Gleichgewichtslage, die man durch eine manipulierende Führung der Ballrollung am Boden erleichtern kann. Sowie die Hüftgelenke die

erst die Ferse, dann die Spitze. Schon hat der Popo den Ball verlassen, paß' auf Fakir, er darf nicht zu Boden sinken, er soll schweben. Bleib' stehen, der Körper schwebt horizontal in der Luft, wie eine Brücke. Kopf und Schultern liegen auf dem Ball, Du schaust nach oben und wenn du die Arme ohne die Hände loszulassen weit nach hinten streckst, stehst Du auch schon auf den Fußspitzen. So bleibst Du liegen, hast Zeit an den ruhigen Atem zu denken. Jetzt kommen die vereinigten Hände wieder in Bewegung und während sie einen großen, stehenden Halbkreis nach vorne oben machen und Blick und Körper mitnehmen, rollt der Ball zurück, die Füße laufen ihm nach, gemächlich, etwa 4 Schritte, zuerst die Spitze, dann die Ferse. Schon sitzt Du wieder aufrecht auf dem Ball, genau wie am Anfang. Laß Dir Zeit zum Atmen, zum Spüren, daß Du nirgends steif bist, bevor die Daumen wieder den großen, stehenden Halbkreis nach hinten oben beginnen, um einen neuen horizontal schwebenden Fakir auf den Ball zu legen."

Unterlage des Balles verlieren, werden wegen der alternierenden Schritte die Rotationsachsen der Wirbelsäule und der Hüftgelenke plötzlich labilisiert, so daß besonders bei breitem Becken ein manipulierendes Halten des KA Becken in der Frontalebene hilfreich ist. Ist die Horizontallage erreicht, hat der Therapeut Zeit, die Stellung der Gelenke durch Berührungsstimulationen in ihre korrekte Lagebeziehung zu bringen. Man achte stets auf die freie Ruheatmung. Der Patient kann in dieser Lage gut sprechen. Die Stellung ist ideal für Asthmatiker. Auf dem Rückweg ist es besonders wichtig, daß die Füße des Patienten nicht am Boden rutschen. Beim Aufsetzen des Vorfußes muß dieser einen Abdruck machen können, der notwendig ist, um nahtlos den KA Becken auf den Ball und die KLA in die Vertikale befördern zu können.

III.3.

Anpassung der Ballübung „Das Bett des Fakirs" an Konstitution und Kondition des Patienten (Abb. 173 u. 174)

III.3.1.

Konstitutionelle Anpassung der Ballübung „Das Bett des Fakirs"

Die Rolle der Längen/Breiten/Tiefen/Gewichte

1. Bei der Ballübung „Das Bett des Fakirs" soll der ⌀ des Balles etwas mehr als die halbe Unterlänge betragen. Bei großer Oberlänge wird der Rollweg des Balles relativ lang.

2. Ein breites Becken mit einem + TP/Abstand erschwert die Stabilisation des KA Becken in der Frontalebene, sobald die Schritte beginnen.

III.3.2.

Konditionelle Anpassung der Ballübung „Das Bett des Fakirs"

Die Gründe häufig auftretender „Fehler"
(s. Ausklapptafel)

1. Will man das Belastungstraining der Rumpf- und Beinmuskulatur steigern, kann man am Ende der ersten Phase des Bewegungsablaufes (horizontale Lage der KLA) ein leichtes Hopsen des Balles von den Beinen her auslösen.

3. Um die potentielle Beweglichkeit und Reaktionsbereitschaft für Gleichgewichtsreaktionen zu trainieren, kann man am Ende der ersten Phase des Bewegungsablaufes durch verschieden rasche und verschieden intensive Halbkreisbewegungen der Arme in sagittalen Ebenen die Reaktion der Ballrollung und der Abrollung über die Fußlängsachsen trainieren.

4. Bei hypermobilen Gelenken und unstabiler Wirbelsäule ist es ratsam, die Schritte zuerst mit Fußsohlenkontakt vorzunehmen.

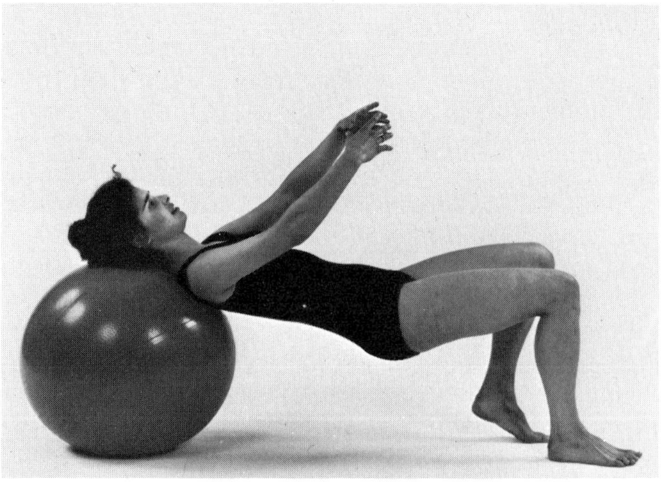

Abb. 173. Variante mit HWS/ Ball-Kontakt

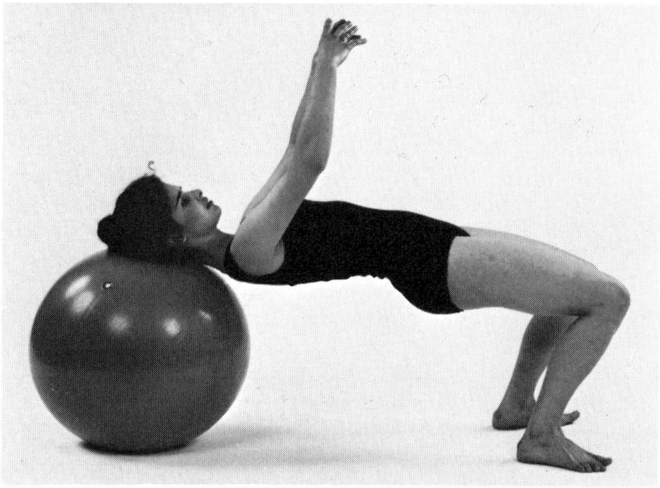

Abb. 174. Variante mit Hinterkopf/Ball-Kontakt

3.4. „Eslein streck' Dich"
(Abb. 175 – 243)

DISPOSITION

Analyse und Rezept

I.
Name der Ballübung

„Eslein streck' Dich" ist ein Phantasiename. In Grimms Märchen bringt das Eslein, das sich streckt, goldene Taler. Unser „Eslein" bringt dem Patienten, der sich „Strecken" lernt, Wohlbefinden, das die goldenen Taler bei weitem aufwiegt.

II.
● **Lernziel**

Die Wirbelsäule, insbesondere die Brustwirbelsäule an jeder beliebigen Stelle schonend und im Sinne einer Gleichgewichtsreaktion *passiv* in Extension mobiliseren können.

III.
▶ **Lernweg**

Funktionsanalyse der Ballübung „Eslein streck' Dich" in „Therapeutensprache"

III.1.1.
Konzeption der Ballübung „Eslein streck' Dich"

„Eslein streck‘ Dich“ ist eine *Standort-verändernde* Ballübung. Um die im Lernziel geforderte schonende passive Mobilisation der Wirbelsäule, insbesondere der Brustwirbelsäule in Extension zu verwirklichen, müssen unbehinderte Rollbewegungen des Balles am Boden nach vorne/hinten möglich sein. Dann kann die extensorische Verformung der WS in der Symmetrieebene als Reaktion auf Rollbewegungen des Balles mühelos stattfinden. Es ist ratsam, einen großen Ball zu wählen. Die Oberflächenkrümmung des Balles soll etwa der Krümmung der extendierten WS des Patienten entsprechen. In der ASTE sitzt der Patient aufrecht auf dem Ball. Bei vertikaler KLA sind Aktivität gegen die Schwerkraft und Gelenkstellung in bezug auf FLEX/EXT neutral. Durch Vorrollen des Balles und Mitgehen des Körpers wird der Ball für die KA Becken/Brustkorb/Kopf zur Lehne, beim darauffolgenden Rückrollen zur Liege. Immer ist die Wirbelsäule durch den Ball elastisch unterpolstert. Das ermöglicht die passive schonende Mobilisation.

Dient der Ball dem Rücken als Lehne, so wirkt das kaudal am KA Brustkorb hängende Gewicht des KA Becken als extensorisch mobilisierender Zug auf die BWS. Dient der Ball dem Rücken als Liege, wirken die kranial am KA Brustkorb hängenden Gewichte der KA Kopf/Arme einerseits und die kaudal am KA Brustkorb hängenden Gewichte der KA Becken/Beine andererseits, als extensorisch mobilisierende Gegenzüge auf die BWS.

Bei Extensionseinschränkungen im kranialen Bereich der BWS sollte der KA Kopf in angemessener Entfernung von der Balloberfläche von den Armen unterstützt werden. Bei solchen im mittleren und kaudalen Bereich wird vorerst auf den KA Becken/Ball-Kontakt verzichtet werden müssen.

III.1.2.

Funktionsanalyse der ASTE der Ballübung „Eslein streck’ Dich“

Position und Aktivierung der ASTE

Die ASTE für die *passive* Mobilisation der BWS entspricht derjenigen der Ballübung „Der Cowboy“ (s. S. 13), bis auf die nachfolgenden Unterschiede:

1. Räumliche Lage

KA Beine: Bei bequemer Grätsche der Oberschenkel sind die Längsachsen der Füße nach vorne gerichtet. Die RE/LK Ferse steht unter dem RE/LK Kniegelenk.
KA Arme: Die gefalteten Hände liegen hinter dem Kopf. Die DP Ellbogenspitzen stehen kranial/ventral/lateral von den Schultergelenken.

2. Bewegungstoleranzen

Die nach vorne gerichteten Längsachsen der Füße verhindern eine extreme ABD im RE/LK Hüftgelenk bei eventuell notwendigen Schritten nach vorne. Durch die Stellung der Fersen unter den Knien vergrößert sich die USF und damit die Rolltoleranz des Balles nach vorne. Reicht diese nicht aus, werden Schritte notwendig.

3. Muskuläre Beanspruchung bei ökonomischer Aktivität

Die Haltung der Arme hinter dem Kopf erhöht die Intensität der extensorischen Aktivität der Wirbelsäule und erleichtert eine Minderung der Aktivität der ventralen Muskulatur. Dabei sollen Schulter-/Ellbogen-/Handgelenke keinerlei gerichtete Aktivität aufweisen und potentiell beweglich sein.

III.1.3.

Funktionsanalyse des Bewegungsablaufes der Ballübung „Eslein streck‘ Dich“ (Abb. 186 – 240)

Der Bewegungsablauf der Ballübung „Eslein streck’ Dich“ gliedert sich in drei Phasen.

Phase (1): ASTE-ESTE I/*passive* Mobilisation der Wirbelsäule in EXT, besonders der Brustwirbelsäule. Der Ball dient dabei dem Körper als „Lehne“.

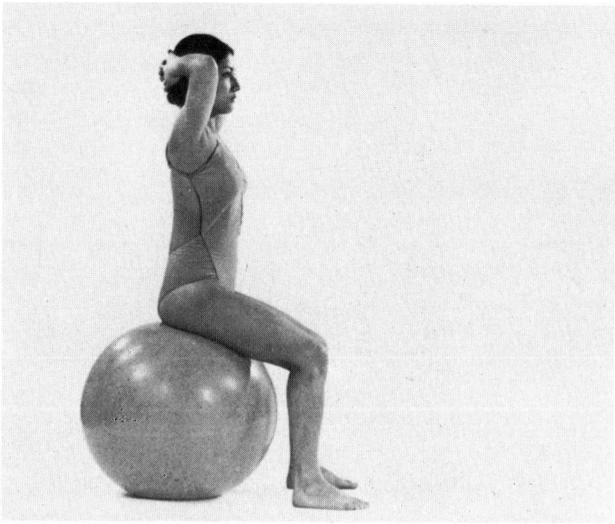

Abb. 175. ASTE, der Ball dient als Sitz

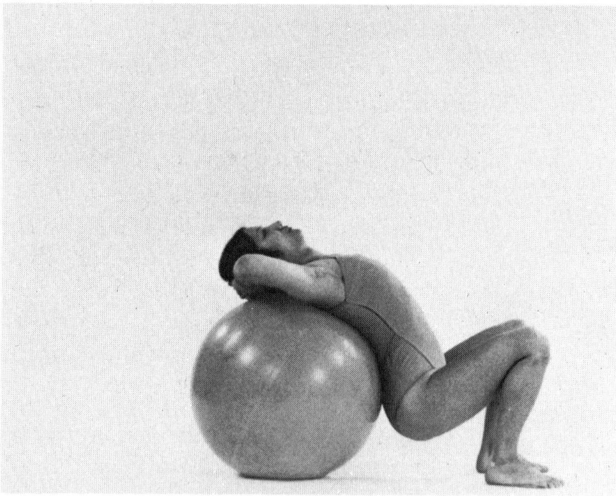

Abb. 176. ESTE I, der Ball dient als Lehne

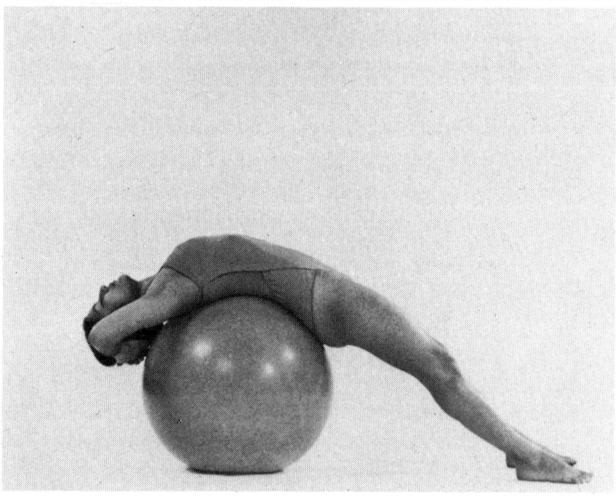

Abb. 177. ESTE II, der Ball dient als Liege

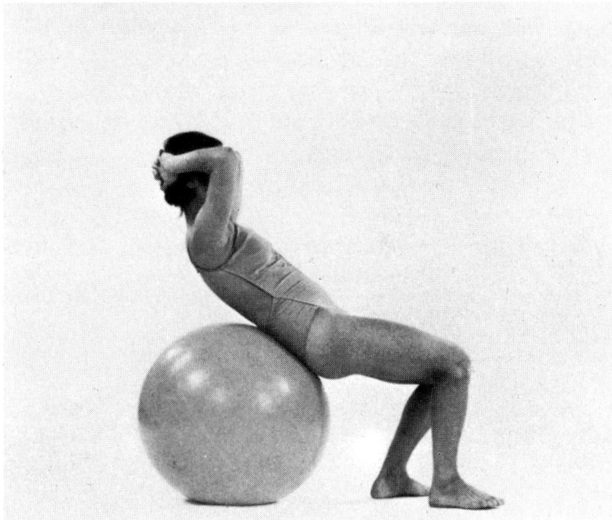

Abb. 178. Aus ESTE I zurück zur ASTE

Phase (2): ESTE I – ESTE II/*passive* Mobilisation der ganzen Wirbelsäule in Extension. Dabei dient der Ball dem Körper als „Liege".

Phase (3): ESTE II – ESTE I – zurück zur ASTE/*passive* Mobilisation der Wirbelsäule in EXT unter wechselnder Zugeinwirkung. Dabei dient der Ball dem Körper abwechselnd als „Liege" oder „Lehne". Rückkehr zu ASTE in der der Ball dem Körper als „Sitz" dient.

a) ACTIO – REACTIO

1. ACTIO *in Form der Primärbewegung (PB)*
– REACTIO *in Form aktivierter passiver Widerlagerung (APW)*
– REACTIO *in Form einer Veränderung der Unterstützungsfläche (USF)*

In der Ballübung „Eslein streck' Dich" liegen die kritischen DP der PB in der „Brük ke"

Phase (1): Während der Phase (1) gehen die kritischen DP der PB nach vorne.

DP Ball rollt am Boden nach vorne. DP RE/LK Kniegelenk bewegen sich nach vorne. DP RE/LK Hüftgelenk bewegen sich nach vorne/unten. DP RE/LK Fußsohle machen Schritte nach vorne. Die auslösende Aktivität beginnt an der Kontaktstelle *Fußsohlen/Boden*. Der Ball wird zu den Füßen gezogen, dorsalextensorisch in den Fuß-, flexorisch in den Kniegelenken, vom proximalen Hebelarm aus. Die Kontaktstelle *Körper/Ball* verschiebt sich dabei nach kranial unter das Kreuzbein. In diesem Augenblick schiebt sich die RE/LK Fußsohle im Wechsel nach vorne, während sich die Kontaktstelle *Körper/Ball* nach kranial ausbreitet und schließlich die dorsalen Seiten der KA Becken/Brustkorb/+C7 betrifft. Der Ball dient dem Körper als „Lehne".

– Die kritischen DP der APW liegen bei der Ballübung „Eslein streck' Dich" im „Tentakel". Während der Phase (1) gehen sie nach hinten.

DP RE/LK Ellbogengelenk nach hinten/lateral, DP Scheitelpunkt/DP C7 nach hinten/unten, DP Processus ensiformis in bezug auf DP Bauchnabel nach dorsal/kranial.

– Die USF wird größer und verlagert sich in Richtung der PB, indem der Ball nach vorne rollt und die Fußsohlenschritte ebenfalls nach vorne gerichtet sind.

Phase (2): Während der Phase (2) der Ballübung „Eslein streck' Dich" gehen die kritischen DP der PB nach hinten.

DP Ball rollt am Boden nach hinten.

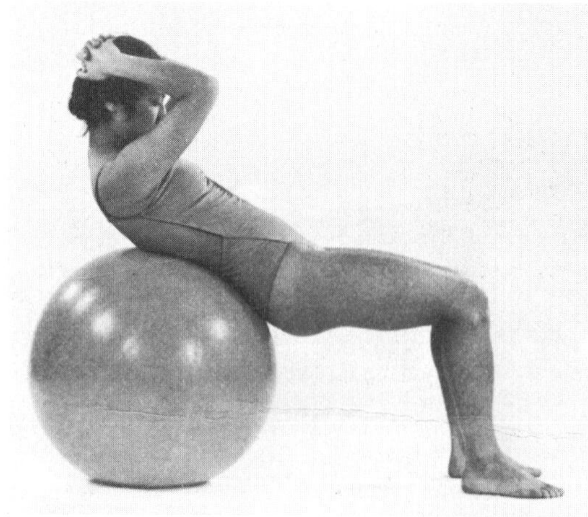

179

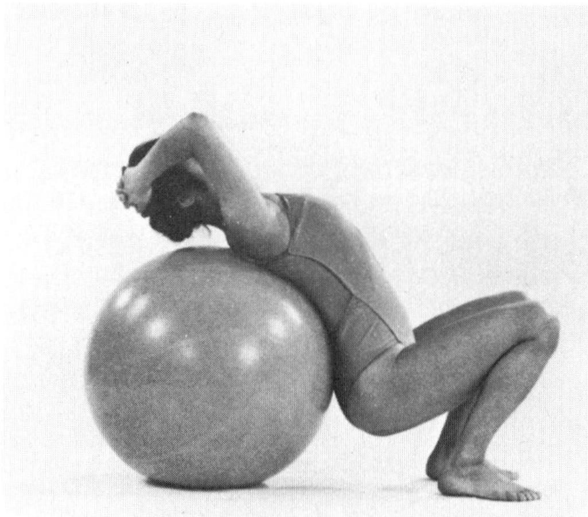

180

Abb. 179/180. Mobilisation der oberen BWS aus ESTE I

DP RE/LK Kniegelenk bewegen sich nach hinten, DP RE/LK Hüftgelenk nach hinten/oben, DP Scheitelpunkt/DP C7 nach hinten/unten. Die auslösende Aktivität beginnt an der Kontaktstelle *Fußsohlen/Boden.* Der Ball wird von den Füßen weggestoßen, plantarflexorisch in den Fuß-, extensorisch in den Kniegelenken, vom proximalen Hebelarm aus. Die Kontaktstelle *Körper/Ball* bleibt unverändert oder vergrößert sich nach kranial, wenn die KA Arme/Kopf eine Abstützung auf der Balloberfläche finden. Der Ball dient dem Körper dann als „Liege".

– In der Phase (2) der Ballübung „Eslein streck' Dich" gibt es keine APW, weil das „Tentakel", anfänglich aus den KA Kopf/Arme bestehend, sich ebenfalls in Richtung der PB bewegt und teilweise Ballkontakt bekommt.

– Die USF vergrößert sich nach hinten.

Phase (3): Die Phase (3) der Ballübung „Eslein streck' Dich" beginnt aus der ESTE der Phase (1). Die kritischen DP der PB gehen nach hinten. DP Ball rollt am Boden nach hinten. DP RE/LK Kniegelenk bewegen sich nach hinten, DP RE/LK Hüftgelenk nach hinten/oben, DP RE/LK Fußsohle machen Schritte nach hinten. Die auslösende Aktivität beginnt an der Kontaktstelle *Fußsohlen/Boden.* Der Ball wird von den Füßen weggestoßen. Die Kontaktstelle *Körper/Ball* verschiebt sich nach kaudal auf den RE/LK Tuber. Der Ball dient dem Körper als „Sitz".

– Die kritischen DP der APW liegen im wiederentstehenden „Tentakel". Die KA Kopf/Brustkorb/Becken verlieren ihren Ballkontakt und ordnen sich in die vertikal stehende KLA ein. Während der Ball am Boden nach hinten rollt, richtet sich die KLA nach vorne/oben in die Vertikale auf.

– Die USF verkleinert sich und wird nach hinten verlagert.

2. ACTIO *in Form von beschleunigenden Gewichten*
– REACTIO *in Form von bremsenden Gewichten*

Phase (1): Die Trennebene, die in der ASTE etwa mit der mittleren Frontalebene zusammenfällt, verschiebt sich während Phase (1) nach vorne und auf die vordere Ballhemisphäre und geht, wenn die Schritte nach vorne beginnen, etwa durch den lumbosakralen Übergang, verschiebt sich in bezug auf den Körper nach kranial in den mittleren Bereich der BWS und mit der Ballrollung nach vorne. Da die „Brücke" in Stützfunktion gerät, überwiegen die beschleunigenden Gewichte vor der Trennebene, die die „Brücke" bilden.

– Alle Gewichte hinter der Trennebene sind bremsende Gewichte, die dem „Tentakel" angehören, dessen Bewegungsverhalten reaktiv ist.

Phase (2): Die Trennebene verschiebt sich mit der Rückrollung des Balles nach hinten. In der ESTE der Phase (2) geht sie durch den Großkreis, der quer zur Rollrichtung des Balles steht. Wenn der KA Beine gerade noch nicht in Spielfunktion gerät, sind die Gewichte ausgeglichen. Beschleunigend wirken die kranialen KA, die über der hinteren Ballhemisphäre liegen.

– Die bremsenden Gewichte liegen über der vorderen Ballhemisphäre und betreffen die kaudalen KA, sie haben etwas Übergewicht.

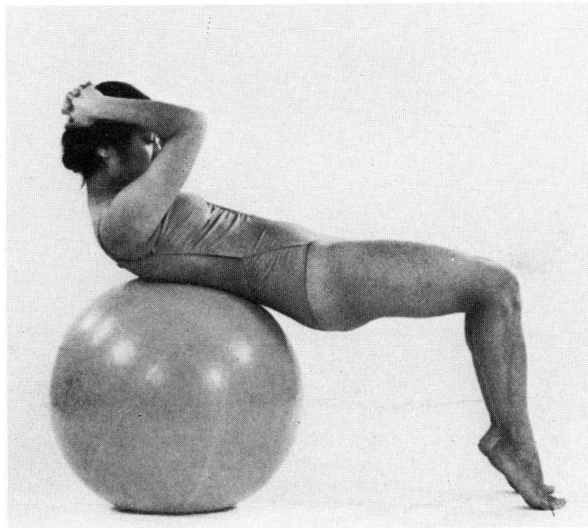

181

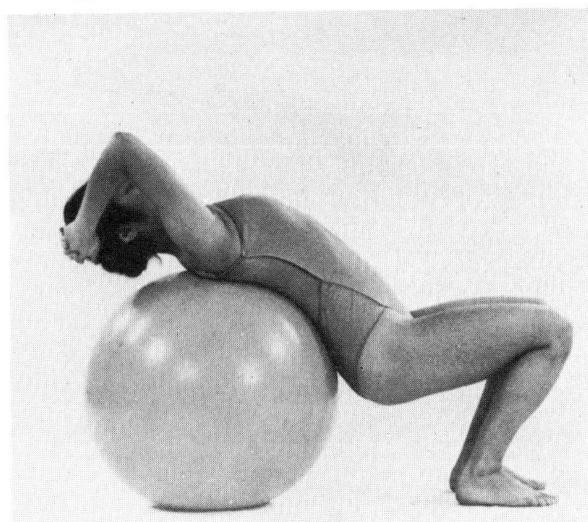

182

Abb. 181/182. Mobilisation der mittleren BWS aus ESTE I

b) CONDITIO – LIMITATIO

1. CONDITIO *der gleichbleibenden Abstände* – LIMITATIO *durch aktive Widerlagerung (AW) und Stabilisation*

In der Ballübung „Eslein streck' Dich" gibt es nur in der „Brücke" gleichbleibende Abstände, die für alle drei Phasen des Bewegungsablaufes gelten.

Abstand DP RE Knie/DP LK Knie bleibt gleich groß.
– Dieser Abstand verändert sich nicht, wenn er während der Ballrollung und der Schritte nach vorne/hinten durch potentielle AW in den Hüftgelenken gehalten wird. Dabei handelt es sich um alternierende ab-/adduktorische, flex-/extensorische, innen-/außenrotatorische Aktivitäten.

Abstand DP RE Fußsohle/DP LK Fußsohle bleibt gleich groß.
– Dieser Abstand verändert sich nicht, wenn er während der Ballrollung und der Schritte nach vorne/hinten durch potentielle AW in den Knie- und Fußgelenken gehalten wird. Dabei handelt es sich um alternierende innen-/außenrotatorische Aktivitäten in den Kniegelenken und um plantarflex-/dorsalextensorische, in-/eversorische, supi-/pronatorische in den Fußgelenken.

2. CONDITIO *der „Räumlichen Fixpunkte"* – LIMITATIO *durch Verhindern von PB/APW/Veränderung der USF*

Bei der Ballübung „Eslein streck' Dich" gibt es keine absoluten, sondern nur relative

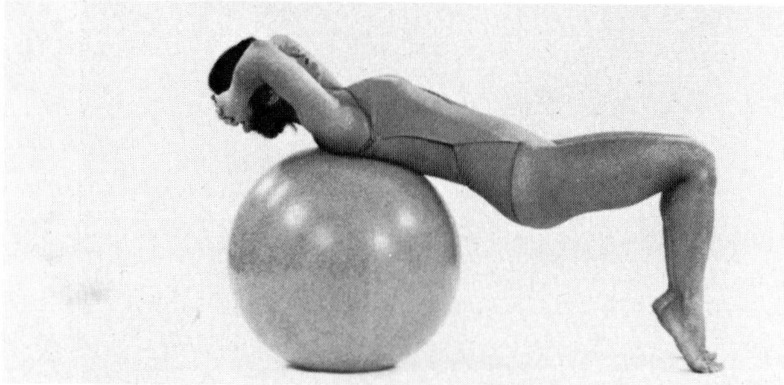

183

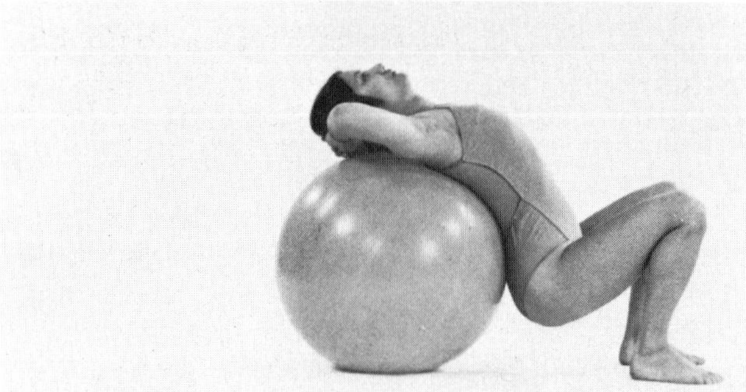

Abb. 183/184. Mobilisation der unteren BWS aus ESTE I

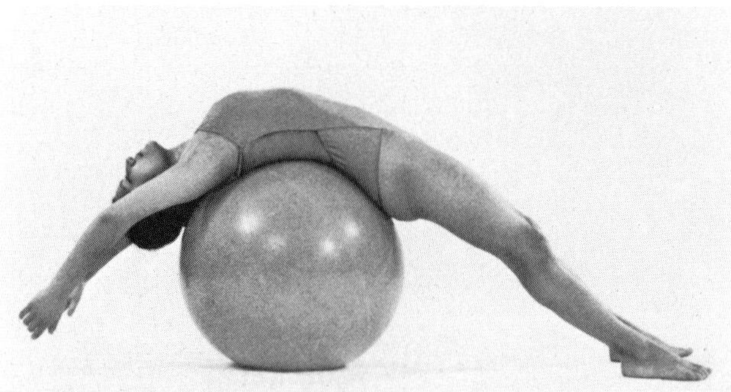

Abb. 185. ESTE II Arme parallel zur Verlängerung der KLA

„Räumliche Fixpunkte", weil das ganze Bewegungssystem Körper und Ball in bezug auf die USF einmal nach vorne und dann wieder nach hinten transportiert wird.

Die gefalteten Hände bleiben unter gegebenen Bedingungen während den drei Phasen des Bewegungsablaufes hinter dem Kopf. – Der „Räumliche Fixpunkt" – gefaltete Hände hinter dem Kopf – hat die Aufgabe, das Kopfgewicht immer dann zu kontrollieren, wenn der KA Kopf keinen Ballkontakt gewinnen kann oder soll, weil mangelnde Bewegungsfreiheit der oberen BWS es nicht oder nur anhand eines AWM im Sinne einer Hyperextension der HWS erlauben würde. Ein solcher AWM aber verhindert endgültig eine EXT im oberen Bereich der BWS.

Der Kopf liegt in den Händen wie in einer Hängematte. Er belastet zwar die Schultergürtelmuskulatur, nicht aber die ventrale Hals- und gerade Bauchmuskulatur. Die Beanspruchung dieser Muskeln würde die EXT der BWS behindern. Ohne diese Schwierigkeiten kann der Kopf frei getragen oder auf den Ball gelegt werden, während die Arme sich neben dem KA Brustkorb oder neben dem KA Kopf parallel zur KLA befinden.

Phase (1):

Der Blick ist nach vorne gerichtet.

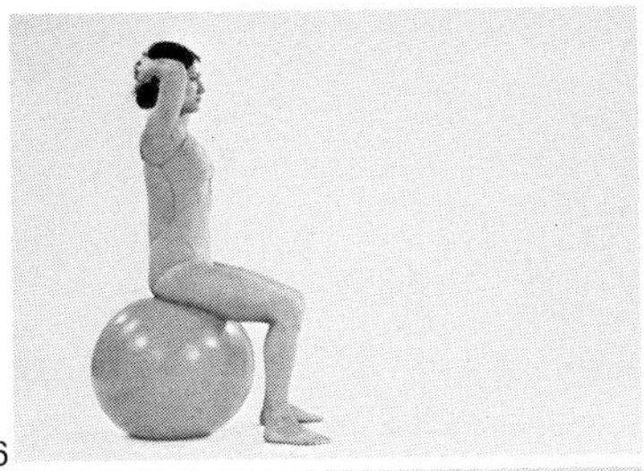
186

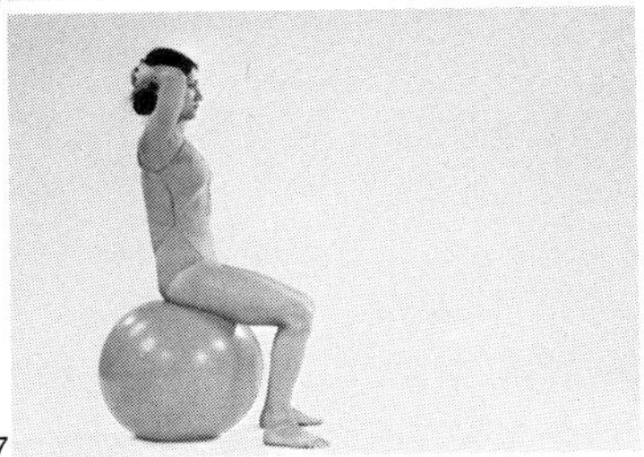
187

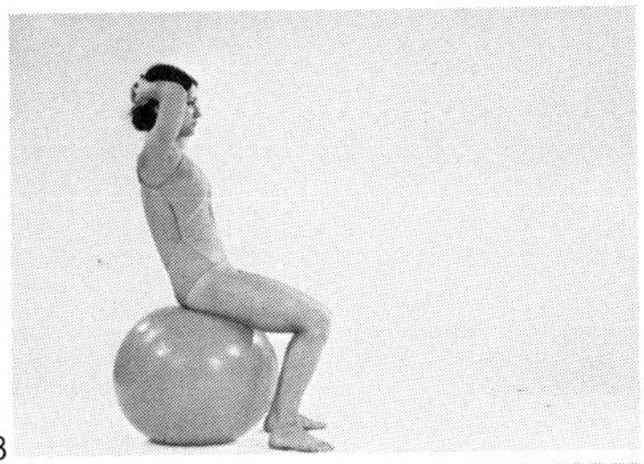
188

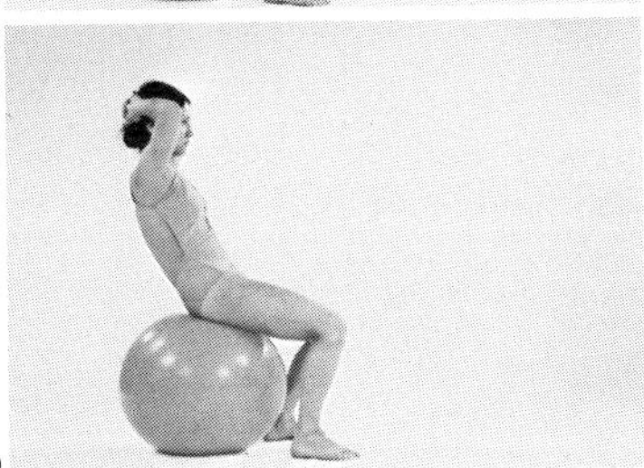
189

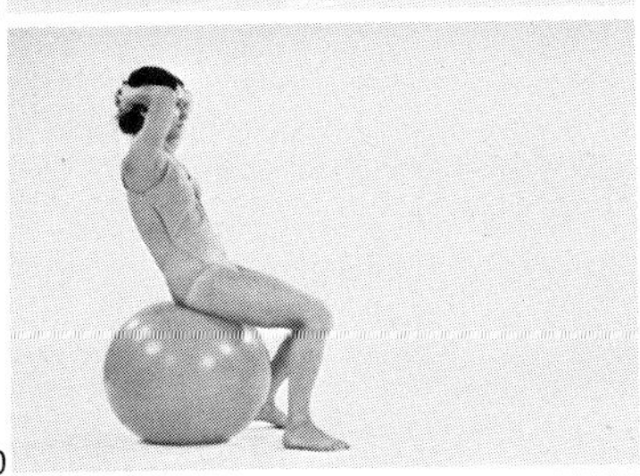
190

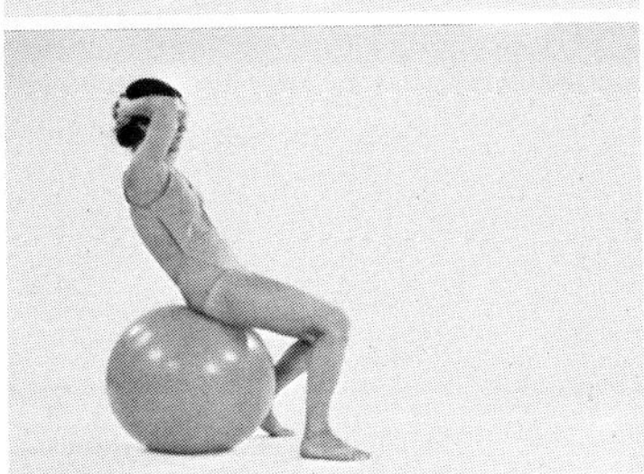
191

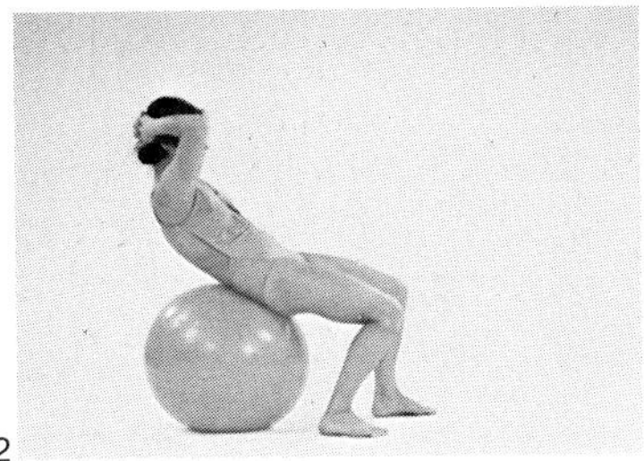
192

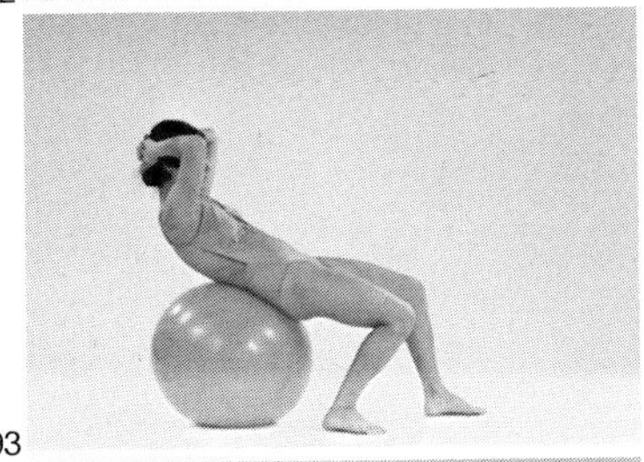
193

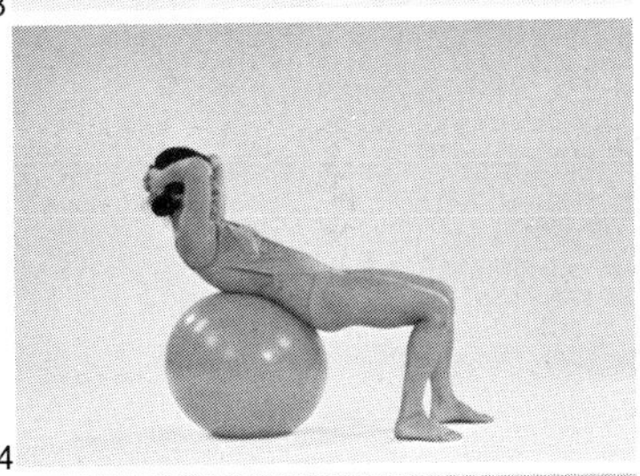
194

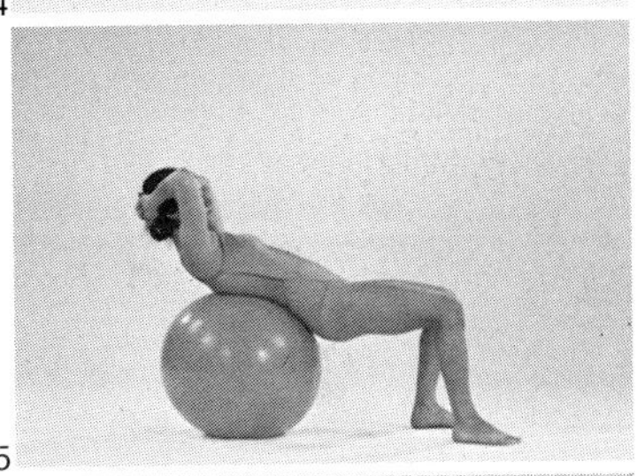
195

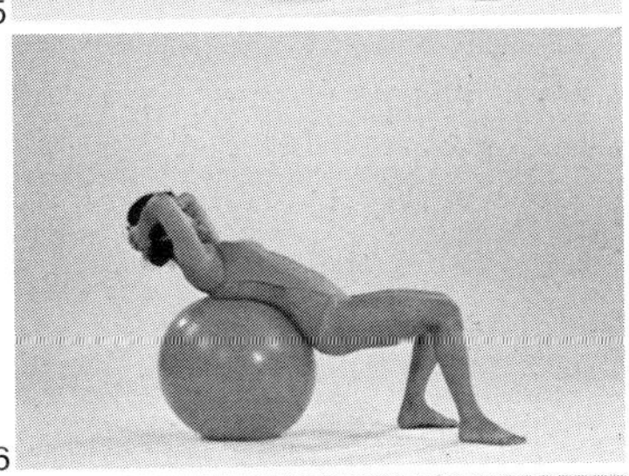
196

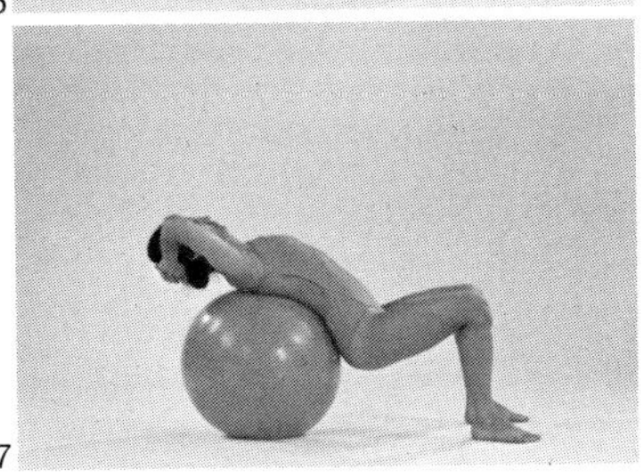
197

Abb. 186 – 240. Bildfolge des Bewegungsablaufes der Ballübung „Eslein streck' Dich"

Abb. 186. ASTE

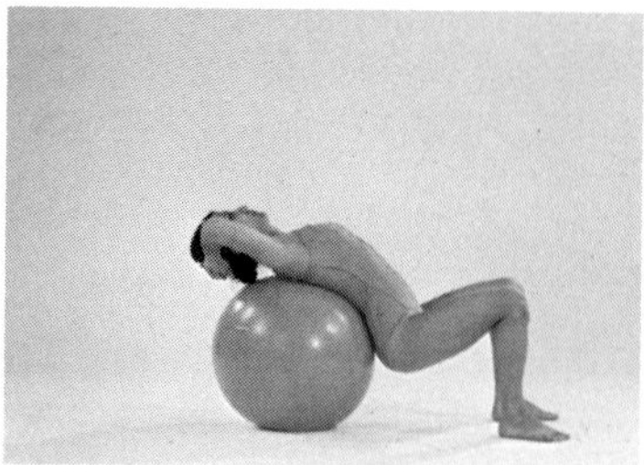
198

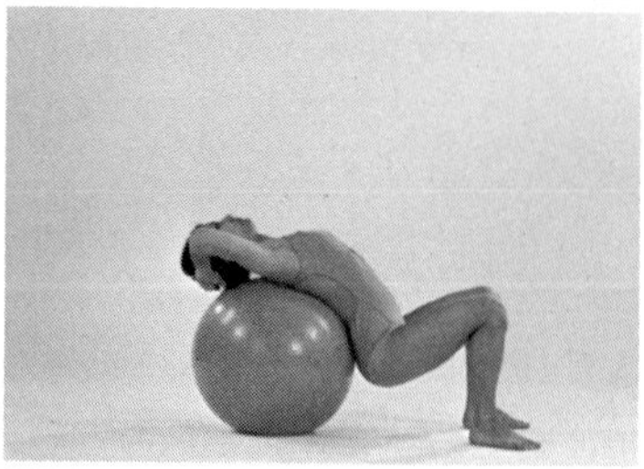
199

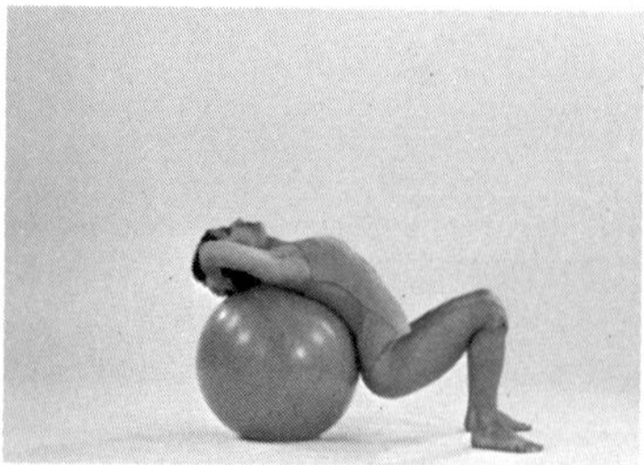
200

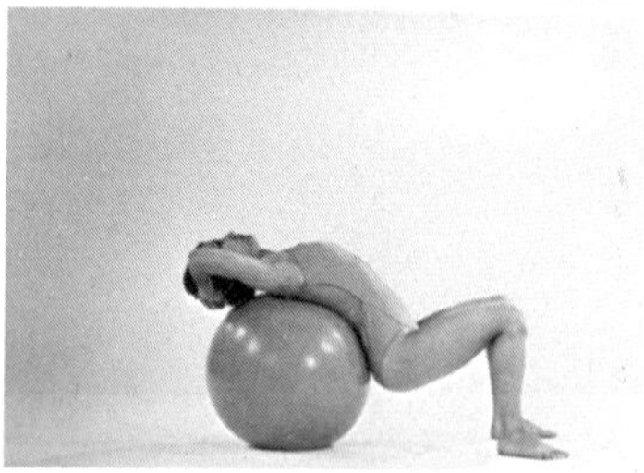
201

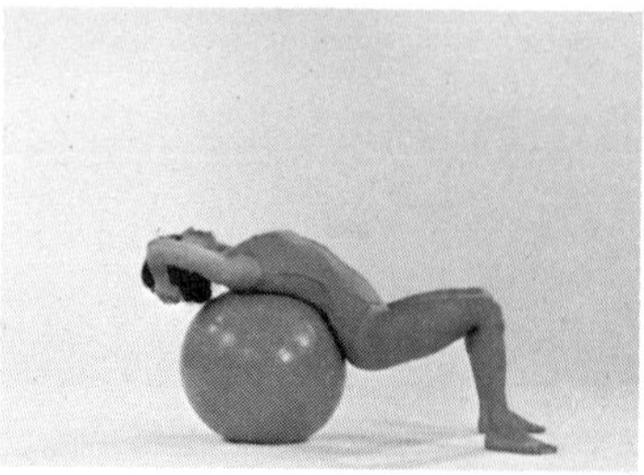
202

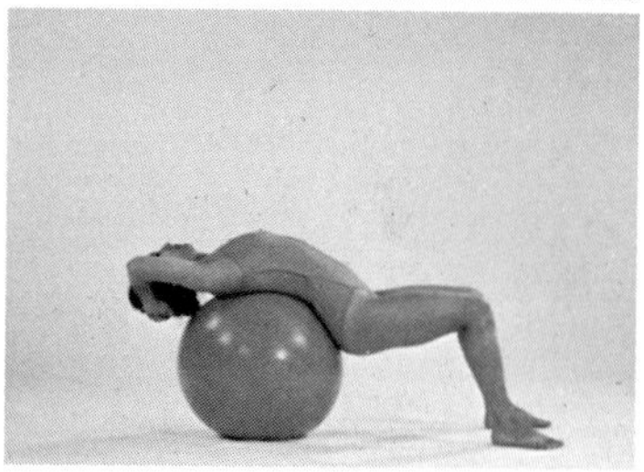
203

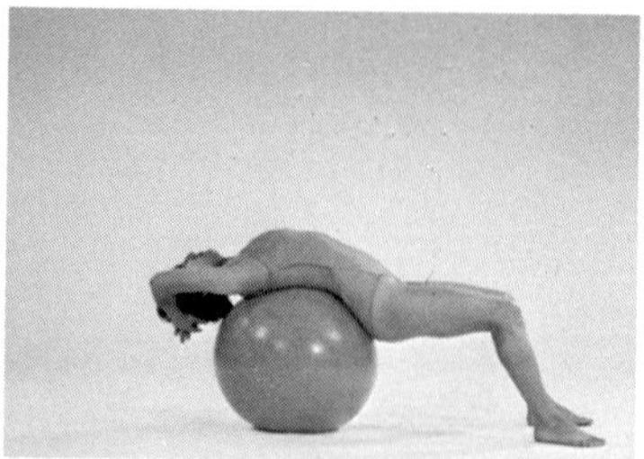
204

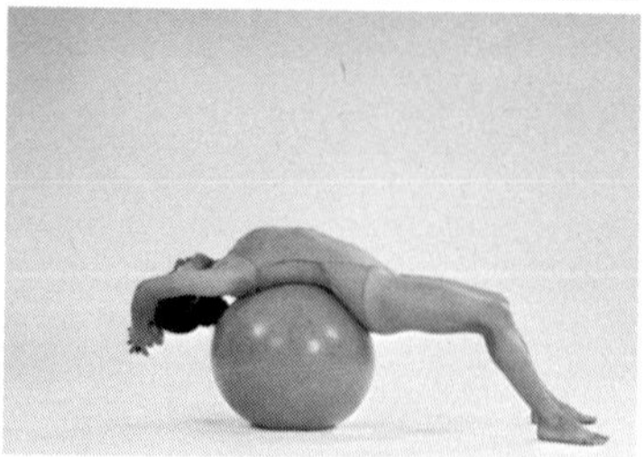
205

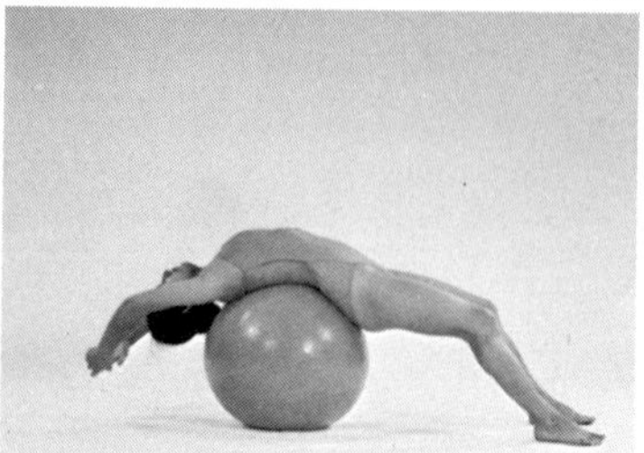
206

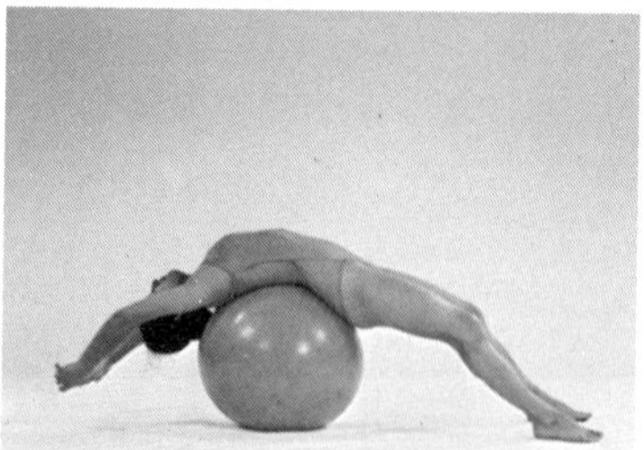
207

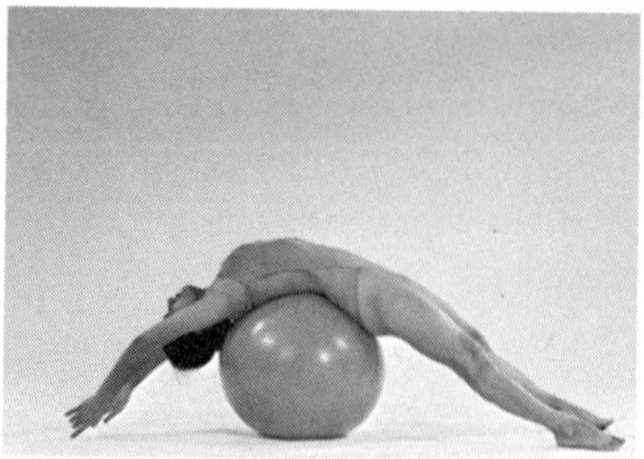
208

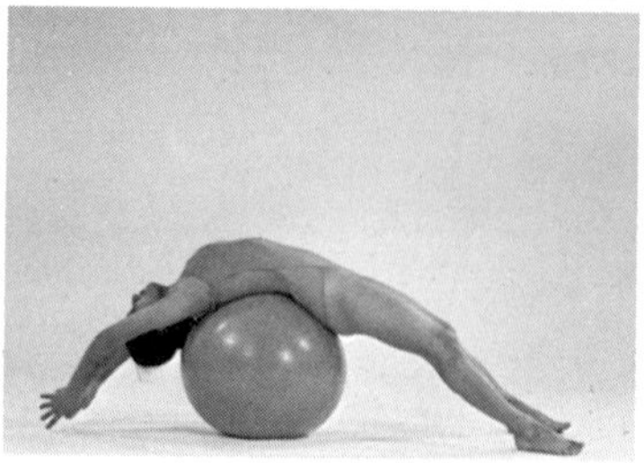
209

Abb. 200. ESTE I

Abb. 208. ESTE II

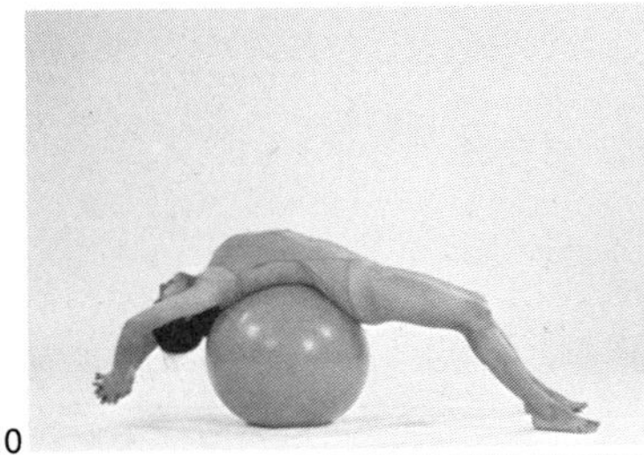

210

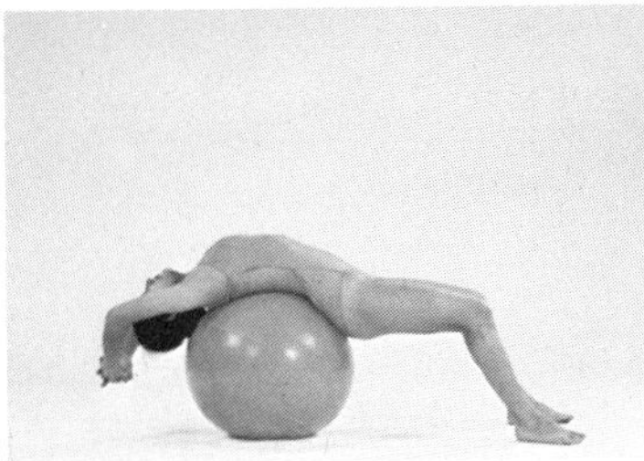

211

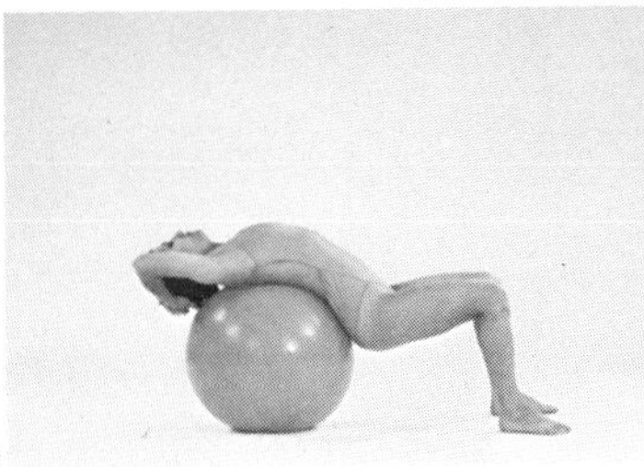

212

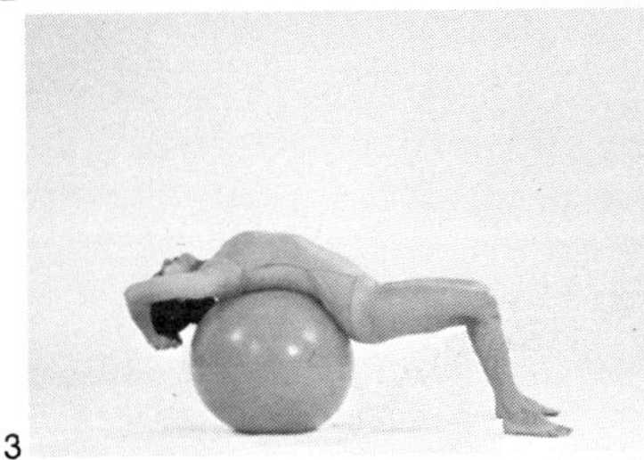

213

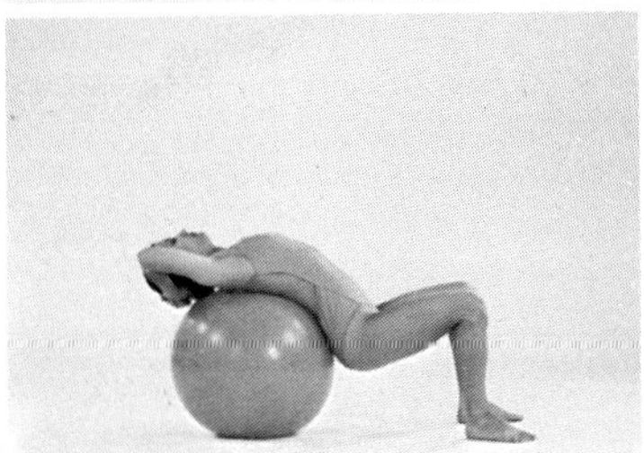

214

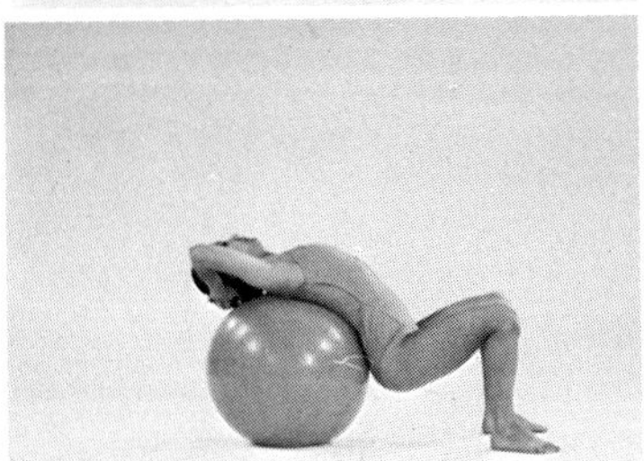

215

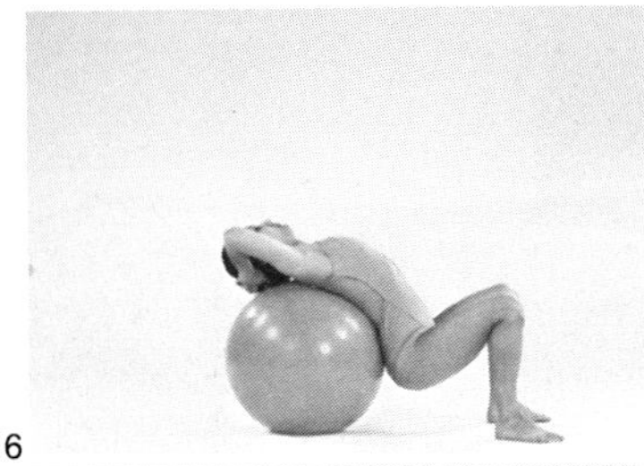

216

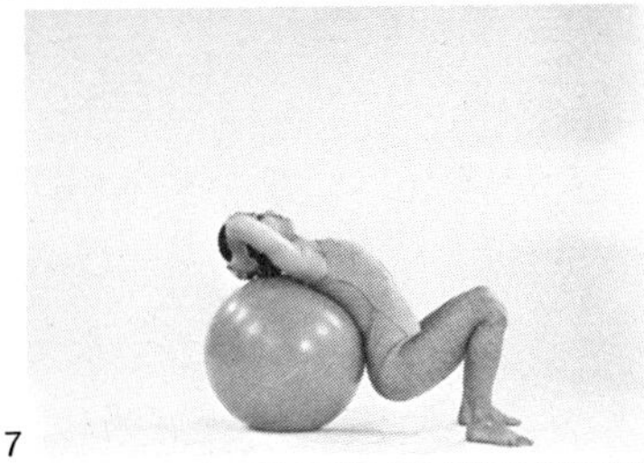

217

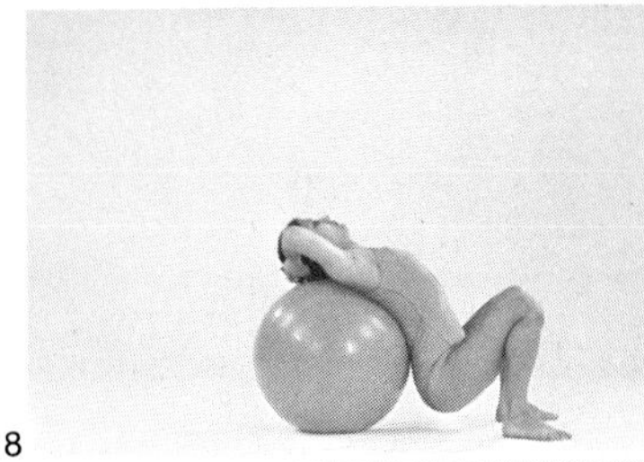

218

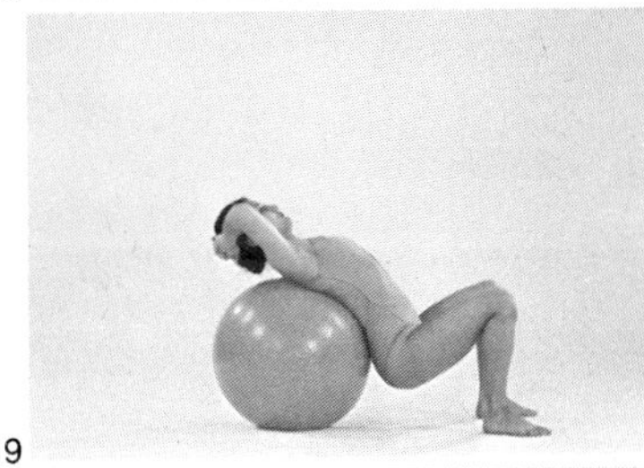

219

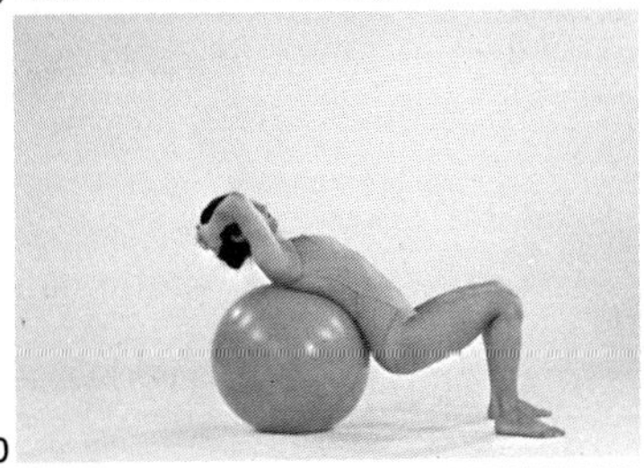

220

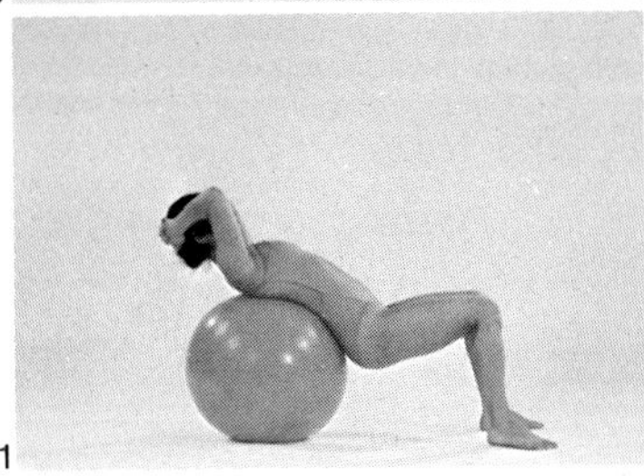

221

Abb. 218. Wieder in ESTE I

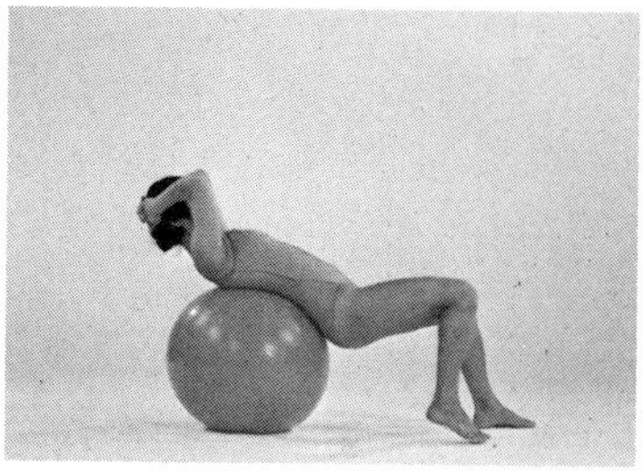
222

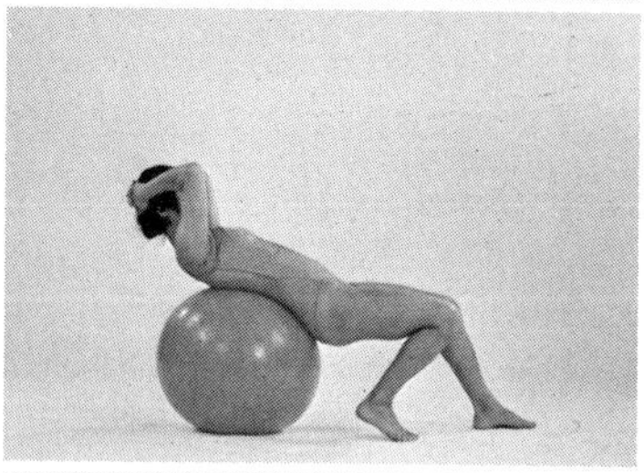
223

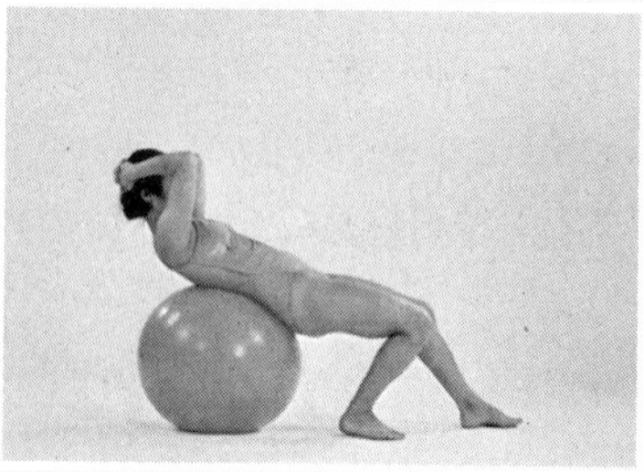
224

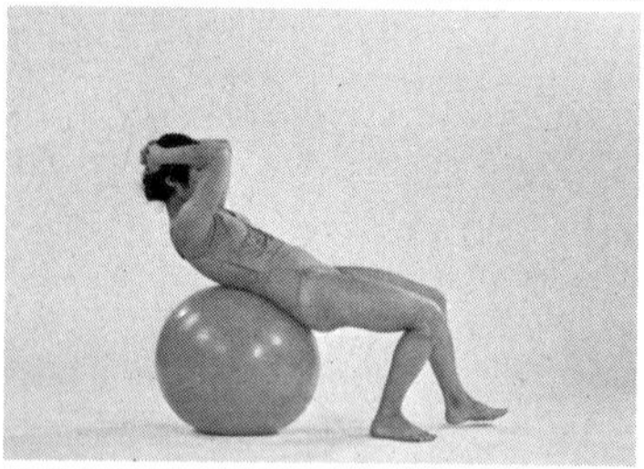
225

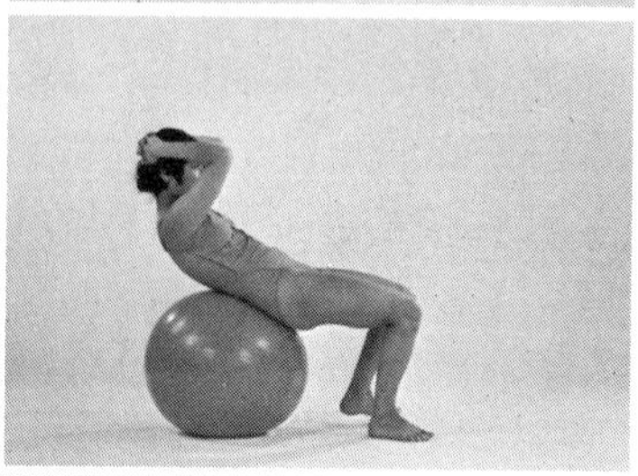
226

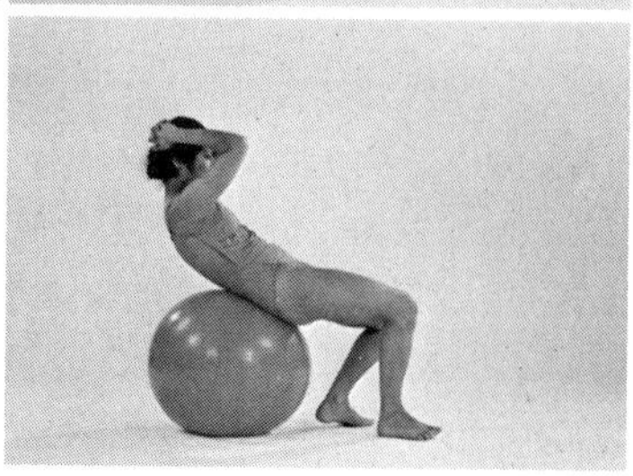
227

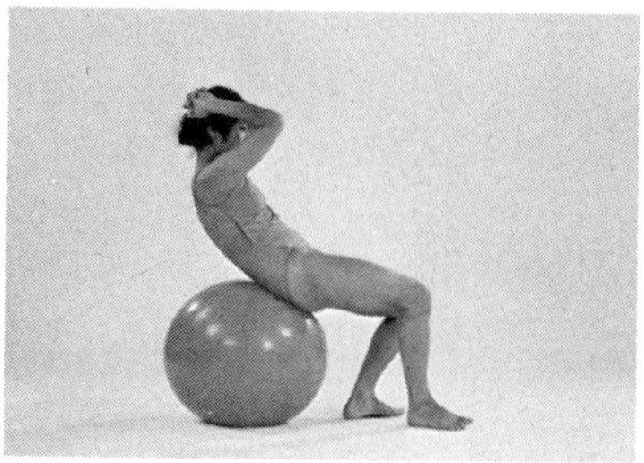
228

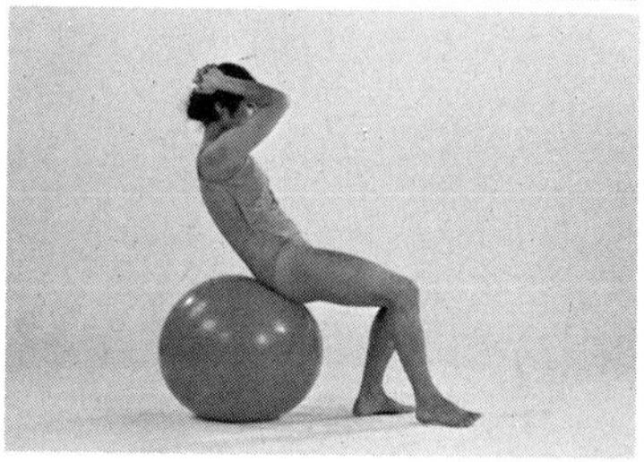
229

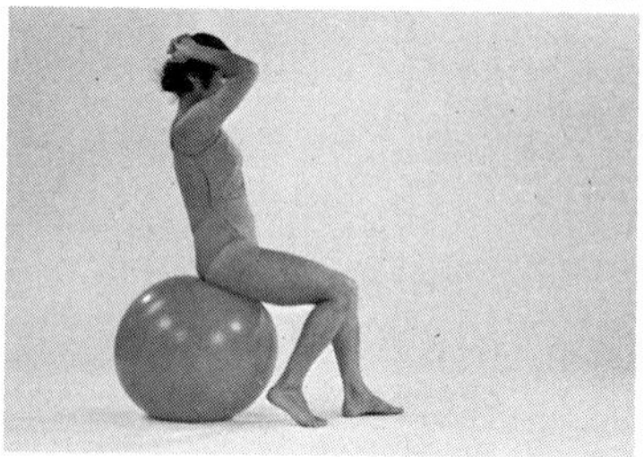
230

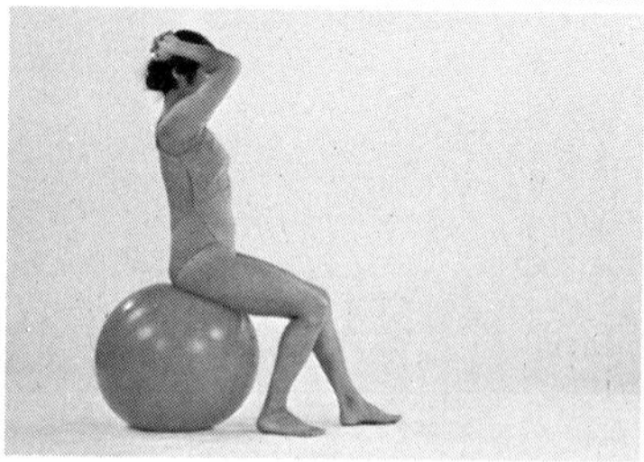
231

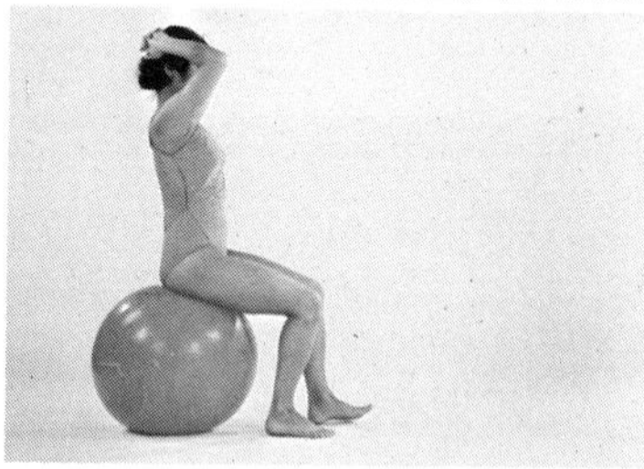
232

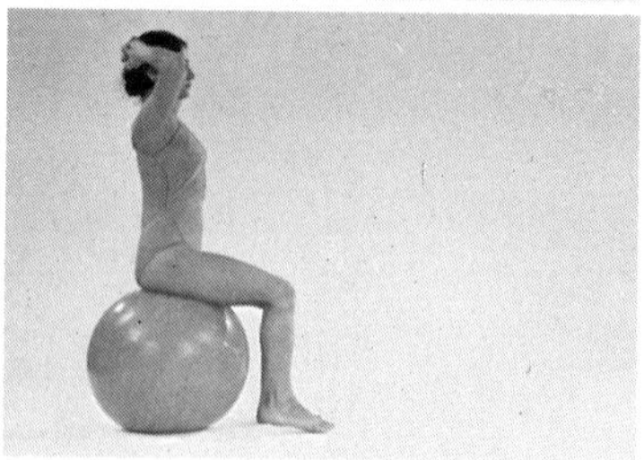
233

Abb. 233. Zurück in die ASTE

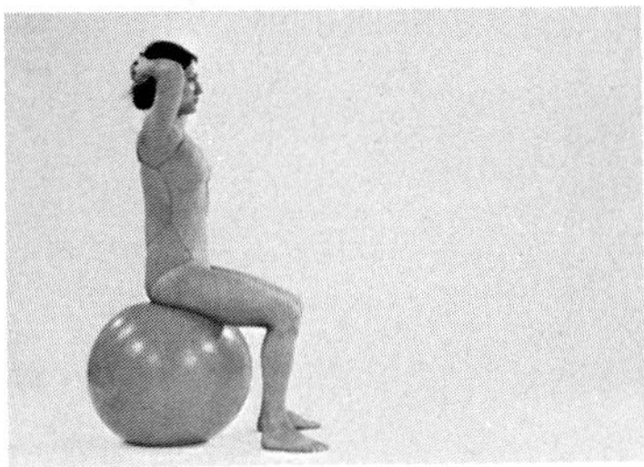
234

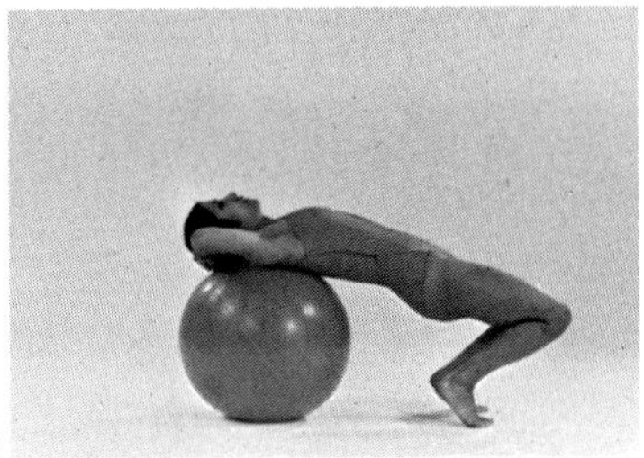
235

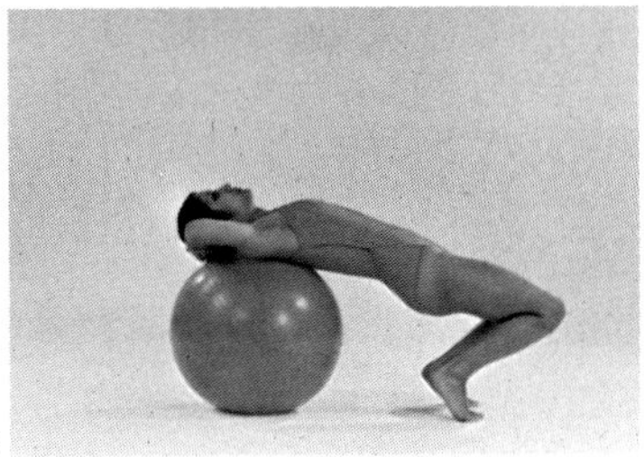
236

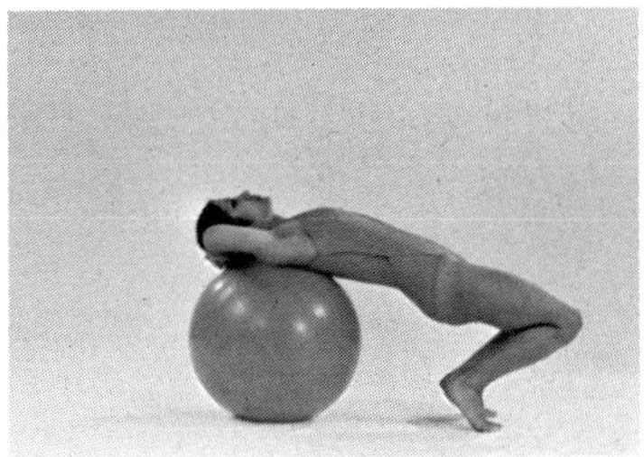
237

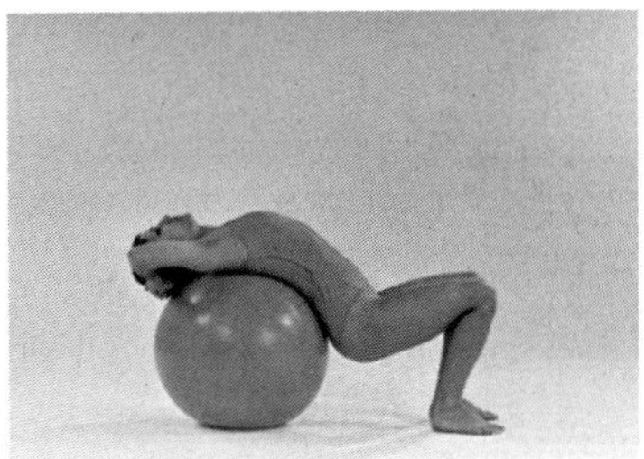
238

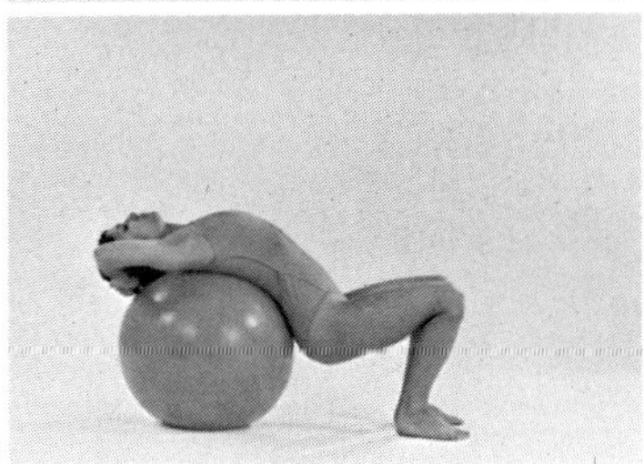
239

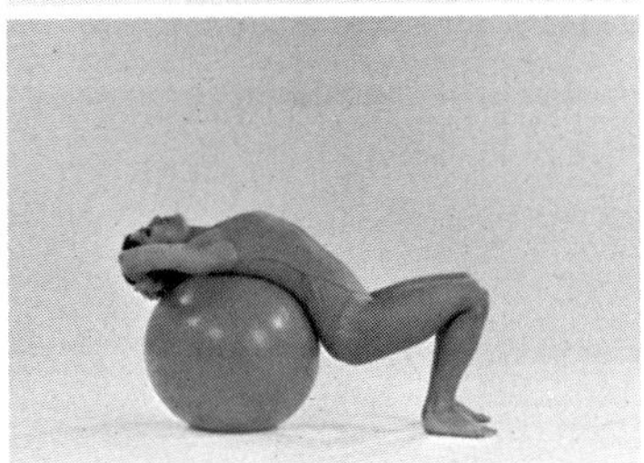
240

Abb. 234 – 240. Anpassung zur Mobilisation der unteren BWS

– Der „Räumliche Fixpunkt“ – Blick nach vorne gerichtet – ist die kraniale Begrenzung der EXT der BWS im Sinne einer AW im oberen Kopfgelenk.

Der Ball rollt so lange, bei unveränderter Kontaktstelle *RE/LK Fußsohle/Boden* nach vorne, bis der Kontakt *Kreuzbein/Ball* erreicht ist.
– Der „Räumliche Fixpunkt“ – Kreuzbein/Ball bei unverändertem Fußsohlen/Bodenkontakt – wird durch die Begrenzung der Ballrollung nach vorne im Sinne der AW ermöglicht. Die widerlagernden Aktivitäten sind in den Kniegelenken extensorisch, in den Fußgelenken plantarflexorisch.

Die BWS bleibt in Nullstellung, solange sie im „Tentakel“ ist.
– Der „Räumliche Fixpunkt“ – BWS in Nullstellung – verlangt eine extensorische Stabilisation der BWS in EXT im Sinne einer AW der starken Flexionstendenz.

Der Ball rollt weiter nach vorne, dank schleifenden Schritten im Sohlenkontakt, bis sich die Kontaktstelle *Körper/Ball* auf LWS und BWS ausgedehnt hat.
– Der „Räumliche Fixpunkt“ – Kreuzbein/LWS/BWS haben Ballkontakt – verlangt die Entspannung der ventralen Rumpf- und der dorsalen Hüftgelenksmuskulatur. Außerdem dauern die bremsenden extensorischen Kniegelenks- und plantarflexorischen Fußgelenksaktivitäten an, die im Sinne von AW das Ausmaß der Schritte und der Ballrollung kontrollieren.

Phase (2):
Die Kontaktstelle *Fußsohlen/Boden* bleibt fix.
– Der „Räumliche Fixpunkt“ – Fußsohlen/Boden – stoppt die Rollbewegungen des Balles im Sinne AW immer dann, wenn die Bewegungsrichtung umgeschaltet werden muß. Bei der Ballrollung nach hinten dürfen die Fußsohlen den Bodenkontakt nicht verlieren, bei der Ballrollung nach vorne darf der Körper den Ballkontakt nicht verlieren.

Die Kontaktstelle *Kreuzbein/LWS/BWS/Kopf/Ball* bleibt fix.
– Der „Räumliche Fixpunkt – Kreuzbein/LWS/BWS/Kopf in stetigem Ballkontakt – erfordert die anpassende Entspannung der ventralen Rumpfmuskulatur. Auf diese Weise bleiben die KA Becken/Brustkorb/Kopf auf dem Ball liegen oder an den Ball gelehnt und werden nicht teilweise zum „Tentakel“, das sofort im Sinne einer APW reagieren würde.

3. CONDITIO *des Bewegungstempos*
– LIMITATIO *durch Bestimmung des Idealtempos*

Das Tempo muß so gewählt werden, daß keine unkontrollierbaren Beschleunigungen auftreten können. Der Bewegungsablauf soll in jeder Phase gestoppt werden können.
– Ein punktierter 3/8 Takt im Metrum 50/min.
Phase (1) beansprucht 2 Takte.
Phase (2) beansprucht 4 Takte, nach hinten/vorne/hinten/vorne.
Phase (3) beansprucht 2 Takte.

III.2.
Instruktionsrezept der Ballübung „Eslein streck' Dich“ in „Patientensprache“

III.2.1.
Verbal/perzeptiv didaktisches Rezept

III.2.2.
Manipulativ/perzeptiv didaktisches Rezept

Position und Aktivierung der ASTE

Wie bei der Ballübung „Der Cowboy“ (s. S. 18), bis auf den Unterschied:

„Du sollst breitbeinig sitzen, nicht zu sehr, und die Fußspitzen schauen nach vorne.

Die Position der abduzierten Oberschenkel bei nach vorne gerichteten Fußlängsach-

Falte die Hände, lege sie hinter den Kopf. Gleich hast Du eine Stütze für den ganzen Rücken, aber gerade muß er bleiben. Die Arme sind locker, Du kannst die Ellbogen sehen. Der Bauch ist locker. Du spürst den Atem im ganzen Körper."

sen, entspricht einer Innenrotation der Unterschenkel in den Kniegelenken. Die Grätsche erleichtert die Kontrolle der Ballrollung nach vorne/hinten. Außerdem ist die Flexionstoleranz in den Hüftgelenken größer. Wenn die Längsachsen der Füße in der Rollrichtung des Balles stehen, werden eversorische Ausweichmechanismen vermieden.

Bewegungsablauf: ACTIO – REACTIO/CONDITIO – LIMITATIO

„Der Ball rollt zu den Füßen. Laß die Fußsohlen am Boden. Lehne den Kopf richtig in die Hände und schon spürst Du, wie sich der Ball unters Kreuz schiebt. Mach keinen krummen Rücken. Schiebe die Füße im Wechsel auf den Sohlen nach vorne. Dabei gleitest Du mit dem Rücken am Ball nach unten, bis Du den Ball als Rückenlehne benützen kannst. Du schaust immer noch geradeaus. Der Popo ist nahe am Boden, die Schritte hören auf, sonst rutscht der Ball weg. Du darfst ihn nicht verlieren, Du würdest unsanft auf den Boden gesetzt werden. Der Kopf liegt in Deinen Händen wie in einer Hängematte, Du darfst ihn auch auf den Ball legen. Jetzt schaust Du nach oben. Von den Füßen her stößt Du den Ball nach hinten, bis Du auf dem Ball liegst. Dein Bauch ist ganz lang geworden, aber die Füße stehen noch so fest am Boden, daß Du den Ball wieder zu den Füßen ziehen kannst, bis er wieder zur Rückenlehne geworden ist. So rollst Du hin und her. Das nächste Mal, wenn der Ball nach hinten rollt, bleibst Du nicht auf dem Ball liegen, Kopf und Hände starten senkrecht nach oben und die Füße, die nach hinten schieben, helfen mit, daß Du wieder aufrecht auf dem Ball sitzen kannst."

Für diese Ballübung braucht der Patient gleitsichere Sohlen, weil der Reibungsschub an den Füßen groß ist. In der ESTE der Phase (1) ist die Ballbelastung exzentrisch. Der Drall des Balles darf nicht zu groß werden. Man kann die Übung manipulierend einspielen. Dazu steht der Therapeut hinter dem Ball. Mit seinen Knien kann er den Ball nach vorne antreiben und hinten stoppen. Nun faßt er den Kopf des Patienten wie zu einer manuellen Traktion der HWS. Eine Hand hält von ventral/kaudal das Kinn, die andere von dorsal/kaudal den Hinterkopf. Jetzt läßt man den in den Therapeutenhänden hängenden Patienten am nach vorne rollenden Ball heruntergleiten und zieht ihn am nach hinten rollenden Ball wieder hoch. Bei Flachrücken werden die Arme vor der Brust gekreuzt, bei Rundrükken auf dem Kopf oder den Unterarmen des Therapeuten abgestützt. Man kann die Arme auch neben dem Körper hängen lassen.

III.3.
Anpassung der Ballübung „Eslein streck' Dich" an Konstitution und Kondition des Patienten (Abb. 234–243)

III.3.1.
Konstitutionelle Anpassung der Ballübung „Eslein streck' Dich"

Die Rolle der Längen/Breiten/Tiefen/Gewichte

1. Eine +Oberlänge verlangt einen großen Ball, damit der ganze Rücken eine gute „Lehne" oder „Liege" durch den Ball bekommt.

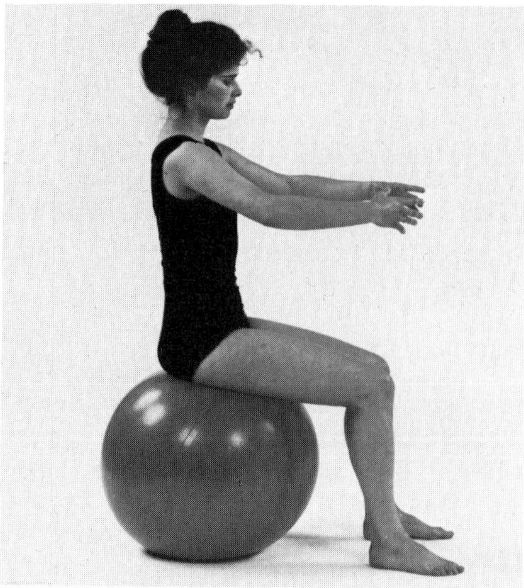

241

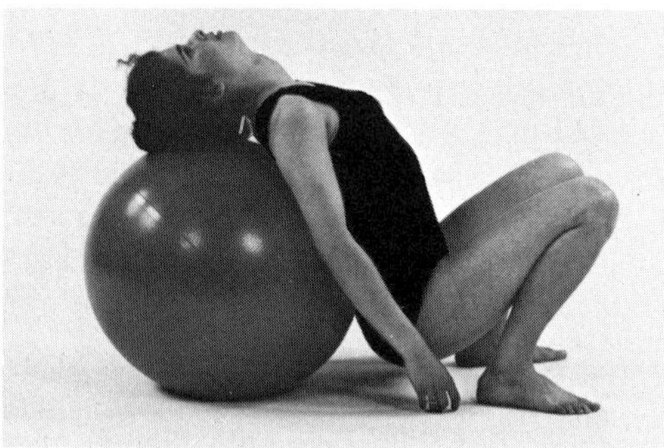

242

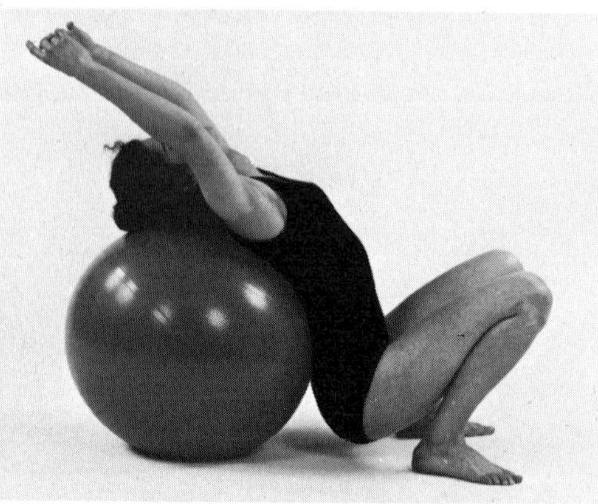

243

Abb. 241. Variante ASTE bei gut beweglicher HWS

Abb. 242. Bei gut beweglicher HWS bekommt der KA Kopf in ESTE I Ballkontakt. Die Arme hängen neben dem Körper

Abb. 243. Oder wirken als APW und stehen parallel zur Verlängerung der KLA

2. Ist der KA Becken schwer, braucht man in Phase (1), wenn der Ball dem Körper als „Lehne" dient, die Arme zusätzlich als bremsendes Gewicht, um ein Abrutschen vom Ball zu verhindern.

III.3.2.
Konditionelle Anpassung der Ballübung „Eslein streck' Dich"

Die Gründe häufig auftretender „Fehler"
(s. Ausklapptafel)

1. Man kann die passive Mobilisation der WS in Extension auch speziell auf die HWS abstimmen. Man wählt als ASTE die der Ballübung „Die Waage" (s. S. 68). Die Längsachsen der Arme stehen nun in der mittleren Frontalebene, parallel zur Verlängerung der KLA. Sobald das „Tentakel" sich nach hinten neigt, beginnt eine ausgiebige Ballrollung nach vorne. Wenn die KA Becken/Brustkorb Ballkontakt haben, wird auch der KA Kopf auf die Balloberfläche gelegt. So nimmt das Ausmaß der passiven Mobilisation deutlich zu.

4. Bewegungseinschränkungen der BWS in bezug auf die Extension sind häufig. Sie verlangen eine differenzierte Anpassung der Ballübung „Eslein streck' Dich". Man geht von der ESTE der Phase (1) aus. Hier dient der Ball dem Körper als „Lehne".

Mobilisation der oberen BWS in EXT:
Der Ball rollt wenig nach hinten. Der KA Becken behält Ballkontakt. Die KA Kopf/Arme/kranialer Teil des KA Brustkorb heben sich flexorisch im Sinne einer APW vom Ball ab. Wenn der Ball nach vorne rollt, wird versucht die obere BWS bis C7 in Ballkontakt zu bringen (Abb. 179/180).

Mobilisation der mittleren BWS in EXT:
Der Ball rollt wenig nach hinten. Der KA Becken verliert den Ballkontakt. Die Fersen heben sich vom Boden ab. Der Vorfußkontakt ist in der Stützfunktion aktiviert. Die Hüftgelenke werden im Sinne der Brückenbogenverspannung voll extendiert. die KA Kopf/Arme/kranialer Teil des Brustkorbes

heben sich flexorisch von der Balloberfläche ab. Durch Nachlassen der Muskelaktivität rollt der Ball wieder nach vorne und die KA Becken/Brustkorb suchen den Ballkontakt (Abb. 181/182).

Mobilisation der unteren BWS in EXT:
Der Ball rollt nach vorne. Der KA Becken verliert den Ballkontakt. Die Hüftgelenke extendieren im Sinne der Brückenbogenverspannung und die Fersen verlieren den Bodenkontakt zugunsten eines aktivierten Vorfußkontaktes. Die obere BWS und der KA Kopf behalten Ballkontakt. Durch Nachlassen der Muskelaktivität rollt der Ball nach hinten. Die KA Becken/Brustkorb suchen den Ballkontakt (Abb. 183/184).

3.5. „Perpetuum mobile"

(Abb. 244 – 249)

DISPOSITION

Analyse und Rezept

I.
Name der Ballübung

„Perpetuum mobile" ist ein Phantasiename. Er charakterisiert einen Bewegungsablauf, der unentwegt weiterlaufen kann.

II.
● Lernziel

II.1.
Die Schaltstellen der Hüftgelenke extensorisch/adduktorisch, flexorisch/abduktorisch reaktiv und hubarm mobilisieren können.

II.2.
Den Muskelfächer, der das Becken in Extensionsstellung des Hüftgelenkes am Oberschenkel verankert, automatisch einsetzen können.

III.
▶ Lernweg

III.1.
Funktionsanalyse der Ballübung „Perpetuum mobile" in „Therapeutensprache"

III.1.1.
Konzeption der Ballübung „Perpetuum mobile"

„Perpetuum mobile" ist eine *Standort-konstante* Ballübung. Um das Lernziel einer reaktiven, hubarmen Mobilisation der Hüftgelenke in FLEX/ABD, EXT/ADD einerseits und eines automatischen Einsatzes des hüftgelenkstabilisierenden Muskelfächers in Extension andererseits, mit Hilfe einer Ballübung zu erfüllen, wählen wird die folgende ASTE. Die KA Becken/Brustkorb/Kopf/ Arme haben dorsalen Bodenkontakt. Sie bilden eine große Verankerungsmöglichkeit für den „Brückenbogen", der durch den KA Bein gebildet wird und der auf dem Ball, als labilem Pfeiler, aufliegt. Damit haben wir die Voraussetzung für hubarme Hüftgelenksbewegungen geschaffen.

Reaktive, hubarme Mobilisation des RE Hüftgelenkes in EXT/ADD, FLEX/ABD:
Das LK Bein wird zum „Tentakel" gemacht. Es wird vom Ball abgehoben und bewegt sich annähernd in der Sagittalebene seines Hüftgelenkes als „Perpetuum mobile" fußwärts und kopfwärts. Reaktiv rollt der Ball mit dem auf ihm liegenden RE Bein von kaudal nach kranial, dieses flexorisch/abduktorisch, extensorisch/adduktorisch im RE Hüftgelenk bewegend.

Reaktiver Einsatz des hüftgelenkstabilisierenden Muskelfächers in Extension:
Die Fußwärts- und Kopfwärts-Bewegung des „Tentakels" wird in der annähernden Sagittalebene des zugehörigen Hüftgelenkes um soviel vergrößert, daß sich der KA Becken im Sinne einer weiterlaufenden Bewegung vom Boden abheben muß und in den Brückenbogen einbezogen wird. Dabei wird das Becken automatisch mit Hilfe des extendierenden Muskelfächers des Hüftgelenkes am Oberschenkel verankert.

Anmerkung: Die Ballübung „Perpetuum mobile" hat zusätzlich einen entstauenden Effekt auf die Beinvenen. Für die Bauchmuskulatur ist sie hubarm und vermeidet Ab-

Abb. 244 – 249. „Perpetuum mobile“

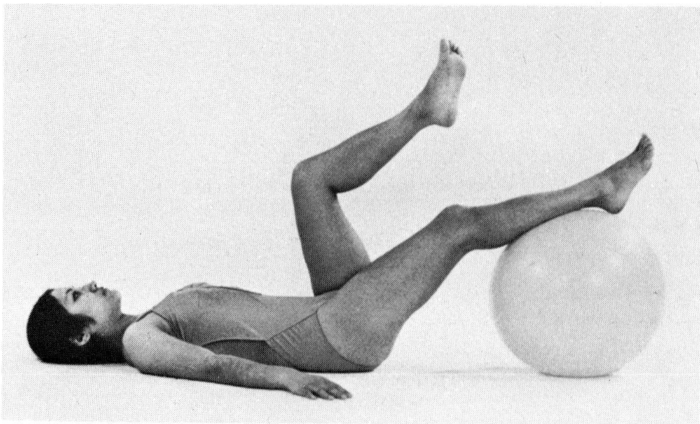

Abb. 244. ASTE, LK Bein als „Tentakel“, mobilisierende Phase

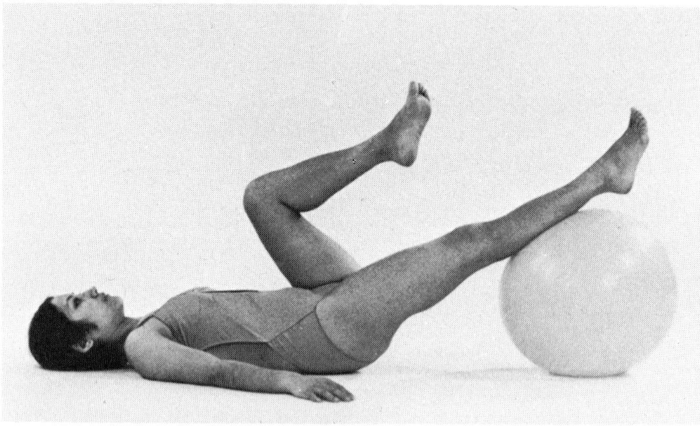

Abb. 245. Reaktive Mobilisation RE Hüftgelenk in EXT/ADD. „Tentakelhüftgelenk“ geht in FLEX/ABD

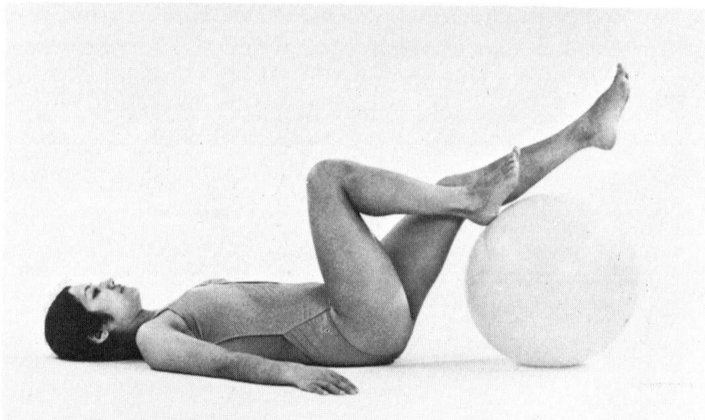

Abb. 246. Reaktive Mobilisation RE Hüftgelenk in FLEX/ABD. „Tentakelhüftgelenk“ geht in EXT/ADD

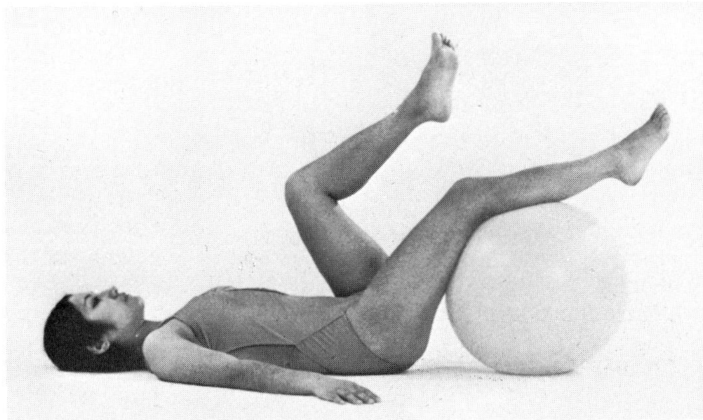

Abb. 247. ASTE, LK Bein als „Tentakel“, stabilisierende Phase

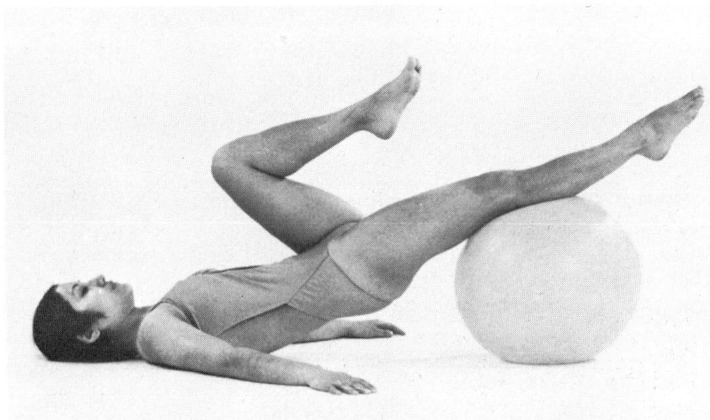

Abb. 248. Reaktive Stabilisation des RE Hüftgelenkes in EXT/ADD. Das RE Hüftgelenk hat den Bodenkontakt verloren.

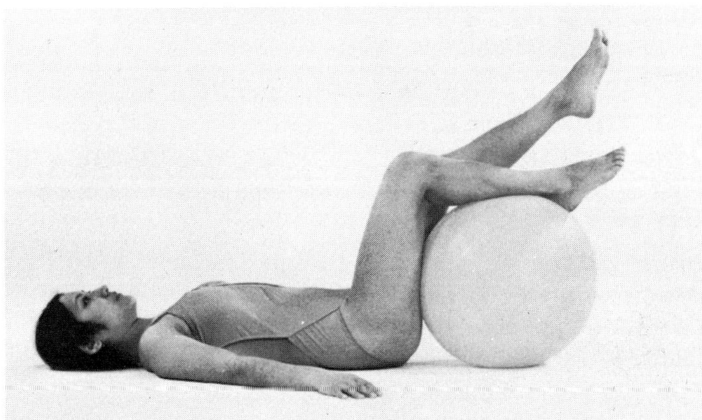

Abb. 249. Ballhüftgelenk geht reaktiv in FLEX bei Aktivierung der Ischicruralmuskulatur

scherbelastungen für die Bandscheiben der Lendenwirbelsäule.

III.1.2.
Funktionsanalyse der ASTE der Ballübung „Perpetuum mobile"

Position und Aktivierung der ASTE

Wie in der Ballübung „Die Unruh" (s. S. 160) mit nachfolgendem Unterschied:

1. Räumliche Lage

Das LK Bein bildet ein „Brückententakel". Es befindet sich in Spielfunktion und hält das „Perpetuum mobile" in Gang. Die LK Ferse steht über und etwas medial vom RE Kniegelenk.

III.1.3.
Funktionsanalyse des Bewegungsablaufes der Ballübung „Perpetuum mobile"

Der Bewegungsablauf der Ballübung „Perpetuum mobile" gliedert sich in zwei Phasen:
Phase (1): Mobilisation der Hüftgelenke,
Phase (2): Stabilisation der Hüftgelenke.

a) ACTIO – REACTIO

1. ACTIO *in Form der Primärbewegung (PB)*
– REACTIO *in Form aktivierter passiver Widerlagerung (APW)*
– REACTIO *in Form einer Veränderung der Unterstützungsfläche (USF)*

In der Ballübung „Perpetuum mobile" liegen die kritischen DP der PB im „Tentakel". Es wird in unserer Übung vom LK Bein gebildet. Es ragt nicht über den Ball, sondern über den Boden hinaus. Als distaler Hebelarm des LK Hüftgelenkes bewegt es sich annähernd in dessen Sagittalebene fußwärts und kopfwärts.

– Die kritischen DP der APW liegen in der „Brücke". Sie wird durch den Ball und das auf ihm parkierte Bein gebildet. Der reaktiv gegen die Tentalkelbewegung rollende Ball nimmt das RE Bein mit sich und mobilisiert es im RE Hüftgelenk.

Phase (1): Reaktive Mobilisation des RE Hüftgelenkes in FLEX/ABD, EXT/ADD

DP LK Ferse bewegt sich nach vorne (kaudal)/wenig medial. Das Kniegelenk geht in EXT, das Hüftgelenk in EXT/ADD.

– DP Ball rollt reaktiv nach hinten (kranial). Das RE Kniegelenk geht in FLEX, das Hüftgelenk in FLEX/ABD. Die Kontaktstelle *Körper/Ball* verschiebt sich nach kaudal, unter die RE Ferse.
– Die USF hat sich verkleinert.

Die LK Ferse bewegt sich nach hinten (kranial)/wenig lateral. Das Kniegelenk geht in FLEX, das Hüftgelenk in FLEX/ABD.
– DP Ball rollt reaktiv nach vorne (kranial). Das RE Kniegelenk geht in EXT, das Hüftgelenk in EXT/ADD. Die Kontaktstelle *Körper/Ball* verschiebt sich nach kranial unter die Mitte der Wade.
– Die USF hat sich vergrößert.

Phase (2): Reaktive Stabilisation des RE Hüftgelenkes

Um eine reaktive Stabilisation des RE Hüftgelenkes hervorzurufen, verändern wir die ASTE. Der Ball rückt etwas näher zum KA Becken, so daß die Kontaktstelle *Körper/Ball* nach kranial unter die RE Kniekehle verschoben wird. Nun werden die Bewegungsausschläge des „Tentakels" nach hinten (kranial) so vergrößert, daß sich der KA Becken vom Boden abheben muß. Dadurch wird das RE Hüftgelenk in den „Brückenbogen" einbezogen. Die Verspannung des Brückenbogens ist identisch mit der reaktiven Stabilisation des RE Hüftgelenkes, das dadurch auf Kraft beansprucht wird. Die etwas verkleinerten Rollbewegungen des Balles sorgen für den ständigen Wechsel in der Beanspruchung der Muskeln, die gegen die Schwerkraft arbeiten. Damit ist gleichzeitig ein Geschicklichkeitstraining erreicht.

2. ACTIO *in Form von beschleunigenden Gewichten*
– REACTIO *in Form von bremsenden Gewichten*

Wenn sich das „Tentakel" annähernd in der Sagittalebene des RE Hüftgelenkes bewegt und der Ball nach vorne(kaudal)/hinten (kranial) rollt, fällt die Trennebene der beschleunigenden und bremsenden Gewichte in der Ballübung „Perpetuum mobile“ mit der Transversalebene der Hüftgelenke zusammen.

Die Tentakelbewegung zeigt die Richtung der beschleunigenden Gewichte an.
– Der rollende Ball mit dem auf ihm parkierten und abgestützten Bein, zeigt die Richtung der bremsenden Gewichte an.

b) CONDITIO – LIMITATIO

1.CONDITIO *der gleichbleibenden Abstände* – LIMITATIO *durch aktive Widerlagerung (AW) und Stabilisation*

In der Ballübung „Perpetuum mobile“ gibt es folgende gleichbleibende Abstände:

Abstand DP Processus ensiformis/DP Bauchnabel bleibt gleich groß.
– Dieser Abstand verändert sich nicht, wenn die BWS in ihrer Nullstellung stabilisiert bleibt. Dies geschieht durch potentielle, alternierende Aktivitäten im Sinne der AW. Bei Tentakelbewegungen nach hinten (kranial) extensorisch/RE konkav lateralflexorisch, bei Tentakelbewegungen nach vorne (kaudal) flexorisch/LK konkav lateralflexorisch.

2. CONDITIO *der „Räumlichen Fixpunkte“* – LIMITATIO *durch Verhindern von PB/APW/Veränderung der USF*

In der Ballübung „Perpetuum mobile“ gibt es neben relativen auch absolute „Räumliche Fixpunkte“.

Während der mobilisierenden Phase (1) bleibt die Kontaktstelle *KA/Becken/Brustkorb/Kopf/Arme mit dem Boden* erhalten.
– Der absolute „Räumliche Fixpunkt“ – Kontaktstelle *Körper/Boden* – bleibt während der mobilisierenden Phase (1) erhalten, wenn der vom „Tentakel“ ausgehende Impuls der PB und derjenige der reaktiven Ballrollung durch AW begrenzt wird. Dies betrifft in erster Linie den KA Becken aber auch die KA Brustkorb/Kopf/und Arme.

Während der stabilisierenden Phase (2) bleibt die KLA stets in der Symmetrieebene der ASTE.
– Der relative „Räumliche Fixpunkt“ – KLA in der Symmetrieebene der ASTE – bleibt in der stabilisierenden Phase (2) erhalten, wenn potentielle alternierende AW die symmetrische Lagebeziehung der KA Becken/Brustkorb/Kopf auch dann gewährleisten, wenn die KA Becken/Brustkorb den Bodenkontakt verlieren.

Die Rollbewegungen des Balles am Boden gehen immer geradlinig nach vorne (kaudal)/hinten (kranial).
– Der relative „Räumliche Fixpunkt“ – geradlinige Ballrollung nach vorne/hinten – gelingt, wenn der Ball in der Symmetrieebene rollt. Sobald sich das LK Tentakelbein in der stabilisierenden Phase (2) nach hinten (kranial) bewegt und der Ball reaktiv nach vorne (kaudal) rollt, strebt das Brückenbein weg vom Bauchnabel in die Rollrichtung des Balles. Seine Parkierfunktion wird zur Abstützfunktion. Die Kontaktstelle *Körper/Ball* verschiebt sich nach kranial auf der dorsalen Seite des Brückenbeines. Dabei bewegt sich das Hüftgelenk extensorisch/adduktorisch. Nur so bleibt die zentrische Belastung des Balles erhalten. Die den Brückenbogen verspannende Aktivität des RE Hüftgelenkes trifft die extensorische/rotatorische Muskulatur.

KA Kopf und der Schultergürtel bleiben während der stabilisierenden Phase (2) in unverändertem Kontakt mit dem Boden.
– Der absolute „Räumliche Fixpunkt“ – Kontaktstelle Kopf/Schultergürtel/Boden – bleibt konstant, wenn die KLA in der Symmetrieebene der ASTE bleibt. Sobald die KA Becken/Brustkorb den Bodenkontakt verlieren, muß sich die KLA im Sinne AW stabilisieren. Wenn das LK Tentakelbein seine sagittale Bewegung nach hinten (kranial) vergrößert, verliert der KA Becken den Bodenkontakt und bewegt sich extensorisch im RE Hüftgelenk, flexorisch in der LWS und nimmt weiterlaufend den KA Brustkorb mit. Die BWS verspannt sich im Brückenbogen

extensorisch. Die AW der KLA sind vorwiegend extensorisch/lateralflexorisch/rotatorisch.

3. CONDITIO *des Bewegungstempos*
– LIMITATIO *durch Bestimmung des Idealtempos*

Die Bewegungen des „Tentakels“ in der mobilisierenden Phase (1) betragen etwa 80 in der Minute, in der stabilisierenden Phase (2) etwa 40.
– Das Idealtempo ist erreicht, wenn das Umschalten der Tentakelbewegungen des „Perpetuum mobile“ nahtlos funktioniert. In dem Moment, in dem ein Bewegungsausschlag durch die antagonistische Muskulatur gestoppt wird, muß dieser Stopp als Umschaltaktivität genützt werden.

III.2.
Instruktionsrezept der Ballübung „Perpetuum mobile“ in „Patientensprache“

III.2.1.
Verbal/perzeptiv didaktisches Rezept

III.2.2.
Manipulativ/perzeptiv didaktisches Rezept

Position und Aktivierung der ASTE

Wie bei der Ballübung „Die Unruh“ mit dem Unterschied (s. S. 160):

„Damit der Ball schön in der Mitte liegen kann, hebst Du das linke Bein in die Luft, so daß die Ferse etwa über und neben dem rechten Kniegelenk steht.

Das Tentakelbein muß so in der Luft stehen, daß der Ball keinerlei Rolltendenz, wohl aber potentielle Beweglichkeit aufweist.

Bewegungsablauf: ACTIO – REACTIO/CONDITIO – LIMITATIO

„Dein linkes Bein ist das „Perpetuum mobile“, das sich ständig mühelos fußwärts und kopfwärts, oder man könnte auch sagen nach vorne und nach hinten bewegen wird. Dein rechtes Bein muß bequem auf dem Ball liegen, so daß der Ball ohne Dein Zutun stille steht.
Die linke Ferse führt die Bewegung an. Sie geht weg vom Bauchnabel, fußwärts, nach vorne. Sie bleibt gerade eben über dem Ball. Auf dem Rückweg überholt sie das rechte Knie bis etwa zur Mitte des Oberschenkels. Sie beschreibt eine gerade Linie, die parallel zum Boden läuft. Nach vorne, ein wenig schräg nach innen. Da das rechte Bein auf dem Ball und der Körper auf dem Boden liegen bleiben soll, gerät der Ball ins Rollen. Er rollt nach hinten kopfwärts, wenn die Ferse nach vorne fußwärts geht und umgekehrt. Entfernt sich die linke Ferse vom Bauchnabel, wird das „Tentakel“ lang, der Ball rollt zum Bauchnabel, das rechte Bein wird kurz

Die notwendige potentielle Beweglichkeit im reaktiven Verhalten des Balles mit dem auf ihm parkierten RE Bein kann durch feine, manipulierte Bewegungen von der LK Ferse aus, erprobt werden. Dabei darf der Therapeut das Gewicht des manipulierten Beines nicht übernehmen.
Die Pendelbewegung in der Sagittalen ist in der Koordination darum schwieriger, weil eine ausgiebige FLEX/EXT der Kniegelenke das Tentakel- und das Ballbein ständig verlängert oder verkürzt, also einen Wechsel des Abstandes DP Ferse/DP Hüftgelenk verlangt. Außerdem erfordert die Erfüllung der CONDITIO – geradlinige Ballrollung in der Symmetrieebene – eine wenn auch geringe adduktorische Komponente im Hüftgelenk des „Tentakels“, wenn das Kniegelenk in EXT geht, und eine abduktorische, wenn es in FLEX geht. Manipuliert der Therapeut die ganze Übung, wird er das Tentakelbein an der Ferse, das Ballbein am Vor-

und berührt den Ball nur noch mit der Ferse. Geht die linke Ferse zum Bauchnabel, wird das „Tentakel" kurz und der Ball rollt weg vom Bauchnabel, das rechte Bein wird lang und berührt den Ball nur noch mit der Wade. Wenn alles gut hin und her läuft, werden die Rollen der Beine vertauscht." „Jetzt werden wir unser Spiel etwas kraftvoller gestalten. Den Ball holen wir etwas näher an den Körper. Das rechte Bein liegt jetzt mit der Kniekehle auf dem Ball. Die linke Ferse steht wieder schön neben dem rechten Knie, beginnt aber ihre Bewegung bauchnabelwärts. Jetzt kann das rechte Bein nur auf dem Ball liegen bleiben, wenn die Fußspitze in die Richtung des wegrollenden Balles strebt. Der Popo schwebt frei in der Luft. Wenn das „Tentakel" die Bewegung umschaltet und lang wird, rollt der Ball mit dem rechten Bein zum Körper und stößt am rechten Oberschenkel an, weil der Popo wieder am Boden landet. Diesen Stopp betonen wir, indem wir den Ball mit der rechten Ferse gegen den Oberschenkel einklemmen. Wenn wir den Bewegungsablauf oft genug wiederholt haben, vertauschen die Beine wieder ihre Rollen."

fuß fassen und darauf achten, daß die Extensionsbewegungen der Kniegelenke nicht bis an die Arretierung durch den dorsalen Bandapparat gehen.

III.3.
Anpassung der Ballübung „Perpetuum mobile" an Konstitution und Kondition des Patienten

III.3.1.
Konstitutionelle Anpassung der Ballübung „Perpetuum mobile"

Die Rollen der Längen/Breiten/Tiefen

s. Ballübung „Die Unruh" (S. 167)

III.3.2.
Konditionelle Anpassung der Ballübung „Perpetuum mobile"

Die Gründe häufig auftretender „Fehler"
(s. Ausklapptafel)

1. Siehe S. 167 „Die Unruh"
2. Siehe S. 167 „Die Unruh"

3.6. „Der Osterhase"

(Abb. 250 – 272)

DISPOSITION

Analyse und Rezept

I.
Name der Ballübung

„Der Osterhase" ist ein Phantasiename. Dabei spielt der Ball die Rolle eines bunten Ostereis, so haben es Kinder bestimmt, die diese Übung machten. Wenn die Endstellung der Übung erreicht ist, sitzt der Osterhase auf dem Ei und brütet es aus.

II.
● **Lernziel**

Bei labiler Gleichgewichtslage, das Hüftgelenk gangtypisch und hubarm in Extension

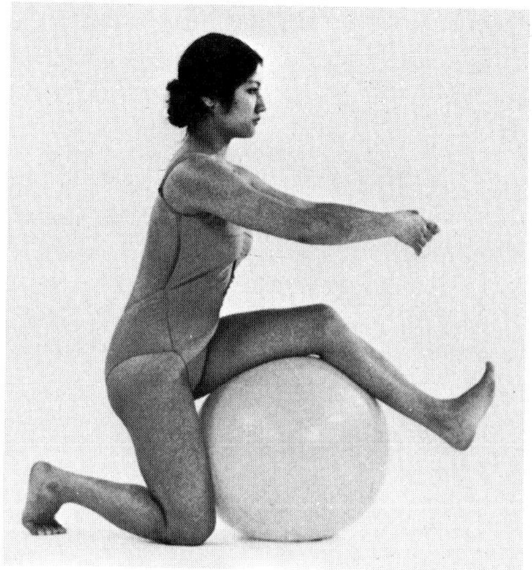

Abb. 250. ASTE

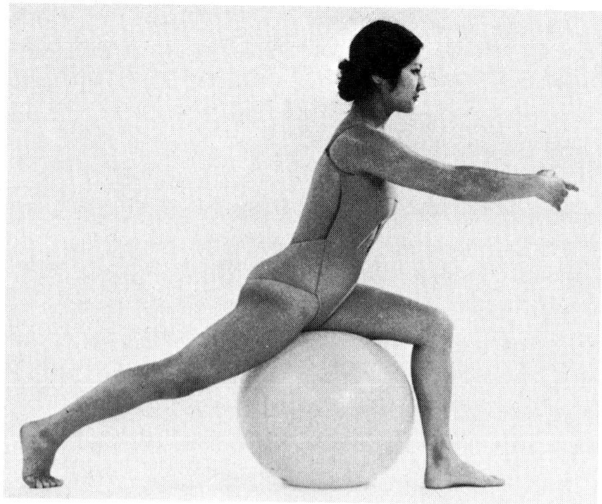

Abb. 251. ESTE

bis an die Arretierung durch das iliofemorale Band mobilisieren können.

▶ **Lernweg**

III.1.
Funktionsanalyse der Ballübung „Der Osterhase" in „Therapeutensprache"

III.1.1.
Konzeption der Ballübung „Der Osterhase"
„Der Osterhase" ist eine *Standort-konstante* Ballübung.
Das Konzept der Ballübung „Der Osterhase" bietet die folgenden Möglichkeiten an, das Lernziel zu erreichen:
Eine gangtypische Mobilisation des Hüftgelenkes in EXT muß erstens die Standbeinhüfte betreffen und zweitens eine Bewegungstoleranz nach vorne, rechtwinklig zur FLEX/EXT Achse der kritischen Standbeingelenke aufweisen. Dafür wählen wir den Einbeinkniestand hinter dem Ball.
Um bei hubarmer Belastung die Gleichgewichtslage des Standbeinhüftgelenkes zu labilisieren, legen wir das Spielbein auf den Ball. Das Standbein bildet nun die „Brücke", von der aus der Ball durch Hüftgelenksaktivität und Fußabdruck nach vorne gerollt wird. Das Spielbein und die mit ihm verbundenen KA Becken/Brustkorb/Kopf/Arme werden mitgenommen und als „Tentakel" auf den Ball gesetzt. Das Spielbein wird zum zweiten Standbein, indem es den Boden vor dem Ball erreicht. Die extensorische/abduktorische/innenrotatorische und gangtypische Verankerung des Beckens auf dem hinteren Standbein ist labilisiert und verlangt von der betroffenen Muskulatur differenziertes Reagieren. Den Rückweg zur ASTE leitet die Minderung der Aktivität des abstoßenden Standbeines ein.

III.2.
Funktionsanalyse der ASTE der Ballübung „Der Osterhase"

Position und Aktivierung der ASTE

1. Räumliche Lage
Kniestand hinter dem Ball, dessen ⌀ etwa der Oberschenkellänge entsprechen soll.
KA Beine: Das RE Bein ist Standbein, das LK Spielbein. Das RE Knie und der RE Vorfuß bilden die Kontaktstelle *Körper/Boden.* Dieses steht unter und wenig vor dem RE Hüftgelenk, jener befindet sich wenig LK von der Symmetrieebene. Das RE Hüftgelenk steht in FLEX/AR. Die Oberschenkellängsachse ist wenig nach hinten geneigt. Das LK Spielbein liegt auf dem Großkreis des Balles und belastet ihn zentrisch. Die

Oberschenkellängsachse schaut nach vorne. Der Fuß steht in Dorsalextension. Die ventrale Seite des RE Oberschenkels und die dorsale des LK Spielbeines bilden die Kontaktstelle *Körper/Ball.*
KA Becken/Brustkorb/Kopf sind in die wenig nach vorne geneigte KLA eingeordnet, dabei steht die Verbindungslinie der Spinae horizontal und frontotransversal.
KA Arme: Die Hände stehen vor den Schultern, die Handflächen schauen nach medial, die Ellbogengelenke sind in wenig FLEX. Die Arme bilden ein schmales, horizontal stehendes Oval.

2. Bewegungstoleranzen

Hüft- und Kniegelenk des Standbeines und der Ball haben eine große Bewegungstoleranz nach vorne, wie wir es für den konzipierten Bewegungsablauf brauchen.

3. Verteilung des Körpergewichtes

Das RE Standbein ist in Stützfunktion, das LK Spielbein ist auf dem Ball parkiert. Die USF wird durch die kleinste Fläche gebildet, die die Kontaktstellen *Ball/Boden, Standknie, Standfuß/Boden* umschließt. Die Verteilung der Belastung ist eine Funktion der Rückneigung der Oberschenkellängsachse und der Vorneigung der KLA.

4. Muskuläre Beanspruchung

Bei ökonomischer Aktkvität ist die Intensität für den RE Quadrizeps relativ hoch. Die Extensoren der WS und Extensoren/Abduktoren/Rotatoren des Standbeinhüftgelenkes brauchen hohe Reaktionsbereitschaft.

5. Potentiell beschleunigende/bremsende Gewichte

Das ganze Bewegungssystem Körper und Ball stellt ein potentiell beschleunigendes Gewicht dar.

III.1.3.
Funktionsanalyse des Bewegungsablaufes der Ballübung „Der Osterhase" (Abb. 252–269)

a) ACTIO – REACTIO

1. ACTIO *in Form der Primärbewegung*
– REACTIO *in Form von aktivierter passiver Widerlagerung (APW)*
– REACTIO *in Form von Veränderung der Unterstützungsfläche (USF)*

In der Ballübung „Der Osterhase" liegen die kritischen DP der PB in der „Brücke". Sie bewegen sich nach vorne.

DP Ball rollt am Boden nach vorne. DP RE TP geht nach vorne, DP RE Knie nach vorne/oben, DP RE Ferse nach vorne. Die auslösende Aktivität geht von der Kontaktstelle *Körper/Boden* aus, plantarflexorisch/pronatorisch in den RE Fußgelenken, extensorisch im RE Knie- und Hüftgelenk. Durch Abdruckaktivität des RE Standbeines wird das ganze Bewegungssystem Körper-Ball nach vorne transportiert und beschleunigt.

– In der Ballübung „Der Osterhase" gibt es keine APW,

– Die USF vergrößert sich in Richtung der PB. Dabei verschiebt sich die Kontaktstelle *Körper/Ball* am RE Oberschenkel ventral/kranial, am LK Oberschenkel dorsal/kranial. Der KA Becken bewegt sich im RE Hüftgelenk innenrotatorisch. Daher kann das LK Spielbein mit seiner Ferse Bodenkontakt gewinnen und einen Schritt bis zum Fußsohlenkontakt machen. Jetzt haben wir eine vordere und eine hintere „Brücke". Die KA Becken/Brustkorb/Kopf/Arme bilden das „Tentakel". Die KLA steht vertikal bis leicht nach vorne geneigt. Das „Tentakel" wurde auf dem Ball nach vorne transportiert. Bremsende Gewichte gibt es in der Ballübung „Der Osterhase" nicht.

b) CONDITIO – LIMITATIO

1. CONDITIO *der gleichbleibenden Abstände*
– LIMITATIO *durch aktive Widerlagerung (AW) und Stabilisation*

In der Ballübung „Der Osterhase" gibt es folgende, gleichbleibende Abstände:

Abstand DP Bauchnabel/DP Processus ensiformis bleibt gleich groß.
– Dieser Abstand verändert sich nicht, wenn die BWS während des ganzen Bewegungsablaufes in ihrer Nullstellung bleibt und sich im Sinne einer AW in bezug auf die Vorwärtsbewegung extensorisch stabilisiert.

Abstand DP Incisura jugularis/DP Kinnspitze bleibt gleich groß.
– Dieser Abstand verändert sich nicht, wenn der KA Kopf seine Lagebeziehung zum KA Brustkorb durch Dorsaltranslation im Sinne einer AW beibehält.

2. CONDITIO *der „Räumlichen Fixpunkte“*
– LIMITATIO *durch Verhindern von PB/APW/Veränderung der USF*

In der Ballübung „Der Osterhase“ gibt es absolute und relative „Räumliche Fixpunkte“

Die Kontaktstelle *RE Vorfuß/Boden* bleibt erhalten.
– Der absolute „Räumliche Fixpunkt“ – RE Vorfuß/Boden, wenig LK von der Symmetrieebene – bleibt bestehen, wenn die Aktivität des Abstoßes vom Boden nur so stark ist, daß die Stützfunktion erhalten bleibt. Die Plazierung des Standfußes LK von der Symmetrieebene gibt dem KA Becken die nötige Bewegungstoleranz für die Innenrotation im RE Hüftgelenk während der Ballrollung nach vorne. Sie erleichtert auch die AW der Seitrolltendenzen des Balles.

Der frontotransversale Thorax Φ steht immer rechtwinklig zur Bewegungsrichtung
– Der relative „Räumliche Fixpunkt“ – frontotransversaler Thorax Φ rechtwinklig zur Bewegungsrichtung – erfordert, daß die Innenrotation des KA Becken im RE Hüftgelenk im Rotationsniveau untere BWS/obere LWS aktiv widerlagert wird.

Die Kontaktstelle *ventrale Seite des RE-/dorsale Seite des LK Oberschenkels/Ball* bleibt während des ganzen Bewegungsablaufes bestehen und erweitert sich nach kranial.
– Der relative „Räumliche Fixpunkt“ – RE/LK Oberschenkel/Ball – bleibt bestehen und

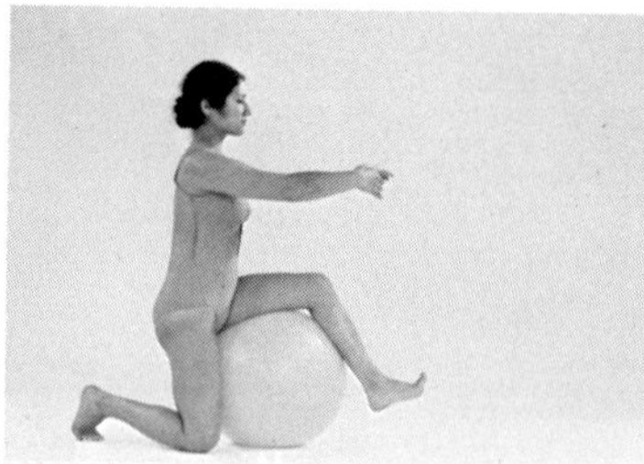
252

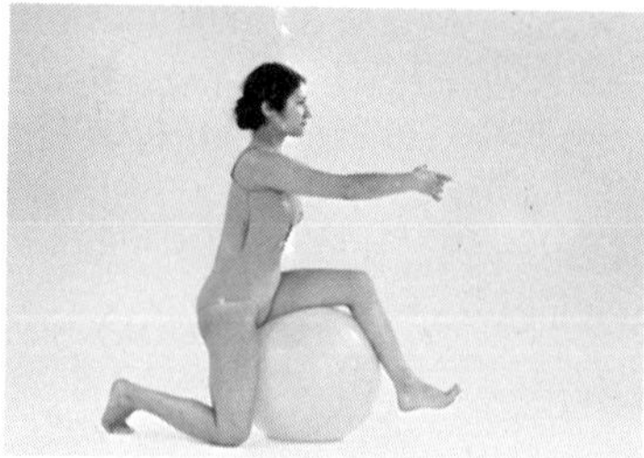
253

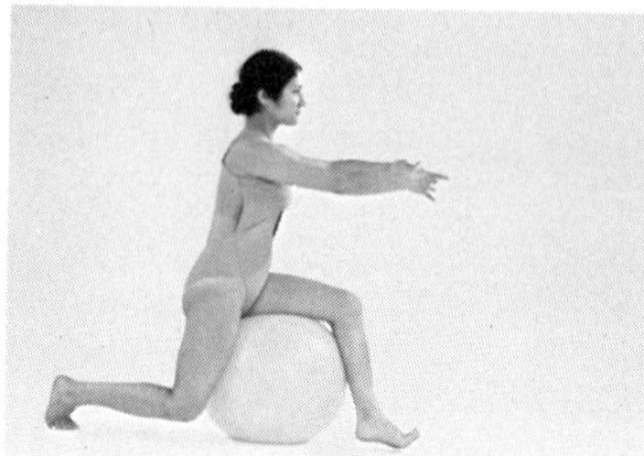
254

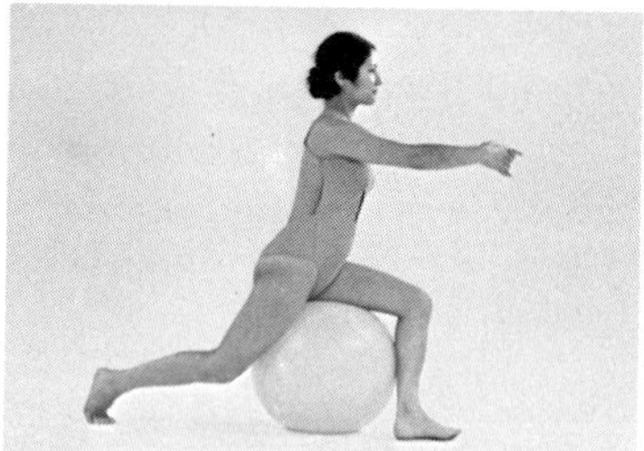
255

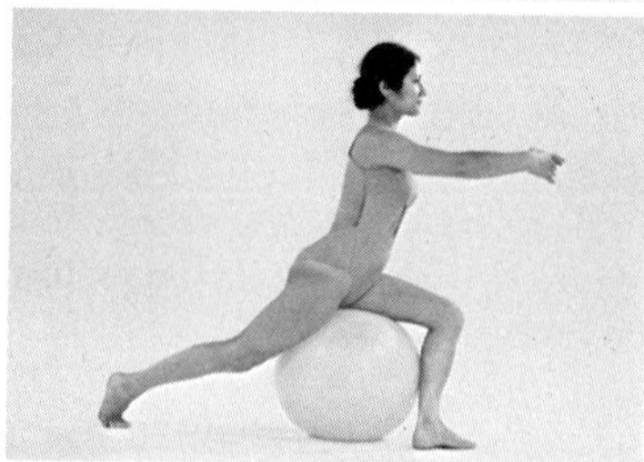
256

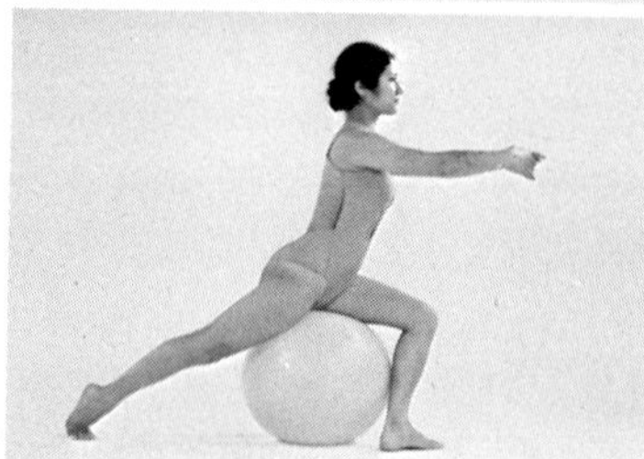
257

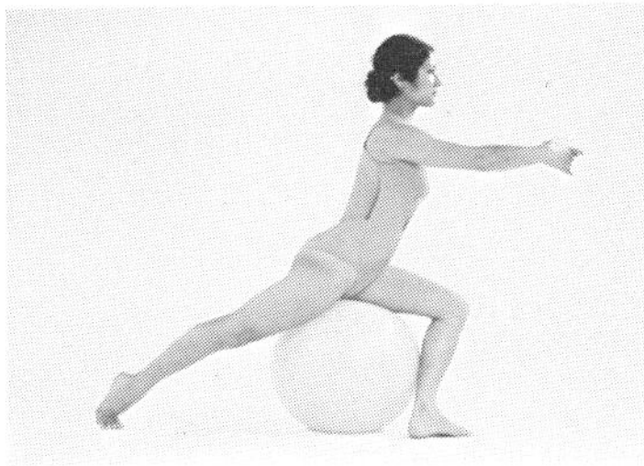
258

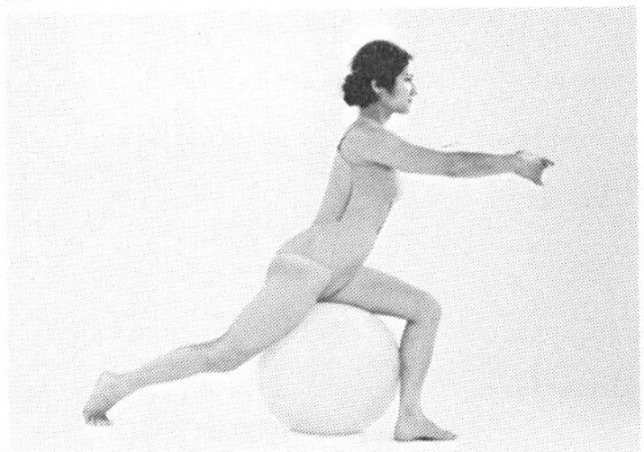
259

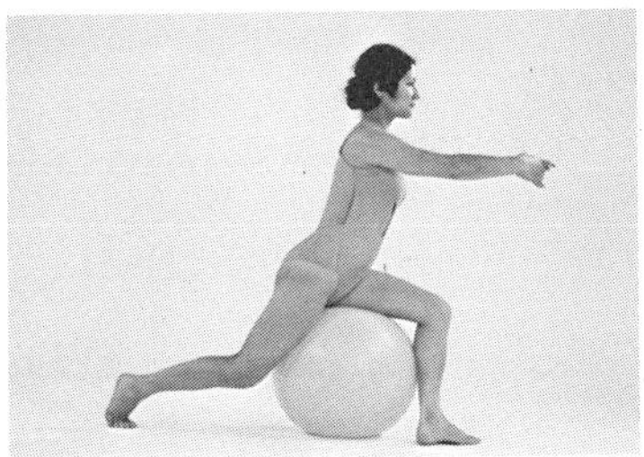
260

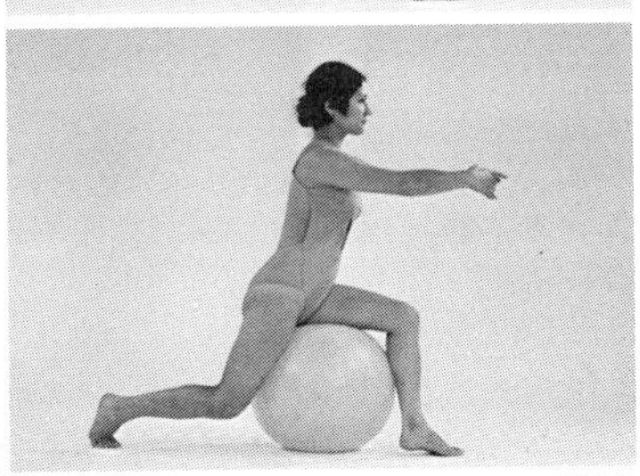
261

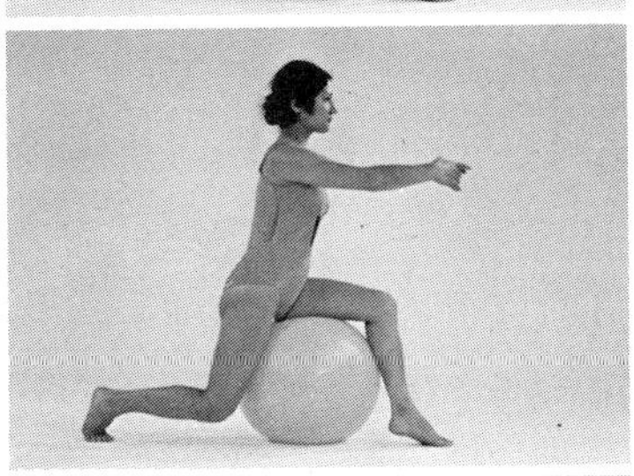
262

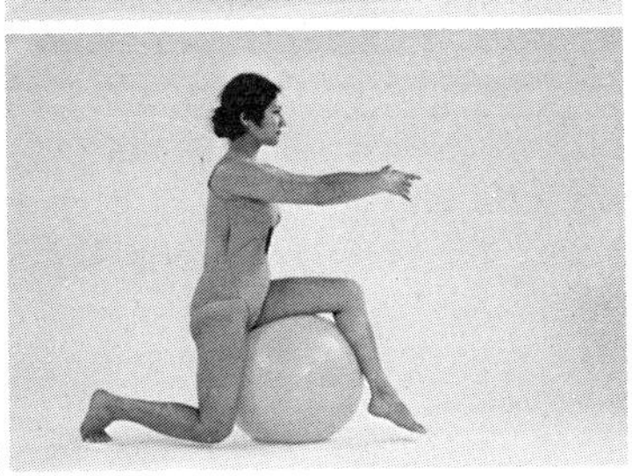
263

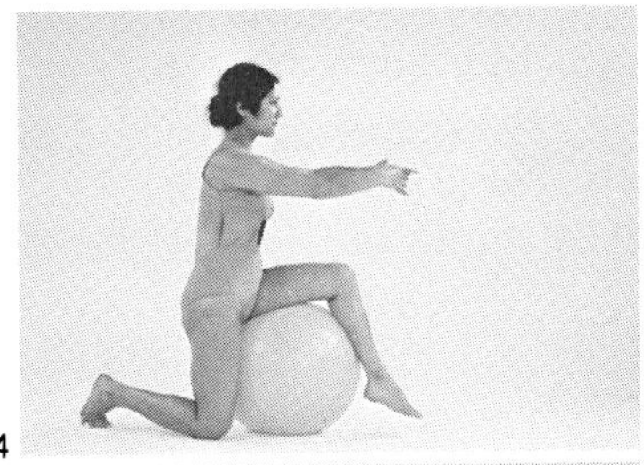
264

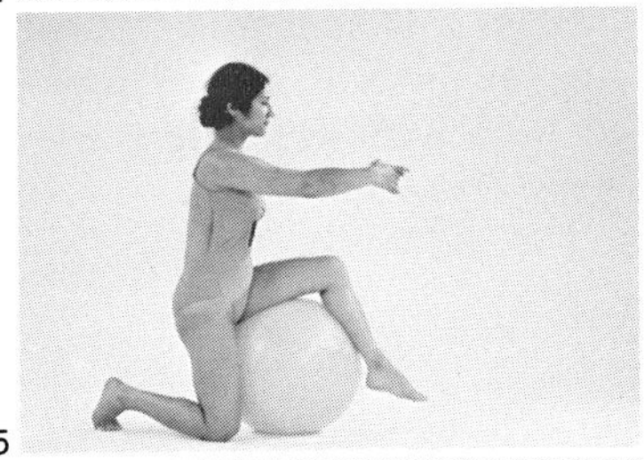
265

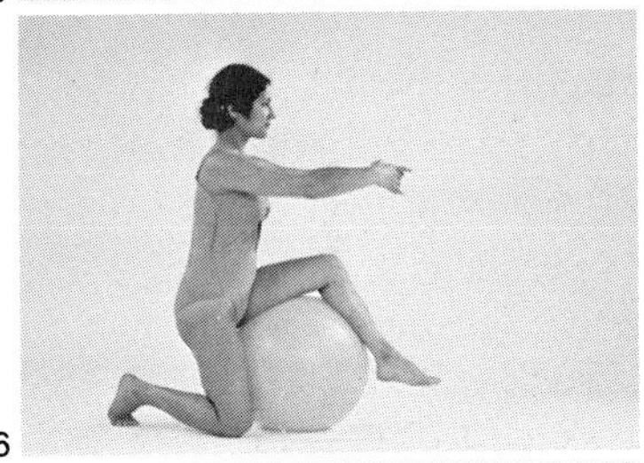
266

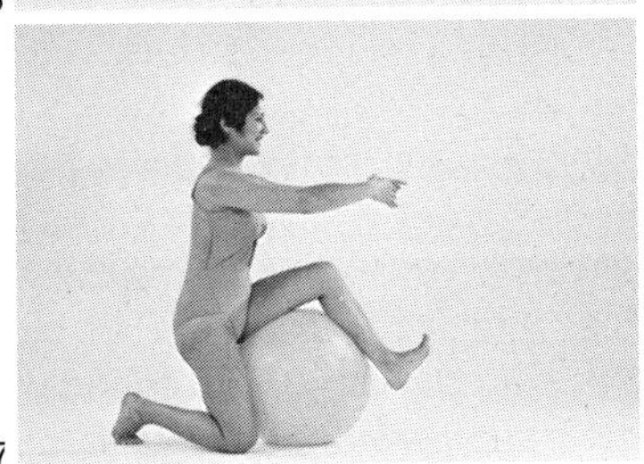
267

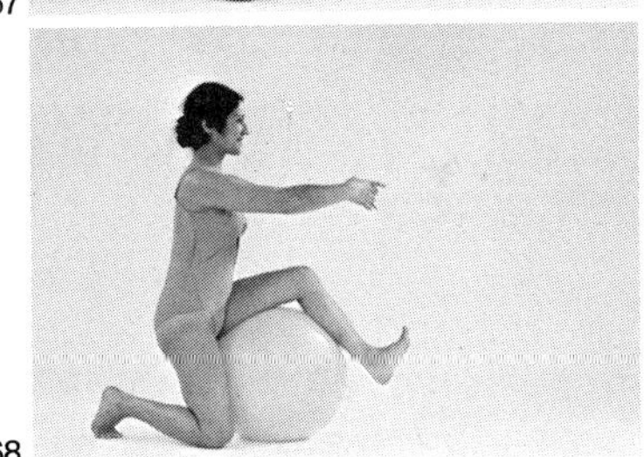
268

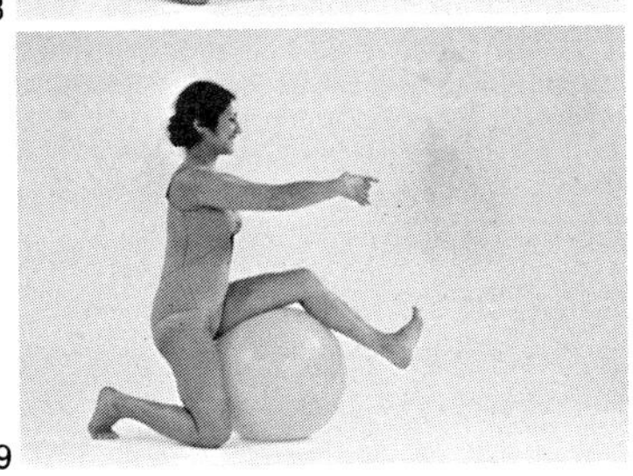
269

Abb. 252 – 269. Bildfolge des Bewegungsablaufes der Ballübung „Der Osterhase"

Abb. 252. ASTE

Abb. 254. Das RE Knie verliert den Bodenkontakt

Abb. 255. Der LK Fuß hat Bodenkontakt

Abb. 258. ESTE

Abb. 259. Der Rückweg beginnt

Abb. 263. Der LK Fuß verliert Bodenkontakt

Abb. 264. Das RE Knie bekommt Bodenkontakt

Abb. 269. Die ASTE ist wieder erreicht

weitet sich nach kranial aus, wenn das Gewicht der KA Becken/Brustkorb/Kopf/Arme beim Transport nach vorne vornehmlich auf dem Ball und nicht auf den Beinen lastet und dadurch zum echten „Tentakel“ wird.

Das LK Spielbeinknie bewegt sich immer nach vorne.
– Der relative „Räumliche Fixpunkt“ – LK Spielbeinknie geht immer nach vorne – gelingt, wenn während der Innenrotation des KA Becken im RE Hüftgelenk im LK Hüftgelenk eine kompensierende ABD des distalen Hebelarmes stattfindet.

Beim Bodenkontakt der LK Fußsohle in der vorderen „Brücke“ steht die LK Ferse weiter RE von der Symmetrieebene als die LK Fußspitze.
– Der relative „Räumliche Fixpunkt“ – LK Ferse weiter RE von der Symmetrieebene als LK Fußspitze – erfordert die entsprechende Außenrotation im LK Knie- und Hüftgelenk. Dank dieser Fußstellung sowie der koordinierenden Aktivität des RE Vorfußes mit Bodenkontakt in der hinteren „Brücke“, ist die AW der Seitrolltendenzen des Balles zu meistern.

3. CONDITIO *des Bewegungstempos*
– LIMITATIO *durch Bestimmung des Idealtempos*

Das Bewegungstempo ist ein Ergebnis der Balancefähigkeit im allgemeinen und der Abstoßkraft des RE Standbeines.
– Wir wählen einen ¾-Takt mit dem Metrum 70. Sowohl für den Bewegungsablauf nach vorne, als auch für den Rückweg setzen wir je einen Takt an. Bei diesem Tempo sind Belastung und Beschleunigung nicht zu groß, was sich allerdings erschwerend auf das Balancehalten auswirkt. Die Atmung klappt am besten, wenn man inspiratorisch und exspiratorisch durch die Zähne pfeift.

III.2.
Instruktionsrezept der Ballübung „Der Osterhase“ in „Patientensprache“

III.2.1.
Verbal/perzeptiv didaktisches Rezept

Position und Aktivierung der ASTE

„Du kniest aufrecht am Boden, wenn Dir das weh tut, nimm ein flaches Kissen unter die Knie. Du hältst den Ball, der vor Dir am Boden liegt und Deine Oberschenkel berührt. Mit Hilfe Deiner Hände beförderst Du jetzt das linke Bein auf den Ball, so daß der Oberschenkel den Ball in zwei gleiche Teile teilt, der Unterschenkel hängt über dem Ball, das Knie schaut geradeaus, die Ferse ist weiter rechts als das Knie, der Fuß wird hochgestellt, die Sohle schaut nach vorne und nach unten. Jetzt klemmst Du den Ball zwischen dem linken Unterschenkel und dem rechten Oberschenkel ein, dabei neigt sich der Oberschenkel wenig nach hinten. Der rechte Fuß wird eingestützt und steht genau hinter dem linken Popo am Boden. Der Körper ist wenig nach vorne geneigt. Die Bauklötzchen Becken, Brustkorb und

III.2.2.
Manipulativ/perzeptiv didaktisches Rezept

Das flache Kissen unter dem Standknie braucht jeder Patient, der nicht ein ausgesprochen rundes Knie hat. Die ASTE muß peinlich exakt eingenommen werden. Der RE Standfuß LK von der Symmetrie-Ebene macht es möglich, daß das Spielbein mit der Ballrollung die KA Becken/Brustkorb/Kopf/Arme auf den Ball befördert, dank der großen innenrotatorischen Bewegungstoleranz im Standbeinhüftgelenk. Der Therapeut achtet darauf, daß die Verbindungslinie der Spinae in der ASTE wirklich horizontal und rechtwinklig zur Bewegungsrichtung steht. Auch die Plazierung des Oberschenkels des Spielbeines auf dem Großkreis des Balles bedarf anfänglich manipulierender Hilfen.

Kopf stehen alle gerade und gut übereinander. Paß besonders auf das Klötzchen Bekken auf, der Bauch darf nicht zur Seite schauen, und schief darf er auch nicht sein. Die Hände stehen vor der Brust, so weit weg, daß die Arme ein liegendes Oval einschließen. Die Handflächen schauen sich an. Du schwankst etwas, halte die Balance, ohne Hast, der Bauch ist locker und der Atem ruhig. Du spürst eine Anstrengung im rechten Oberschenkel und eine Spannung an der Fußsohle. Das muß so sein."

Bewegungsablauf: ACTIO – REACTIO/CONDITIO – LIMITATIO

„Behutsam läßt Du den Ball etwas nach vorne rollen und gleich wieder zurück. Bei diesen kleinen Hin- und Her-Bewegungen bleibt das rechte Knie am Boden, und die linke Ferse zielt zum Boden, aber erreicht ihn gerade nicht. Beim Nach-Vorne-Rollen stehen die Klötzchen Becken, Brustkorb, Kopf senkrecht übereinander, beim Zurückrollen neigen sie sich wieder. Der Kopf bleibt immer am selben Ort. Immer wenn Du nach vorne rollst, spürst Du den Ball wie einen Sattel zwischen den Beinen, und am Klötzchen Becken schaut der Bauch nach rechts, während die Klötzchen Brustkorb und Kopf weiterhin eindeutig nach vorne schauen. So bleibt es auch, wenn Du Dich jetzt vom rechten Fuß abstößt, das Knie den Boden verläßt, die linke Ferse den Boden vor dem Ball trifft, so daß Du die ganze Fußsohle abstellen kannst, etwas schräg, die Ferse mehr rechts. So kannst Du Dich besser ausbalancieren. Die Klötzchen Becken, Brustkorb, Kopf sind auch nach vorne transportiert worden und thronen jetzt auf dem Ball, möglichst aufrecht. Die Arme umfassen immer noch ihr Oval, oder Du brauchst sie zum Ausbalancieren. Wenn Du unsicher wirst, kannst Du den Ball mit beiden Händen halten, ein wenig leiten und läßt Dich in die Anfangsstellung zurückrollen. Wenn sich die Bewegung gut eingependelt hat, wechselst Du die Beine und vergißt nicht, der hintere Fuß bleibt immer fest am Boden stehen."

Während des Bewegungsablaufes ist die größte manipulierende Hilfe die Führung der Rollbewegungen des Balles durch den Therapeuten. Wenn der Patient Mühe hat sich vom Standfuß wegzudrücken, steht der Fuß nicht rutschsicher am Boden. Wenn der Therapeut den Fuß erst einmal am Boden hält, kann der Patient den Bewegungsablauf unter erleichterten Umständen ausprobieren. Der Bewegungsablauf kann auch vom Spielfuß aus manipuliert werden, indem der Therapeut den Fuß in der richtigen Stellung in die Hände nimmt und ihn nach vorne und gegen den Boden zieht. Auch ein Halten des vorderen Fußes erleichtert die Balance erheblich.

Da viele Patienten dauernde Balanceschwierigkeiten bei dieser Übung haben werden, andererseits gerade „Der Osterhase" das Extensionsdefizit in den Hüftgelenken rasch ausgleichen kann, übt man entweder nur die einleitende Phase, bei der das Standknie den Boden gar nicht verläßt, während der Ball nach vorne und hinten rollt. Eine andere Hilfe sind 2 Hocker, die man RE und LK neben den Patienten stellt, damit er sich mit den Händen aufstützen kann und auf diese Weise den ganzen Bewegungsablauf üben kann. Die Gefahr des seitwärts wegrollenden Balles ist damit vermieden.

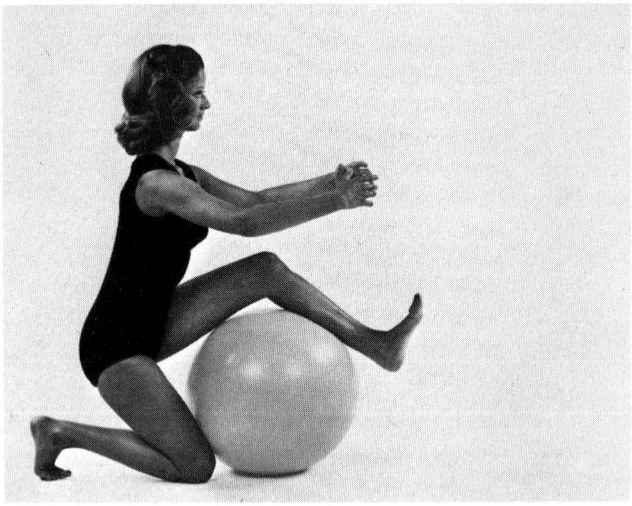

Abb. 270. Variante. ASTE mit gesteigerter Belastung des Quadrizeps

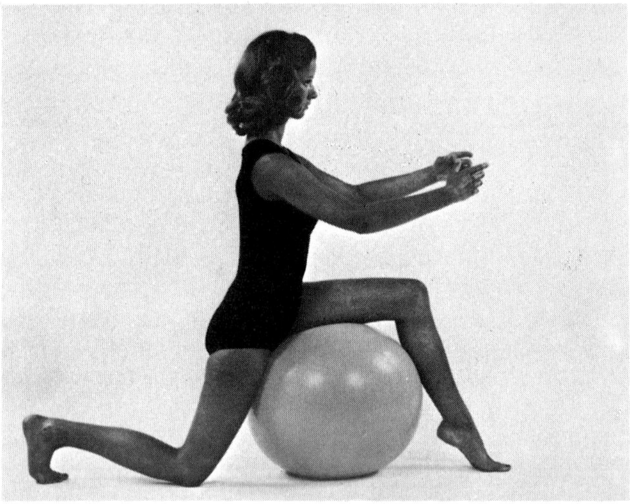

Abb. 271. Mittelstellung. KLA bleibt vertikal/ + EXT der LWS

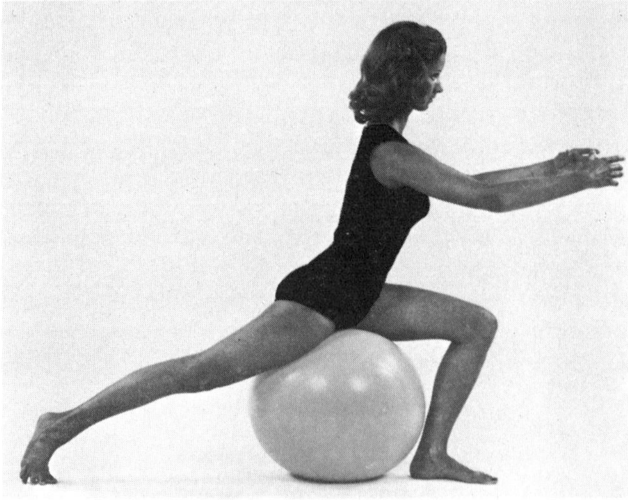

Abb. 272. ESTE mit wenig Volage der KLA und + EXT der LWS

III.3.
Anpassung der Ballübung „Der Osterhase“ an Kondition und Konstitution des Patienten (Abb. 270–272)

III.3.1.
Konstitutionelle Anpassung der Ballübung „Der Osterhase“

Die Rolle der Längen/Breiten/Tiefen/Gewichte

1. Eine große Oberlänge mit Gewicht am Thorax erschwert die Balance.

2. Ein breites und schweres Becken erschwert ebenfalls das Halten des Gleichgewichtes. In beiden Fällen kann man sich für den Lernprozeß dadurch helfen, daß man RE und LK neben den Ball zwei Hocker stellt und sich mit den Händen vorerst leicht abstützt.

III.3.2.
Konditionelle Anpassung der Ballübung „Der Osterhase“

Die Gründe häufig auftretender „Fehler“ (s. Ausklapptafel)

1. Will man die Belastung steigern, kann man im vorderen Fuß den Zehenstand einnehmen und in der Endstellung auf dem Ball leicht hopsen.

3. Bei muskulären Schwächen, insbesondere der Beine, bleibt man bei der einleitenden Phase der Übung und beläßt das Standknie am Boden. Auch so erreicht man eine gute Hüftstreckung.

4. Bei massiven Bewegungseinschränkungen in Hüft- und Kniegelenken ist die Übung ungeeignet, während bei mäßiger Extensionseinschränkung der Hüftgelenke und der häufig damit verbundenen schlechten Beweglichkeit der LWS die Übung hilfreich ist, weil beide Mobilisationen, sowohl der Hüft- als auch der Lendenwirbelgelenke, hubarm geschehen.

3.7. „Die Schaukel“ (Abb. 273–308)

DISPOSITION

Analyse und Rezept

I.
Name der Ballübung

„Die Schaukel“ ist ein Phantasiename, der aber ausgesprochen treffend den Bewegungsablauf dieser Übung wiedergibt, bei dem der auf dem Ball ruhende Körper in einer wiegenden Bewegung von hinten nach vorne geschaukelt wird.

II.
● **Lernziel**

Den Tonus der Wirbelsäulenmuskulatur spontan und ökonomisch an den Wechsel von Zug- und Stauchungsbelastung einerseits sowie Extensoren- und Flexorenbeanspruchung andererseits anpassen können.

III.
▶ **Lernweg**

III.1.

Funktionsanalyse der Ballübung „Die Schaukel“ in „Therapeutensprache“

III.1.1.
Konzeption der Ballübung „Die Schaukel“
„Die Schaukel“ ist eine *Standort-konstante* Ballübung. Wir benützen den Ball als elastische Unterpolsterung der Wirbelsäule, indem wir uns bäuchlings auf ihn legen. Hände und Füße sind ballnah am Boden parkiert. Auf diese Weise ist jede Hubbelastung der Extensoren annähernd ausgeschaltet.
Um nun den Wechsel von Zug-/Stauchungsbelastung einerseits sowie Extensoren-/Flexorenbeanspruchung andererseits hervorzurufen, muß der Ball in eine begrenzte Rollbewegung am Boden nach vorne/hinten gebracht werden. Der Körper hat die Aufgabe ökonomisch darauf zu reagieren, während

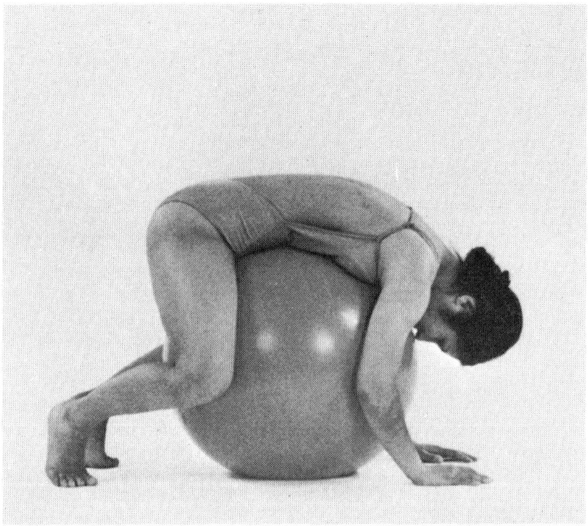

273

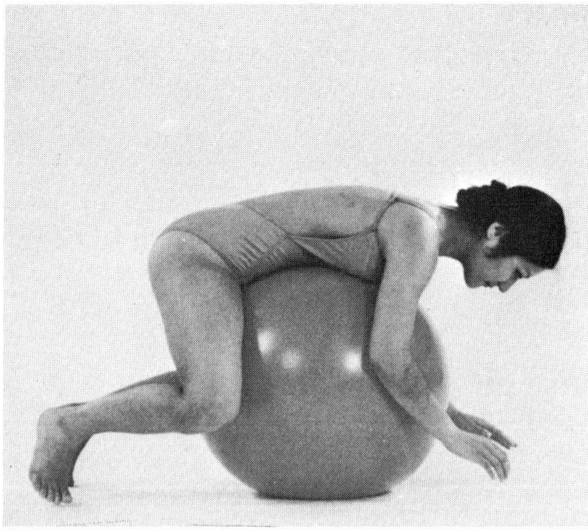

275

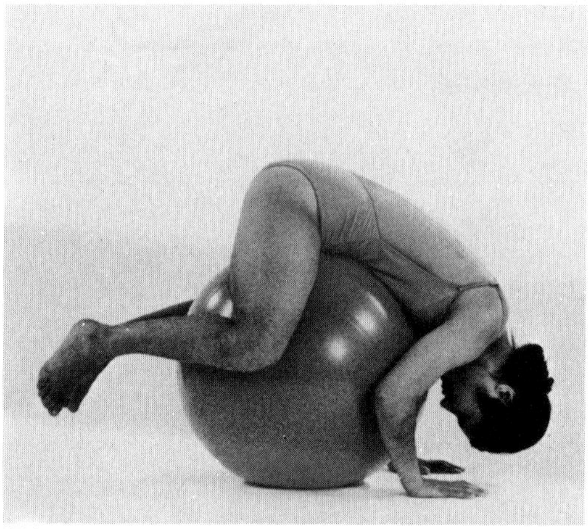

274

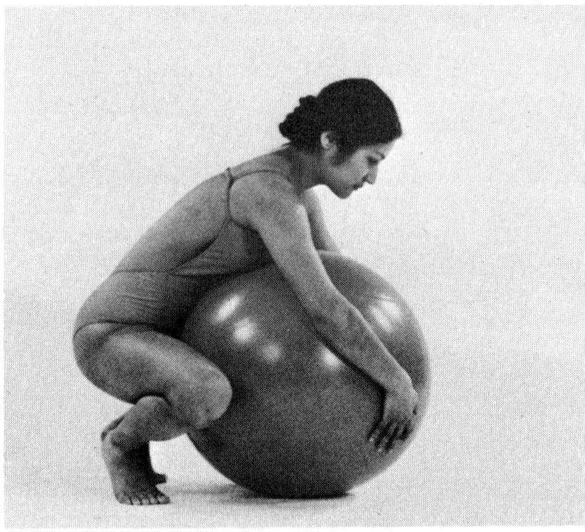

276

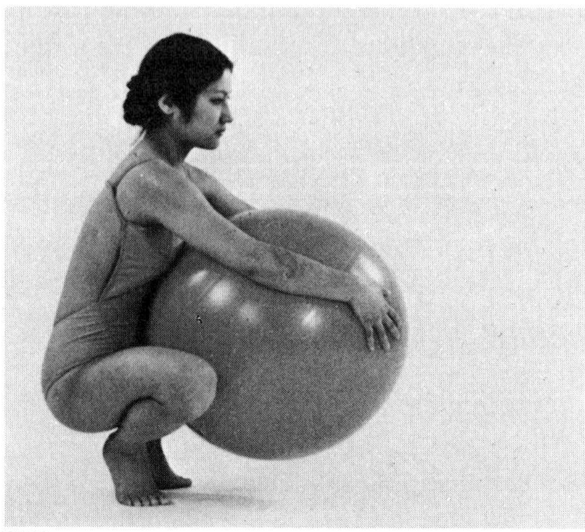

277

Abb. 273. ASTE

Abb. 274. ESTE nach Vorrollung des Balles

Abb. 275. Mittelstellung Flugphase (Ende)

Abb. 276. ESTE nach Rückrollung des Balles, Ball behält Bodenkontakt

Abb. 277. ESTE nach Rückrollung des Balles, Ball hat den Bodenkontakt verloren

die Kontaktstelle *Körper/Ball* weitmöglichst erhalten bleibt. Bei der Vorrollung verlieren die Füße den Bodenkontakt, die Arme kommen in bremsende Stützfunktion, und der kraniale Teil der Wirbelsäule wird von kaudal her gestaucht.
Bei der Rückrollung verlieren die Hände den Bodenkontakt, die Beine kommen in bremsende Stützfunktion und der kaudale Teil der Wirbelsäule wird von kranial her gestaucht. Zudem gibt es eine Phase im Bewegungsablauf ohne jeglichen *Körper/Boden*-Kontakt, eine Art „Flugphase", während der die Wirbelsäule unter einem von kranial und kaudal wirkenden Gegenzug steht. Die Beanspruchung der ventralen/dorsalen Wirbelsäulenmuskulatur muß immer dann einsetzen, wenn der *Ball/Körper*-Kontakt abnimmt.

II.1.2.
Funktionsanalyse der ASTE der Ballübung „Die Schaukel"

Position und Aktivierung der ASTE

1. Räumliche Lage

Bauchlage über dem Ball, dessen Φ ca. 3/5 der Oberlänge betragen soll.
KA Becken/Brustkorb in lückenlosem ventralen Ballkontakt und angemessener FLEX der BWS/LWS auf dem Ball parkiert.
KA Kopf hängt in Spielfunktion am KA Brustkorb, bei entsprechender FLEX der HWS.
KA Arme am Boden parkiert. Schultergürtel und Oberarme hängen am KA Brustkorb, die Ellbogen sind in kompensierender FLEX, damit die Handflächen, mit nach vorne gerichteten Längsachsen, in schulterbreitem Abstand in der Sagittalebene der Schultergelenke stehen. Die Oberarme haben gerade leichten Ballkontakt.
KA Beine ballnah am Boden parkiert, die medialen Seiten der Oberschenkel haben Ballkontakt, die Vorfüße haben in hüftgelenkbreitem Abstand Bodenkontakt, die Fußlängsachsen stehen vertikal. Die Beine sind in „klassischer Froschstellung" [1], Hüftgelenke in FLEX/ABD/AR, Knie in FLEX.

2. Bewegungstoleranzen

Knie- und Ellbogengelenke haben ausgiebige Bewegungstoleranzen in bezug auf FLEX/EXT. Dadurch ist auch die Ballrollung nach vorne/hinten frei.

3. Verteilung des Körpergewichtes

KA Kopf/Schultergürtel/ein Teil des Oberarmgewichtes hängen als vorderes Zuggewicht am KA Brustkorb. Das Becken und ein Teil des Beingewichtes hängen als hinteres Zuggewicht an der Lendenwirbelsäule. Wenn die ventrale Abstützung der Wirbelsäule auf dem Ball lückenlos garantiert ist und das hintere und vordere Zuggewicht sich das Gleichgewicht halten, ist die Belastung des Balles zentrisch und Beine und Arme befinden sich in Parkierfunktion.

4. Muskuläre Beanspruchung

Die Intensität der ökonomischen Aktivität ist niedrig, besonders wenn FLEX/ABD/AR in den Hüftgelenken das angemessene Ausmaß haben, um die Ischiocruralbremse und die lumbosakrale Verankerung auszuschalten, damit Becken und LWS sich ganz der Ballrundung anpassen können.

5. Potentiell beschleunigende/bremsende Gewichte

Bei zentrischer Ballbelastung geht die Trennebene durch den Großkreis, der parallel zu den FLEX/EXT Achsen der Wirbelsäulengelenke steht. Gewichte auf der vorderen Ballhemisphäre sind für die Vorrollung des Balles potentiell beschleunigend, für die Rückrollung potentiell bremsend und umgekehrt.

III.1.3.
Funktionsanalyse des Bewegungsablaufes der Ballübung „Die Schaukel" (Abb. 278–303)

---

1 Therapeutische Übungen zur funktionellen Bewegungslehre, S. 7.

a) ACTIO – REACTIO

1. ACTIO *in Form der Primärbewegung (PB)*
– REACTIO *in Form einer aktivierten passiven Widerlagerung (APW)*
– REACTIO *in Form einer Veränderung der Unterstützungsfläche (USF)*

In der Ballübung „Die Schaukel" gehen die kritischen DP der PB alternierend nach hinten/vorne.

Nach hinten

DP Ball rollt am Boden nach hinten.
DP Scheitelpunkt/DP RE Hand/DP LK Hand gehen nach hinten/oben.
DP Schwanzbein/DP RE Ferse/DP LK Ferse gehen nach hinten/unten.
Die auslösende Aktivität kommt von der vorderen „Brücke". Die Hände stoßen sich vom Boden ab, geraten für kurze Zeit in Spielfunktion, um gleich darauf auf der Balloberfläche zu landen und den Ball gegen den Bauch zu drücken. Die Beine in der hinteren „Brücke" sind in Stützfunktion gekommen. Der Ball hat den Bodenkontakt verloren.

Nach vorne

Der Körper mit dem Ball vor dem Bauch läßt sich nach vorne/unten fallen. Sobald der DP Ball wieder Bodenkontakt hat, rollt er nach vorne.
DP Scheitelpunkt/DP RE Hand/DP LK Hand gehen nach vorne/unten.
DP Schwanzbein, DP RE Ferse/DP LK Ferse gehen nach vorne/oben.
Die auslösende Aktivität liegt in der Fallbewegung nach vorne und kommt von der hinteren „Brücke". Die Füße stoßen sich vom Boden ab und geraten in Spielfunktion. Bevor die Hände vor dem Ball wieder Bodenkontakt bekommen, gibt es eine kurze „Flugphase", während der nur der Ball Kontakt mit dem Boden hat. Sobald die Hände Bodenkontakt finden, kommen die Arme in Stützfunktion und leiten durch ihre Abstoßaktivität die nächste Rückrollung ein usw.

– In der Ballübung „Die Schaukel" gehen die kritischen DP der APW nach vorne/hinten. Sie spielen nur eine geringe Rolle.

– Bei der Rückrollung des Balles am Boden kann sich der DP Scheitelpunkt nach vorne bewegen. Dann wirkt das Gewicht des KA Kopf als APW. Bei der Vorrollung des Balles am Boden können sich die DP RE Ferse/LK Ferse nach hinten/unten bewegen und mit dem Gewicht des RE/LK Unterschenkels ein APW bilden.

– Bei der Rückrollung des Balles verlagert sich die USF nach hinten. Wenn der Ball den Bodenkontakt verliert, wird die USF nur noch durch die Kontaktfläche *RE/LK Vorfuß/Boden* gebildet. Während der „Flugphase" ist die USF am kleinsten, besonders wenn der Ball hart aufgepumpt ist. Bei der Vorrollung des Balles vergrößert sich die USF kurz, wird in der „Flugphase" ganz klein, verlagert sich nach vorne und wird wieder größer.

2. ACTIO *in Form von beschleunigenden Gewichten*
– REACTIO *in Form von bremsenden Gewichten*

Durch den Abstoß der Hände, der die Ballrollung nach hinten initiiert, einerseits und durch den Fall des Körpers mit dem Ball und zusätzlichem Abstoß der Füße, der die Ballrollung nach vorne initiiert, andererseits wird jeweils das ganze Bewegungssystem Körper/Ball in die Richtung der alternierenden PB beschleunigt.

b) CONDITIO – LIMITATIO

1. CONDITIO *der gleichbleibenden Abstände*
– LIMITATIO *durch aktive Widerlagerung (AW) und Stabilisation*

In der Ballübung „Die Schaukel" gibt es folgende, gleichbleibende Abstände:
Abstand DP Symphyse/DP Processus ensiformis bleibt gleich groß.
– Dieser Abstand verändert sich nicht, wenn die Tonusminderung der extensorischen Wirbelsäulenmuskulatur, die als Folge der

Abb. 278 – 303. Bildfolge des Bewegungsablaufes der Ballübung „Die Schaukel“

Abb. 278. ASTE

Abb. 281. ESTE nach Ballrollung nach vorne

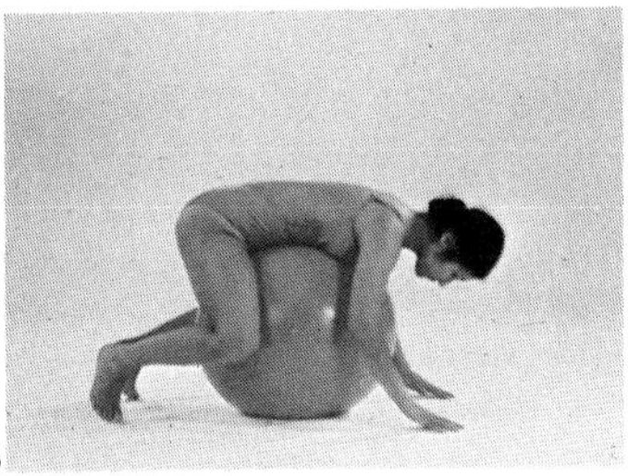
278

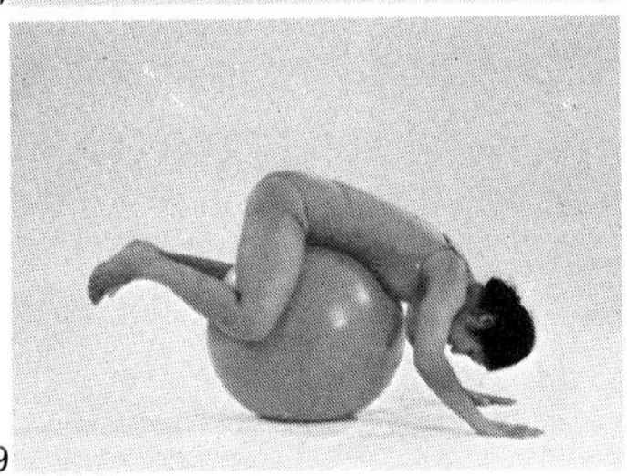
279

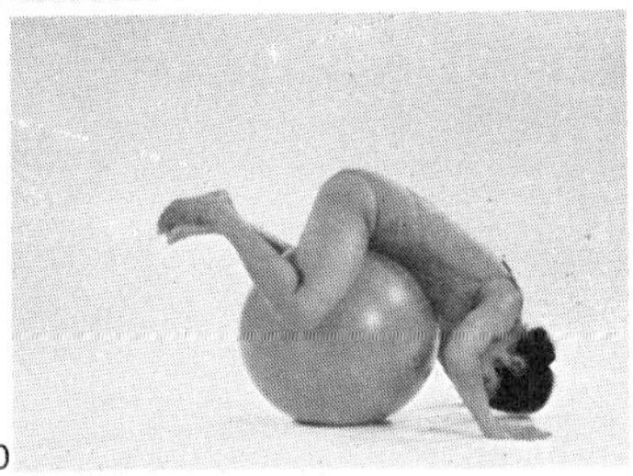
280

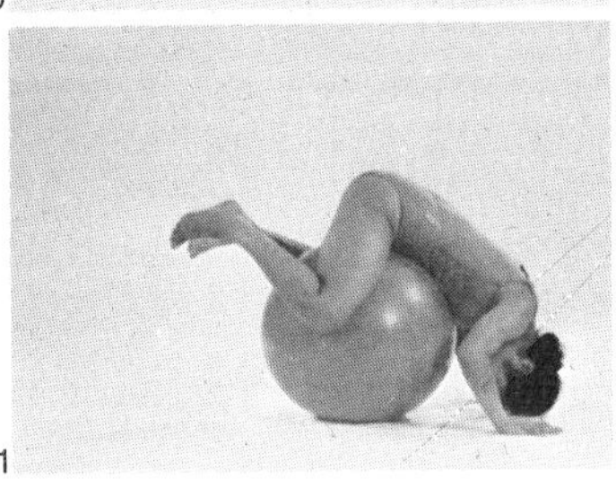
281

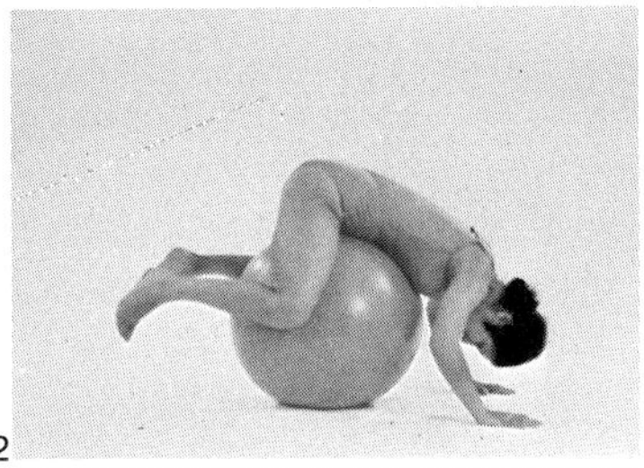
282

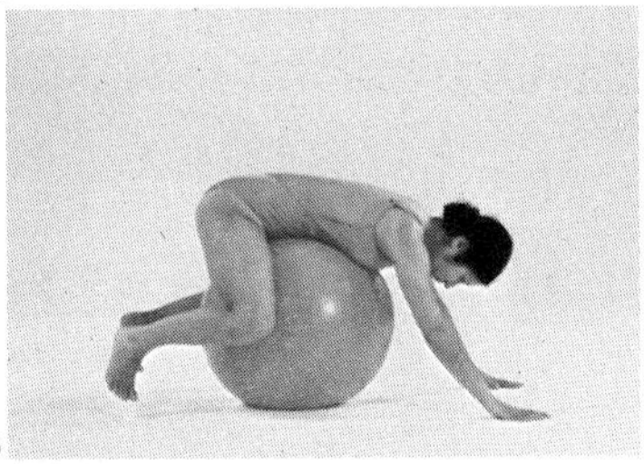
283

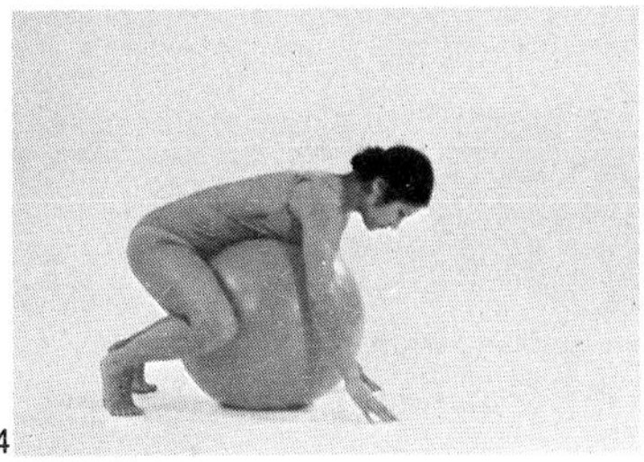
284

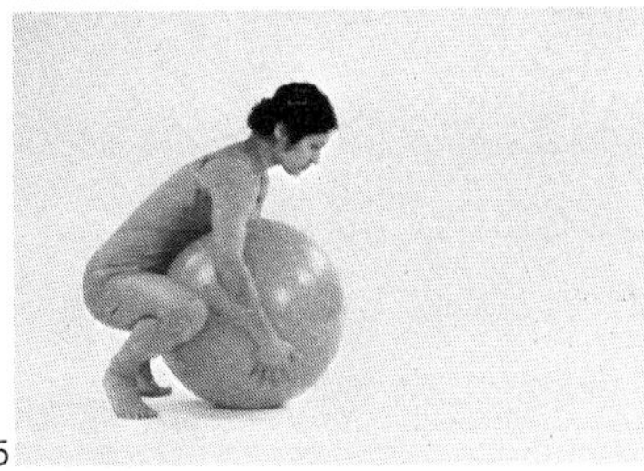
285

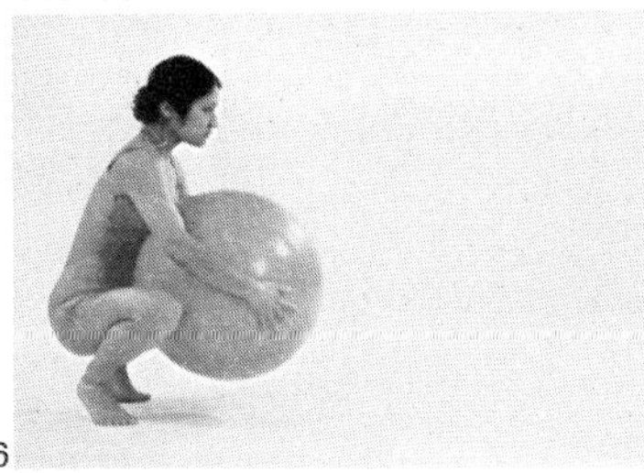
286

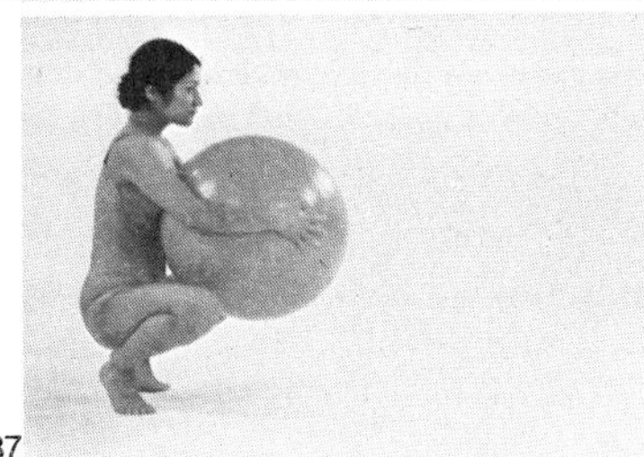
287

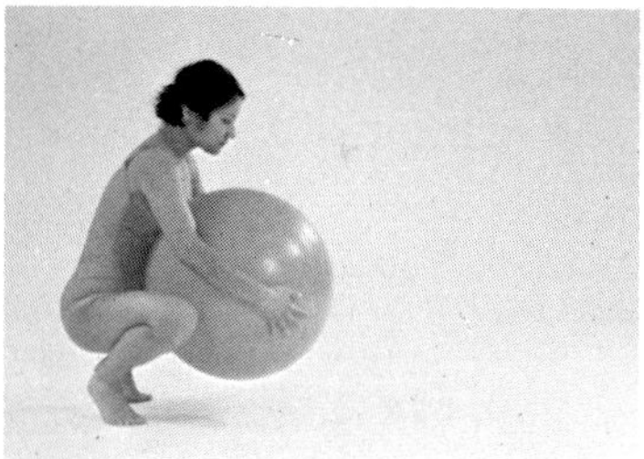
288

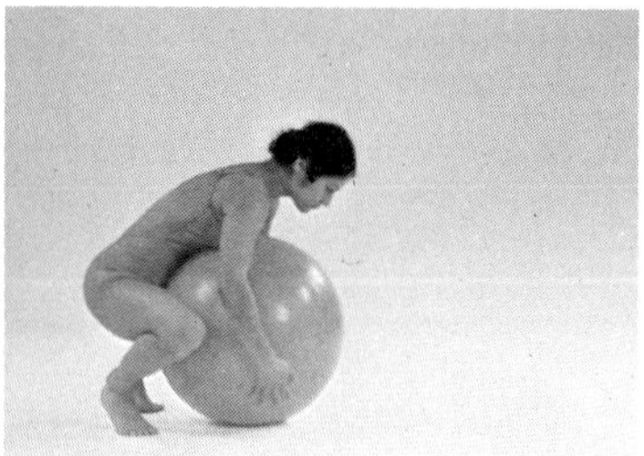
289

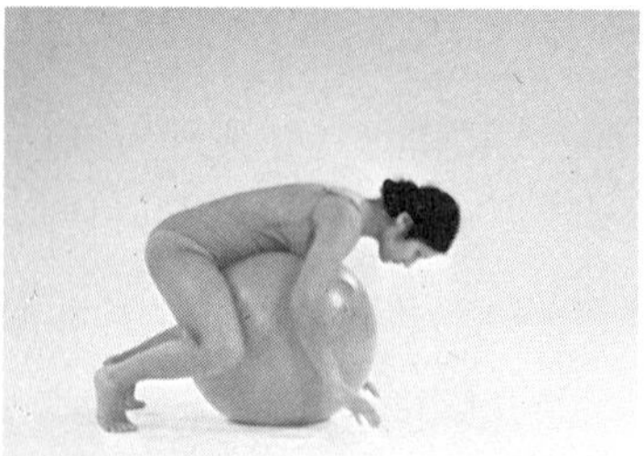
290

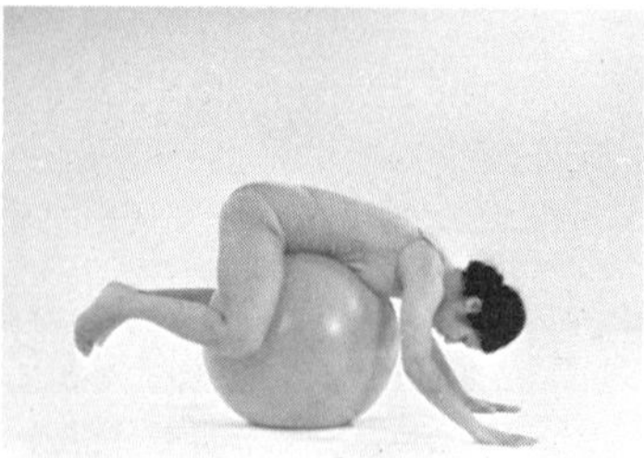
291

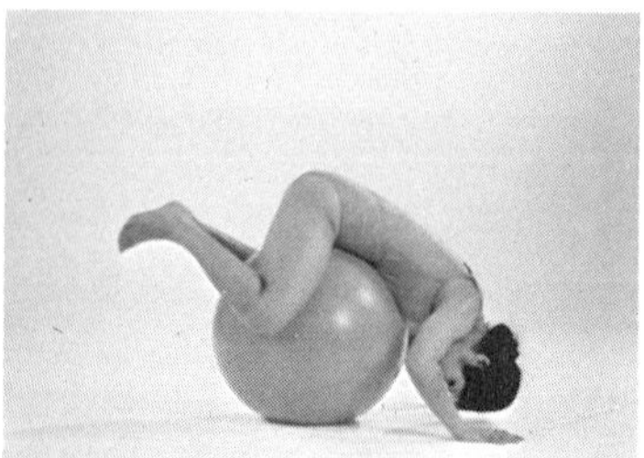
292

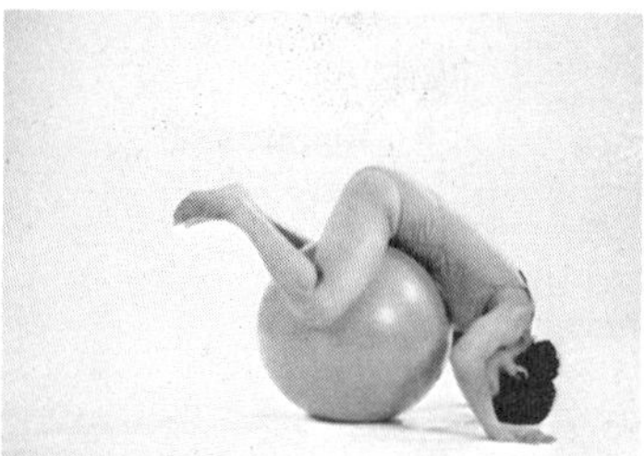
293

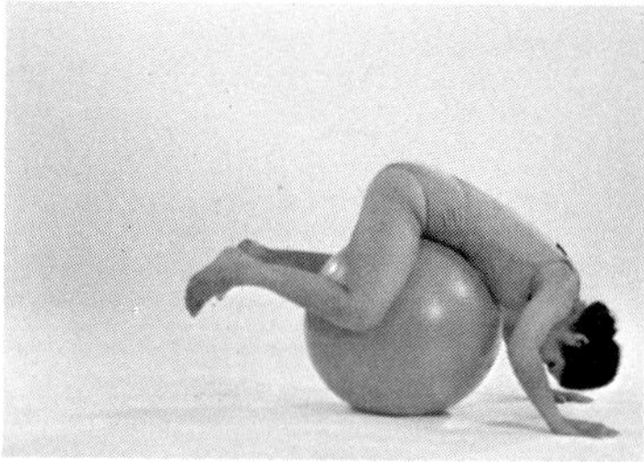
294

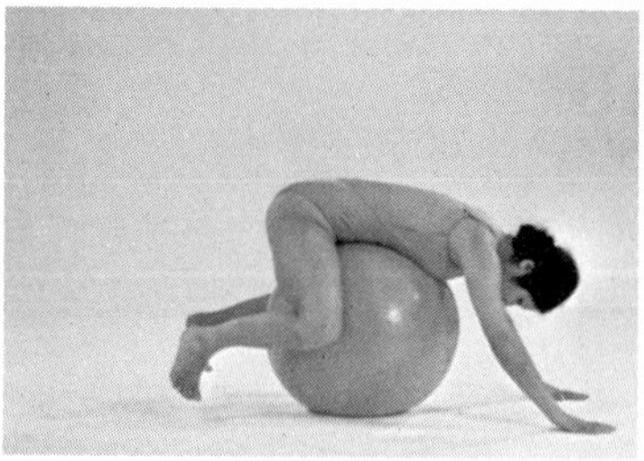
295

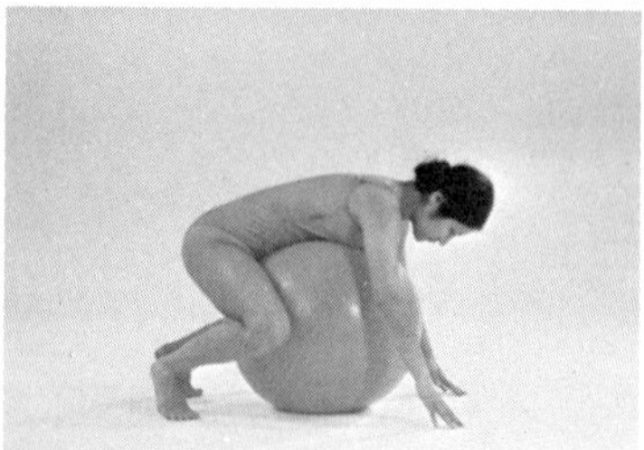
296

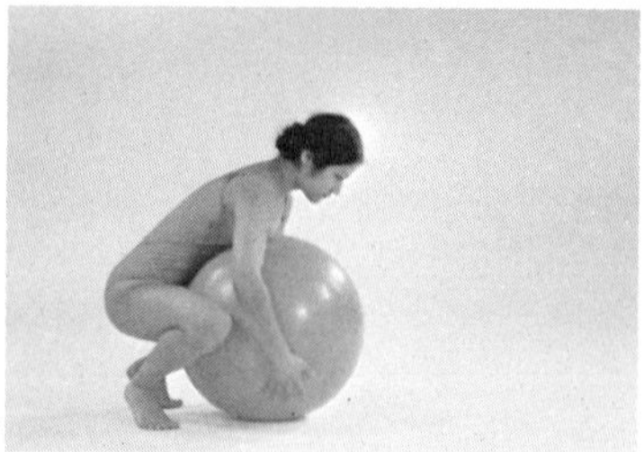
297

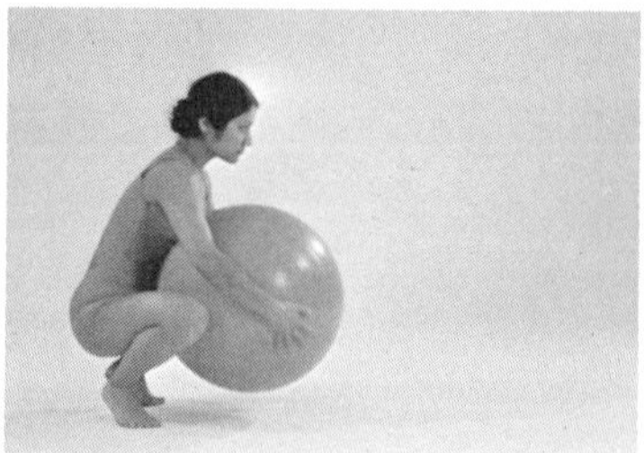
298

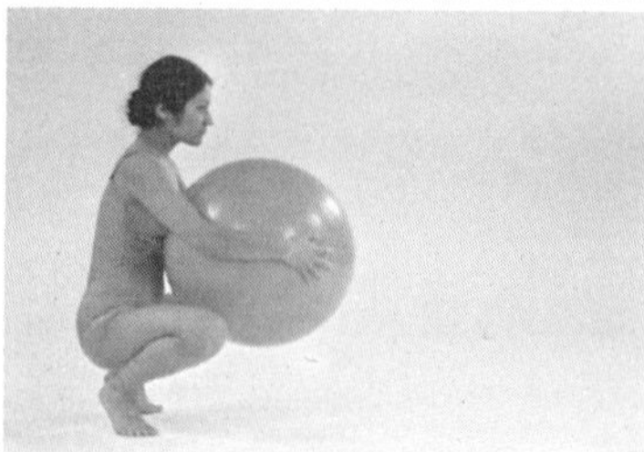
299

300
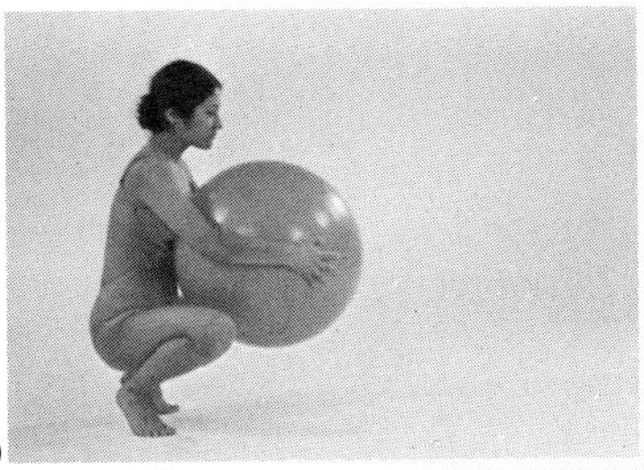

301
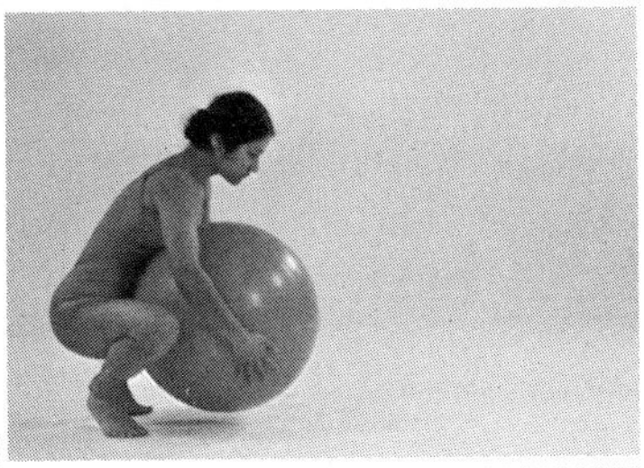

302
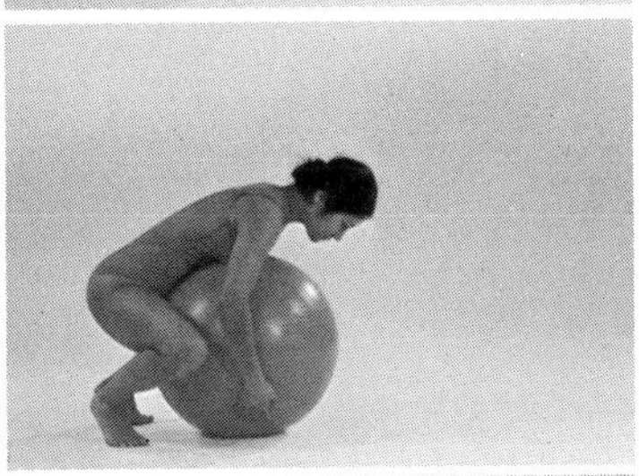

303
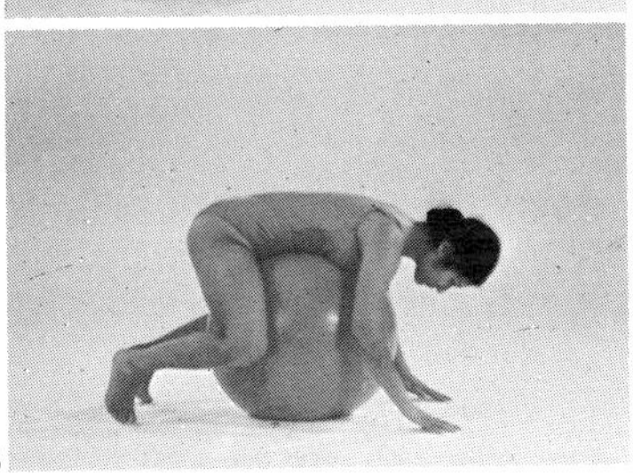

Abb. 288. ESTE nach Ballrollung nach hinten

Abb. 303. ASTE

auf dem Ball parkierten Gewichte der KA Brustkorb/Becken auftritt, mit der Feinaktivität der ventralen Muskulatur ökonomisch koordiniert wird. Die Intensität dieser Aktivitäten schwankt, wegen der ständigen Veränderung der räumlichen Lage des Körpers. Die Ökonomie ist gegeben, wenn der Ballkontakt der ventralen Seiten der KA Becken/Brustkorb erhalten bleibt.

2. CONDITIO *der „Räumlichen Fixpunkte"* – LIMITATIO *durch Verhindern von PB/APW/Veränderung der USF*

In der Ballübung „Die Schaukel" gibt es nur relative „Räumliche Fixpunkte".

Die Kontaktstelle ventrale Seite der KA Becken/Brustkorb mit der Balloberfläche bleibt erhalten.
– Der relative „Räumliche Fixpunkt" – *Kontaktstelle Brustkorb/Becken/Ball* – verlangt eine angemessene Begrenzung des Rollweges, den der Ball zurücklegt. Dazu kommt eine differenzierte Aktivität der ventralen Muskulatur.

Die RE/LK Handfläche trifft den Boden immer an derselben Stelle.
– Der relative „Räumliche Fixpunkt" – RE/LK Handfläche/Boden – wird eingehalten, wenn die Lagebeziehung der RE Hand zur LK und beider Hände zum hängenden Kopf auch dann besteht, wenn der KA Arme das vordere „Tentakel" bildet.

Der RE/LK Vorfuß trifft den Boden immer an derselben Stelle.
– Der relative „Räumliche Fixpunkt" – *RE/LK Vorfuß/Boden* – wird eingehalten, wenn der Ballkontakt der medialen Seiten des RE/LK Oberschenkels konstant bleibt. Dann kann die Froschstellung der Beine beibehalten werden, wenn sie das hintere „Tentakel" bilden. Zudem haben die Hüftgelenke genügend Bewegungstoleranzen, um die Entspannung der lumbalen/extensorischen Muskulatur zu erlauben.

Die RE/LK Hand dürfen keine Schritte am Boden machen.

– Der relative „Räumliche Fixpunkt“ – keine Schritte der Hände am Boden – gelingt ohne Überbelastung der Arme, wenn die Hände ohne Verzögerung die bremsende Stützfunktion in einen Abstoß wandeln.

Der RE/LK Fuß dürfen keine Schritte am Boden machen.
– Der „Räumliche Fixpunkt“ – keine Schritte der Füße am Boden – verlangt, daß die Froschstellung der Beine und der Ballkontakt der medialen Seiten des RE/LK Oberschenkels beibehalten wird, auch wenn ein Teil des KA Beine zum hinteren „Tentakel“ wird oder wenn der Ball den Bodenkontakt verloren hat. In dieser Bewegungsphase bleibt der lückenlose ventrale Ballkontakt des Körpers nur bestehen, wenn die Arme den Ball gegen den Körper drücken. Der Ball und die ihn umgreifenden Arme bringen soviel Gewicht vor die Füße, daß Ball und Körper automatisch nach vorne fallen und so die Bewegungsrichtung wieder nach vorne umschalten.

3. CONDITIO *des Bewegungstempos*
– LIMITATIO *durch Bestimmung des Idealtempos*

Wir suchen ein Tempo, bei dem die ökonomische Aktivität von niedriger Intensität ist.
– Da die Umschaltung aus der Vor- in die Rückrollung des Balles mehr Zeit braucht als aus der Rück- in die Vorrollung, ist ein Dreierrhythmus passend. Zwei Zeiten für die Vorrollung mit Umschaltung, eine für die Rückrollung. Das optimale Tempo hängt von der Masse des Patienten und der Härte des Balles ab.

III.2.
Instruktionsrezept der Ballübung „Die Schaukel“ in „Patientensprache“

III.2.1.
Verbal/perzeptiv didaktisches Rezept

Position und Aktivierung der ASTE

„Du stehst hinter dem Ball, die Füße hüftbreit auseinander. Knie und Zehenspitzen schauen auseinander. Die Fersen sind entlastet und die Knie leicht gebeugt. Stütze Dich mit beiden Händen leicht auf den Ball und lege dich jetzt bäuchlings über den Ball, so daß die Oberschenkel den Ball umgreifen, der ganze Bauch die Balloberfläche berührt und einen leichten Druck des Balles spürt. Kopf und Arme hängen vorne über den Ball. Die Handflächen stehen in schulterbreitem Abstand am Boden, weiter vorne als die Schultergelenke. Die leicht gebeugten Ellbogen berühren den Ball. Der Ball steht ganz still, ohne daß Du ihn mit Händen oder Füßen halten mußt.“

III.2.2.
Manipulativ/perzeptiv didaktisches Rezept

Die Froschstellung der Beine, die angestrebt wird, hat das Pattern FLEX/ABD/AR in den Hüft-/FLEX in den Kniegelenken. Die Parkierfunktion der KA Beine/Arme zeigt an, daß der Ball zentrisch belastet ist. Die Längsachsen der Füße sollen vertikal stehen, keine ROT der Unterschenkel in den Kniegelenken. Der Kopf soll hängen, damit keine Hubbelastung der Extensoren der WS besteht. Vor allen Dingen muß der lumbosakrale Übergang frei von Extensorenaktivität sein. Die hängenden Oberarme berühren den Ball nur leicht. Der Therapeut kann die Kleider des Patienten in der Taillengegend etwas zusammenraffen und von diesem Griff aus eine Miniballrollung nach vorne/hinten manipulieren, bis die Tonusminderung der Extensoren zufriedenstellend ist.

Bewegungsablauf: ACTIO – REACTIO/CONDITIO – LIMITATIO

„Denk' an eines. Während der ganzen Übung bleibt Dein Bauch am Ball. Der Ball rollt nach hinten, wenn Du Dich mit den Händen leicht vom Boden abdrückst. Kaum haben die Hände den Boden verlassen, landen sie schon mit einem deutlichen Schlag auf der Vorderseite des Balles. Drück' ihn gegen den Bauch und heb' ihn vom Boden ab, wenn Du auf die Füße zu stehen kommst. Wie eine Schaukel schwankst Du nach hinten, um Dich gleich nach vorne mit dem Ball auf den Boden plumpsen und rollen zu lassen. Die Hände kommen genau an derselben Stelle auf den Boden, wo sie ihn eben verließen. Bevor Du zuviel Druck auf den Händen spürst, folgt schon ein neuer Schubs nach hinten. So geht es immer hin und her. Nach vorne brauchst Du doppelt soviel Zeit als nach hinten. Also eins ... zurück, zwei, drei ... vor. Wenn Du Dich gut eingeschaukelt hast, gib' acht, daß bei jeder Schaukelbewegung einen Moment lang Hände und Füße in der Luft sind und der Ball ganz alleine am Boden rollt. Immer aber bleibt der Bauch am Ball."

Beim Bewegungsablauf ist es Hauptaufgabe des Therapeuten, zu beobachten, ob der Ball/Körper-Kontakt, zum mindesten während der Rollphasen, den ganzen Bauch und kaudalen Teil des Brustkorbes betrifft. Nur so kann das Lernziel richtig erfüllt werden und die Minderung des Extensorentonus der WS stattfinden. Der Therapeut kann die Ballrollung steuern, indem er den Ball direkt manipuliert, oder den Patienten am Kreuzbein und im Nacken faßt und so den Bewegungsablauf steuert.

III.3.
Anpassung der Ballübung „Die Schaukel" an Konstitution und Kondition des Patienten (Abb. 304–308)

III.3.1.
Konstitutionelle Anpassung der Ballübung „Die Schaukel"

Die Rolle der Längen/Breiten /Tiefen/ Gewichte

1. Die Balloberfläche muß groß sein, wenn der Patient + Längen der KA Becken/ Brustkorb hat, oder wenn er in bezug auf FLEX der WS relativ steif ist.

III.3.2.
Konditionelle Anpassung der Ballübung „Die Schaukel"

Die Gründe häufig auftretender „Fehler"
(s. Ausklapptafel)

1. Als Leistungssteigerung kann man nach der Rückrollung im Augenblick, in dem nur die Füße Bodenkontakt haben, um 180° umspringen und in der entgegengesetzten Richtung nach vorne rollen. Man kann aus der Hocke hochspringen, den ganzen Körper strecken und den Ball in die Höhe halten. Man kann aber auch aus der Hocke in die Rückenlage weiterrollen und versuchen, auf dem Rückweg wieder auf die Füße zu gelangen.

3. Bei Unsicherheit und Unfähigkeit, die Übung in der Modellform zu bewältigen, gibt man vorerst den Bodenkontakt der Hände und Füße nicht auf und macht nur Minirollbewegungen nach vorne/hinten. Dann allmählich gibt man den Bodenkon-

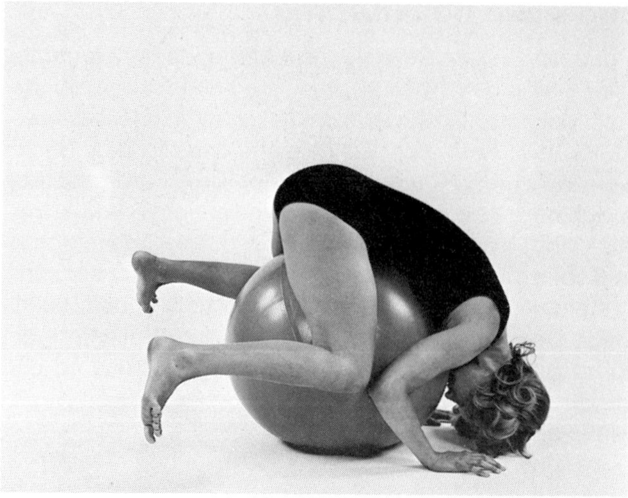

Abb. 304. Relativ kleiner Ball/Scheitelpunkt bekommt Bodenkontakt

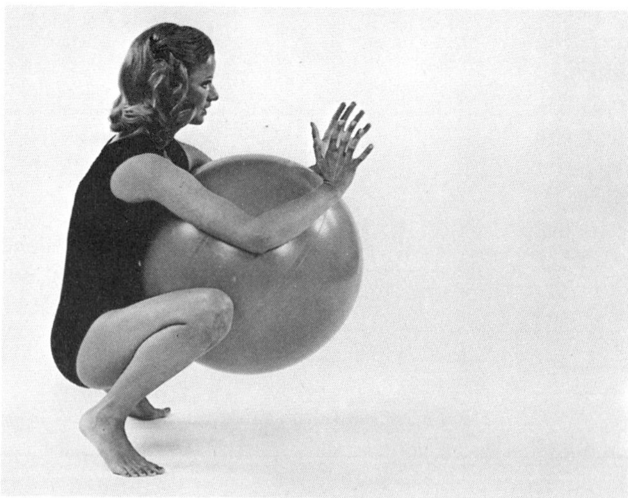

Abb. 305. ESTE ohne Ball/Boden-Kontakt/Aktivierung der schrägen Bauchmuskeln/der Ball wird zwischen Knien und Ellbogen gehalten

takt der Hände/Füße alternierend auf. In langsamem Tempo kann man sogar versuchen, bei der Vorrollung den Boden zusätzlich mit dem Scheitelpunkt zu erreichen und den Kopf sogar in eine leichte Stützfunktion zu bringen.

4. Je steifer die WS um so größer muß der Ball in bezug auf die individuelle Länge der KA Becken/Brustkorb sein. Bei unstabiler und sehr mobiler WS hingegen wählt man einen normal großen Ball. Bei geringer IR der Hüftgelenke soll der Abstand RE Vorfuß/LK Vorfuß/Boden angemessen verkleinert werden.

Hinweis: Die Ballübung „Die Schaukel" eignet sich gut zur Behandlung von Luftschlukkern, die geschluckte Luft aus Magen oder Darm entfernen möchten. Man wählt dazu die unter „Konditionelle Anpassung" (3.) beschriebene Form.

Für Patienten mit extremen Flachrücken und solchen mit hohen Brustkyphosen gibt es eine günstige Vorübung, um die Retraktion des Schultergürtels zu vermeiden und eine ungestörte Translation des KA Kopf nach dorsal zu üben oder eine Mobilisation der BWS vorzubereiten. Sie wird wie folgt durchgeführt:

Der Patient sitzt am Boden. Die Beine gespreizt, die Hüftgelenke außenrotiert, die Knie bequem flektiert. Der Ball liegt zwischen den Beinen des Patienten, der ihn mit den Armen umfaßt und leicht gegen sich drückt. Das Umarmen des Balles soll so sein, daß die Schulterblätter nach ventral bewegt werden müssen. Die WS ist annähernd vertikal. Nun wird der Kopf alternierend nach vorne/hinten translatiert, während die Schulterblätter in ihrer ventralen Stellung bleiben.

3.8. „Die Ente“ (Abb. 309–312)

DISPOSITION

Analyse und Rezept

I.
Name der Ballübung

„Die Ente“ ist ein Phantasiename. Er erinnert an das Kinderlied: „Alle meine Entchen schwimmen auf dem See, Köpfchen in das Wasser, Schwänzchen in die Höh'“.

II.
● Lernziel

Die muskuläre/extensorische Verankerung des lumbosakralen Überganges hubarm und im Sinne einer Gleichgewichtsreaktion auslösen können.

III.
▶ Lernweg

III.1.
Funktionsanalyse der Ballübung „Die Ente“ in „Therapeutensprache“

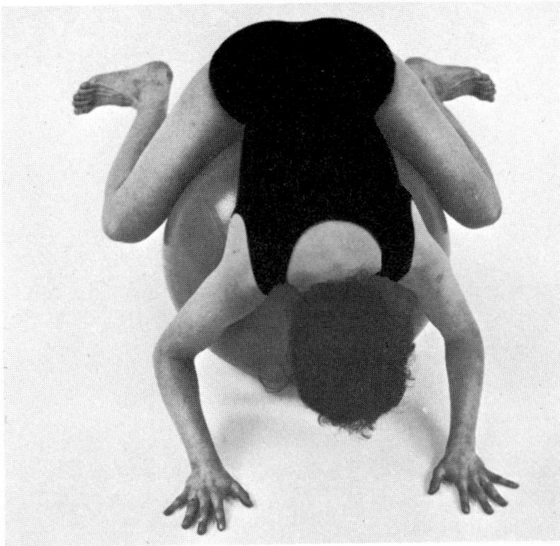
306

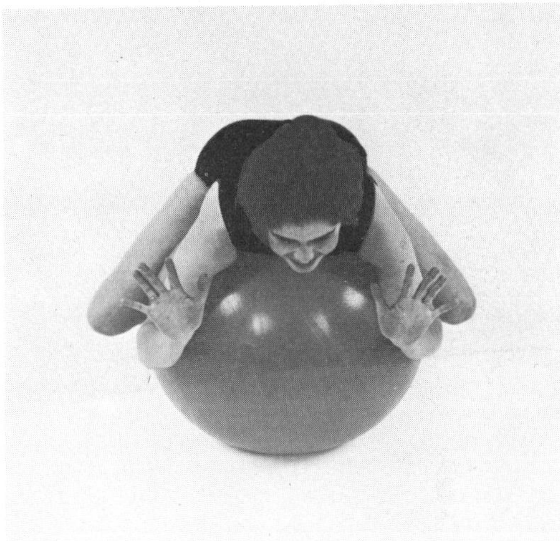
307

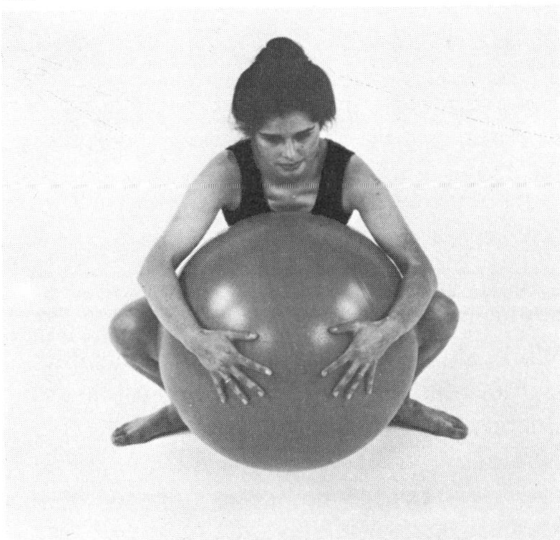
308

Abb. 306. ESTE nach Vorrollung des Balles bei + Grätsche der Oberschenkel/ + Abstand der Hände am Boden/ + Abstand der Füße vom Boden

Abb. 307. Dasselbe nach Rückrollung des Balles

Abb. 308. Dasselbe nachdem der Ball den Bodenkontakt verloren hat

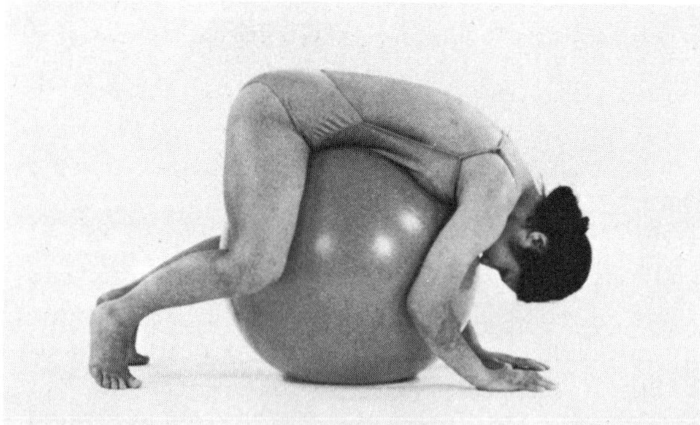

Abb. 309. ASTE

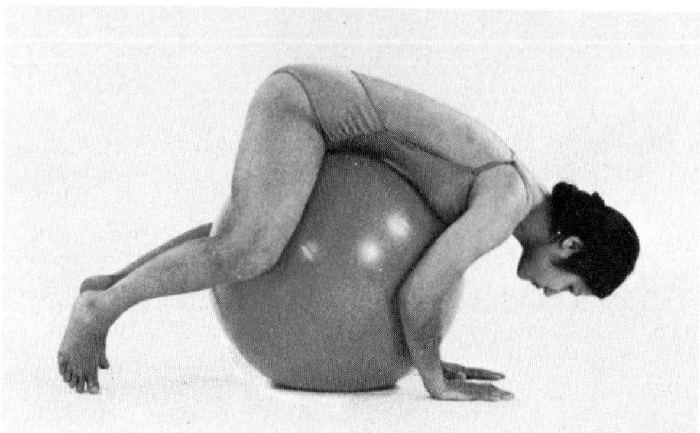

Abb. 310. Aktivierung der ASTE/Ball rollt nach vorne/Arme in Stützfunktion

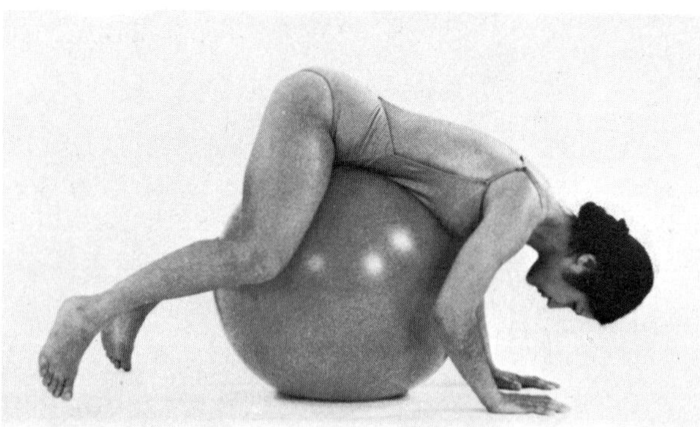

Abb. 311. ESTE/Füße verlieren beinahe den Bodenkontakt

III.1.1.

Konzeption der Ballübung „Die Ente"

„Die Ente" ist eine *Standort-konstante* Ballübung.

Wir benützen den elastischen Ball als Unterlage für die KA Brustkorb/Becken und den Boden als Unterlage für die KA Arme/Beine, um die Voraussetzungen für eine hubarme extensorische Verankerung des lumbosakralen Überganges zu schaffen.

Wenn wir den KA Arme in eine deutliche Stützfunktion, den KA Beine in Parkierfunktion, den KA Brustkorb in einen bleibenden Kontakt mit der Balloberfläche bringen und den Ball von den Armen aus etwas nach hinten drücken, ohne daß dabei der KA Beine in Stützfunktion geraten darf, muß das Gewicht des KA Becken durch extensorische Aktivität am lumbosakralen Übergang aus der Bewegungsrichtung als Gleichgewichtsreaktion bewegt werden.

III.1.2.
Funktionsanalyse der ASTE der Ballübung „Die Ente"

Position und Aktivierung der ASTE

Die ASTE der Ballübung „Die Ente" entspricht genau der ASTE der Ballübung „Die Schaukel" (s. S. 115).

III.1.3.
Funktionsanalyse des Bewegungsablaufes der Ballübung „Die Ente"

Die Ballübung „Die Ente" hat eine auftaktische Bewegungsphase.
Der Ball wird von der Kontaktstelle *RE/LK Vorfuß/Boden* also von der hinteren „Brükke" so weit nach vorne gestoßen, daß der KA Arme in eine deutliche Stützfunktion kommt, während der KA Beine den Bodenkontakt nicht verlieren soll. Die ventralen Seiten der KA Brustkorb/Becken und die medialen des RE/LK Oberschenkels behalten Ballkontakt. Der KA Kopf bleibt in Spielfunktion, aber er wird aus dem Hängen leicht angehoben.

a) ACTIO – REACTIO

1. ACTIO *in Form der Primärbewegung (PB)*
– REACTIO *in Form aktivierter passiver Widerlagerung (APW)*
– REACTIO *in Form einer Veränderung der Unterstützungsfläche (USF)*

In der Ballübung „Die Ente" gehen die kritischen DP der PB nach hinten.

DP Ball rollt am Boden wenig nach hinten, weg von den Händen. Der Rollweg entspricht etwa der halben Beckenhöhe.
DP RE/LK Schultergelenk und DP Scheitelpunkt bewegen sich gleichzeitig nach hinten. Die auslösende Aktivität kommt von der vorderen „Brücke", indem das ganze Bewegungssystem Körper/Ball von der Kontaktstelle *RE/LK Handfläche/Boden* nach hinten gedrückt wird. Flexorisch im Handgelenk, pronatorisch im Unterarm, extensorisch im Ellbogengelenk, flexorisch/abduktorisch/außenrotatorisch im Schultergelenk.

– In der Ballübung „Die Ente" gehen die kritische DP der APW nach vorne/oben.

DP Spitze des Schwanzbeines bewegt sich nach vorne in bezug auf den Ball/nach dorsal/kranial in bezug auf den Körper/nach oben in bezug auf den Raum.
DP RE/LK Ferse gehen wenig nach oben.
Die reaktive Aktivität ist in Knie- und Hüftgelenken flexorisch, in der LWS extensorisch. Die Unterschenkel hängen sich an die Oberschenkel, die Oberschenkel ans Becken, das Becken an die LWS, die LWS an die BWS. Damit hat sich die im Lernziel geforderte, reaktive, muskuläre, lumbosakrale Verankerung vollzogen.

– Wenn die Hände in der vorderen „Brücke" den Ball nach hinten drücken, würde sich die USF vergrößern, wenn sie sich nicht gleichzeitig durch das zum potentiellen „Tentakelwerden" der hinteren „Brücke" entsprechend verkleinern würde.

2. ACTIO *in Form von beschleunigenden Gewichten*
– REACTIO *in Form von bremsenden Gewichten*

Das ganze Bewegungssystem Körper/Ball wird durch den Abdruck der Hände vom Boden nach hinten zum beschleunigenden Gewicht.
– Der KA Becken wird durch die extensorische Bewegung der LWS zum bremsenden Gewicht. Allerdings nur relativ. Die Gleichgewichtslage der ESTE hängt hauptsächlich von den Aktivitäten der vorderen „Brücke" ab. Sie schwankt zwischen Abdruck vom Boden nach hinten im Sinne der PB und Heranziehen des Balles zu den Händen im Sinne der APW.

b) CONDITIO – LIMITATIO

1. CONDITIO *der gleichbleibenden Abstände*
– LIMITATIO *durch aktive Widerlagerung (AW) und Stabilisation*

In der Ballübung „Die Ente" gibt es folgende gleichbleibende Abstände:

Abstand DP Bauchnabel/DP Prozessus ensiformis bleibt gleich groß.
– Dieser Abstand verändert sich nicht, wenn die Stellung der BWS im Sinne der AW stabilisiert wird.

Abstand DP RE/DP LK Knie/Boden bleibt gleich groß.
– Dieser Abstand verändert sich nicht, wenn sich die zunehmende FLEX in den Hüftgelenken auf eine Bewegung des proximalen Hebelarmes beschränkt.

2. CONDITIO *der „Räumlichen Fixpunkte"*
– LIMITATIO *durch Verhindern von PB/APW/Veränderung der USF*

In der Ballübung „Die Ente" gibt es absolute und relative „Räumliche Fixpunkte".

Die Kontaktstelle *RE/LK Handfläche/Boden* ist ein absoluter „Räumlicher Fixpunkt".
– Er bleibt erhalten, wenn die Intensität der Stützfunktion des KA Arme, trotz Miniballrollung nach hinten, nicht abnimmt. Ein ständiger Wechsel von Abdrücken und Heranziehen verhindert eine ausgiebige Ballrollung nach hinten und bringt den Ball in eine Drallbelastung.

Die Kontaktstelle *RE/LK Vorfuß/Boden* ist ein absoluter „Räumlicher Fixpunkt".
– Er bleibt erhalten, wenn sich die Parkierfunktion des KA Beine, wie sie in der ASTE besteht, zwar im Sinne eines nur noch Berührungskontaktes der Füße mit dem Boden verändert, nicht aber zur Spielfunktion wird. So gelingt es, daß das Gewicht des KA Beine einerseits vermehrt auf dem Ball ruhen kann. Andererseits hängt es sich aber auch vermehrt an den KA Becken und fördert damit die automatische extensorische Verankerung des Beckens an der LWS und der LWS an der BWS, bei reduzierter Hubbelastung.

Die ventrale Seite des KA Brustkorb behält ihren Ballkontakt.
– Der relative „Räumliche Fixpunkt" – ventrale Seite des KA Brustkorb behält Ballkontakt – verlangt eine feine Koordination der Bauchmuskelaktivitäten.

3. CONDITIO *des Bewegungstempos*
– LIMITATIO *durch Bestimmung des Idealtempos*

Das Bewegungstempo muß stets so gewählt werden, daß das Lernziel mit dem geringsten Kraftaufwand erreicht werden kann.
– Das Idealtempo entspricht einem ruhigen Atemtempo. Etwa 5 Sekunden pro Bewegungsablauf. Es ist ratsam, anfänglich die Einatmung mit der Rückrollung des Balles zu koordinieren.

III.2.
Instruktionsrezept der Ballübung „Die Ente" in „Patientensprache"

III.2.1.
Verbal/perzeptiv didaktisches Rezept

III.2.2.
Manipulativ/perzeptiv didaktisches Rezept

Position und Aktivierung der ASTE

Die ASTE der Ballübung „Die Ente" entspricht genau der ASTE der Ballübung „Die Schaukel" (s. S. 115)

Bewegungsablauf: ACTIO – REACTIO/CONDITIO – LIMITATIO

„Mit den Füßen gibst Du dem Ball einen leichten Schubs nach vorne. Die Füße bleiben aber am Boden kleben, und während die Hände fest auf den Boden gedrückt wer-

Das auftaktische Vorrollen des Balles muß vom Therapeuten genau geprüft werden. Besonders wichtig ist der lückenlose Körper/Ball-Kontakt, der die medialen Seiten

den, hebst Du ein wenig den Kopf, gerade soviel, daß Du den Boden unter Dir sehen kannst. Mit dem Bauch und der Brust spürst Du dabei ganz deutlich den runden, weichen Ball. Der Atem geht weiter. Auch mit der inneren Seite der Beine spürst Du den Ball, ohne Luftlöcher. Jetzt kommt der Moment, der der Ballübung den Namen ,Die Ente' gegeben hat. Das Köpfchen ist schon unter Wasser, das Schwänzchen muß noch in die Höh'. Während Du leicht einatmest, drückst Du Dich von den Händen ab, so daß der Ball ganz wenig nach hinten rollt. Aber paß auf, die Füße verlieren fast den Kontakt mit dem Boden, aber Bauch und Brustkorb bleiben eng am Ball. Ein bißchen Anstrengung schadet nicht. Wenn Du aufhörst, mit den Händen stark gegen den Boden zu drücken, rollt der Ball wieder etwas nach vorne. So geht es hin und her, eine ganz kleine Bewegung nur. Etwa nach dem 10. Mal rollst Du so weit zurück, bis Du wieder hinter dem Ball auf den Füßen stehst."

der Oberschenkel, den Bauch und die ventrale Seite des Brustkorbes betreffen muß. Der mäßig angehobene Kopf innerviert leicht die Extensoren der Wirbelsäule. Wenn der Abdruck der Hände den Ball nach hinten rollen läßt, ist ein Berührungskontakt des Therapeuten an der Spitze des Schwanzbeines und die Aufforderung „nach oben" sehr hilfreich, um die extensorische, lumbosakrale, muskuläre Verankerung zu stimulieren. Wenn die gewünschte Reaktion nicht sofort erfolgt, liegt der Grund dafür häufig in der extensorischen Bewegungseinschränkung der kaudalen LWS. Es empfiehlt sich, die kurzen Rollbewegungen des Balles relativ rasch zu manipulieren und gleichzeitig die Kontaktstelle RE/LK Vorfuß/Boden in bezug auf den sich mindernden und verstärkenden Bodenkontakt der Füße zu kontrollieren, indem man eine Hand unter die Vorfüße schiebt und den Patienten bittet, nicht mit mehr Gewicht auf die Hand zu stehen.

III.3.
Anpassung der Ballübung „Die Ente" an Konstitution und Kondition des Patienten (Abb. 312)

III.3.1.
Konstitutionelle Anpassung der Ballübung „Die Ente"

Die Rolle der Längen/Breiten/Tiefen/Gewichte

1. Patienten mit großer Oberlänge brauchen auch einen großen Ball.

III.3.2.
Konditionelle Anpassung der Ballübung „Die Ente"

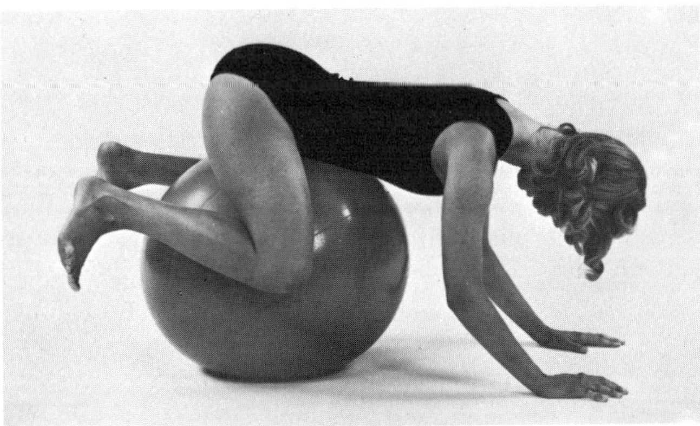

Abb. 312. Keine reaktive, sondern primäraktive lumbosakrale Verankerung des Beckens an der LWS. + Belastung durch das Beingewicht und den KA Brustkorb, der den Ballkontakt verloren hat.

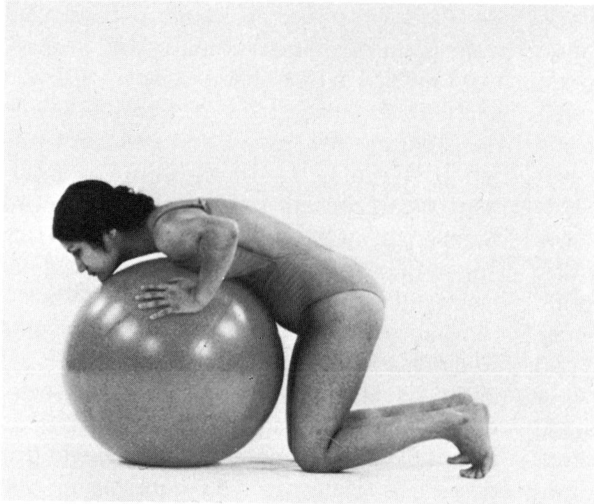

Abb. 313. ASTE von der Seite mit Armstütz auf dem Ball

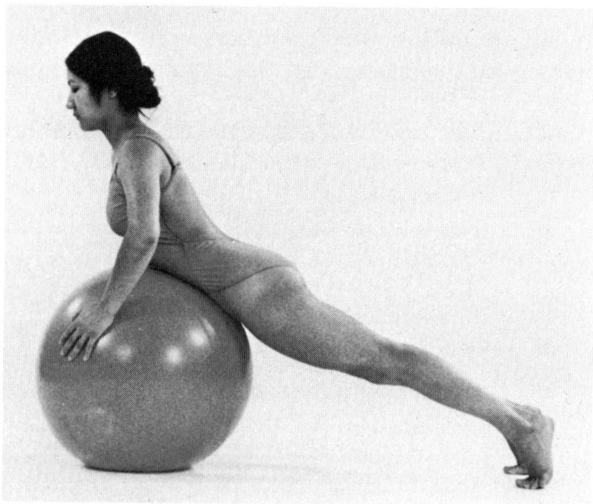

Abb. 314. ESTE von der Seite mit Armstütz auf dem Ball

Die Gründe häufig auftretender „Fehler"
(s. Ausklapptafel)

2. Wenn die extensorische lumbosakrale Verankerung Schmerzen auslöst, ist von der Ballübung in der beschriebenen Form abzuraten. Hingegen kann der Therapeut den Ball oder die Beckenbewegung manipulieren und damit oft den Schmerz zum Verschwinden bringen.

4. Bewegungseinschränkungen in der FLEX der Wirbelsäule und/oder der Hüftgelenke können mit einem großen Ball ausgeglichen werden, ABD/Einschränkungen der Hüftgelenke durch eine Minderung der Grätsche.

3.9. „Die Galionsfigur" (Abb. 313 – 349)

DISPOSITION

Analyse und Rezept

I.
Name der Ballübung

„Die Galionsfigur" ist ein Phantasiename. Er erinnert an die meist aus Holz geschnitz-

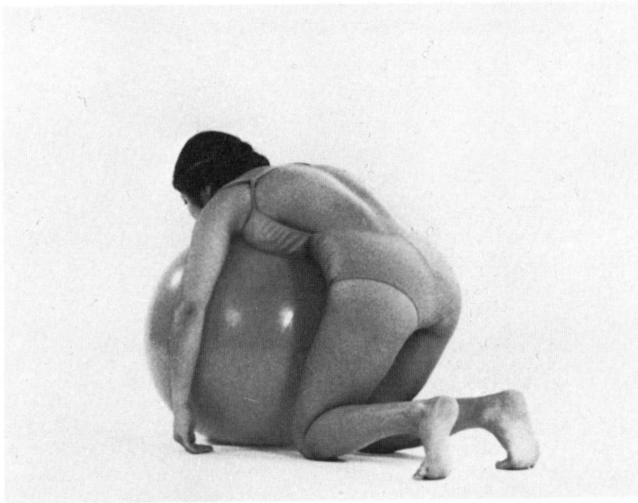

Abb. 315. ASTE von schräg hinten ohne Armstütz auf den Ball

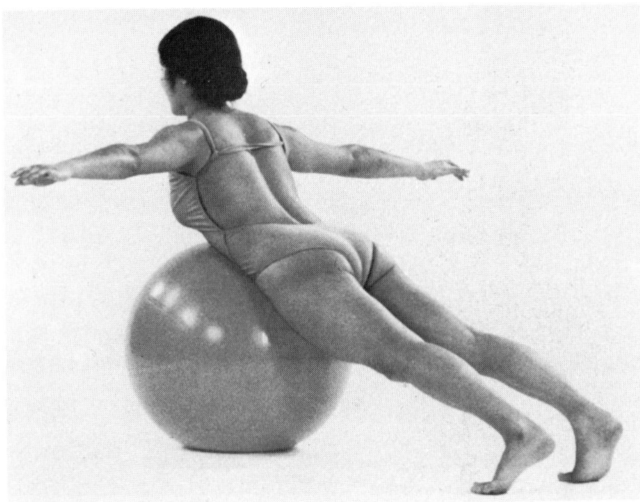

Abb. 316. ESTE von schräg hinten ohne Armstütz auf dem Ball

ten Figuren, die in früheren Zeiten den Vorbau am Bug eines Schiffes zierten. Oft waren es Frauengestalten, die mit aufgebäumtem Oberkörper, die Brust nach vorne gerichtet, ein sehr gutes Symbol für unsere Ballübung abgeben.

II.

● **Lernziel**

Die Wirbelsäule, insbesondere die Brustwirbelsäule an jedem beliebigen Bewegungssegment schonend im Sinne einer Gleichgewichtsreaktion *aktiv* in Extension mobilisieren können.

III.

▶ **Lernweg**

III.1.
Funktionsanalse der Ballübung „Die Galionsfigur“ in „Therapeutensprache“

III.1.1.
Konzeption der Ballübung „Die Galionsfigur“
„Die Galionsfigur“ ist eine *Standort-konstante* Ballübung.
Um die im Lernziel geforderte schonende, *aktive* Mobilisation der Wirbelsäule, insbe-

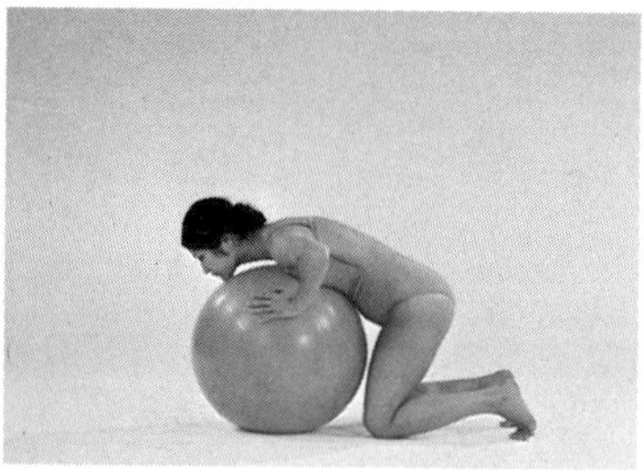
317

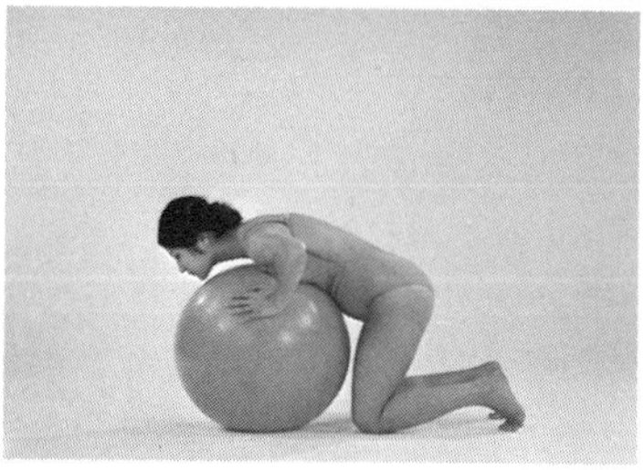
318

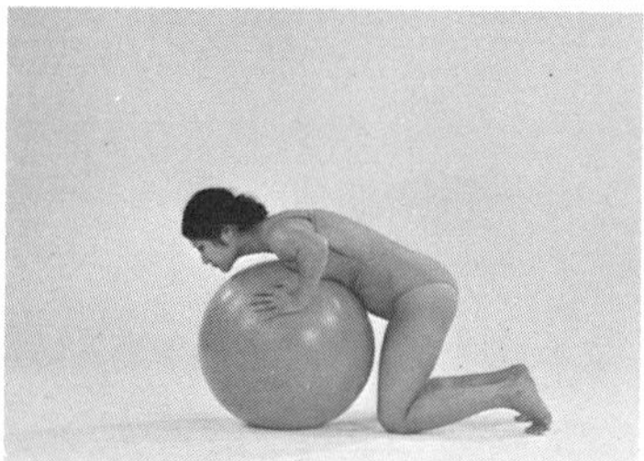
319

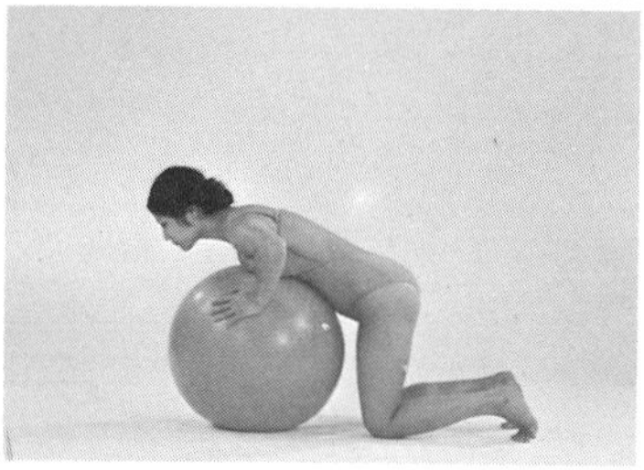
320

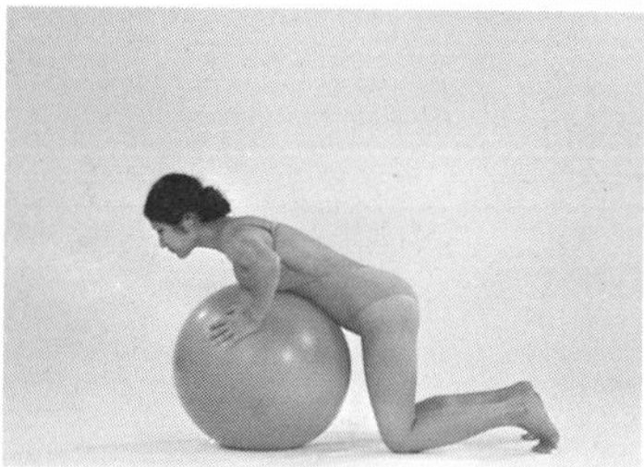
321

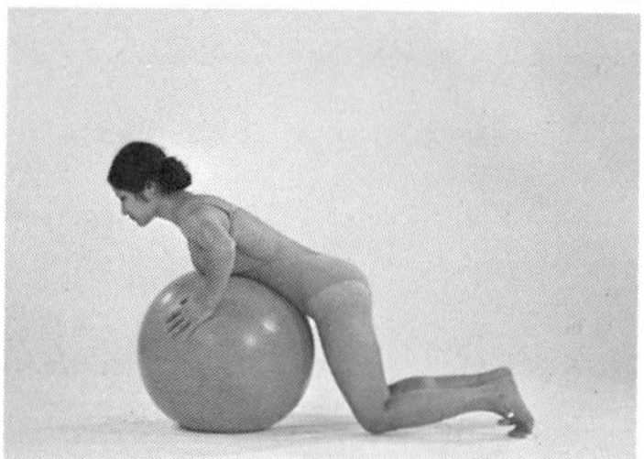
322

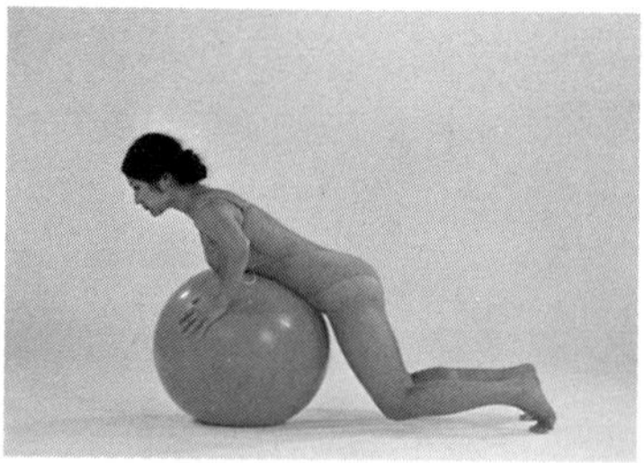
323

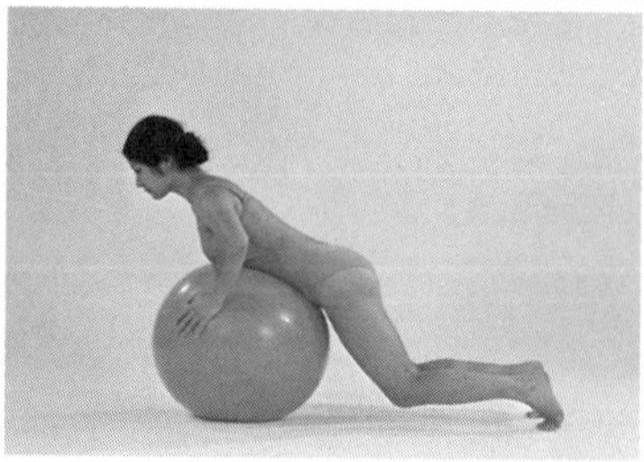
324

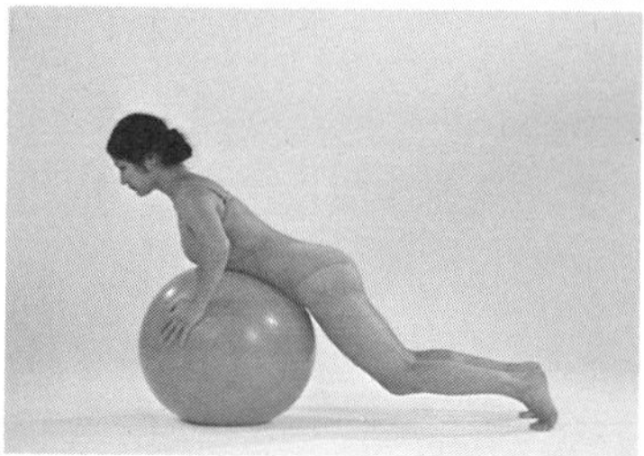
325

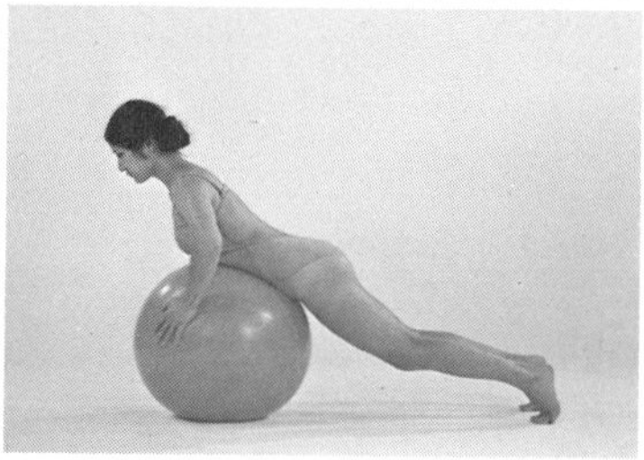
326

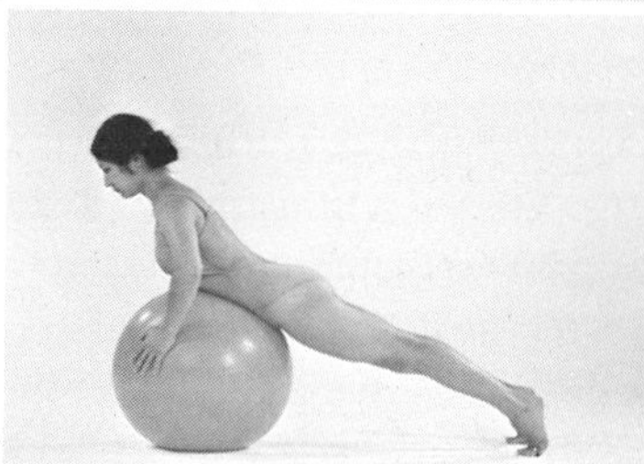
327

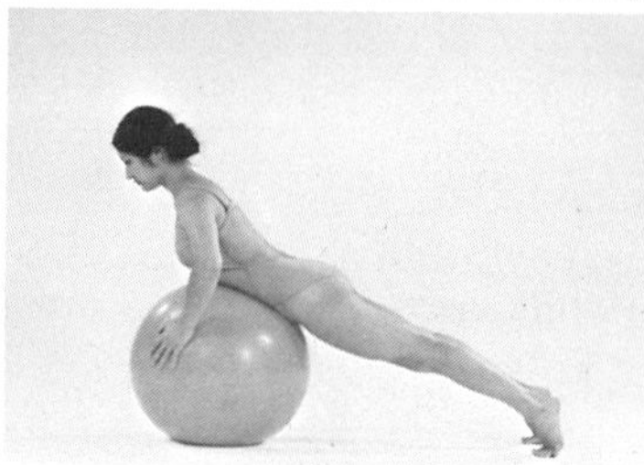
328

Abb. 317–349. Bildfolge des Bewegungsablaufes der Ballübung „Die Gallionsfigur“

Abb. 317. ASTE

Abb. 328. ESTE

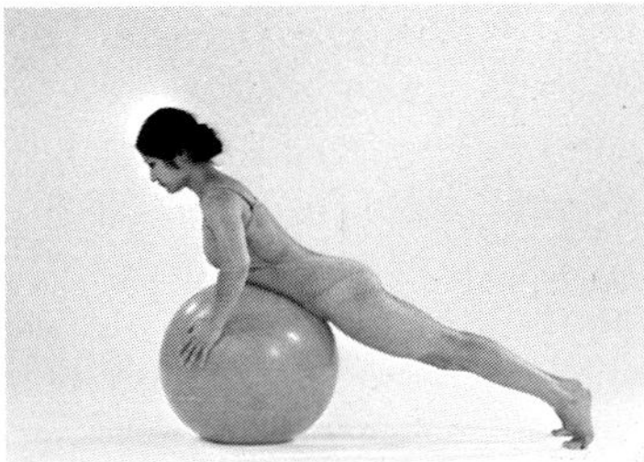
329

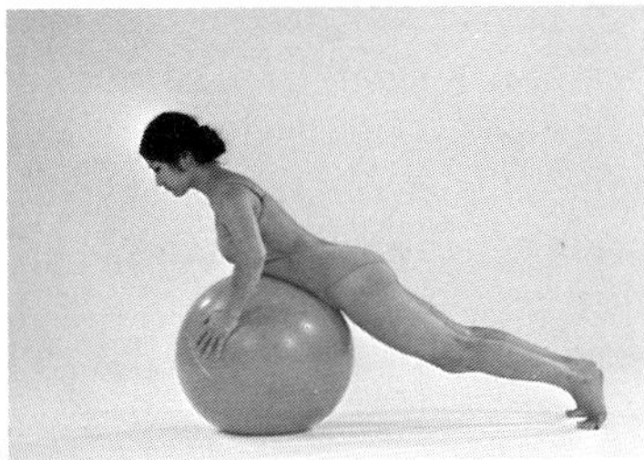
330

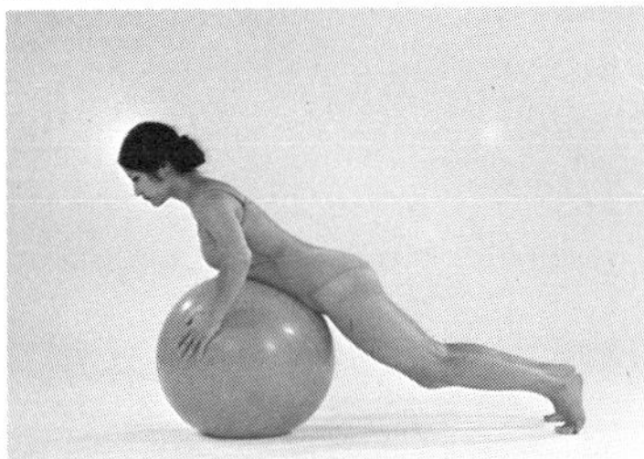
331

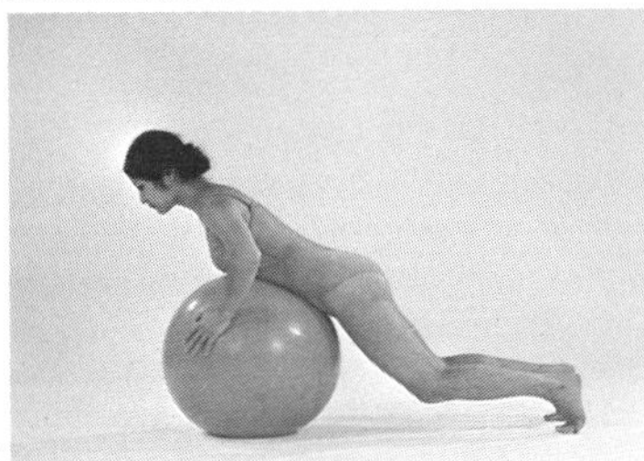
332

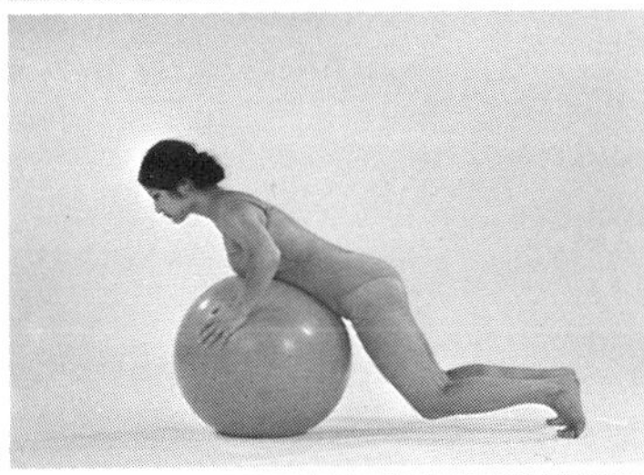
333

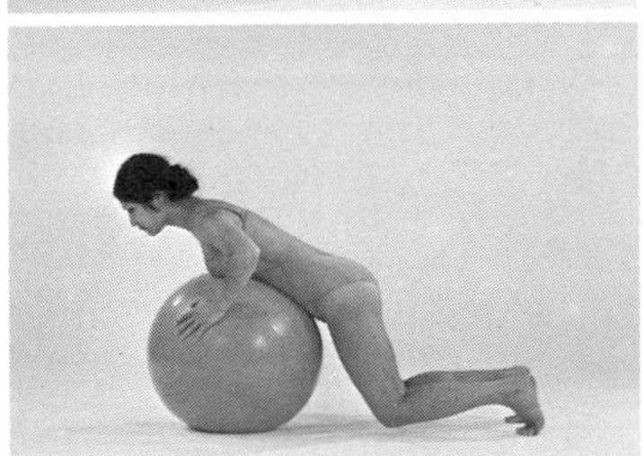
334

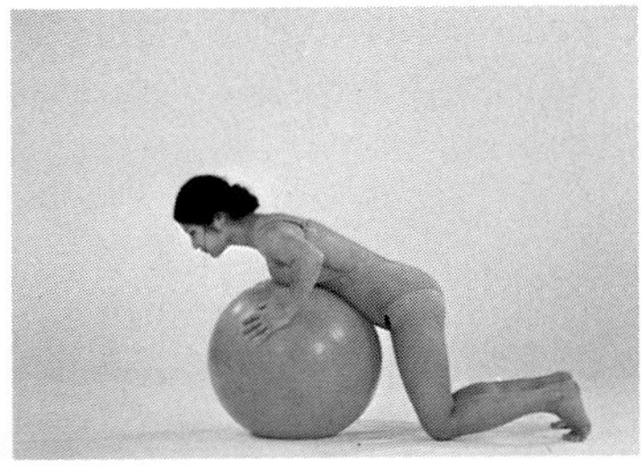
335

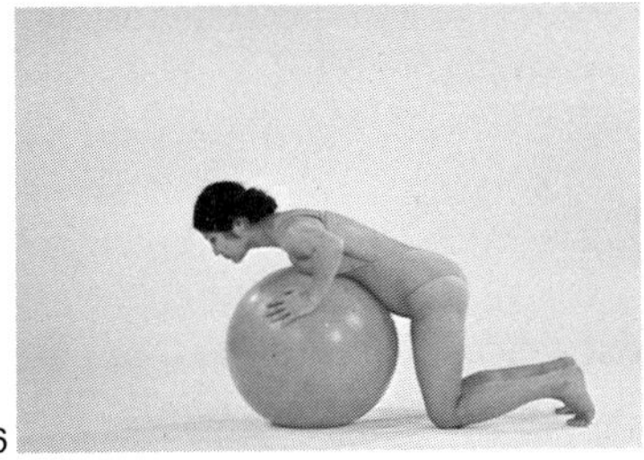
336

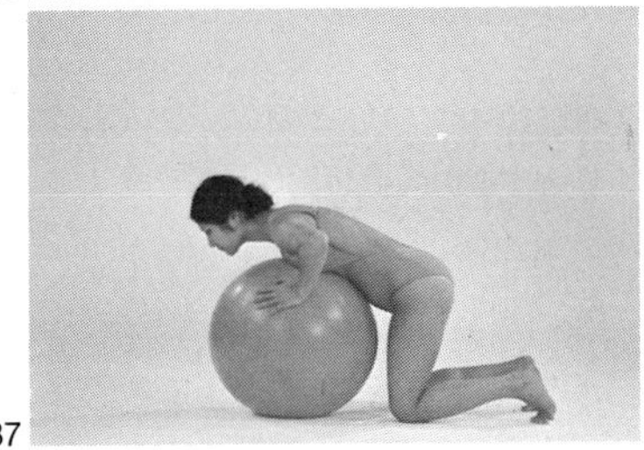
337

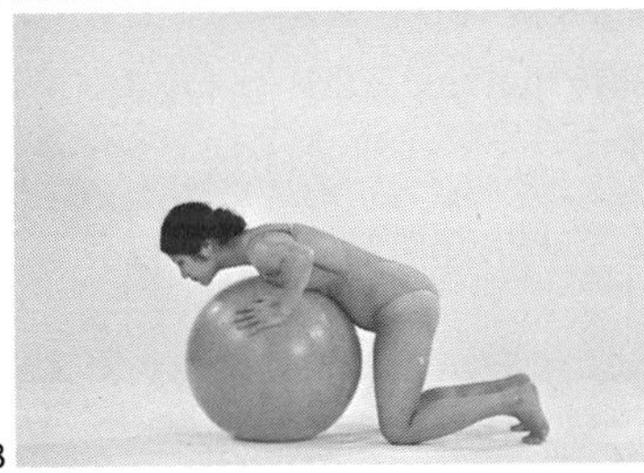
338

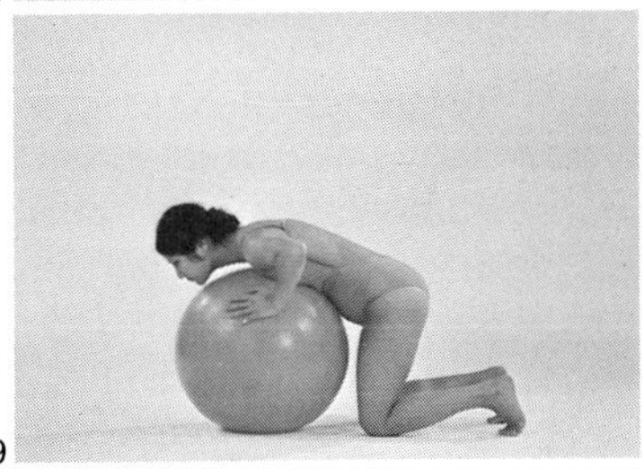
339

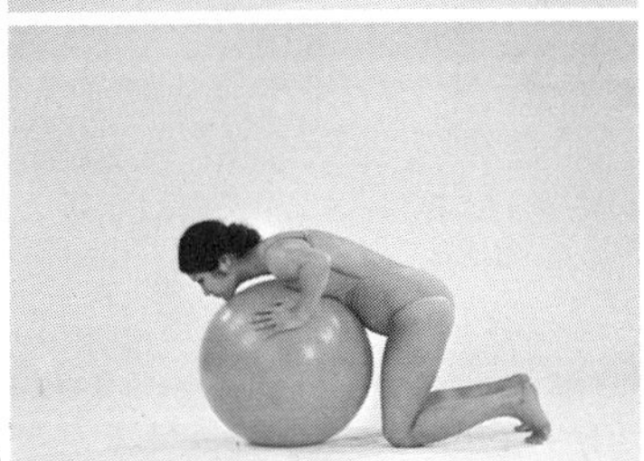
340

Abb. 340. Zurück in der ASTE

sondere der Brustwirbelsäule in Extension zu realisieren, müssen Rollbewegungen des Balles am Boden nach vorne/hinten unbehindert möglich sein. Auf diese Weise kann die Verformung der WS in der Symmetrieebene als Reaktion auf Rollbewegungen des Balles, der relativ groß sein soll, mühelos vonstatten gehen. Da die Mobilisation *aktiv* sein soll, kniet der Patient hinter dem Ball am Boden. Er kann nun durch Abstoßen der Beine einfach bäuchlings auf den Ball zu liegen kommen. Die KA Brustkorb/Kopf/Arme werden zum „Tentakel", das sich automatisch aufbäumt. Ist der Ball groß genug, entsteht eine Schräglage der KLA, die diese Reaktion begünstigt. Falls nötig haben die Arme Platz, eine Abstützung auf dem Ball zu finden. Der KA Becken bleibt vom Ball gut unterstützt, so daß es zu keiner lumbalen Überlastung kommen kann.

III.1.2.
Funktionsanalyse der ASTE der Ballübung „Die Galionsfigur"

Position und Aktivierung der ASTE

1. Räumliche Lage und
2. Bewegungstoleranzen und
3. Verteilung des Körpergewichtes über der Unterstützungsfläche (USF) und
4. Muskuläre Beanspruchung

Der Patient kniet hinter dem Ball am Boden.
KA Beine befindet sich in Stützfunktion. Die Knie haben Bodenkontakt und stehen körperbreit auseinander. Die ebenfalls am Boden eingestützten Füße stehen hinter den Knien, die Fußlängsachsen sind annähernd vertikal. Der kraniale Teil des KA Becken hängt am KA Brustkorb, der kaudale Teil des KA Becken hängt am KA Beine.
KA Brustkorb ist mit seiner ventralen Seite auf der hinteren Ballhemisphäre parkiert.
KA Kopf ist mit der Kinnspitze auf der vorderen Ballhemisphäre parkiert.
KA Arme ist mit den Handflächen auf dem Großkreis des Balles parkiert. Dabei stehen die Hände unter dem RE/LK Schultergelenk, die Finger schauen nach vorne. die Daumen nach vorne/medial, die Ellbogen in bezug auf die Hände nach lateral/oben.
Es gibt große Bewegungstoleranzen nach vorne in die geplante Bewegungsrichtung, und zwar für die Ballrollung und die Bewegungsausschläge der KA Beine/Becken. Da sich die „Brücke" in Stützfunktion befindet und die übrigen KA auf dem Ball um den Großkreis herum parkiert sind, ist das Körpergewicht relativ indifferent über der USF verteilt und die Intensität der ökonomischen Aktivität niedrig.

III.1.3.
Funktionsanalyse des Bewegungsablaufes der Ballübung „Die Galionsfigur" (Abb. 317–340)

a) ACTIO – REACTIO

1. ACTIO *in Form der Primärbewegung (PB) und*
– REACTIO *in Form von aktivierter passiver Widerlagerung (APW)*
– REACTIO *in Form einer Veränderung der Unterstützungsfläche (USF)*

In der Ballübung „Die Galionsfigur" liegen die kritischen DP der PB in der „Brücke". Sie gehen nach vorne/oben.

DP Ball rollt am Boden nach vorne.
DP RE/LK Knie bewegen sich nach oben.
DP RE/LK Hüftgelenk gehen nach vorne/wenig oben.

DP Symphyse, DP RE/LK Spina gehen nach vorne/wenig oben und in bezug auf DP RE/LK Kniegelenk nach kranial/dorsal. Dabei bekommen sie Ballkontakt. Die auslösende Aktivität geht von den Kontaktstellen *Körper/Boden* aus. Der Ball wird von den Knien extensorisch, von den Füßen plantarflexorisch nach vorne weggestoßen.

– In der Ballübung „Die Galionsfigur" liegen die kritischen DP der APW im „Tentakel".
Sie gehen in bezug auf den Ball nach hinten/oben.

– DP Kinnspitze geht nach hinten/oben und in bezug auf DP Incisura jugularis nach kaudal/dorsal.
DP C7 geht nach hinten/oben und in bezug auf DP L5/S1 nach kaudal/dorsal.
DP RE/LK Ellbogen gehen nach medial.
DP RE/LK Schultergelenk gehen nach hinten/oben. Die Kontaktstelle *Körper/Ball* verschiebt sich in bezug auf den KA Brustkorb nach kaudal unter die ventrale Seite des KA Becken.

– Die USF vergrößert sich nach vorne.

2. ACTIO *in Form von beschleunigenden Gewichten*
– REACTIO *in Form von bremsenden Gewichten*

Das ganze Körpergewicht wird auf dem Ball nach vorne transportiert und beschleunigt. Die Trennebene geht in der ESTE annähernd durch die RE/LK Spina. Sie steht vertikal und rechtwinklig zur Rollrichtung des Balles.

– Alle Gewichte, die vor der Trennebene liegen, wirken beschleunigend auf den Bewegungsablauf.

– Alle Gewichte, die hinter der Trennebene liegen, wirken bremsend auf den Bewegungsablauf.

b) CONDITIO – LIMITATIO

1. CONDITIO *der gleichbleibenden Abstände*
– LIMITATIO *durch aktive Widerlagerung (AW) und Stabilisation*

In der Ballübung „Die Galionsfigur" gibt es folgende gleichbleibende Abstände:

Abstand DP RE Ferse/DP LK Ferse bleibt gleich groß.
– Dieser Abstand verändert sich nicht, wenn das RE/LK Fußgelenk in bezug auf Eversion/Inversion stabilisiert ist und wenn der Abstand durch potentielle, alternierende ab-/adduktorische, innen-/außenrotatorische AW in den Hüftgelenken gehalten wird.

2. CONDITIO *der „Räumlichen Fixpunkte"*
– LIMITATIO *durch Verhindern von PB/APW/Veränderung der USF*

In der Ballübung „Die Galionsfigur" gibt es absolute und relative „Räumliche Fixpunkte".

Die Kontaktstelle *RE/LK Vorfuß/Boden* verändert sich nicht.
– Der absolute „Räumliche Fixpunkt" – RE/LK Vorfuß/Boden – bleibt erhalten, wenn der Bewegungsimpuls der Abdruckaktivität vom Boden angemessen ist und die APW im „Tentakel" genügend Gewicht aus der Bewegungsrichtung bringt. Das geschieht durch die im Lernziel verlangte Extension in der BWS.

Der Ball rollt so weit nach vorne, bis die Kontaktstelle *Körper/Ball* die ventrale Seite des KA Becken erreicht hat.
– Der relative „Räumliche Fixpunkt" – Ball in der ESTE unter dem Unterbauch – bewirkt eine aktive Mobilisation der WS in Extension ohne lumbale Überlastung.

Die „Brücke" bleibt immer in Stützfunktion.
– Der relative „Räumliche Fixpunkt" – „Brücke" in Stützfunktion – bedingt, daß die KA Brustkorb/Kopf nicht übergewichtig werden. Dies bedeutet eine gute Stimulation für die aktiv widerlagernde Aktivität der BWS in EXT. Die „Brücke" darf bei guter Balancefähigkeit auch in Parkierfunktion kommen.

Die Handflächen verschieben sich nicht auf der Balloberfläche.
– Der relative „Räumliche Fixpunkt" – Hände fix auf der Balloberfläche – erlaubt eine Stabilisierung der Rollrichtung des Balles. Eine leichte Stützfunktion des KA Arme auf den Ball läßt eine „Tentakelbrücke" entstehen. Mit ihrer Hilfe kann die Extension der WS verstärkt und die Belastung der dorsalen Muskulatur gemindert werden.

Der KA Kopf muß seinen Abstand zum Boden vergrößern.
– Der relative „Räumliche Fixpunkt" – Abstand Kopf/Boden muß zunehmen –

verhindert das Übergewichtigwerden des „Tentakels“. Eine Blickrichtung nach vorne/unten erleichtert die Translation des KA Kopf nach dorsal und das Funktionieren der APW.

3. CONDITIO *des Bewegungstempos*
– LIMITATIO *durch Bestimmung des Idealtempos*

Das Bewegungstempo muß sich dem jeweiligen Ausmaß der erstrebten Mobilisation der WS in EXT anpassen. Da eine mehrmalige Wiederholung des Bewegungsablaufes angezeigt ist, kann das Tempo im Sinne eines „Accelerandos“ gesteigert werden.
– Das Idealtempo ist dann erreicht, wenn sich die angestrebte extensorische Reaktion einstellt. Bei kleinen Rollbewegungen, die nur die kraniale BWS treffen, liegt es etwa bei 130 Rollbewegungen pro Minute. Bei größeren, die die ganze BWS treffen, bei etwa 100 pro Minute. Beim vollen Bewegungsausmaß gibt es etwa 80 Rollbewegungen pro Minute oder auch wesentlich weniger.

III.2.
Instruktionsrezept der Ballübung „Die Galionsfigur“ in „Patientensprache“

III.2.1.
Verbal/perzeptiv didaktisches Rezept

III.2.2.
Manipulativ/perzeptiv didaktisches Rezept

Position und Aktivierung der ASTE

„Du kniest am Boden, die eingestützten Füße sind genau hinter den Knien. Den Ball hast Du vor Dir und hältst ihn mit den Handflächen, wenn Du Dich jetzt bäuchlings zwischen die Hände auf den Ball legst. Den Kopf legst Du so auf den Ball, daß er am Kinn abgestützt wird. Die Hände stehen mit gespreizten Fingern unter den Schultern, die Ellbogen schauen nach außen. Du fühlst Dich wohl, Du merkst es am Atmen.“

Bei der ASTE für die aktive Mobilisation muß der Therapeut flexibel in der Anordnung der Gewichte vorgehen können. Wenn das Liegen auf dem KA Brustkorb und gleichzeitige Abstellen des Kopfes auf dem Kinn für den Patienten unbehaglich ist, können die Arme im Ellbogenstütz auf dem Ball und der Kopf in den Händen abgeladen werden.

Bewegungsablauf: ACTIO – REACTIO/CONDITIO – LIMITATIO

„Knie und Füße geben dem Ball einen leichten Schubs nach vorne, aber nur soviel, daß die Füße am Boden und die Hände am Ball bleiben. Das Gesicht hingegen entfernt sich vom Boden, denn Du bäumst Dich auf dem Ball hoch, das braucht keine Kraft, es geht von alleine, wenn Du den Ball unter dem Bauch als Stütze spürst. Die Arme sind lang geworden, die Beine auch, die Füße haben guten Halt am Boden und rutschen nicht. Wenn Du zurück willst, wieder hinter dem Ball knien, mußt Du nur die Knie weich werden lassen und schon rollt der Ball wieder

Bei der aktiven Mobilisation ist es ideal, wenn beim extensorischen Aufrichten des KA Kopf/Brustkorb, die Arme auf dem Ball parkiert bleiben und keine Retraktion des Schultergürtels erfolgt. Die Aktivität liegt so alleine bei den Extensoren der Wirbelsäule. Die Aktivität des Schultergürtels setzt erst ein, wenn das Gewicht der Arme beim Ausbreiten am Körper verankert werden muß. Bei dieser gesteigerten Belastung bemüht sich der Therapeut um eine ungepreßte Atmung des Patienten, er beobachtet sie an der freien kostalen Atembewegung.

Abb. 341. ASTE ohne Armstütz

Abb. 349. ESTE ohne Armstütz

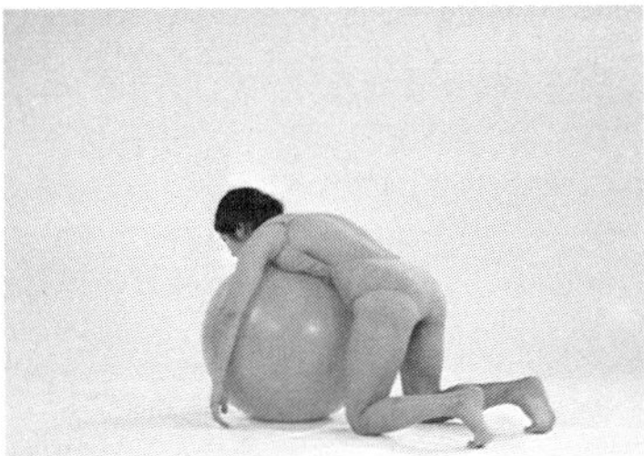

341

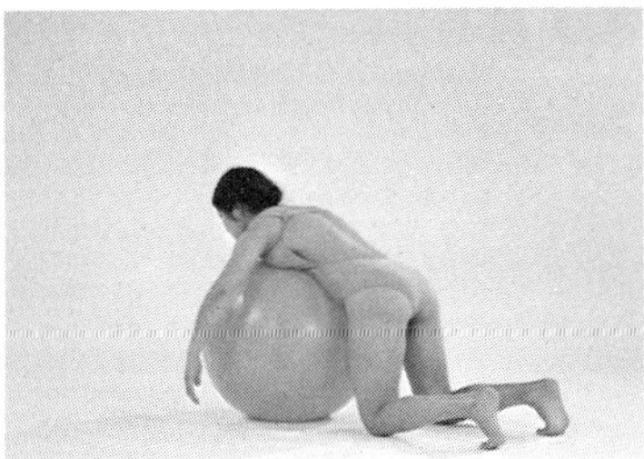

342

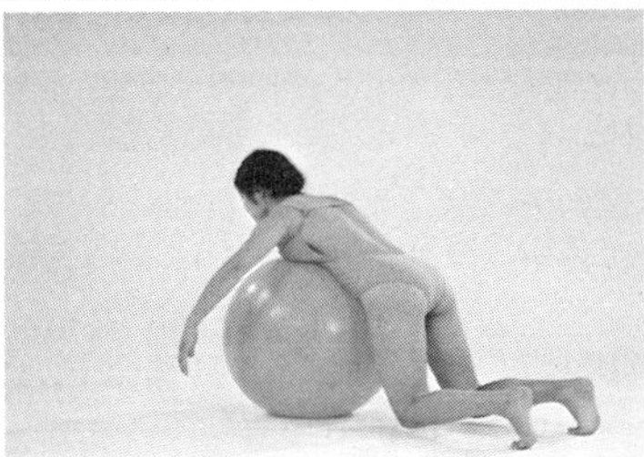

343

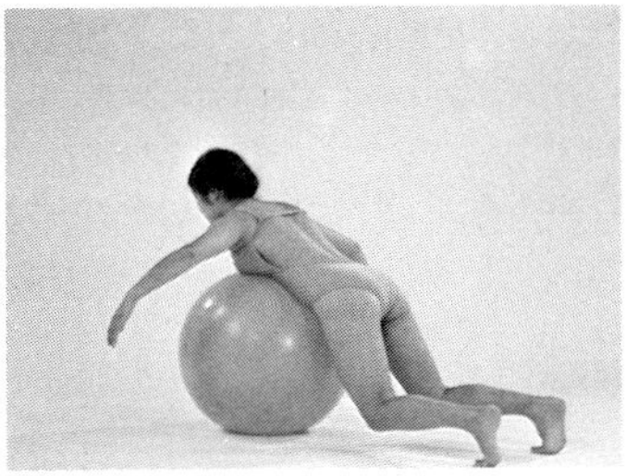

344

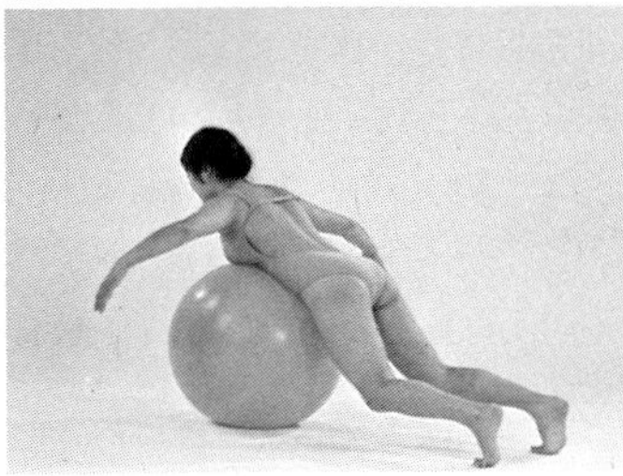

345

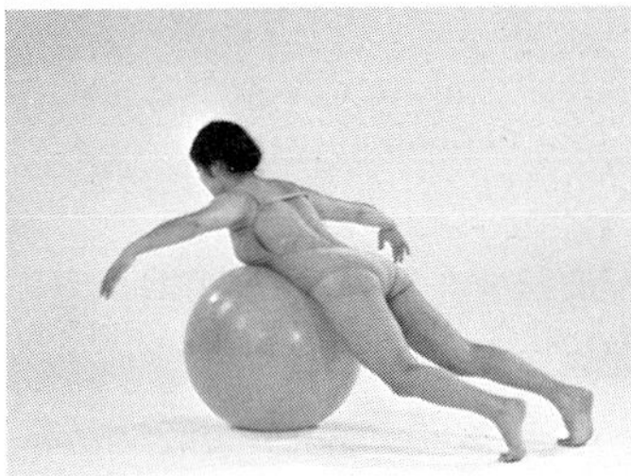

346

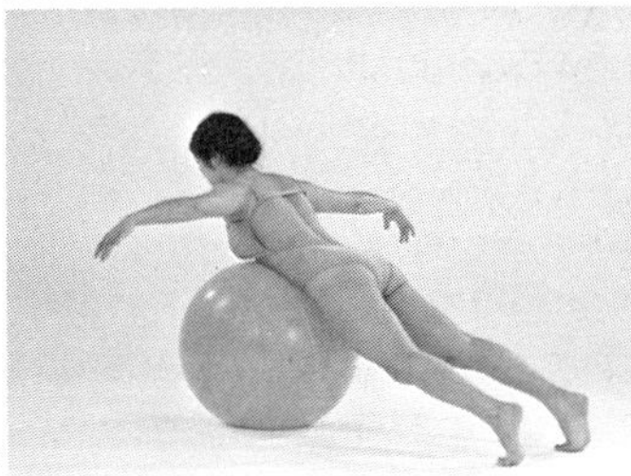

347

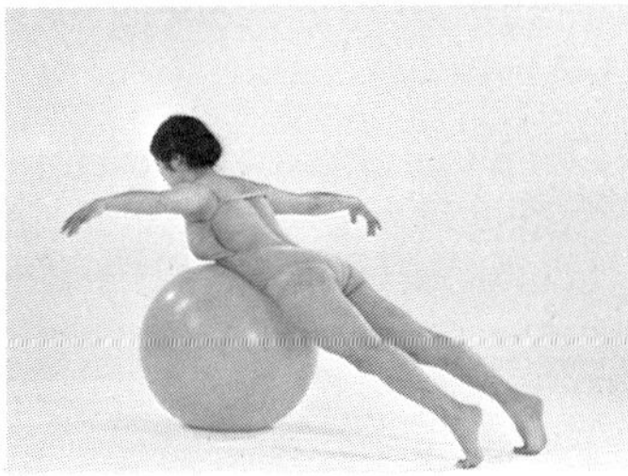

348

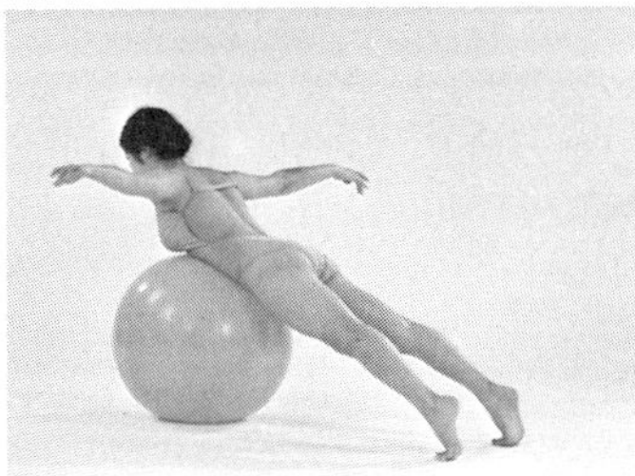

349

nach hinten, und der Körper legt sich auf den Ball, und Du landest ganz sachte wieder auf den Knien. Du kannst versuchen, beim Aufbäumen die Hände vom Ball wegzunehmen und die Arme zur Seite wie Flügel auszubreiten, dazu brauchst Du mehr Kraft. Trotzdem kannst Du ruhig weiteratmen."

Oft bereitet dem Patienten die Translation des KA Kopf nach dorsal Mühe. Sie muß im Augenblick einsetzen, in dem das Kinn den Ballkontakt verliert. Der Therapeut kann diese Kopfbewegung manipulierend einleiten.

III.3.
Anpassung der Ballübung „Die Galionsfigur" an Konstitution und Kondition des Patienten (Abb. 341–349)

III.3.1.
Konstitutionelle Anpassung der Ballübung „Die Galionsfigur"

Die Rolle der Längen/Breiten/Tiefen/Gewichte

1. Eine +Unterlänge verlangt einen relativ großen Ball, damit trotz langer Beine in der ESTE eine deutliche Schräglage der KLA zustandekommt.

III.3.2.
Konditionelle Anpassung der Ballübung „Die Galionsfigur"

Die Gründe häufig auftretender „Fehler"
(s. Ausklapptafel)

1. Eine Leistungssteigerung erreicht man, indem man das „Tentakel" labilisiert, oder unwuchtig belastet, oder die Rotationskomponente im Niveau BWS mobilisiert. Der KA Arme kann, den Hebelarm verlängernd, parallel zur Verlängerung der KLA eingestellt werden. Die Längsachsen der Arme können, frontotransversal stehend, wie Flügel das „Tentakel" kopflastig machen. Die Arme können unsymmetrisch eingestellt werden, oder sich frei bewegen. Die Hände können über der Brust gekreuzt werden und der KA Brustkorb alternierend zwischen den KA Becken/Kopf gedreht werden.

3. Bei Extensionseinschränkungen der WS ist anzuraten, die Hände vorerst auf dem Ball abzustützen. Es entsteht dabei eine „Tentakelbrücke". Die Extension der BWS kann durch Abstützen der Arme auf dem Ball passiv unterstützt werden.

4. Hypermobile Wirbelsäulen können in der ESTE der Ballübung „Die Galionsfigur" durch rhythmische Variationen von Feinbewegungen der Arme in bezug auf alle Bewegungskomponenten stabilisiert werden.

3.10. „Seeigel und Goldfisch"

(Abb. 350–409)

DISPOSITION

Analyse und Rezept

I.
Name der Ballübung

„Seeigel und Goldfisch" ist ein Phantasiename. Es handelt sich um eine Geschichte, die den Kindern erzählt wird, wenn sie diese Ballübungen machen. Es ist ein Traum, in dem der Seeigel und der Goldfisch zusammen spielen.

II.
● **Lernziel**

Eine Totalflexion/-extension in den Wirbelsäulen-, Hüft-, Kniegelenken in mühelosem Wechsel bei labiler Gleichgewichtslage reaktiv hervorbringen können.

III.

▶ Lernweg

III.1.

Funktionsanalyse der Ballübung „Seeigel und Goldfisch" in „Therapeutensprache"

III.1.1.

Konzeption der Ballübung „Seeigel und Goldfisch"

„Seeigel und Goldfisch" ist eine *Standort-verändernde* Ballübung.

Um eine Totalflexion/-extension der Wirbelsäulen-, Hüft-, Kniegelenke anhand einer Ballübung bei labiler Gleichgewichtslage in mühelosem Wechsel zu bewerkstelligen, muß der Patient bei der Totalflexion im Fersensitz auf dem Ball thronen, während die Handflächen den Kontakt mit dem Boden herstellen. In die Totalextension gelangt er dann mühelos, wenn er den Ball mit dem darauf thronenden Körper von den Händen her nach hinten stößt, ohne allerdings den *Hand/Bodenkontakt* aufzugeben und ohne mit den Füßen oder Knien auf dem Boden zu landen. Dann streckt sich der Körper reaktiv, die Beine gehen nach oben, die Schultergelenke nach unten und der Patient liegt bäuchlings auf dem Ball und kann beliebig oft den „Seeigel" (Flexionsstellung) mit dem „Goldfisch" (Extensionsstellung) vertauschen.

Um in den „Seeigel" zu gelangen, wählt man als ASTE den Fersensitz auf dem Boden. Der Patient umarmt den auf den Oberschenkeln liegenden Ball. Die Initialbewegung nach vorne bringt den Ball auf den Boden und den Patienten bäuchlings auf den Ball. Mit kräftigem Beinabstoß wird das ganze Bewegungssystem nach vorne beschleunigt. Der Patient wird auf dem rollenden Ball wie auf einem Kugellager mittransportiert. Bevor der Kopfteil übergewichtig wird, haben die Handflächen den Boden erreicht und stoppen den Bewegungsablauf, allerdings nur teilweise. Wenn die Hüftgelenke nach oben ausweichen, verschiebt sich die Kontaktstelle *Körper/Ball* weiter nach kaudal, auf die ventrale Seite der Unterschenkel, die mit dem Ball weiter nach vorne rollen, bis die Bewegung im Fersensitz auf dem Ball, genannt „Seeigel", endet.

III.1.2.

Funktionsanalyse der ASTE der Ballübung „Seeigel und Goldfisch"

Position und Aktivierung der ASTE

1. Räumliche Lage

Fersensitz am Boden, die medialen Seiten der Oberschenkel haben Berührungskontakt. *KA Becken/Brustkorb/Kopf* sind in die vertikal stehende KLA eingeordnet.

Der Ball liegt auf den ventralen Seiten der Oberschenkel und ist in Berührungskontakt mit den ventralen Seiten der KA Becken/Burstkorb.

Der *KA Arme* liegt auf dem Ball. Die Längsachsen der Arme stehen sagittotransversal, die der Hände sind etwas nach vorne/unten gerichtet. Die Handflächen passen sich der Balloberfläche an und drücken diesen leicht gegen den Körper. Der Φ des Balles entspricht ungefähr der Länge der KA Becken/Brustkorb.

2. Bewegungstoleranzen

Für den Ball ist die Rollrichtung nach vorne am freiesten. Die Kniegelenke haben die größte Bewegungstoleranz. Sie besteht in einer EXT vom proximalen Hebelarm aus und ist nach vorne gerichtet. Die Bewegungstoleranzen des Hüftgelenkes sind ebenfalls extensorisch und nach vorne gerichtet.

3. Verteilung des Körpergewichtes

Die USF wird durch die kleinste Fläche gebildet, die die Kontaktstellen *Korper/Boden* umschließt. Es sind dies die ventralen Seiten der Unterschenkel und die Fußrücken. Da die KA Becken/Brustkorb/Kopf in der Vertikalen eingeordnet sind, ruht das Hauptgewicht auf den Füßen.

4. Muskuläre Beanspruchung

Die Intensität der ökonomischen Aktivität ist gering. Die Hauptbeanspruchung liegt in der

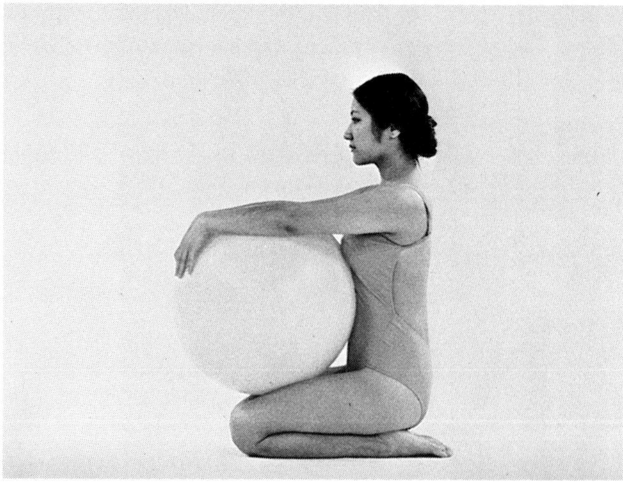

Abb. 350. ASTE

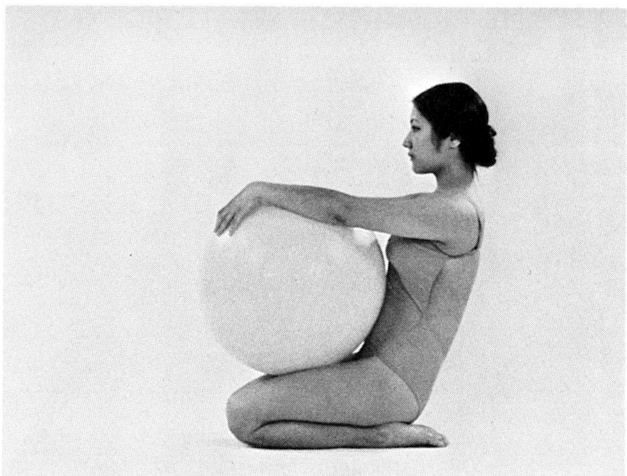

Abb. 351. Ausholphase

Stabilisation der KLA und somit in der extensorischen Aktivität der BWS. Durch den Druck der Hände gegen den Ball entsteht eine geringe Aktivierung der Bauchmuskulatur.

III.1.3.
Funktionsanalyse des Bewegungsablaufes der Ballübung „Seeigel und Goldfisch" (Abb. 355–402)

Hinweis: Der Bewegungsablauf gliedert sich in mehrere Phasen.

In einer *auftaktischen Ausholphase* neigt sich die in sich stabilisierte KLA mit dem von den Armen gehaltenen Ball im Drehpunkt Hüftgelenk extensorisch nach hinten.

Es folgt die *erste Fortbewegungsphase* von der ASTE zum „Seeigel".

In einer *zweiten auftaktischen Phase* hebt sich das Becken aus der Kauerstellung des „Seeigels" auf dem Ball von den Unterschenkeln ab. Die Schultergelenke gelangen wieder über die Hände und die Arme geraten in Stützfunktion. Die für den Stellungswechsel vom „Seeigel" zum „Goldfisch" notwendigen Bewegungstoleranzen nach hinten sind garantiert.

Es folgt eine *Bewegungsphase mit konstantem Standort* zum „Goldfisch", wieder zurück

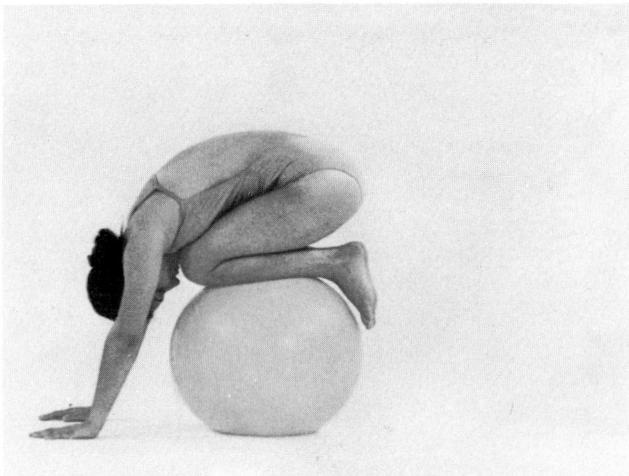

Abb. 352. ESTE „Seeigel“

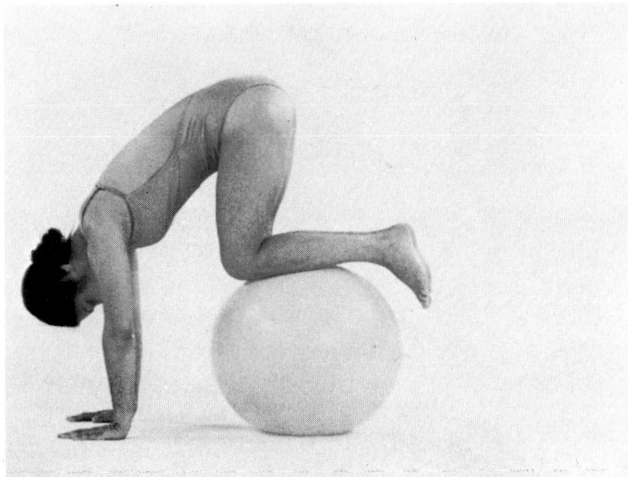

Abb. 353. Unterwegs zum „Goldfisch“/höchste Stellung des TP zweite auftaktische Ausholphase

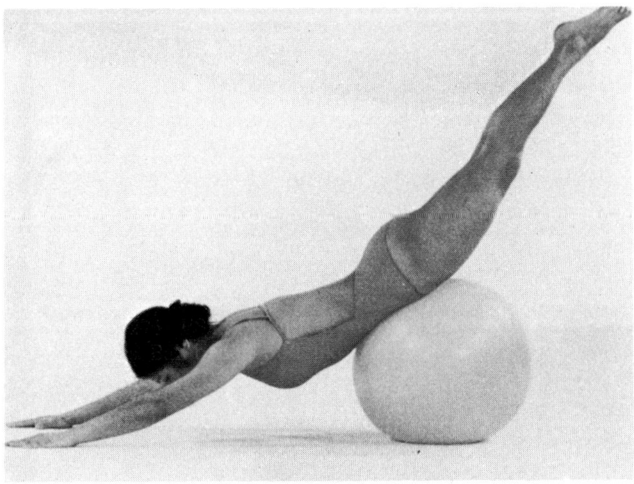

Abb. 354. ESTE „Goldfisch“

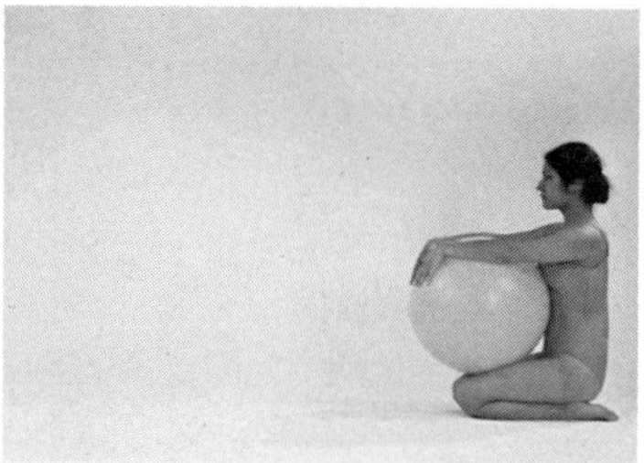
355

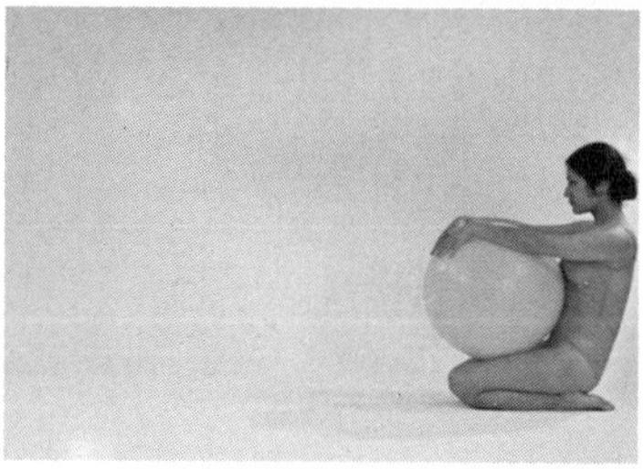
356

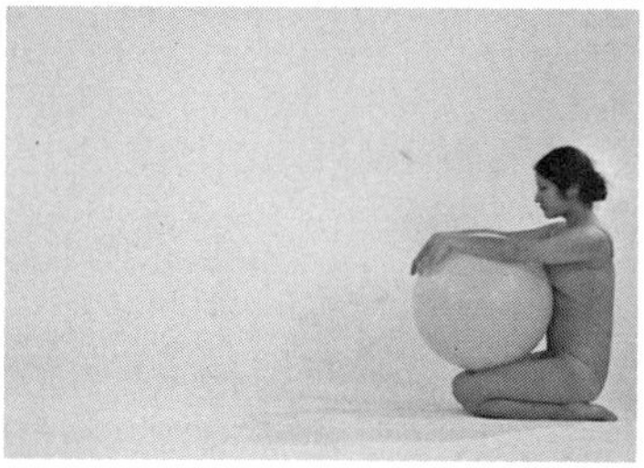
357

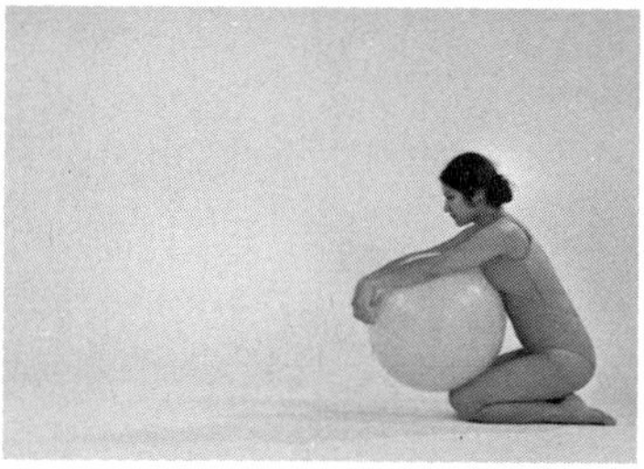
358

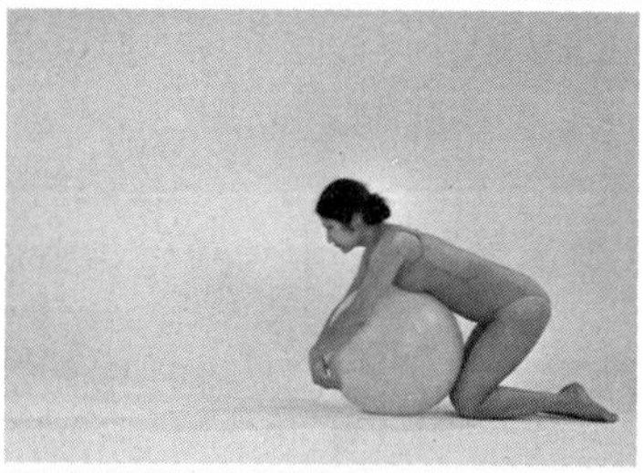
359

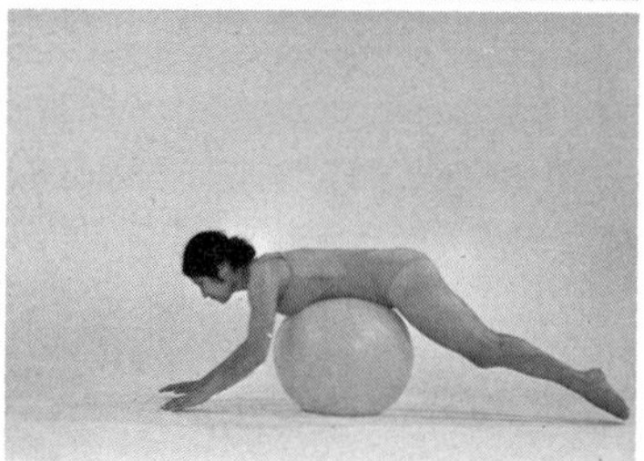
360

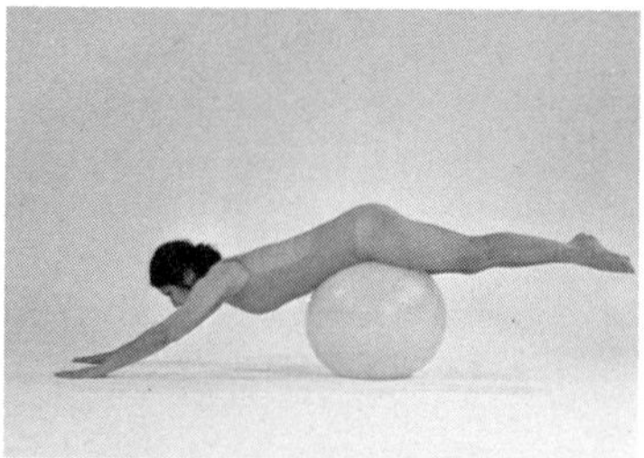
361

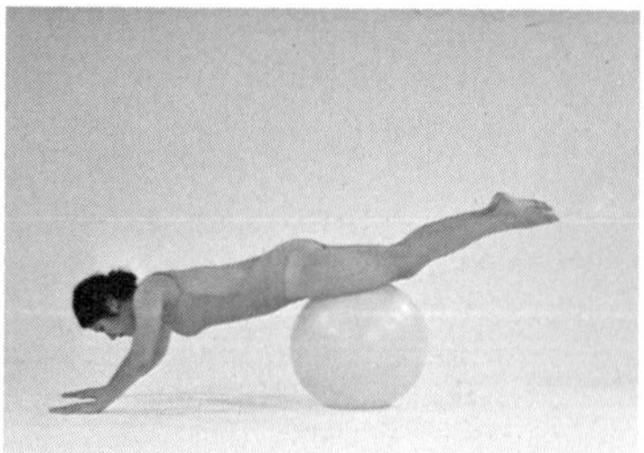
362

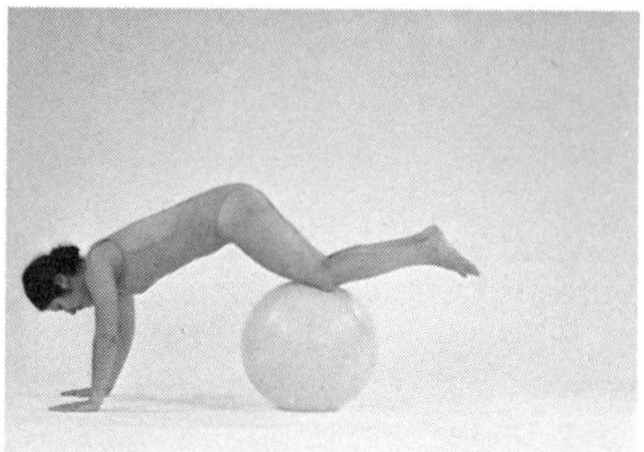
363

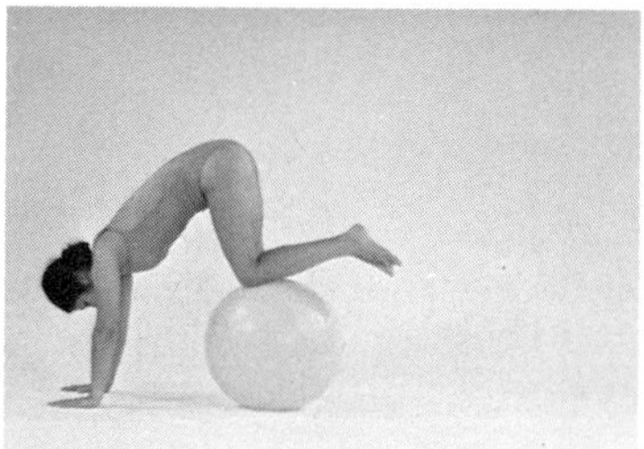
364

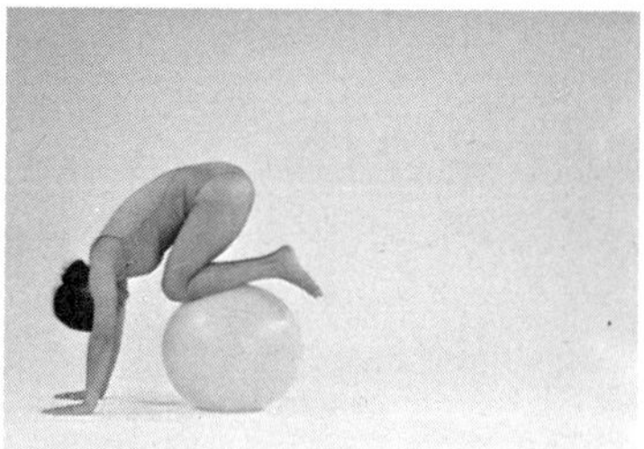
365

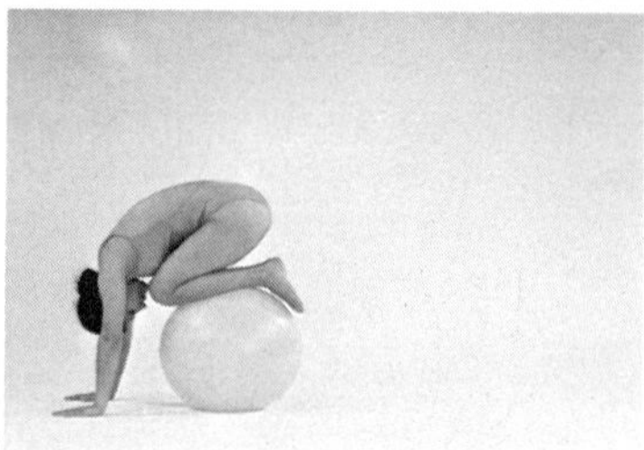
366

Abb. 355–402. Bildfolge des Bewegungsablaufes der Ballübung „Seeigel und Goldfisch“

Abb. 355. ASTE

Abb. 356. Ausholphase

Abb. 360. Flugphase

Abb. 366. ESTE „Seeigel“

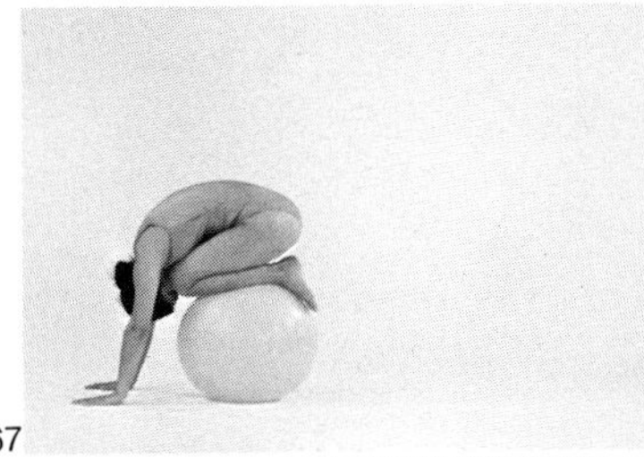
367

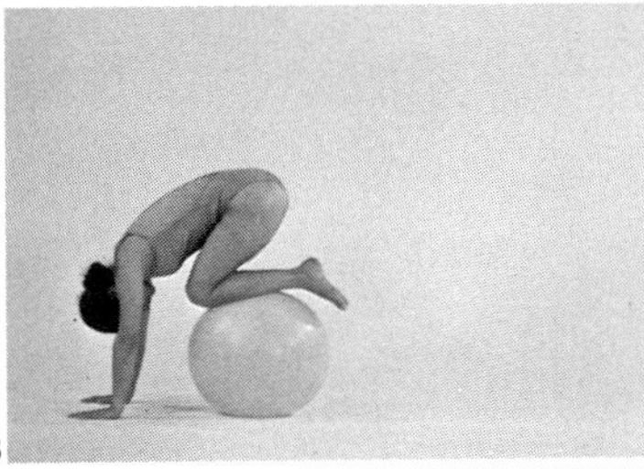
368

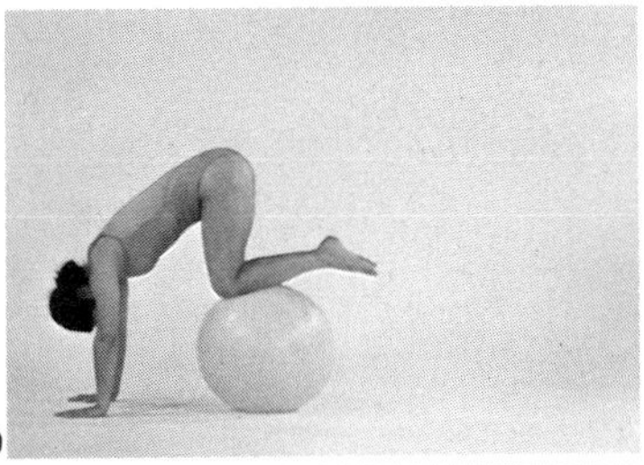
369

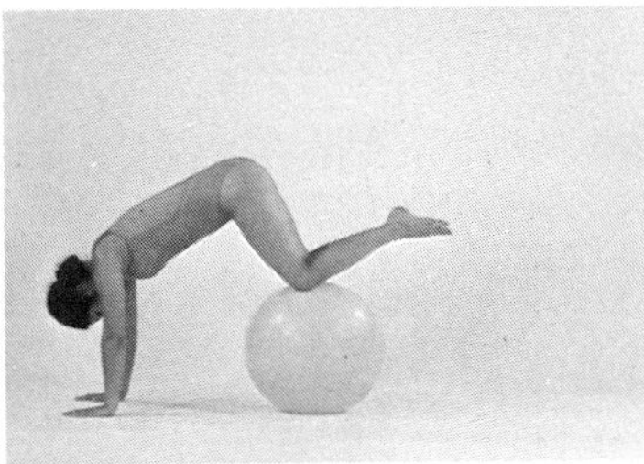
370

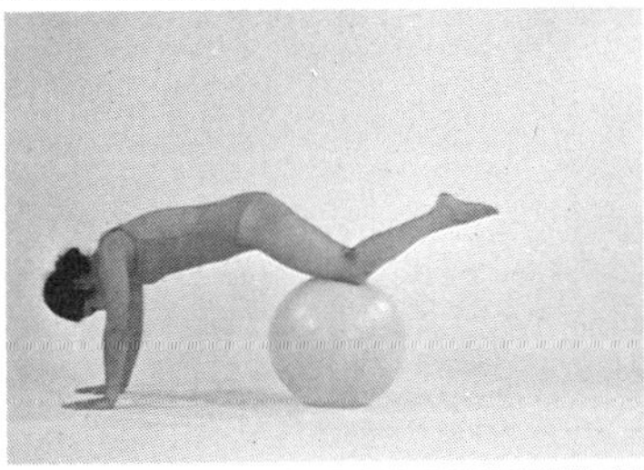
371

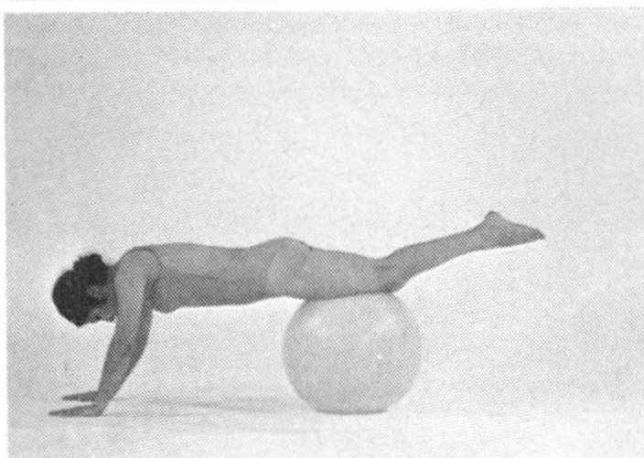
372

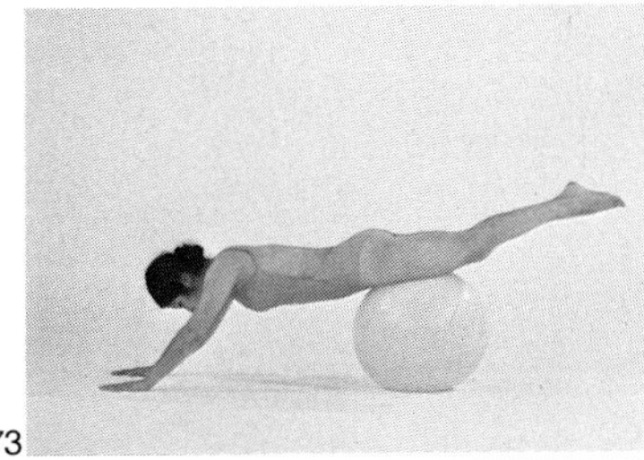
373

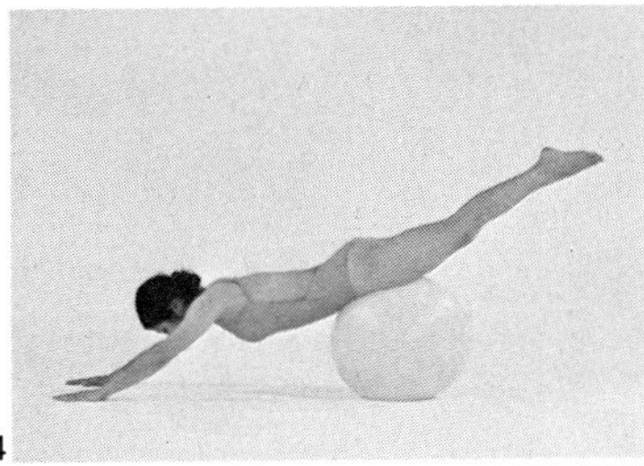
374

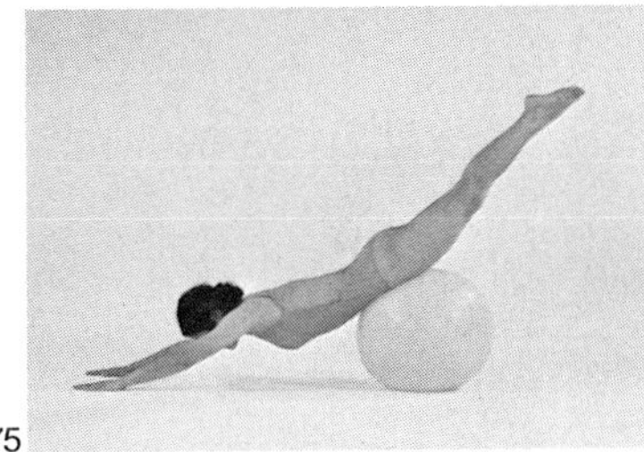
375

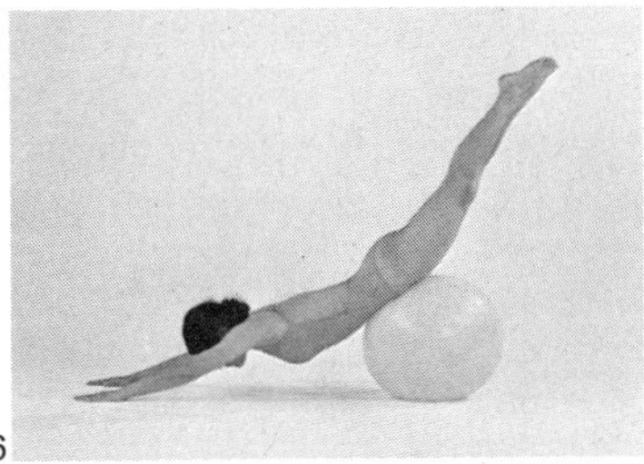
376

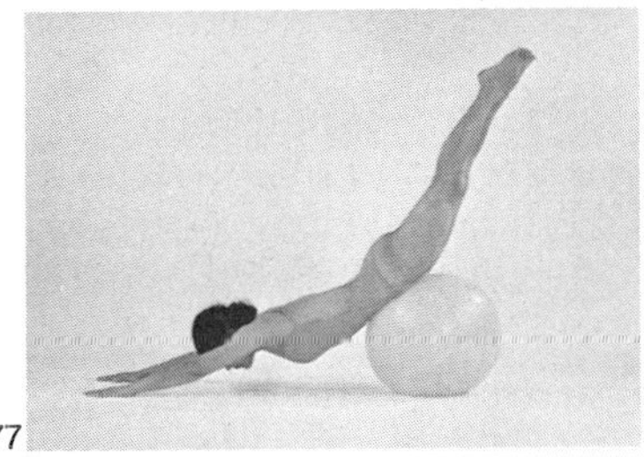
377

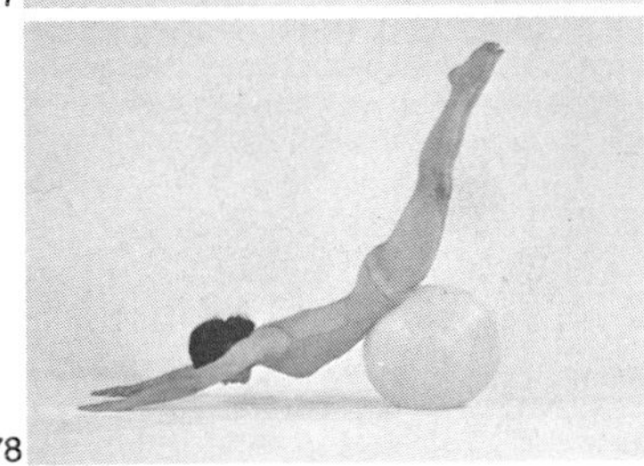
378

Abb. 369. Schultergelenke stehen über den Handgelenken

Abb. 373. Die Kniegelenke bewegen sich nach oben

Abb. 378. ESTE „Goldfisch“

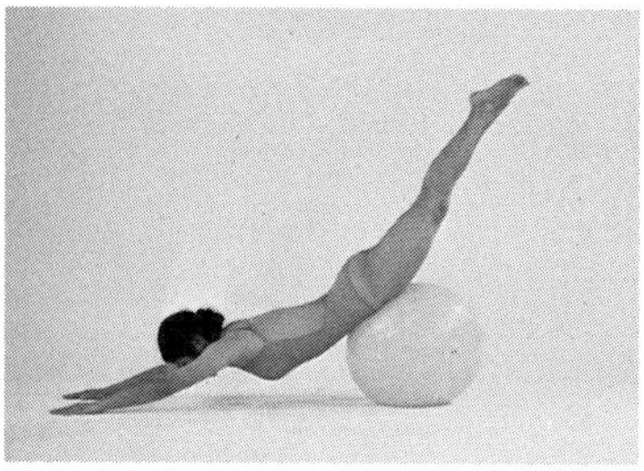
379

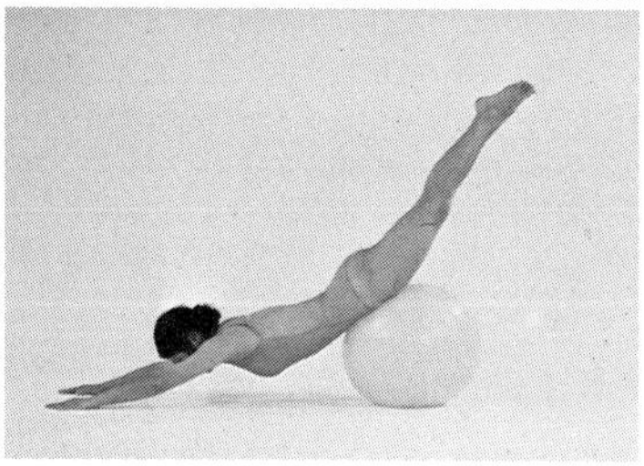
380

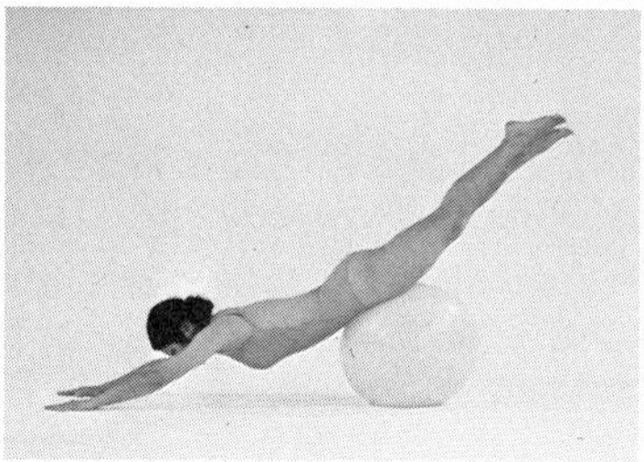
381

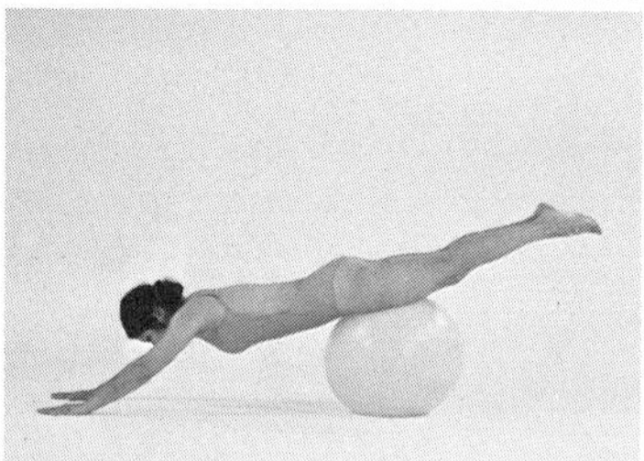
382

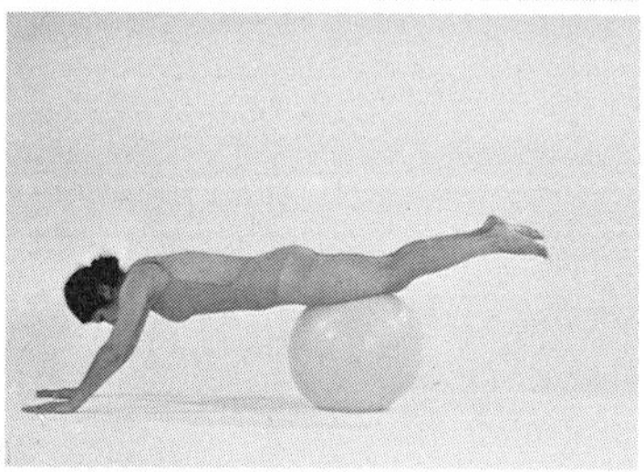
383

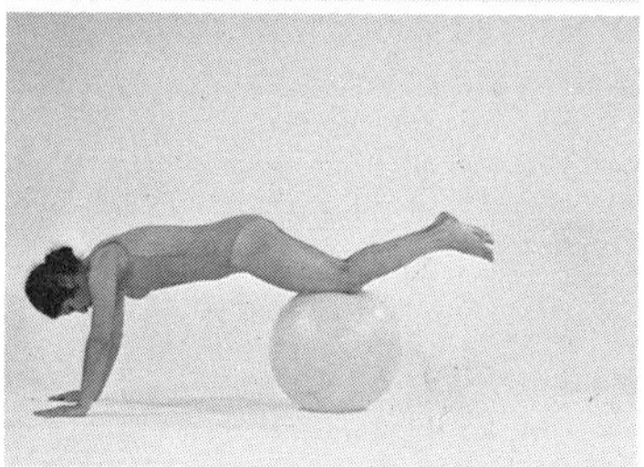
384

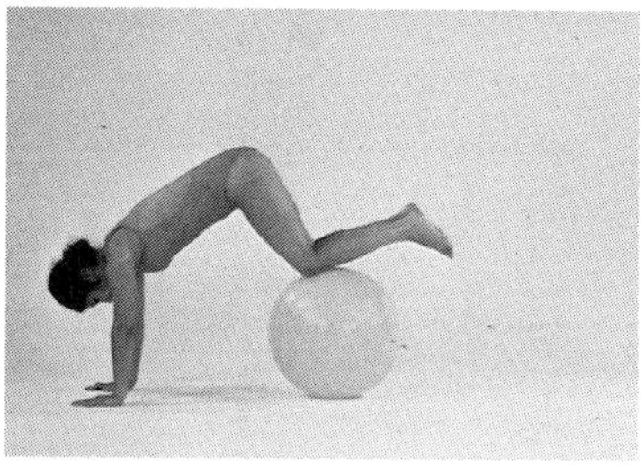
385

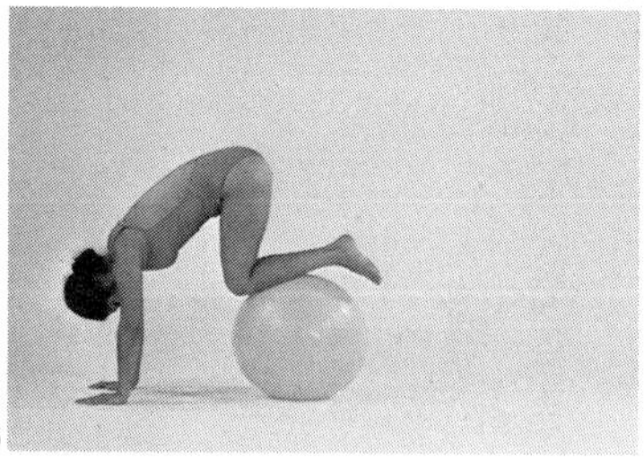
386

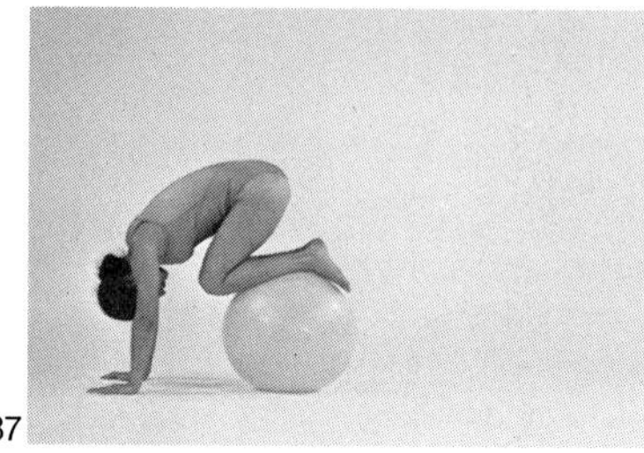
387

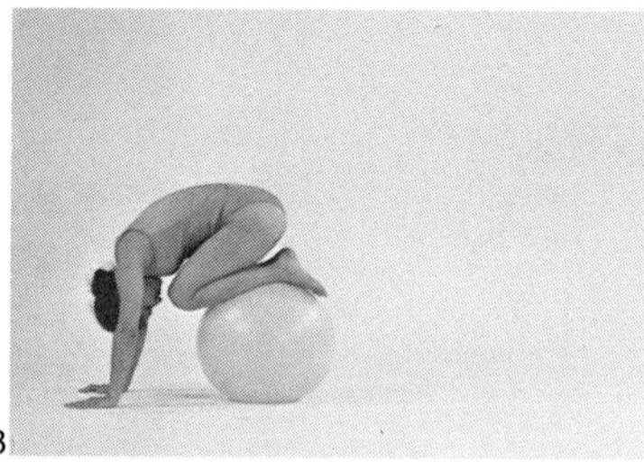
388

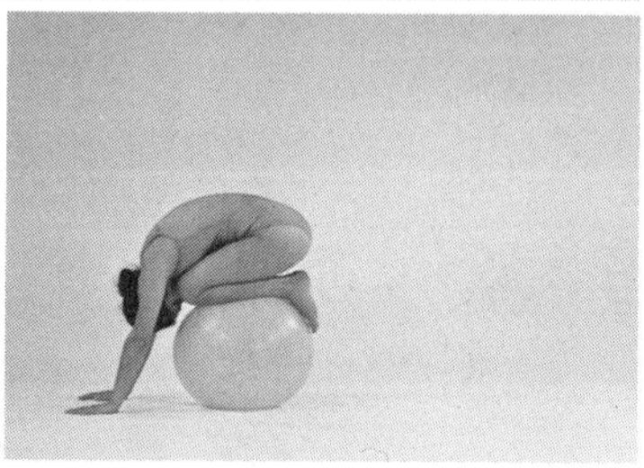
389

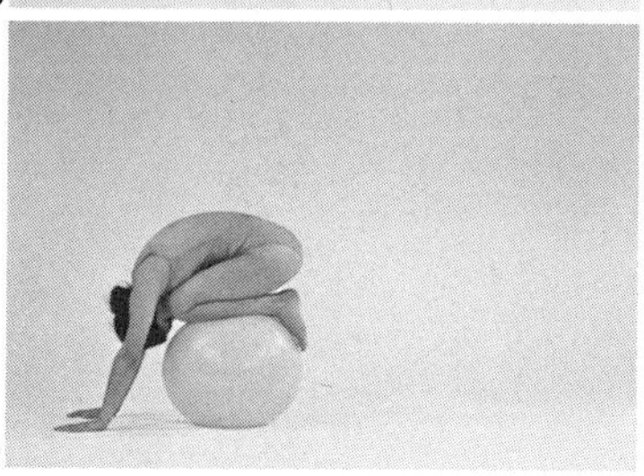
390

Abb. 381. Beginn des Rückweges zum „Seeigel“

Abb. 390. Zweite ESTE „Seeigel“

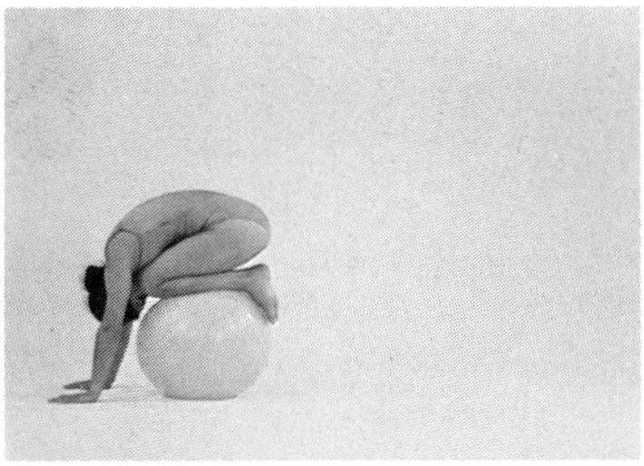
391

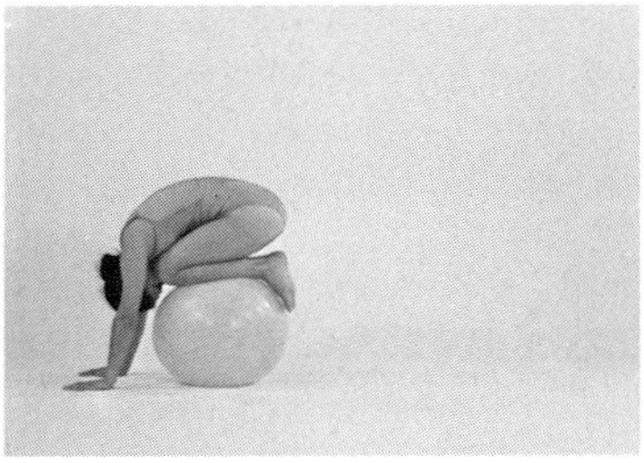
392

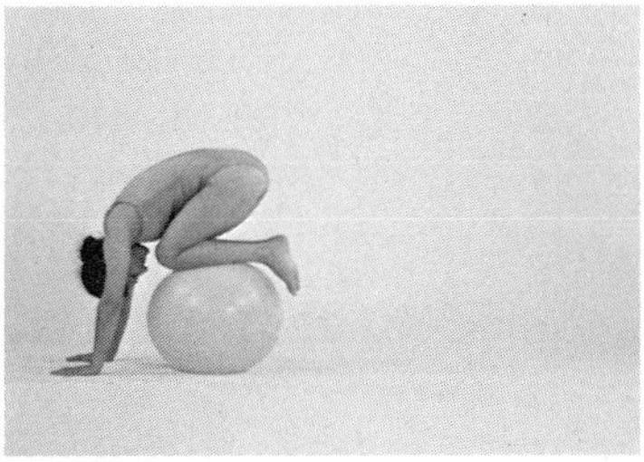
393

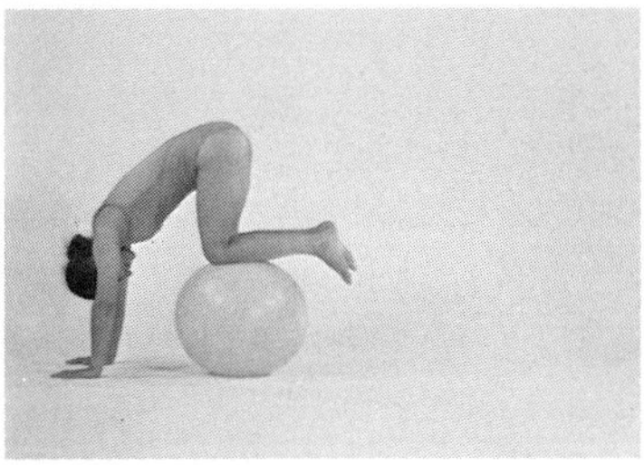
394

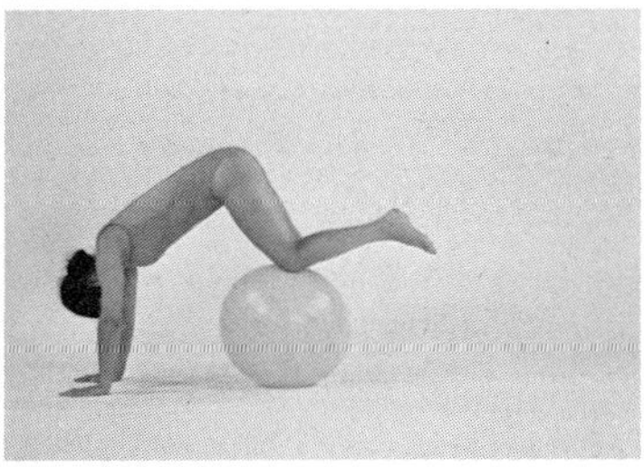
395

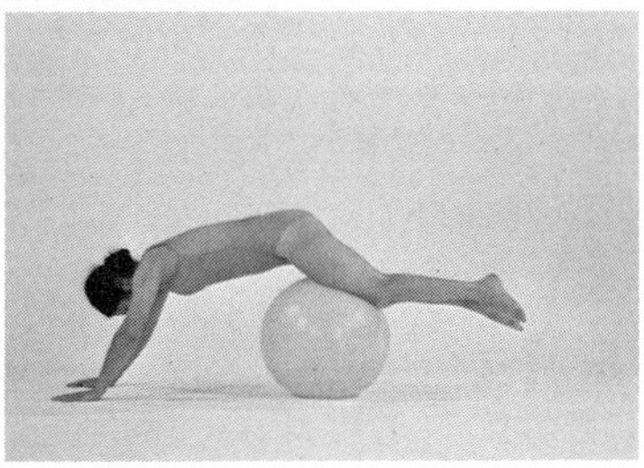
396

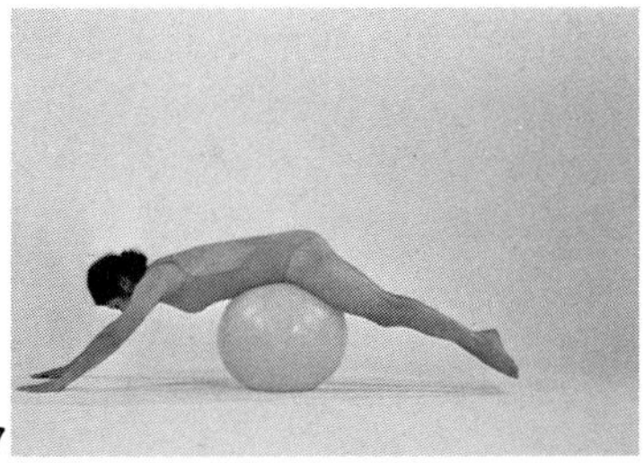
397

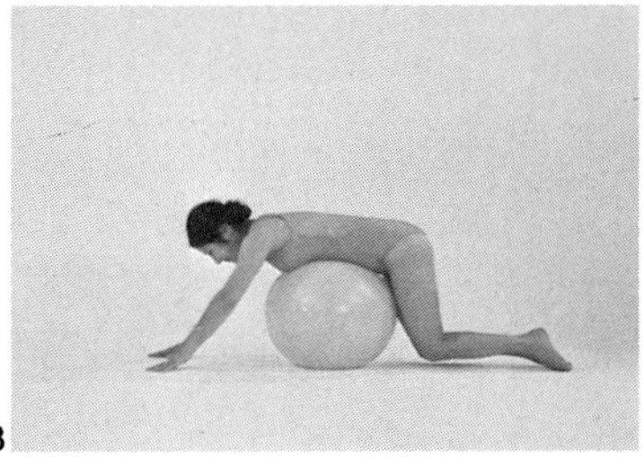
398

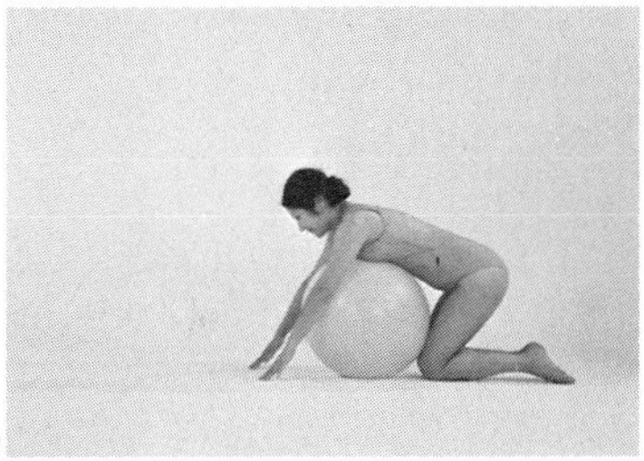
399

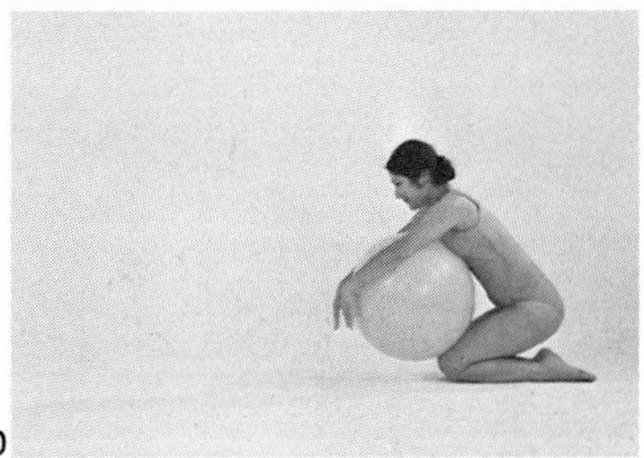
400

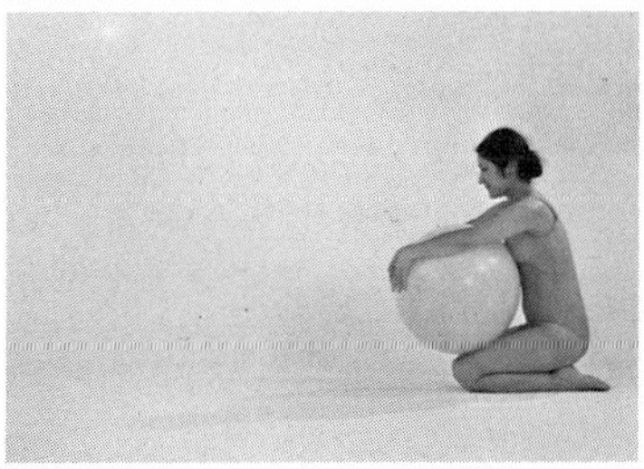
401

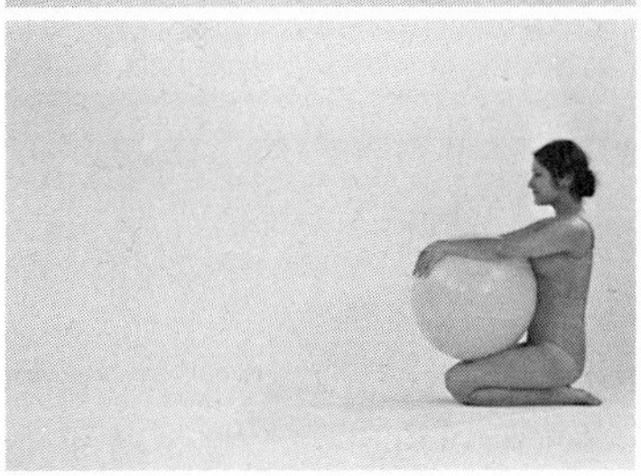
402

Abb. 393. Beginn des Rückweges zur ASTE

Abb. 397. Die Kniegelenke bewegen sich nach unten

Abb. 400. Der Ball verliert den Bodenkontakt

Abb. 402. Zurück in der ASTE

zum „Seeigel“, zum „Goldfisch“ usw. in beliebiger Wiederholung.

Darauf folgt die *zweite Fortbewegungsphase* vom „Seeigel“ zurück zur ASTE.

„Der Seeigel“

a) ACTIO – REACTIO

1. ACTIO *in Form der Primärbewegung (PB)*
– REACTIO *in Form aktivierter passiver Widerlagerung (APW)*
– REACTIO *in Form einer Veränderung der Unterstützungsfläche (USF)*

In der ersten Fortbewegungsphase der Ballübung „Seeigel und Goldfisch“ gehen die kritischen DP der PB nach vorne.

DP RE/LK Hüftgelenk gehen nach vorne/oben. Dabei verlieren die Oberschenkel den Berührungskontakt mit den Unterschenkeln.
DP Ball gewinnt Bodenkontakt und rollt nach vorne. Mit ihm gehen die KA Becken/Brustkorb/Kopf/Arme nach vorne. Die Kontaktstelle *Körper/Ball* verschiebt sich dabei von der ventralen/kaudalen Seite des KA Brustkorb nach kaudal.
DP Scheitelpunkt geht nach vorne/unten, mit der in sich stabilisierten KLA.
DP RE/LK Handfläche zielen stützbereit nach vorne/unten auf den Boden.
Die auslösende Aktivität geht vom KA Beine aus. Sie ist extensorisch in Hüft- und Kniegelenken.

– In der ersten Fortbewegungsphase der Ballübung „Seeigel und Goldfisch“ gehen die kritischen DP der APW nach hinten.

– Eine APW geschieht aber erst ganz am Ende der ersten Fortbewegungsphase, wenn der Fersensitz auf dem Ball erreicht wird und die dorsalen Seiten der Oberschenkel wieder Berührungskontakt mit den Unterschenkeln bekommen. Dann hat sich DP KA Becken im Sinne einer APW nach hinten bewegt.

– Die USF wird im Sinne einer Fortbewegung wie folgt nach vorne verlagert. Durch das Weiterrollen des Körpers auf dem Ball ordnen sich die Längsachsen der Beine parallel zur KLA in die horizontal stehende mittlere Frontalebene ein. Während die Unterschenkel den Bodenkontakt verlieren und die hintere „Brücke“ für kurze Zeit zu einem „Tentakel“ wird, haben die Hände zwar keine Schritte, aber einen Sprung nach vorne gemacht, den sie durch den bremsenden Kontakt mit dem Boden beenden. Die DP RE/LK Schultergelenk stehen über den Händen, wenn der KA Arme den stabilen Pfeiler einer vorderen „Brücke“ bildet. Zuvor aber müssen die DP RE/LK Hüftgelenk nach oben weichen, damit der Ball, seine Beschleunigung nützend, weiter nach vorne rollen kann. Wenn die Oberschenkellängsachsen vertikal stehen, hat sich die Kontaktstelle *Körper/Ball* unter die Unterschenkel verschoben. Sobald der Fersensitz auf dem Ball, den wir den „Seeigel“ nennen, erreicht ist, hat der Ball seinen Rollweg nach vorne beendet.

2. ACTIO *in Form von beschleunigenden Gewichten*
– REACTIO *in Form von bremsenden Gewichten*

In der ersten Fortbewegungsphase der Ballübung „Seeigel und Goldfisch“ rührt die Beschleunigung in die Fortbewegungsrichtung hauptsächlich vom kontrollierten, durch den elastischen Ball gebremsten Fall der KLA aus der Vertikalen in die Horizontale her. Dadurch wird der Körper auf dem rollenden Ball wie auf einem Kugellager nach vorne transportiert.
– In der ESTE geht die Trennebene durch den Großkreis, der den Ball in eine vordere und hintere Hemisphäre teilt. Alle Gewichte hinter dieser Trennebene sind potentielle bremsende Gewichte.

b) CONDITIO – LIMITATIO

1. CONDITIO *der gleichbleibenden Abstände*
– LIMITATIO *durch aktive Widerlagerung (AW) und Stabilisation*

In der ersten Fortbewegungsphase der Ballübung „Seeigel und Goldfisch“ gibt es folgenden gleichbleibenden Abstand:

Abstand DP RE Kniegelenk/DP LK Kniegelenk bleibt gleich groß.
– Dieser Abstand verändert sich nicht, wenn die medialen Seiten der Oberschenkel und im Verlauf der Bewegung auch der Unterschenkel durch adduktorische/flexorische/extensorische/innen-/außenrotatorische Aktivitäten der Hüftgelenke den Berührungskontakt behalten.

2. CONDITIO *der „Räumlichen Fixpunkte"*
– LIMITATIO *durch Verhindern von PB/APW/Veränderung der USF*

In der ersten Fortbewegungsphase der Ballübung „Seeigel und Goldfisch" gibt es nur relative „Räumliche Fixpunkte".

DP RE/LK Hüftgelenke müssen in dem Augenblick nach oben ausweichen, wenn sich die Kontaktstelle *Körper/Ball* unter die ventralen/kaudalen Seiten der Oberschenkel geschoben hat.
– Der relative „Räumliche Fixpunkt" – nach oben Ausweichen der Hüftgelenke – wird durch das Hochdrücken der Hüftgelenke von den Händen her und das Heranziehen des Balles zu den Händen hin verwirklicht. Die Aktivität liegt bei der ventralen Rumpf- und Hüftgelenksmuskulatur.

DP RE/LK Handfläche, die die Kontaktstelle *Körper/Boden* in der vorderen „Brücke" bilden, müssen mit Daumen- und Kleinfingerballen am Boden bleiben.
– Der relative „Räumliche Fixpunkt" – Daumen- und Kleinfingerballen behalten Bodenkontakt – kann gehalten werden, wenn die Schultergelenke nur so weit nach vorne kommen, daß sie etwa über den Grundgelenken der Finger stehen. Diese Begrenzung gelingt, wenn die rückläufige Bewegung des KA Becken im Sinne einer APW in dem Augenblick einsetzt, in dem die Hüftgelenke über den Knien stehen (s. Abb. 353, S. 139).

In der Stellung „Seeigel" dürfen die Hände den Bodenkontakt nicht verlieren.
– Der relative „Räumliche Fixpunkt" – in der Stellung „Seeigel" Hände in Parkierfunktion – gelingt, wenn die extensorische Muskulatur der Knie-, Hüft- und Wirbelsäulengelenke durch Tonusminderung die Flexion dieser Gelenke in der Seeigelstellung zuläßt.

3. CONDITIO *des Bewegungstempos*
– LIMITATIO *durch Bestimmung des Idealtempos*

Das Bewegungstempo soll einerseits so groß sein, daß die ESTE „Seeigel" durch den initialen Abstoß vom Boden erreicht werden kann, andererseits aber nur so gering, daß die Beschleunigung nicht zum Sturz des Körpers, bäuchlings auf den Boden, führt.
– Das Idealtempo kann eingehalten und gesteuert werden, wenn nach einem kräftigen Abstoß in der PB ein frühzeitiger Berührungskontakt der Handflächen mit dem Boden stattfindet. Durch Schleifen der Hände am Boden kann eine allenfalls notwendige Bremsung vorgenommen werden.

„Der Goldfisch"

a) ACTIO – REACTIO

1. ACTIO *in Form der Primärbewegung (PB)*
– REACTIO *in Form aktivierter passiver Widerlagerung (APW)*
– REACTIO *in Form einer Veränderung der Unterstützungsfläche (USF)*

In der Standort-konstanten Phase der Ballübung „Seeigel und Goldfisch" gehen die kritischen DP der PB nach hinten. Zuvor findet die zweite auftaktische Ausholphase statt (Abb. 353, S. 139):

DP Ball mit DP RE/LK Kniegelenk gehen nach hinten. Die auslösende Aktivität geht von der „Brücke" aus. Die Hände stoßen den Ball von sich weg. Die Unterschenkel werden mitgenommen.

– In der zweiten Ausholphase der Ballübung „Seeigel und Goldfisch" gehen die kritischen DP der APW nach vorne.

– DP RE/LK Schultergelenk gehen nach vorne. DP RE/LK Hüftgelenk gehen nach oben/ so viel nach vorne, bis die Oberschenkellängsachsen vertikal stehen und das Gewicht der KA Becken/Brustkorb/Kopf/Arme aus der Bewegungsrichtung gebracht haben.

In einer zweiten Phase der PB wird das auf dem Ball ruhende Körpergewicht mit dem Ball weiter nach hinten transportiert:

DP RE/LK Hüftgelenk und DP RE/LK Schultergelenk gehen nach hinten/unten. Dabei bewegen sich die Hüftgelenke extensorisch, die Schultergelenke flexorisch. Dadurch verschiebt sich die Kontaktstelle *Körper/Ball* nach kranial unter den Bauch.

– Der KA Beine wird zum „Tentakel".
DP RE/LK Knie und DP RE/LK Fuß bewegen sich nach vorne/oben. Diese AWP erfolgt wegen der zunehmenden Hebelarmlänge des „Tentakels". Die KLA hat sich geneigt. Sie steht kranial tief, kaudal hoch. Die Längsachsen der Arme stehen parallel zur Verlängerung der KLA. Sie haben sich in die Neigung eingeordnet. Die Stellung „Goldfisch" ist erreicht.

– Die USF hat sich in Richtung der PB nach hinten vergrößert.

2. ACTIO *in Form von beschleunigenden Gewichten*
– REACTIO *in Form von bremsenden Gewichten*

In der Standort-konstanten Phase der Ballübung „Seeigel und Goldfisch" geht die Trennebene durch die Kontaktstelle *Körper/Ball.* Sie steht vertikal und rechtwinklig zur Bewegungsrichtung.
Alle Gewichte hinter der Trennebene sind beschleunigende Gewichte.
– Alle Gewichte vor der Trennebene sind bremsende Gewichte.
In der ESTE des „Goldfisches" halten sie sich die Waage.

b) CONDITIO – LIMITATIO

1. CONDITIO *der gleichbleibenden Abstände*
– LIMITATIO *durch aktive Widerlagerung (AW) und Stabilisation*

In der Standort-konstanten Phase der Ballübung „Seeigel und Goldfisch" gibt es folgende gleichbleibende Abstände.

Abstand DP RE Kniegelenk/DP LK Kniegelenk und Abstand DP RE Malleolus medialis/DP LK Malleolus medialis bleiben gleich groß.
– Diese Abstände verändern sich nicht, wenn der mediale Berührungskontakt der Ober- und Unterschenkel während der Extension beider Hüftgelenke aus totaler Flexion erhalten bleibt. Das erfordert potentielle adduktorische/innen-/außenrotatorische Aktivitäten beider Hüftgelenke und extensorische der Kniegelenke.

Abstand DP RE Schultergelenk/DP RE Hand und Abstand DP LK Schultergelenk/DP LK Hand bleiben gleich groß.
– Diese Abstände verändern sich nicht, wenn die Ellbogengelenke während des Bewegungsablaufes in EXT stabilisiert werden.

2. CONDITIO *der „Räumlichen Fixpunkte"*
– LIMITATIO *durch Verhindern von PB/APW/Veränderung der USF*

In der Standort-konstanten Phase der Ballübung „Seeigel" und „Goldfisch" gibt es absolute und relative „Räumliche Fixpunkte".

Die Kontaktstelle *RE/LK Handfläche/Boden* bleibt erhalten.
– Der absolute „Räumliche Fixpunkt" – RE/LK Händfläche/Boden – kann nur gehalten werden, wenn die APW Widerlagerung im „Tentakel", das durch den KA Beine gebildet wird, so stark einsetzt, daß das „Tentakel" nicht übergewichtig wird und die vordere „Brücke" in Spielfunktion bringt. Die extensorischen Bewegungstoleranzen in den Hüft- und Lendenwirbelsäulengelenken spielen dabei eine wichtige Rolle.

Die DP RE/LK Fußgelenk und DP RE/LK Knie müssen, sobald sie in Spielfunktion kommen und ein „Tentakel" bilden, ihren Abstand vom Boden vergrößern.
– Der relative „Räumliche Fixpunkt" – Abstandvergrößerung vom Boden für die DP des KA Beine im „Tentakel" – gelingt nur, wenn erstens die Handflächen am Boden nicht rutschen, wenn zweitens die Schultergelenke bei extendierten Ellbogengelenken

sich dem Boden nähern und wenn drittens die APW im „Tentakel" sofort einsetzt.

3. CONDITIO *des Bewegungstempos*
– LIMITATIO *durch Bestimmung des Idealtempos*

Das Bewegungstempo der Standort-konstanten Phase der Ballübung „Seeigel und Goldfisch" kann eine große Variationsbreite haben.
– Das Idealtempo ist das beherrschte Tempo. Sicher muß zuerst ein langsames aber gleichmäßiges Tempo beherrscht werden, bevor man Temposteigerungen übt.

Hinweis: Die Stellung „Goldfisch" und die Stellung „Seeigel" sollen nun mehrmals alternierend eingenommen werden. Den Abschluß bildet ein „Seeigel". Die Abstoßaktivität zum „Goldfisch" und die Heranziehaktivität zum „Seeigel" liegen in der „Brücke" und sollen zu einer ruhigen ökonomischen Bewegung führen. Die Endstellungen sollen einige Sekunden gehalten werden. Die ökonomische Aktivität erfordert eine hohe Reaktionsbereitschaft, wobei die Atemkontrolle eine wichtige Rolle spielt.

„Zurück zur ASTE"

In der zweiten Fortbewegungsphase gehen die DP der PB nach hinten. Der Beginn des Bewegungsablaufes ist identisch mit dem vom „Seeigel" zum „Goldfisch", nur mit größerer Abdrucksintensität in der „Brücke". Die wesentliche Änderung betrifft die CONDITIO für den KA Beine, wenn dieser zum „Tentakel" wird. Die ventralen Seiten der Unterschenkel müssen einen baldigen Bodenkontakt suchen, damit der Fersensitz am Boden mühelos erreicht werden kann.

III.2.
Instruktionsrezept der Ballübung „Seeigel und Goldfisch" in „Patientensprache"

III.2.1. Verbal/perzeptiv didaktisches Rezept

III.2.2. Manipulativ/perzeptiv didaktisches Rezept

Position und Aktivierung der ASTE

„Du sitzt auf den Unterschenkeln am Boden. Der Kopf steht über den Füßen und der Rücken ist gerade. Den Ball drückst Du mit den Händen gegen den Bauch, er liegt auf Deinen Oberschenkeln. Du schaukelst ganz leicht nach hinten und vorne. Der Atem geht ruhig."

Hat der Patient Mühe, den Fersensitz einzunehmen, weil ihm die Knie weh tun, bekommt er ein flaches Kissen zwischen Ober- und Unterschenkel. Ist die Plantarflexion in den Fußgelenken eingeschränkt, werden die Fußgelenke angemessen unterpolstert.

Bewegungsablauf: ACTIO – REACTIO/CONDITIO – LIMITATIO

„Noch einmal holst Du schön nach hinten aus und wirfst Dich leicht auf den Ball, der mit Dir nach vorne rollt. Mit den Händen greifst Du weit nach vorne aus. Jetzt haben die Hände schon den Boden erreicht. Die Arme bleiben lang, der Popo steigt in die Höhe und weiter rollt der Ball, nahe an Deine Ellbogen und schon kauerst Du auf dem

Die schwankenden Ausholbewegungen sollen sich in den Hüftgelenken vom proximalen Hebelarm aus flexorisch/extensorisch vollziehen, bei stabilisierter KLA. Beim Rückschwanken wird der Ball jeweils leicht von den Oberschenkeln abgehoben. Die Koordination des Abstoßes vom Boden und der Rollbeschleunigung des durch die KA

Ball, ein richtiger „Seeigel“. Ein wenig darfst Du jetzt ausruhen. Wenn bald der „Seeigel“ zum „Goldfisch“ wird, mußt Du an etwas denken: die Hände bleiben am Boden kleben, wenn Du dem Ball einen Schubs nach hinten gibst. Erst steigt der Popo wieder in die Höhe, dann die Füße. Stopp, der „Goldfisch“ ist erreicht. Schön ausgestreckt liegst Du auf dem Ball. Die Schultern sind nahe am Boden und die Arme sind immer lang geblieben. Saug' Dich mit den Händen am Boden fest, Du darfst nicht rutschen. Schön schräg liegst Du auf dem Ball, lang und gestreckt und ohne Anstrengung. Schnell zurück zum „Seeigel“ und wieder zum „Goldfisch“ und nochmals zum „Seeigel“. Jetzt gibt es wieder eine Pause, bevor der Sprung zurück in den Fersensitz am Boden in Angriff genommen wird. Ein besonders temperamentvoller Schubs bringt Dich nach hinten, und wenn Du mit den Unterschenkeln gut auf den Boden zielst, dann sitzt Du schon wie zu Anfang im Fersensitz auf dem Boden und hast den Ball vor Dir auf den Oberschenkeln liegen. Bevor der nächste Sprung nach vorne beginnt, schaukelst Du wieder leicht hin und her und läßt den Atem ganz ruhig und langsam werden.“

Becken/Brustkorb/Kopf/Arme belasteten Balles, des stoppenden Einsatzes der Hände am Boden und des flexorischen Ausweichens der Hüftgelenke nach oben, muß durch Wiederholen dieses Teilablaufes zum ökonomischen Funktionieren gebracht werden. Die helfenden Manipulationsgriffe sind: Antreiben oder Bremsen der Rollbewegung des Balles/Fixieren der Hände am Boden an der richtigen Stelle, zur Ausschaltung der Rutschtendenz der Handflächen am Boden/Überwindung der Hubbelastung bei der Aufwärtsbewegung der Hüftgelenke, wobei der manipulierende Griff des Therapeuten genau ventral/wenig medial vom RE/LK TP (Trochanterenpunkt) anzugreifen hat.

Während der kurzen Ruhepause in der ESTE „Seeigel“ muß der Therapeut darauf achten, daß die Belastung der Hände sich wirklich auf eine Parkierfunktion reduziert, und daß die Extensoren der Hüft- und Wirbelsäulengelenke sich so weit gemindert hat, daß die Oberschenkel auf den Unterschenkeln, der Rumpf auf den Oberschenkeln ruht und der KA Kopf hängt, wenn er nirgends eine Abstützung findet. Für den Start zum „Goldfisch“ ist ein leichtes Hochheben des Rumpfes, wieder vom RE/LK TP aus, hilfreich, auch um Seitbewegungen des Balles zu vermeiden. Auf den medialen Berührungskontakt der Beine muß bei Patienten mit + TP/Abstand besonders geachtet werden. Zu Übungszwecken kann man auch einmal eine leichte Grätsche der Beine zulassen, bis der Patient sein Gleichgewicht beherrscht.

III.3.

Anpassung der Ballübung „Seeigel und „Goldfisch“ an Konstitution und Kondition des Patienten (Abb. 403–409)

III.3.1.

Konstitutionelle Anpassung der Ballübung „Seeigel und Goldfisch“

Die Rolle der Längen/Breiten/Tiefen/Gewichte

1. Der ⌀ des Balles soll der Länge der KA Becken/Brustkorb, oder der Armlänge ohne Hand entsprechen. Bei + Oberlänge/ + Gewicht an den KA Brustkorb/Kopf wird die Trennebene beim „Goldfisch“ nach kranial verschoben v. v.

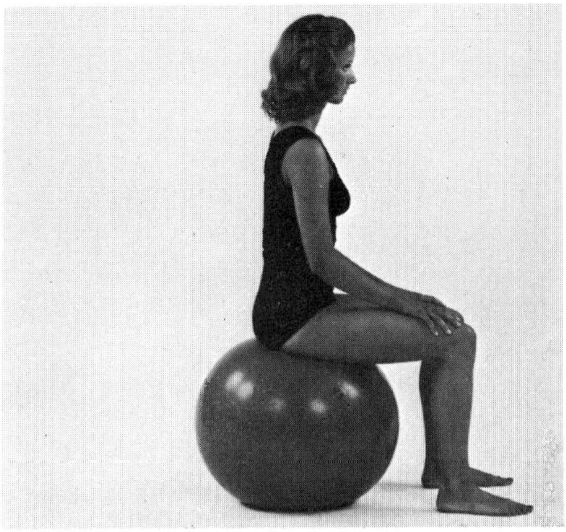

403

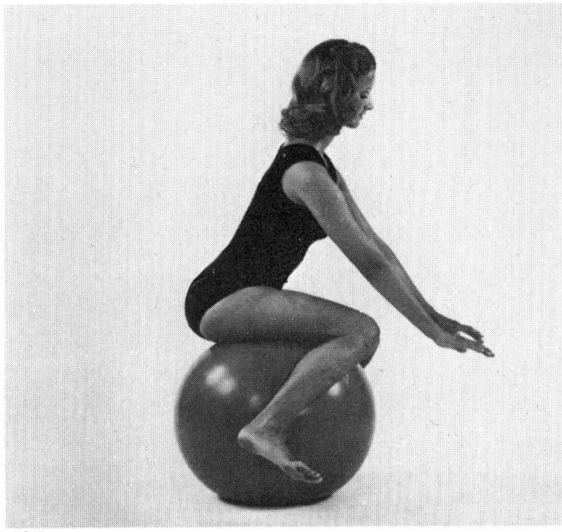

404

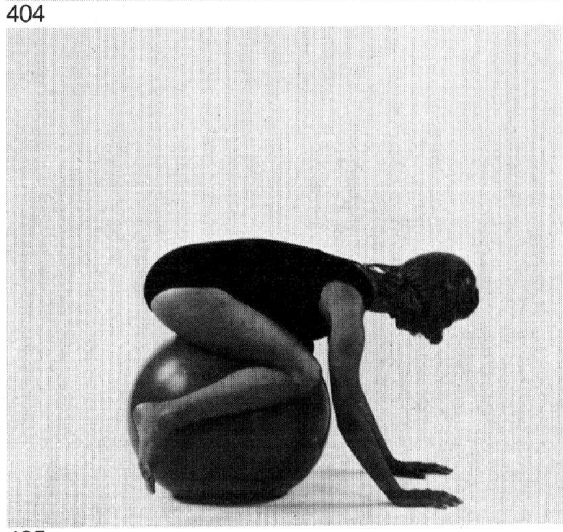

405

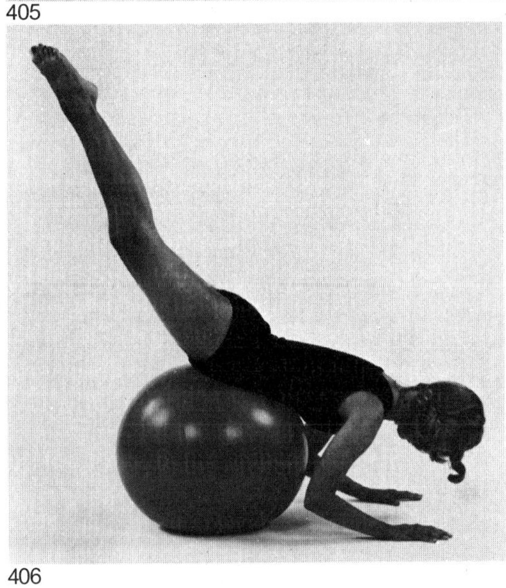

406

Abb. 403 – 409. Variante „Seeigel und Goldfisch" auf relativ kleinem Ball

Abb. 403. ASTE sitzend

Abb. 404. Unterwegs zum „Goldfisch"/Mutprobe

Abb. 405. Unterwegs zum „Goldfisch"

Abb. 406. ESTE „Goldfisch"/ + Stützfunktion KA Arme

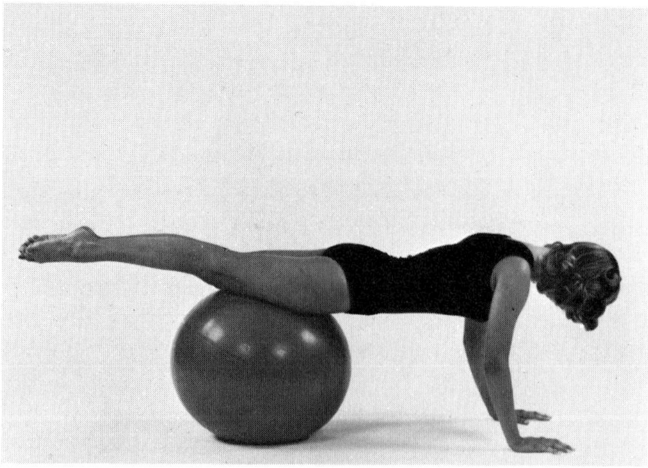

Abb. 407. Unterwegs zum „Seeigel“

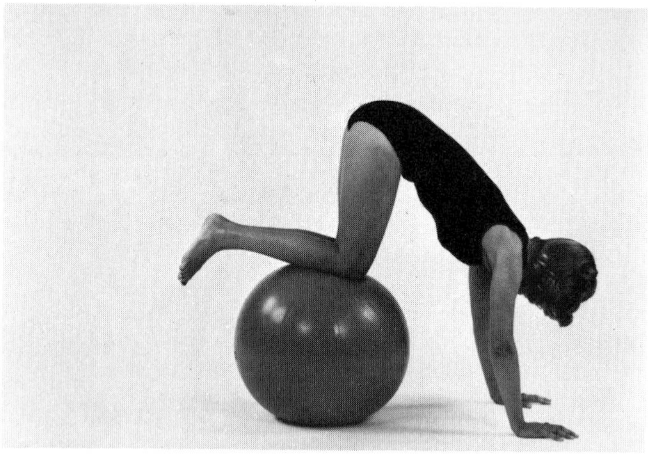

Abb. 408. Unterwegs zum „Seeigel“

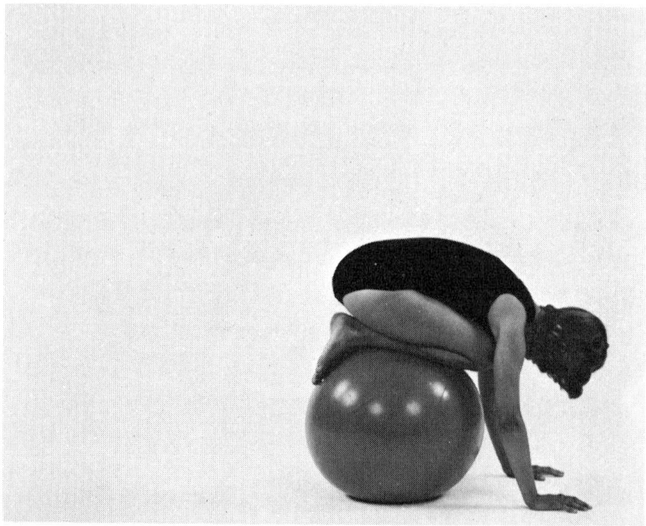

Abb. 409. ESTE „Seeigel“

2. Großer TP/Abstand/ + Gewicht KA Bekken erschweren die Stabilisation der ROT/Komponenten der WS, besonders wenn bei minus Unterlänge die Konvergenz der Längsachsen der Beine zunimmt. Ein Verzicht auf den medialen Berührungskontakt durch Parallelstellung der Beinachsen kann notwendig werden.

III.3.2.
Konditionelle Anpassung der Ballübung „Seeigel und Goldfisch"

Die Gründe häufig auftretender „Fehler"
(s. Ausklapptafel)

1. Steigerung des Bewegungstempos setzt die Intensität der ökonomischen Aktivität drastisch herauf, weil + Kraft der PB auch + Kraft der limitierenden Aktivitäten hervorruft.

2. Schmerzen beim „Goldfisch" im lumbalen Bereich können durch Vergrößerung des Neigungswinkels der KLA zum Boden manchmal überwunden werden, weil eine Abscherbelastung der WS zu einer Stauchungsbelastung wird.

3. Bei hypermobilen, unstabilen WS kann der Wechsel „Seeigel/Goldfisch" von den Füßen her manipuliert werden. Oder ein intensives Extensoren/Rotatorentraining der WS wird eingeschaltet:
Aus der ESTE „Goldfisch" drückt der Therapeut von den Fersen her die KLA in die Horizontale. Jetzt öffnet der Patient die Beine und klemmt sich an den Oberschenkeln des Therapeuten fest. Die Hände haben den Bodenkontakt verloren. Der hinter dem Ball stehende Therapeut kann nun den Patientn auf dem Ball beliebig manipulieren und zusätzlich das Gewicht der Arme zweckentsprechend einsetzen.

4. Beugekontrakturen der Hüftgelenke, die keine Nullstellung in bezug auf FLEX/EXT zulassen, sind eine Kontraindikation für die Stellung „Goldfisch".

4. Ballübungen im Rotationstypus

Erläuterung

Das Hauptanliegen der Ballübungen im Rotationstypus ist die automatische reaktive Mobilisation und Stabilisation der Wirbelsäule in Rotation, also um frontosagittale Achsen. Da sich die Bewegungsausschläge in transversalen Ebenen abspielen, müßte sich der Ball bei vertikal stehender KLA am Ort am Boden drehen. Wegen des hohen Reibungswiderstandes würde die Übertragung der Körperbewegungen auf den Ball unverhältnismäßig stark gebremst. Um geradlinige Ballrollungen am Boden hervorzurufen, oder durch geradlinige Ballrollungen am Boden reaktiv Rotationen um die KLA auszulösen, muß die KLA entweder horizontal liegen und die Transversalebene vertikal stehen, oder die vertikal stehende KLA muß unwuchtig belastet werden. Um den Ball am Boden reaktiv zum Rollen zu bringen, darf die ökonomische Aktivität nicht aufgegeben werden.
Die korrespondierenden Bewegungsausschläge oder Stabilisationsaktivitäten im KA Beine sind:
In den Hüftgelenken AR/IR/horizontal ABD/horizontal ADD, abhängig von der Lage der Oberschenkellängsachsen zur KLA.
In den flektierten Kniegelenken Rotation.
In den Fußgelenken Pronation/Supination/Eversion/Inversion jeweils RE/LK alternierend, abhängig von der Lagebeziehung der Fuß-/Unterschenkel-/Oberschenkellängsachsen zur KLA.
Die Rotation ist für ein ökonomisches Bewegungsverhalten der Wirbelsäule und für die Fortbewegung eine Notwendigkeit allerersten Ranges. Ohne sie gibt es keine ökonomischen Bewegungsabläufe.

4.1. „Trab“ (Abb. 410 – 412)

DISPOSITION

Analyse und Rezept

I.
Name der Ballübung

„Trab“ ist ein Phantasiename, der sich auf die so benannte Gangart der Vierfüßler bezieht. Der Trab der Pferde ist jedem bekannt. Dabei hat jeweils ein Vorderbein und das Hinterbein der Gegenseite Bodenkontakt, während die beiden anderen Beine in der Luft sind.

II.
● Lernziel

Rotationen um die KLA im Rotationsniveau der unteren BWS/oberen LWS als automatisch funktionierende Gleichgewichtsreaktion hubarm hervorrufen können.

Anmerkung: Die Rotationen sollen als Bewegungsausschläge stattfinden oder im Sinne rotatorischer Stabilisation verhindert werden.

III.
▶ Lernweg

III.1.
Funktionsanalyse der Ballübung „Trab“ in „Therapeutensprache“

III.1.1.
Konzeption der Ballübung „Trab“
„Trab“ ist eine *Standort-konstante* Ballübung. Sie läßt sich mit der „Trippelphase des

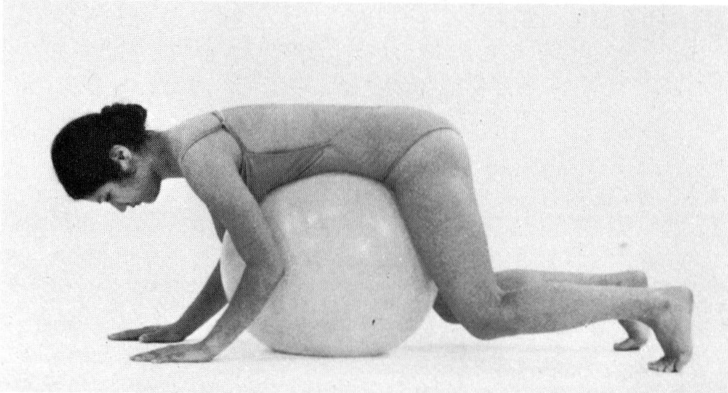

Abb. 410. ASTE

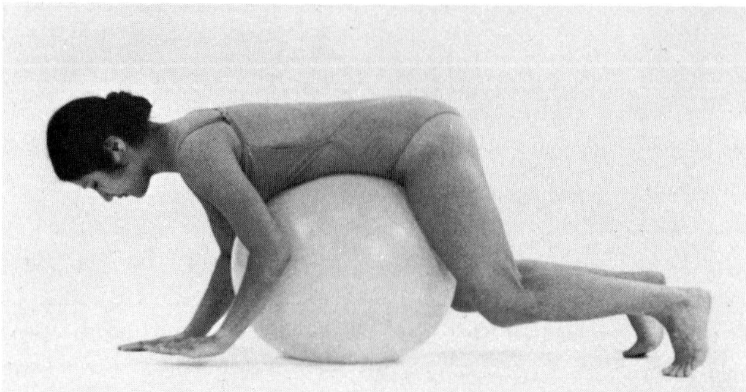

Abb. 411. RE Hand/LK Vorfuß haben Bodenkontakt

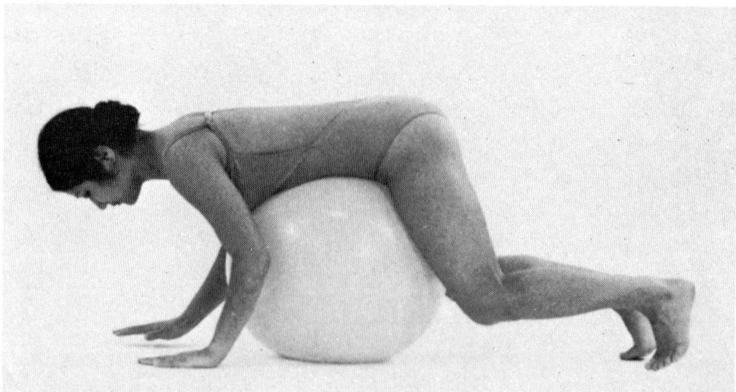

Abb. 412. LK Hand/RE Vorfuß haben Bodenkontakt

klassischen Vierfüßlers" vergleichen [1]. Um reaktive Rotationen um die KLA im ROT/Niveau BWS anhand einer Ballübung hervorrufen zu können, nehmen wir in der ASTE die räumliche Lage der WS und Extremitäten der meisten Vierfüßler ein: WS horizontal/Extremitäten vertikal. Wir imitieren die Gangart des trabenden Pferdes in bezug auf die Verteilung des Körpergewichtes auf die KA Beine/Arme. Durch senkrecht nach unten gerichtete Druckaktivitäten der Extremitäten belasten wir alternierend: RE Arm und LK Bein/LK Arm und RE Bein. Die jeweils entlasteten, den Boden nicht mehr berührenden Extremitäten belasten die Rotationsachse der Wirbelsäule unwuchtig und lösen reaktive Drehbewegungen des KA Becken gegen den KA Brustkorb aus. Im gemächlichen Wechsel der Druckaktivitäten finden die Rotationsausschläge deutlich statt. Bei steigendem Tempo stellt sich allmählich eine Stabilisation des Rotationsniveaus ein, die die rotatorischen Bewegungs-

1 Therapeutische Übungen zur funktionellen Bewegungslehre S. 34/35.

ausschläge zwar verhindert, jedoch die rotatorische Aktivität steigert. Die Reduktion der Hubbelastung oder die Hubarmut erreichen wir durch einen Ball angemessener Größe, der unter den Körpermittelpunkt gebracht wird, so daß das Hauptgewicht der KA Becken/Brustkorb auf dem Ball liegt. Bei steigendem Tempo ersetzt die Elastizität des Balles die Fortbewegung, und es entsteht ein „Hopsen" der horizontal stehenden KLA, wodurch der Körper jeweils hochgeworfen wird, so daß die Druckaktivitäten der Extremitäten zu Bremsaktivitäten werden.

III.1.2.
Funktionsanalyse der ASTE der Ballübung „Trab"

Position und Aktivierung der ASTE

1. Räumliche Lage

Der Ø des Balles soll ca. ⅔ der Unterlänge, mindestens aber Oberschenkellänge betragen. Der Patient liegt bäuchlings über dem Ball.

Die KA Becken/Brustkorb/Kopf sind in die horizontal stehende KLA eingeordnet. Der Ball bildet den labilen Pfeiler einer vorderen und einer hinteren „Brücke". Er unterstützt die KA Becken/Brustkorb ventral in der Weise, daß eine zentrische Ballbelastung zustande kommen kann.

Der KA Beine befindet sich in Parkierfunktion und bildet den stabilen Pfeiler der hinteren „Brücke". Die Kontaktstelle *Körper/Boden* wird durch den RE und LK Vorfuß gebildet. Die Füße stehen in ballbreitem Abstand am Boden, in angemessener Entfernung vom Ball. Die Fußlängsachsen stehen vertikal. Auch das RE/LK Knie und die RE/LK Ferse sind ballbreit voneinander entfernt. Die Hüftgelenke stehen in bequemer FLEX/ABD, die Kniegelenke in FLEX.

Der KA Arme befindet sich in Parkierfunktion und bildet den stabilen Pfeiler der vorderen „Brücke". Die Kontaktstelle *Körper/Boden* wird durch die RE und LK Handfläche gebildet, dabei sind die Längsachsen der Hände nach vorne gerichtet. Die Hände stehen in ballbreitem Abstand am Boden, in angemessener Entfernung vom Ball. Die Schultergelenke stehen in weniger als 90° FLEX/wenig ABD/0 ROT, die Ellbogengelenke in FLEX.

2. Bewegungstoleranzen

3. Verteilung des Körpergewichtes

4. Muskuläre Beanspruchung

Die mittleren und proximalen Schaltstellen der Extremitäten, die Wirbelsäulengelenke und der Ball haben ausgeglichene Bewegungstoleranzen in alle Richtungen.

Durch die Bedingung einer zentrischen Ballbelastung und durch die Parkierfunktion der Extremitäten am Boden und der KA Becken/Brustkorb auf dem Ball, wäre die Intensität der ökonomischen Aktivität ganz gering, wenn nicht der KA Kopf, der sich in Spielfunktion befindet und in der horizontal stehenden KLA eingeordnet ist, durch eine dorsaltranslatorische Aktivität weiterlaufend die extensorische Aktivität der WS stimulieren würde. Diese Stimulation ist wichtig, da sich BWS/LWS in Anpassung an die Krümmung des Balles in geringer FLEX befinden.

III.1.3.
Funktionsanalyse des Bewegungsablaufes der Ballübung „Trab"

Der Bewegungsablauf der Ballübung „Trab" hat eine initiale „Tretphase", die erst allmählich in die eigentliche „Trabphase" übergeht, bei der der elastische Ball den Körper zum Hopsen bringt.

a) ACTIO –REACTIO

1. ACTIO *in Form der Primärbewegung (PB)*
– REACTIO *in Form einer aktivierten passiven Widerlagerung (APW)*
– REACTIO *in Form einer Veränderung der Unterstützungsfläche (USF)*

In der Ballübung „Trab" weist die Richtung der kritischen DP der PB nach unten. Es sind:

DP RE Handfläche-Ellbogengelenk-Schultergelenk/DP LK Vorfuß-Kniegelenk-Hüftgelenk
alternierend mit
DP LK Handfläche-Ellbogengelenk-Schultergelenk/DP RE Vorfuß-Kniegelenk-Hüftgelenk.
Diese DP stehen in der „Tretphase" zwar still. Aber die Aktivität, die sie in Form von Druck gegen den Boden ausüben, ist nach unten gerichtet und bringt sie in Stützfunktion. Erst in der „Trabphase" gehen diese DP der Stützextremitäten nach unten. Der elastische Ball beginnt nämlich zu federn, wirft den Körper hoch und fängt ihn wieder auf. Die Druckaktivität wird dann zur Bremsaktivität der auf den Boden aufprallenden Stützextremitäten.

– In der Ballübung „Trab" gehen die DP der APW nach oben. Sie befinden sich an den Extremitäten in Spielfunktion. Es sind:

DP LK Handfläche-Ellbogengelenk-Schultergelenk/DP RE Vorfuß-Kniegelenk-Hüftgelenk
alternierend mit
DP RE Handfläche-Ellbogengelenk-Schultergelenk/DP LK Vorfuß-Kniegelenk-Hüftgelenk.

In der „Tretphase" ist diese reaktive Entlastung der beiden Spielextremitäten besonders ausgeprägt. Dabei dreht sich der kaudale Rotationszeiger der BWS, die Verbindungslinie der RE/LK Spina, transversal aus seiner Frontalebene. Die Aktivitäten sind in der BWS isotonisch konzentrisch/rotatorisch, im Standhüftgelenk horizontalabduktorisch. Der kraniale Rotationszeiger der BWS, der frontotransversale Thorax Φ bleibt stehen. Die dadurch ausgelösten Aktivitäten sind in der BWS isometrisch/rotatorisch, im Standschultergelenk horizontalabduktorisch. Das Stehen des kranialen Zeigers und das Drehen des kaudalen geschieht automatisch. Das ist verständlich, wenn man die Verschiedenheit der anatomischen Form und topografischen Lage des Schulter- und Beckengürtels bedenkt. Am Schultergürtel liegen die proximalen Gelenke der Extremitäten weiter weg von der Symmetrieebene als beim Beckengürtel. Die Kontaktstellen *Körper/Boden* liegen beim Schultergürtel unter dem Drehpunkt Schultergelenk, beim Beckengürtel auch unter, aber relativ weit kaudal vom Drehpunkt Hüftgelenk. Zudem ist der Schultergürtel kein geschlossener knöcherner Ring wie der Beckengürtel. Die Entlastung einer Hand hängt das Gewicht des Brustkorbs muskulär ans Schulterblatt der Gegenseite und dieses verankert sich am Oberarm. Die Entlastung eines Fußes verankert das Gewicht des Beckens direkt am Oberschenkel. Zudem belasten diese verschiedenartigen Gewichte die Wirbelsäulen unwuchtig und beanspruchen besonders die Rotationskomponenten.

– Während der Ballübung „Trab" verändert sich die USF ständig. In bezug auf die ASTE wird sie kleiner. Es ist jeweils die kleinste Fläche, die die Kontaktstellen *RE Vorfuß/LK Handfläche/Ball/Boden,* respektive *LK Vorfuß/RE Handfläche/Ball/Boden* umschließt, die während der „Tretphase" maßgebend ist. In der Trabphase gibt es zusätzlich noch Momente, in der die USF nur durch die Kontaktstelle *Ball/Boden* gebildet wird.

2. ACTIO *in Form von beschleunigenden Gewichten*
– REACTIO *in Form von bremsenden Gewichten*

In der Ballübung „Trab" gibt es eigentlich keine beschleunigenden Gewichte. Es sei denn in Form der Beschleunigung des Körpers nach oben durch die Elastizität des Balles oder das auf den Ball Fallen des Körpers, wobei seine Elastizität den Aufprall mildert.

– In der Ballübung der „Trab" gibt es keine bremsenden Gewichte. Die kritischen Trennebenen verlaufen von RE nach LK durch die mittlere Transversalebene und von vorn nach hinten durch die Symmetrieebene. Die Gewichtsverteilung in bezug auf vorne/hinten und RE/LK soll stets im Gleichgewicht sein.

b) CONDITIO – LIMITATIO

1. CONDITIO *der gleichbleibenden Abstände* – LIMITATIO *durch aktive Widerlagerung (AW) und Stabilisation*

In der Ballübung „Der Trab" gibt es folgende gleichbleibende Abstände:

Abstand DP Handgelenk/DP Schultergelenk bleibt sowohl in der Stützfunktion als auch in der Spielfunktion des RE/LK Armes gleich groß.
– Dieser Abstand verändert sich nicht, wenn die leichte Flexionsstellung des Ellbogengelenkes stabilisiert wird. Flexorisch im Sinne einer AW in Stützfunktion, extensorisch in Spielfunktion. Der KA Brustkorb hängt sich an den proximalen Hebelarm des ebenfalls stabilisierten Stützschultergelenkes, während der Spielarm seinerseits am KA Brustkorb hängt.

Abstand DP Ferse/DP Trochanterenpunkt bleibt sowohl in der Stützfunktion als auch in der Spielfunktion des RE/LK Beines gleich groß.
– Dieser Abstand verändert sich nicht, wenn die Flexionsstellung des Knie- und Hüftgelenkes in seiner Flexionsstellung stabilisiert wird. Flexorisch im Sinne der AW in der Stützfunktion, extensorisch in der Spielfunktion. Die plantarflexorische/pronatorische Druckaktivität im RE/LK Fußgelenk muß zur Stabilisation in der Stützfunktion dorsalextensorisch/supinatorisch aktiv widerlagert werden. Nur die Horizontalabduktion im Stand- und die Horizontaladduktion im Spiel-Hüftgelenk findet als kleiner automatischer Bewegungsausschlag statt, wobei die Kontaktstelle *ventrale Seite KA Becken/Ball* nicht verschoben werden darf.

Der Abstand DP Kinnspitze/DP Fossa jugularis verändert sich nicht.
– Dieser Abstand bleibt gleich groß, wenn der KA Kopf durch eine ständig kontrollierte Translation nach dorsal/oben in der KLA gehalten wird und damit die BWS ständig extensorisch stimuliert.

Der Abstand DP Processus ensiformis/DP Bauchnabel bleibt immer gleich groß.
– Dieser Abstand verändert sich nicht, wenn die BWS in ihrer 0/Stellung stabilisiert wird. Extensorisch vom KA Kopf her im Sinne einer weiterlaufenden Bewegung. Flexorisch von der Tendenz den Ballkontakt mit der ventralen Seite der KA Becken/Brustkorb zu erhalten.

2. CONDITIO *der „Räumlichen Fixpunkte"* – LIMITATIO *durch Verhindern von PB/APW/Veränderung der USF*

In der Ballübung „Trab" gibt es viele „Räumliche Fixpunkte", weil der Ball keinerlei Rollbewegungen ausführen soll und allmählich durch das Hopsen in der „Trabphase" an Ort komprimiert und dekomprimiert wird.

Der KA Kopf bleibt mit nach unten gerichtetem Blick am Ort stehen, mit der Ausnahme, daß er sich in der Trabphase mit dem ganzen Körper wenig nach oben/unten bewegt.
– Der „Räumliche Fixpunkt" – KA Kopf – bleibt am Ort stehen, wenn alle Druckaktivitäten strikt nach unten gerichtet sind, und die Blickrichtung durch kompensatorische flexorische/extensorische Bewegungen im oberen Kopfgelenk nach unten gehalten wird.

Die Kontaktstelle *Stützfuß/Stützhand/Boden* verändert sich nicht.
– Der „Räumliche Fixpunkt" – Stützfuß/Stützhand/Boden – bleibt erhalten, wenn die Druckaktivitäten nur nach unten gerichtet sind und die Stabilisation der Stützextremitäten gut funktioniert.

Die Kontaktstelle *Ball/Boden* verändert sich nicht.
– Der „Räumliche Fixpunkt" – Ball/Boden – bleibt erhalten, wenn von den Stützextremitäten aus kein Stoßen/Ziehen nach vorne/hinten vorkommt. Besonders das jeweilige Stützbein tendiert dazu, den Ball nach vorne/RE/LK zu stoßen.

Die Kontaktstelle *Körper/Ball* verändert sich nicht.

– Der „Räumliche Fixpunkt“ – Körper/Ball – bleibt bestehen, wenn die Druckaktivitäten nur bei gut stabilisierten Stützextremitäten stattfinden, der Ball nur komprimiert aber nirgends hin gezogen oder gestoßen wird. Dann gibt es in der Wirbelsäule keine flexorischen/extensorischen/lateralflexorischen Ausweichbewegungen. Die kompensatorischen Bewegungen beschränken sich auf die Rotation und auf stabilisierende Aktivitäten.

3. CONDITIO *des Bewegungstempos*
– LIMITATIO *durch Bestimmung des Idealtempos*

Die Ballübung „Trab“ beginnt mit der „Tretphase“ langsam, etwa 60 Schritte in der Minute. In Form eines Accelerandos erreicht man die „Trabphase“, die durch das Hopsen auf dem Ball, bei horizontal stehender KLA, gekennzeichnet ist. Auf diese Weise soll das normale Gangtempo/etwa 120 Schritte in der Minute/erreicht werden. Während dieses Accelerandos verändert sich die Rotationsbewegung um die KLA in eine rotatorisch besonders belastete Stabilisation. Allmählich hören die Bewegungen in der Wirbelsäule vollkommen auf.
– Das Idealtempo der Ballübung „Trab“ liegt in einem harmonischen Accelerando und im Erreichen der 120 Schritte (Hopser) in der Minute. Das Gelingen hängt weitgehend davon ab, ob der Druck der Extremitäten in der jeweiligen Stützdiagonalen gleichmäßig und regelmäßig einsetzt.

III.2.
Instruktionsrezept der Ballübung „Trab“ in „Patientensprache“

III.2.1.
Verbal/perzeptiv didaktisches Rezept

Position und Aktivierung der ASTE

„Du stehst mit gespreizten Beinen hinter dem Ball am Boden. Die Füße stehen ballbreit auseinander. Mit den Händen stützt Du Dich leicht auf den Ball. Jetzt gehst Du in die Hocke und legst Dich bequem bäuchlings über den Ball. Die Handflächen stellst Du vor dem Ball auf den Boden. Sie stehen genauso weit auseinander wie die Füße. Du stehst jetzt mit allen Vieren auf dem Boden. Da Du mit dem Bauch auf dem Ball liegst, hast Du wenig Gewicht auf Füßen und Händen. Du kannst also leicht einen langen, geraden Rücken machen und dafür sorgen, daß auch der Kopf nicht herunterhängt. Du schaust auf den Boden, die Finger nach vorne gerichtet. Die Fersen sind weg vom Boden, stehen aber genau über der Fußspitze, die am Boden steht. Den Ball spürst Du unter dem Bauch und dem Brustkorb. Denk an einen Vierfüßler, so horizontal steht Dein Rücken.“

III.2.2.
Manipulativ/perzeptiv didaktisches Rezept

Die Position der ASTE ist für den automatischen Bewegungsablauf sehr wichtig. Der Therapeut achtet auf die horizontale Lage der KLA, auf die Einordnung des KA Kopf in der KLA. Das Liegen der KA Becken/Brustkorb auf dem Ball darf nicht bewirken, daß die BWS in einer vermehrten Flexionsstellung steht. Nur bei Flachrücken soll die fehlende flexorische Krümmung der BWS in der ASTE durch Anpassung an die Krümmung der Balloberfläche korrigiert werden. Die Stellung der Hände unter und wenig lateral von den Schultergelenken wird manipulierend sichergestellt. Der Therapeut kontrolliert den Ballkontakt der medialen Seiten der Oberschenkel und vergewissert sich, daß die Hüftgelenke genügend Bewegungstoleranz in allen Richtungen, vornehmlich im Sinne der Flexion haben.

Bewegungsablauf: ACTIO – REACTIO/CONDITIO – LIMITATIO

„Die Übung heißt „Trab", Du aber wirst am Ort traben oder hopsen. Der Ball rollt nicht, den Ball spürst Du immer an der gleichen Stelle unter Bauch und Brustkorb. Hände und Füße kehren immer wieder an die genau gleiche Bodenstelle zurück. Drück' jetzt energisch gleichzeitig mit der rechten Hand und dem linken Fuß nach unten und schon schweben die linke Handfläche und die rechte Fußspitze gerade über dem Boden. Jetzt kommt der Wechsel. Die schwebende Hand und der schwebende Fuß drücken gegen den Boden und schon schweben die beiden anderen. Beim Drücken dürfen weder der Arm, noch das Bein länger werden, sonst kommt der hopsende Trab nie zustande. Allmählich wird der Wechsel von Drükken und Schweben immer rascher, bis ein gleichmäßiges Hopsen beginnt. In einer Ruhepause darfst Du Dich faul über dem Ball hängen lassen."

Wenn der Wechsel der diagonalen Druckaktivitäten den Ball ins Rollen bringt, kann der Therapeut vorübergehend mit seinen Händen den Ball stabilisieren. Am stabilisierten Ball soll der Patient einmal nur den Wechsel des Handdruckes, dann den Wechsel des Fußdruckes üben. Wenn der Übergang in die „Trabphase" Schwierigkeiten bereitet, bringt der Therapeut Körper und Ball zum Hopsen. Die Kompression und Dekompression erreicht er am besten, wenn er seine Hand auf die Stelle des Patientenrückens legt, die über dem vertikal stehenden Balldurchmesser liegt. Die Stabilisation der jeweiligen Stützextremitäten wird durch verbale Information unterstützt und von Berührungsstimuli ständig kontrolliert.

III.3.
Anpassung der Ballübung „Trab" an Kondition und Konstitution des Patienten

III.3.1.
Konstitutionelle Anpassung der Ballübung „Der Trab"

Die Rolle der Längen/Breiten/Tiefen/Gewichte

1. Die Größe des Balles muß mit den Bein- und Armlängen so korrespondieren, daß die Horizontalstellung der KLA während der Übung bei gleichzeitiger Abstützung der Gewichte der KA Becken/Brustkorb möglich ist.

2. Bei + Breiten und/oder + Gewichten an den Körperabschnitten Becken/Brustkorb, ist ein relativ großer aber weicher Ball günstig.

III.3.2.
Konditionelle Anpassung der Ballübung „Trab"

Die Gründe häufig auftretender Fehler
(s. Ausklapptafel)

1. Eine Tempósteigerung in der „Trabphase" – über 120 Schritte in der Minute – ist ein gutes Kraft- und Geschicklichkeitstraining für die Stabilisation der Extremitäten und der Wirbelsäule.

2. Bei der Ballübung „Trab" wird der Druck auf den Vagus von manchen Patienten beim Hopsen schlecht vertragen. Man beschränkt sich dann auf die „Tretphase". Auf keinen Fall soll diese Übung mit vollem Magen ausgeführt werden.

3. Bei schwachen Extensoren der Knie- und Ellbogengelenke werden diese mittleren Extremitätengelenke in der Stützfunktion voll extendiert. Als unvermeidliche Folge wird der KA Becken/Brustkorb vom Ball abgehoben. Dieser häufige Fehler muß konsequent erkannt und überwunden werden.

5. Bei zentralnervösen Koordinationsstörungen ist die Ballübung „Trab" eine hilfreiche Übung für die Gangschulung.

4.2. „Die Unruh“ (Abb. 413 – 420)

DISPOSITION

Analyse und Rezept

I.
Name der Ballübung

„Die Unruh“ ist ein Phantasiename. Er erinnert an die Unruh einer Uhr, die den Gang des Räderwerkes regelt.

II.
● **Lernziel**

II.1.
Die Schaltstellen der Hüftgelenke abduktorisch/außenrotatorisch, adduktorisch/innenrotatorisch reaktiv und hubarm mobilisieren können.

II.2.
Den Muskelfächer, der das Becken während der Standbeinphase am Oberschenkel verankert, automatisch einsetzen können.

III.
▶ **Lernweg**

III.1.
Funktionsanalyse der Ballübung „Die Unruh“ in „Therapeutensprache“

III.1.1.
Konzeption der Ballübung „Die Unruh“

„Die Unruh“ ist eine *Standort-konstante* Ballübung. Um das Lernziel einer reaktiven, hubarmen Mobilisation der Hüftgelenke in ABD/ADD einerseits und eines automatischen Einsatzes des hüftgelenksstabilisierenden Muskelfächers der Standbeinphase andererseits mit Hilfe einer Ballübung zu erfüllen, wählen wir die folgende ASTE. Die KA Becken/Brustkorb/Kopf/Arme haben dorsalen Bodenkontakt. Sie bilden eine große Verankerungsmöglichkeit für den „Brückenbogen“, der durch den KA Beine gebildet wird und der auf dem Ball, als labilem Pfeiler, aufliegt. Damit haben wir die Voraussetzung für hubarme Hüftgelenkbewegungen geschaffen.
Reaktive, hubarme Mobilisation des RE Hüftgelenkes in ABD/AR, ADD/IR:

Das LK Bein wird zum „Tentakel“ gemacht. Es wird vom Ball abgehoben und bewegt sich in der Transversalebene der Hüftgelenke wie die „Unruh“ einer Uhr hin und her. Reaktiv rollt der Ball mit dem auf ihm liegenden RE Bein von rechts nach links, dieses ad-/abduktorisch, innen-/außenrotatorisch im RE Hüftgelek bewegend.
Reaktiver Einsatz des hüftgelenksstabilisierenden Muskelfächers der Standbeinphase:

Die Hin- und Her-Bewegung des „Tentakels“ wird in der Transversalebene der Hüftgelenke um soviel vergrößert, daß sich der KA Becken im Sinne einer weiterlaufenden Bewegung vom Boden abheben muß und in den Brückenbogen einbezogen wird. Dabei wird das Becken automatisch mit Hilfe des Muskelfächers des Hüftgelenkes am Oberschenkel verankert.

Anmerkung: Die Ballübung „Die Unruh“ hat zusätzlich einen entstauenden Effekt auf die Beine. Für die Bauchmuskulatur ist sie hubarm und vermeidet Abscherbelastungen für die Bandscheiben der Lendenwirbelsäule.

III.1.2.
Funktionsanalyse der ASTE der Ballübung „Die Unruh“

Position und Aktivierung der ASTE

1. Räumliche Lage

Der Φ des Balles entspricht annähernd der Oberschenkellänge.
Die KA Becken/Brustkorb/Kopf haben dorsalen Bodenkontakt. Sie sind in der horizontal stehenden KLA eingeordnet und befinden sich in Parkierfunktion.
Der KA Arme ist am Boden parkiert. Die Arme stehen in bequemer ABD. Die Fingerspitzen haben Bodenkontakt. Die RE/LK Daumenspitze liegen annähernd in Trochanterhöhe.

Am KA Beine bildet das RE Bein die „Brük-ke“. Es ist auf dem Ball parkiert. Die Kontaktstelle *Körper/Ball* ist in der Mobilisationsphase die Ferse und der kaudale Teil der Wade, in der Stabilisationsphase die Kniekehle. Die Längsachse des Beines überquert dabei in spitzem Winkel den Großkreis, der den Ball in eine RE/LK Hemisphäre teilt. Das Hüftgelenk steht in FLEX/ADD/0-ROT. Das LK Bein bildet ein „Brückententakel“. Es befindet sich in Spielfunktion und ist die „Unruh“ unserer Ballübung. Die LK Ferse steht über dem LK Hüftgelenk, das in FLEX/ADD/0-ROT steht. Das Kniegelenk steht in leichter FLEX.

2. Bewegungstoleranzen

Der Ball, das „Tentakel“ und das RE Hüftgelenk haben in allen Richtungen ausgiebige Bewegungstoleranzen.

3. Verteilung des Körpergewichtes

Die Hauptmasse des Körpergewichtes ist am Boden parkiert. Das „Tentakel“ in Spielfunktion ist in bezug auf seine proximale Aufhängung am KA Becken durch den Boden stabil unterstützt. Nur das RE Bein „Die Brücke“ ist durch seine Parkierfunktion auf dem Ball sehr labil.

4. Muskuläre Beanspruchung

Die Intensität der ökonomischen Aktivität ist sehr niedrig, am höchsten im LK Spielbein. Die Ruheatmung stellt sich leicht ein.

5. Potentiell beschleunigende/bremsende Gewichte

Wenn wir das „Tentakel“ als potentiell beschleunigendes Gewicht betrachten, ist der Ball und das darauf parkierte Bein das korrespondierende potentiell bremsende Gewicht.

III.1.3.
Funktionsanalyse des Bewegungsablaufes der Ballübung „Die Unruh“

Der Bewegungsablauf der Ballübung „Die Unruh“ gliedert sich in zwei Phasen:
Phase (1) = Mobilisation der Hüftgelenke
Phase (2) = Stabilisation der Hüftgelenke.

a) ACTIO – REACTIO

1. ACTIO *in Form der Primärbewegung (PB)*
– REACTIO *in Form aktivierter passiver Widerlagerung (APW)*
– REACTIO *in Form einer Veränderung der Unterstützungsfläche (USF)*

Bei der Ballübung „Die Unruh“ liegen die kritischen DP der PB im „Tentakel“. Es wird in unserer Analyse vom LK Bein gebildet, es ragt nicht über den Ball, sondern über den Boden hinaus. Als distaler Hebelarm des LK Hüftgelenkes bewegt es sich in dessen Transversalebene hin und her.
– Die kritischen DP der APW liegen in der „Brücke“. Sie wird durch den Ball und das auf ihm parkierte RE Bein gebildet. Der reaktiv gegen die Tentakelbewegung rollende Ball nimmt das RE Bein mit sich und mobilisiert es im RE Hüftgelenk.

Phase (1) = Reaktive Mobilisation des RE Hüftgelenkes in ABD/AR, ADD/IR

DP LK Ferse bewegt sich nach RE/unten. Das Hüftgelenk geht in Horizontal/ADD.
– DP Ball rollt reaktiv nach LK, das Hüftgelenk geht in ADD/IR. Die Kontaktstelle *Körper/Ball* schiebt sich nach medial/LK auf die Innenseite des Unterschenkels.
– Die USF hat sich vergrößert.

DP LK Ferse bewegt sich nach LK/erst oben, dann unten. Das Hüftgelenk geht in Horizontal/ABD.
– DP Ball rollt reaktiv nach RE. Das Hüftgelenk geht in ABD/AR. Die Kontaktstelle *Körper/Ball* verschiebt sich nach lateral/RE auf die Außenseite der RE Wade.
– Die USF hat sich nach RE vergrößert.

Phase (2) = Reaktive Stabilisation des RE Hüftgelenkes

Um eine reaktive Stabilisation des RE Hüftgelenkes hervorzurufen, verändern wir die

Abb. 413 – 420. „Die Unruh"

Abb. 413. ASTE für mobilisierende Phase. LK Bein als „Tentakel"/die LK Ferse steht über dem LK Hüftgelenk

Abb. 414. Mobilisierend/„Tentakel" bewegt sich nach medial

Abb. 415. Mobilisierend/„Tentakel bewegt sich nach lateral

Abb. 416. Variante, mobilisierend/„Tentakel" bewegt sich nach medial

Abb. 417. Variante, mobilisierend/„Tentakel" bewegt sich nach lateral

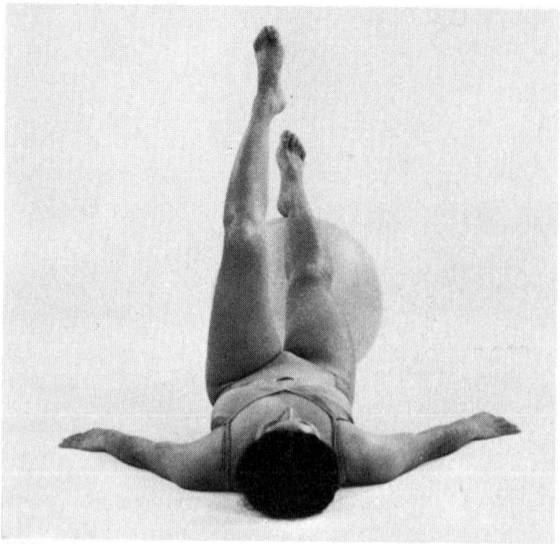

413

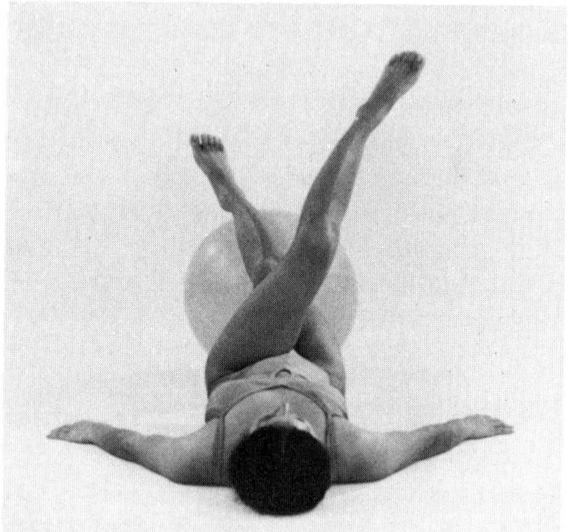

414

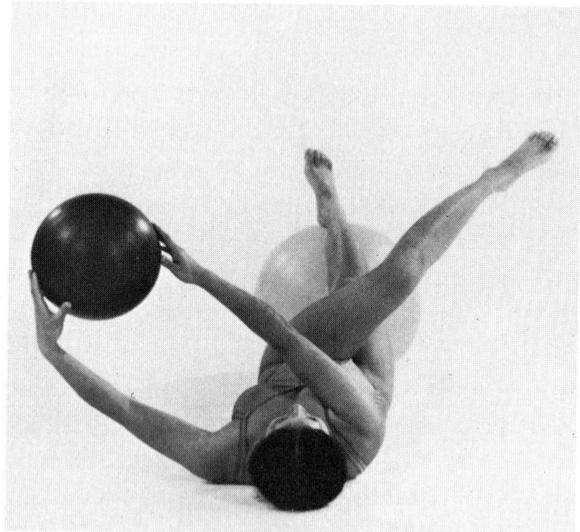

416

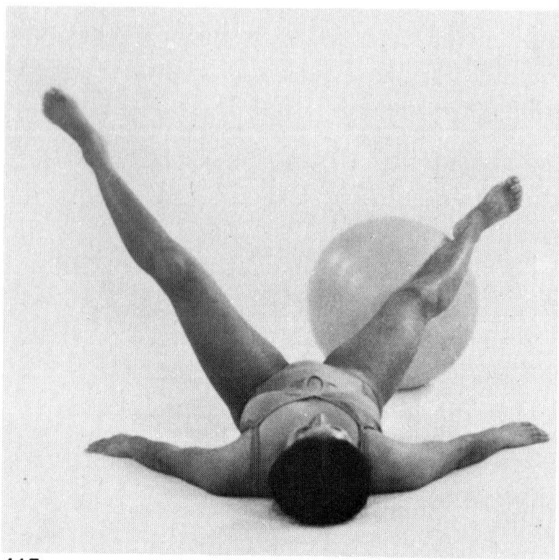

415

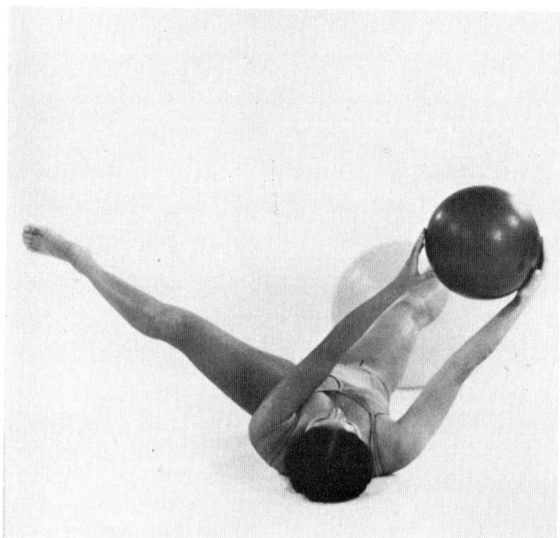

417

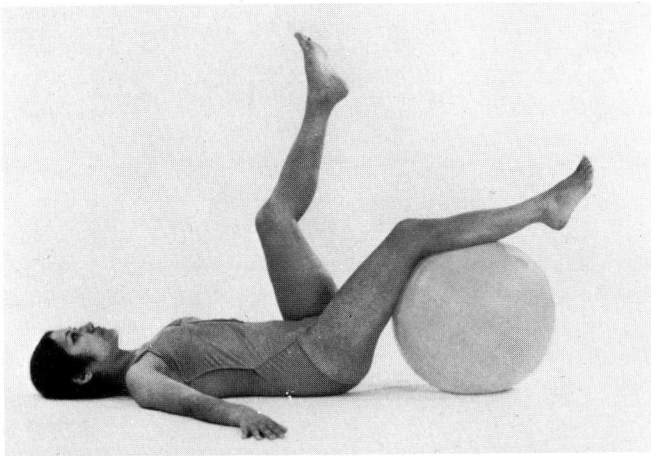

Abb. 418. ASTE für stabilisierende Phase von der Seite

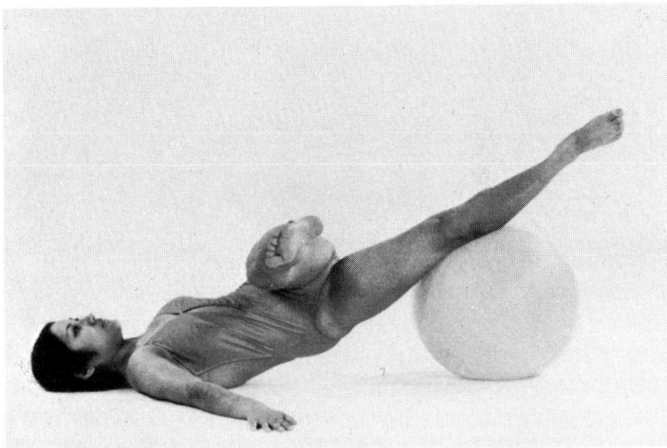

Abb. 419. Stabilisierend/„Tentakel" überkreuzend/RE Hüftgelenk verliert Bodenkontakt

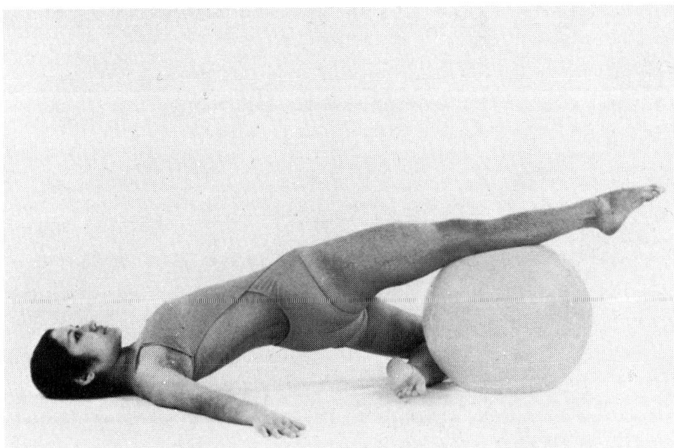

Abb. 420. Stabilisierend/„Tentakel" unterkreuzend/RE Hüftgelenk hat keinen Bodenkontakt

ASTE. Der Ball rückt etwas näher zum KA Becken, so daß die Kontaktstelle *Körper/Ball* nach kranial unter die RE Kniekehle verschoben wird. Nun werden die Bewegungsausschläge des „Tentakels" nach RE/unten um soviel vergrößert, daß sich der KA Becken vom Boden abheben muß. Dadurch wird das RE Hüftgelenk in den „Brückenbogen" einbezogen. Die Verspannung des Brückenbogens ist identisch mit der reaktiven Stabilisation des RE Hüftgelenkes, das dadurch auf Kraft beansprucht wird. Die etwas verkleinerten Rollbewegungen des Balles sorgen für den ständigen Wechsel in der Beanspruchung der Muskeln, die gegen die Schwerkraft arbeiten. Damit ist gleichzeitig ein Geschicklichkeitstraining erreicht.

2. ACTIO *in Form von beschleunigenden Gewichten*
– REACTIO *in Form von bremsenden Gewichten*

Wenn sich das „Tentakel" in der Transversalebene bewegt und der Ball nach RE/LK rollt, fällt die Trennebene der beschleunigenden und bremsenden Gewichte in der Ballübung „Die Unruh" mit der Symmetrieebene des Körpers zusammen.

Die Tentakelbewegung zeigt die Richtung der beschleunigenden Gewichte an.
– Der rollende Ball mit dem auf ihm parkierten und abgestützten Bein zeigt die Richtung der bremsenden Gewichte an.

b) CONDITIO – LIMITATIO

1. CONDITIO *der gleichbleibenden Abstände*
– LIMITATIO *durch aktive Widerlagerung (AW) und Stabilisation*

In der Ballübung „Die Unruh" gibt es folgenden gleichbleibenden Abstand:

Abstand DP Processus ensiformis/DP Bauchnabel bleibt in der mobilisierenden Phase (1) gleich groß.
– Dieser Abstand verändert sich nicht, wenn die BWS in ihrer Nullstellung stabilisiert bleibt. Dies geschieht in potentiellen, alternierenden Aktivitäten im Sinne der AW. Bei Tentakelbewegungen nach RE/unten sind sie Thorax – rotatorisch/LK konkav lateralflexorisch. Bei Tentakelbewegung nach LK/unten sind sie Thorax + rotatorisch/RE konkav lateralflexorisch.

2. CONDITIO *der „Räumlichen Fixpunkte"*
– LIMITATIO *durch Verhindern der PB/APW/Veränderung der USF*

In der Ballübung „Die Unruh" gibt es relative und absolute „Räumliche Fixpunkte".

Während der mobilisierenden Phase (1) bleibt die Kontaktstelle *KA Becken/Brustkorb/Kopf/Arme mit dem Boden* erhalten.
– der absolute „Räumliche Fixpunkt" – Kontaktstelle Körper/Boden – bleibt während der mobilisierenden Phase (1) erhalten, wenn der vom „Tentakel" ausgehende Impuls der PB und derjenige der reaktiven Ballrollung durch AW begrenzt wird. Dies betrifft in erster Linie den KA Becken, aber auch die KA Brustkorb/Kopf/Arme.

Während der stabilisierenden Phase (2) bleibt die KLA stets in der Symmetrieebene des Körpers.
– Der relative „Räumliche Fixpunkt" – KLA in der Symmetrieebene des Körpers – bleibt in der stabilisierenden Phase (2) erhalten, wenn potentielle alternierende AW die symmetrische Lagebeziehung der KA Becken/Brustkorb/Kopf auch dann gewährleisten, wenn die KA Becken/Brustkorb den Bodenkontakt verlieren.

KA Kopf und der Schultergürtel bleiben während der stabilisierenden Phase (2) in unverändertem Kontakt mit dem Boden.
– Der absolute „Räumliche Fixpunkt" – Kontaktstelle Kopf-Schultergürtel/Boden – bleibt konstant, wenn die KLA in der Symmetrieebene der ASTE bleibt. Sobald die KA Becken/Brustkorb den Bodenkontakt verlieren, muß sich die KLA im Sinne einer AW stabilisieren. Wenn das LK Tentakelbein seine transversale Bewegung nach RE/unten vergrößert, verliert der KA Becken den Bodenkontakt. Er macht zuerst eine

+ROT in bezug auf den KA Brustkorb und nimmt diesen anschließend weiterlaufend in dieselbe Drehrichtung mit. Spätestens wenn die Frontalebene des KA Becken die Vertikale erreicht, schaltet die Tentakelbewegung in die Gegenrichtung nach LK um. Wenn das Tentakelbein seine transversale Bewegung nach LK vergrößert, drehen die KA Becken/Brustkorb ohne Bodenkontakt in der selben Richtung, bis es das RE Brückenbein unterkreuzt hat, und der Bauch nach LK/oben schaut. Die AW der KLA sind rotatorisch / lateralflexorisch / extensorisch / flexorisch.

Die Rollbewegungen des Balles am Boden nach RE/LK sind immer geradlinig.
– Der relative „Räumliche Fixpunkt" – geradlinige Ballrollungen nach RE/LK – gelingt, wenn der Ball in einer Transversalebene rollt. Sobald sich das LK Tentakelbein in der stabilisierenden Phase (2) nach RE bewegt und der Ball reaktiv nach LK rollt, strebt das Brückenbein weg vom Bauchnabel und rechtwinklig zur Rollrichtung des Balles. Seine Parkierfunktion wird zur Abstützfunktion. Die Kontaktstelle *Körper/Ball* verschiebt sich auf die laterale Seite des RE Brückenbeines. Nur so bleibt eine zentrische Belastung des Balles erhalten. Die den Brückenbogen verspannende Aktivität des RE Hüftgelenkes gegen die Schwerkraft wechselt von der EXT zur ABD bis zur Intensivaktivierung des Tensor fasciae latae. Bei der Ballrollung in die Gegenrichtung nach RE, trifft die Intensivaktivierung der Hüftgelenksmuskeln schließlich den Adductor magnus. Auf diese Weise wird der ganze Muskelfächer, der in der Standbeinphase des normalen Ganges das Becken am Oberschenkel des Standbeines verankert, auf Kraft und Geschicklichkeit trainiert.

3. CONDITIO *des Bewegungstempos*
– LIMITATIO *durch Bestimmung des Idealtempos*

Die Bewegungen des „Tentakels" in der mobilisierenden Phase (1) beträgt etwa 80 in der Minute, in der stabilisierenden Phase (2) etwa 40.
– Das Idealtempo ist erreicht, wenn das Umschalten der Pendelbewegungen der „Unruh" nahtlos funktioniert. In dem Moment, in dem eine Tentakelbewegung durch die antagonistische Muskulatur gestoppt wird, muß dieser Stopp als Umschaltaktivität genützt werden.

III.2.
Instruktionsrezept der Ballübung „Die Unruh" in „Patientensprache"

III.2.1.
Verbal/perzeptiv didaktisches Rezept

Position und Aktivierung der ASTE

„Leg' Dich links neben den Ball auf den Boden. Du drehst Dich so, daß Du auf dem Rücken liegst und mit dem ganzen Rücken den Boden spürst. Das geht am besten, wenn beide Fußsohlen nahe beim Popo auf dem Boden stehen. Der Kopf liegt auch am Boden. Du schaust nach oben und eher etwas zu den Knien. Rücken und Kopf sind schön geradeausgerichtet. Jetzt schiebst Du den Ball unter das rechte Bein. Es soll

III.2.2.
Manipulativ/perzeptiv didaktisches Rezept

Die korrekte ASTE der Ballübung „Die Unruh" ist die Voraussetzung für das gute Gelingen des Bewegungsablaufes. Der Therapeut achtet darauf, daß der Ball genau in der Symmetrieebene des Patienten liegt, sonst kann das RE Bein nicht in Parkierfunktion auf dem Ball liegen und die Reaktion auf die Bewegung des LK Tentakelbeines erfolgt nicht spontan. Die ganze Hüftgelenksmuskulatur RE ist entspannt, aber po-

mit der Wade und der Ferse aufliegen. Damit der Ball schön in der Mitte liegen kann, hebst Du das linke Bein hoch in die Luft, so daß die Ferse etwa über der Hüfte steht, die aber am Boden liegen bleiben soll. Das linke Bein machst Du so lang, daß Du gerade eine Idee einer Spannung in der Kniekehle spürst. Die Arme liegen neben dem Körper, ein wenig abgespreizt. Die Hände liegen neben den Hüften, auf dem Handrücken oder auf der Kleinfingerseite. Das rechte Bein liegt locker und schwer auf dem Ball, so daß der Ball nirgends hinrollen möchte."

tentiell in erhöhter Reaktionsbereitschaft, weil das Bein auf einer labilen Unterstützungsfläche liegt und den Ball zentrisch belastet. Die EXT des LK Kniegelenkes hängt von der passiven Insuffizienz der Ischiocruralmuskeln ab. Sie sollen so weit gedehnt sein, daß sich der KA Becken bei Bewegungen des Tentakels nach kranial bald an den Oberschenkel hängt. Es wird darauf geachtet, daß die KA Becken/Brustkorb/Kopf in die KLA eingeordnet sind. Die ökonomische Aktivität hat eine geringe Intensität. Das Tentakelbein sollte die ventrale Rumpfmuskulatur nicht belasten.

Bewegungsablauf: ACTIO – REACTIO/CONDITIO – LIMITATIO

„Dein linkes Bein heißt ‚Die Unruh', weil es sich ständig mühelos hin und her bewegen wird. Versuch' es. Laß ‚Die Unruh' nach rechts und zurück nach links pendeln. Die linke Ferse führt. Sie beschreibt einen kreisförmigen Bogen in der Luft. Dieser Bogen geht auch aufwärts und abwärts, aber nie geht er fußwärts oder kopfwärts. Da das rechte Bein auf dem Ball und der Körper am Boden liegen bleiben soll, gerät der Ball ins Rollen. Auch er rollt im Wechsel nach rechts und links. Er bewegt sich natürlich gegen ‚Die Unruh'. Wenn Du mühelos die Bewegung pendeln läßt, kannst Du spüren, wie beim Gegeneinanderlaufen von ‚Unruh' und Ball das rechte Bein mit der Innenseite der Wade auf den Ball zu liegen kommt. Beim Auseinanderlaufen ist es genau umgekehrt. Diese Bewegung muß ganz selbstverständlich laufen, ehe Du die Beine wechselst."

„Die neue Spielregel heißt: Nur noch der Kopf und die Schulterblätter bleiben am Boden liegen, wenn die ‚Unruh' ihren kreisförmigen Bogen nach rechts und links beschreibt. Das rechte Bein aber bleibt auf dem Ball. Der Bogen nach rechts soll größer werden, so daß der Popo in die Luft gehoben wird und der Bauch nach rechts schaut. Damit der Popo gut schwebt, strebt die rechte Fußspitze entschieden weg vom Bauchnabel. Das tut sie auch noch auf dem

Wenn die reaktive Ballrollung nicht sofort einsetzt, ist die ökonomische Aktivität der Muskeln des RE Hüftgelenkes, insbesondere der Ab-/Adduktoren gestört. Die gute, manipulierende Hilfe des Therapeuten besteht darin, daß er das „Tentakel" von der Ferse her und das Ballbein vom Ball her ganz leicht gegeneinander manipuliert. Bei zumehmenden Bewegungsausschlägen kann das Ballbein beim Kreuzen selbst innen- und beim Spreizen außenrotatorisch manipuliert werden. Die potentielle Beweglichkeit des RE Hüftgelenkes in bezug auf die ROT erlaubt den größeren „Tentakelausschlag", weil mehr Gewicht in der APW zur Verfügung steht und die Ballbelastung annähernd zentrisch bleibt. Auch der Verlauf des kreisförmigen Bogens kann durch Manipulation in der Transversalebene des LK Hüftgelenkes gesteuert werden. Das LK Bein als „Tentakel" ist in Hüft- und Fußgelenk stabilisiert.

Die Veränderung der Kontaktstelle *Körper/Ball* in der ASTE der stabilisierenden Phase (2) geschieht in erster Linie zur Schonung des lateralen/medialen Bandapparates und der Menisci am Kniegelenk. Außerdem sind die Ansprüche an die Balancereaktion geringer. Bei kurzen und proximal relativ dikken Oberschenkeln muß man einen so kleinen Ball wählen, daß die Bewegung des „Tentakels" und des Balles nach RE/LK

Rückweg der ‚Unruh', wenn der Bauch wieder nach oben schaut, aber der Popo immer noch schwebt. Der Ball rollt wieder gegen die ‚Unruh', sein Weg ist kürzer geworden. Jetzt geht es weiter, bis das linke Bein in das Loch unter dem rechten eingefädelt werden kann. Jetzt schaut der Bauch nach links und oben. Auch diese Übung machen wir mit vertauschten Rollen."

nicht behindert wird. Jetzt liegt die Hauptaufgabe des Therapeuten darin, darauf zu achten, daß sich die KA Becken/Brustkorb nicht seitlich verschieben, sobald sie keinen Bodenkontakt mehr haben. Die Drehung der Frontalebene, insbesondere des KA Becken, muß sofort einsetzen und kann manipulativ unterstützt werden. Ein gleichzeitig angedeuteter Längszug am Ballbein erleichtert die abduktorische Stabilisation des RE Hüftgelenkes in annähernder Nullstellung.

III.3.
Anpassung der Ballübung „Die Unruh" an Konstitution und Kondition des Patienten

III.3.1.
Konstitutionelle Anpassung der Ballübung „Die Unruh"

Die Rolle der Längen/Breiten/Tiefen/Gewichte

1. Die Ballgröße wird durch die Oberschenkellänge bestimmt, sie bedingt auch die Größe des Neigungswinkels der Beinlängsachse zum Boden in der mobilisierenden Phase (1) und der KLA in der stabilisierenden Phase (2).

2. Bei überwiegenden Breiten ist die Balance in dieser Übung erschwert. Ein weicher, nicht prall aufgepumpter Ball erleichtert die Übung.

III.3.2.
Konditionelle Anpassung der Ballübung „Die Unruh"

Die Gründe häufig auftretender „Fehler" (s. Ausklapptafel)

1. Man kann in der stabilisierenden Phase (2) die Tentakelbewegungen in der Transversalen so variieren, daß sich die Stabilisationsarbeit der Hüftgelenksmuskulatur auch auf die Adduktoren/Flexoren des Ballbeines ausdehnt. Das Tentakelbein geht beim Kreuzen einmal über das Ballbein, einmal darunter. Beim Unterkreuzen muß das Kniegelenk allerdings über 90° flektiert werden, damit der Unterschenkel dem Ball ausweicht, weil die Oberschenkel/LA des Tentakelbeines die frontosagittale Position erreichen sollte.

2. Die stabilisierende Phase (2) ist ein günstiges Training der Hüftmuskulatur, bei bestehenden lumbalen Beschwerden. Bei empfindlichen Hüftgelenken wählt man die hubarme Mobilisation der Phase (1).

3. Bei muskulären Schwächen kann man vorerst beide Beine auf den Ball legen und die Ballrollungen als PB ausführen. Die reaktive Phase kommt dann dem KA Arme zu. Entweder vergrößert man mit ihnen die USF und stabilisiert die Ballrollungen durch alternierende Stützfunktion der Arme. Man kann aber auch einen zweiten Ball in die Hände nehmen und die Längsachsen der Arme vertikal stellen, so daß der Ball über dem KA Brustkorb steht. Nun wirken die Arme als APW.
Führt man die mobilisierende und stabilisierende Phase der Ballübung mit einem zweiten Ball in den Händen durch, erzielt man ein differenziertes Geschicklichkeitstraining. Der Ball und der ihn haltende KA Arme bildet dann ein zweites APW zur PB des Tentakelbeines.

4.3. „Die Schere“ (Abb. 421 – 453)

DISPOSITION

Analyse und Rezept

I.
Name der Ballübung

„Die Schere“ ist ein Phantasiename. Die Bewegung der Beine symbolisiert eine Schere, die sich öffnet und auf dem Rückweg in die ASTE wieder schließt.

II.
● Lernziel

Als Reaktion auf eine provozierte Veränderung der Gleichgewichtslage, die labil gelagerten, in der KLA eingeordneten KA Kopf/Brustkorb/Becken/Beine unter dem stabilisierten Schultergürtel schraubenförmig aus Bauchlage in Seitenlage drehen können.

III.
▶ Lernweg

III.1.
Funktionsanalyse der Ballübung „Die Schere“ in „Therapeutensprache“

III.1.1.
Konzeption der Ballübung „Die Schere“

Die Ballübung „Die Schere“ ist eine *Standort-konstante* Ballübung. Um die labil gelagerten, in der KLA eingeordneten KA Kopf/Brustkorb/Becken/Beine reaktiv und schraubenförmig unter stabilisiertem Schultergürtel aus der Bauchlage in die Seitenlage zu drehen, bringen wir den Patienten in die folgende Position: Die KLA steht horizontal. Der Ball unterstützt den KA Becken ventral. Der KA Beine bildet das „Tentakel“. Die Längsachsen der Beine stehen parallel und horizontal.
„Die Schere“ ist zu. Der KA Arme bildet den stabilen Pfeiler der „Brücke“. Die Handflächen stehen ventral/lateral von den Schultergelenken am Boden. Der KA Brustkorb hängt am fixen Schultergürtel und bildet mit einem Teil des KA Becken den Brückenbogen, der auf dem Ball, dem labilen Pfeiler, aufliegt. Der Blick wandert nach RE, bleibt aber immer nach unten gerichtet, und mit ihm rollt der Ball nach RE. Die Belastung des RE Brückenpfeilers nimmt zu. Die RE Beckenhälfte verliert den Ballkontakt und dreht sich mit dem RE Bein aus der Bewegungsrichtung. Ohne diese Reaktion würde der Körper vom Ball auf den Boden fallen. Das LK Bein wird vom Ball mittransportiert. Die Beine geraten in eine Schrittstellung. „Die Schere“ hat sich geöffnet. Die Seitenlage auf LK ist erreicht. Der KA Brustkorb und der Schultergürtel werden von der Rückwärtsschraube erfaßt und drehen ebenfalls aus der Bewegungsrichtung. Der KA Kopf dreht nicht mit. Der stets nach unten gerichtete Blick wandert nun nach LK und leitet den Richtungswechsel ein. Er führt den Körper zurück in die Bauchlage, mit geschlossener „Schere“ weiter nach LK bis zur geöffneten „Schere“, aber diesmal in Seitenlage auf RE usw.
Die eben geschilderte Position, aus der die Scherenbewegung ausgeführt wird, ist keine geeignete ASTE. Wir nennen sie die „Startposition“. Diese Startposition erreicht man leicht aus der ASTE der Ballübung „Der Seeigel“, indem man den Bewegungsablauf schon in dem Augenblick stoppt, in dem der Ball unter dem KA Becken angekommen ist.

III.1.2.
Funktionsanalyse der ASTE der Ballübung „Die Schere“

Position und Aktivierung der ASTE

Die ASTE entspricht derjenigen der Ballübung „Der Seeigel“ (s. S. 137)

III.1.3.
Funktionsanalyse des Bewegungsablaufes der Ballübung „Die Schere“ (Abb. 424–448)

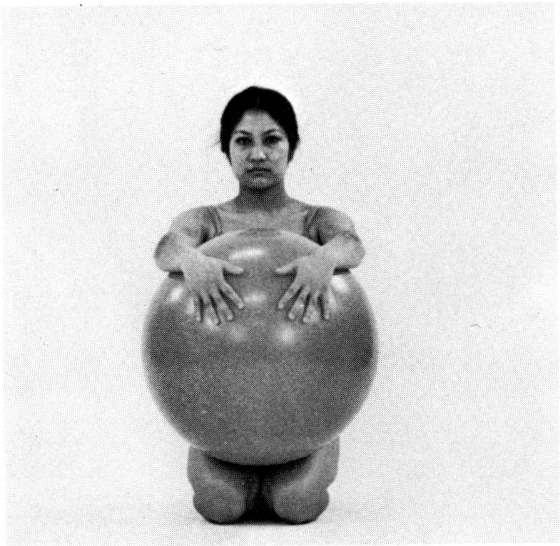

421

Abb. 421. ASTE von vorne

Abb. 422. Startposition

Abb. 423. ESTE nach Ballrollung nach RE

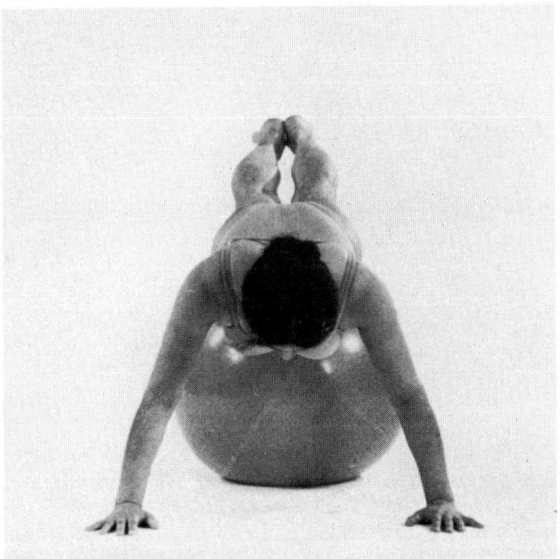

422

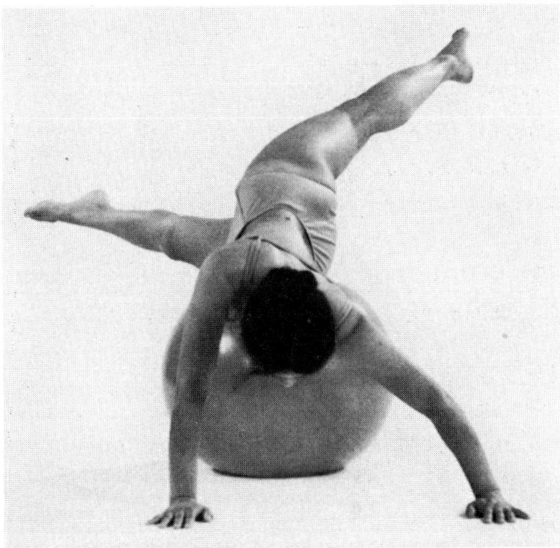

423

a) ACTIO – REACTIO

1. ACTIO *in Form der Primärbeweging (PB)*
– REACTIO *in Form der aktivierten passiven Widerlagerung (APW)*
– REACTIO *in Form einer Veränderung der Unterstützungsfläche (USF)*

Von der ASTE zur Startposition

Siehe Ballübung „Der Seeigel" (s. S. 144). Der Bewegungsablauf wird in dem Augenblick gestoppt, in dem sich die Kontaktstelle *Körper/Ball* unter dem KA Becken befindet und die Symphyse über dem Großkreis steht.

Abb. 424 – 448. Bildfolge des Bewegungsablaufes der Ballübung „Die Schere"

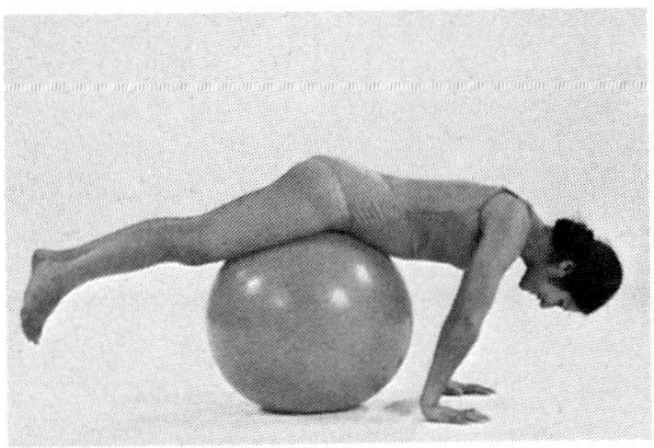

Abb. 424. Startposition von der Seite unkorrekt: die KA Kopf/Beine sind nicht der KLA eingeordnet, diese steht nicht horizontal, die Hände stehen nicht in der Transversalebene der Schultergelenke

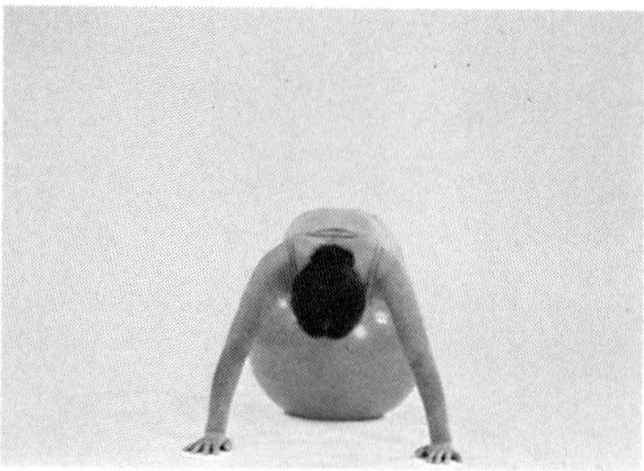
425

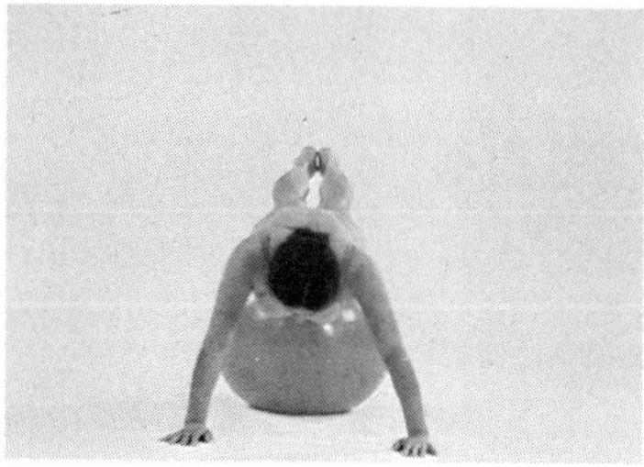
426

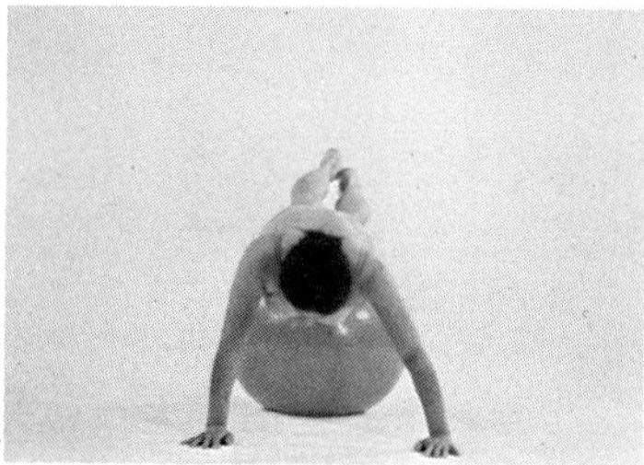
427

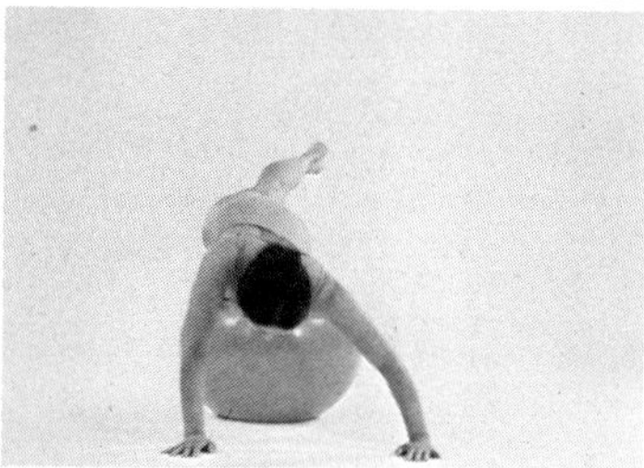
428

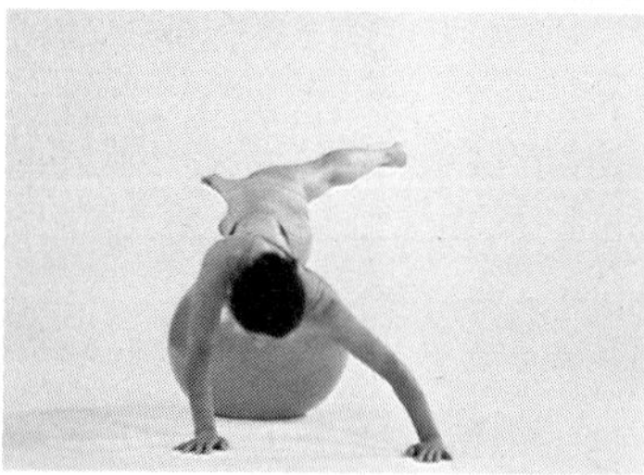
429

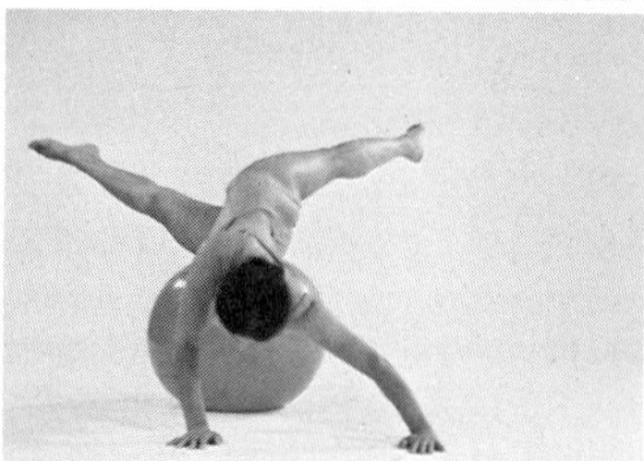
430

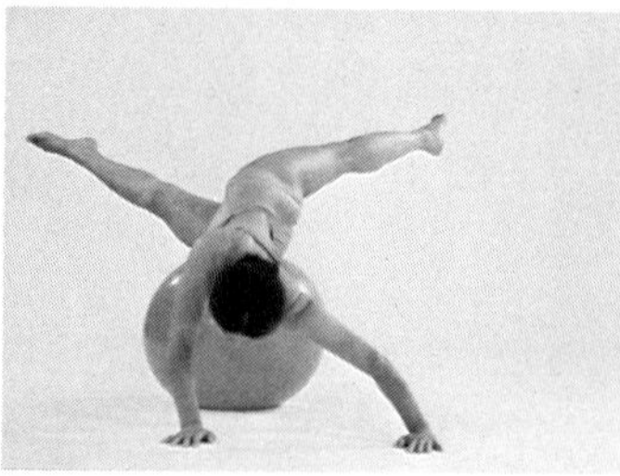
431

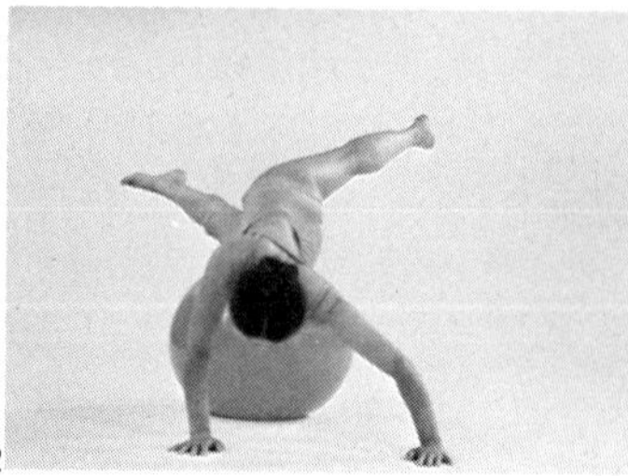
432

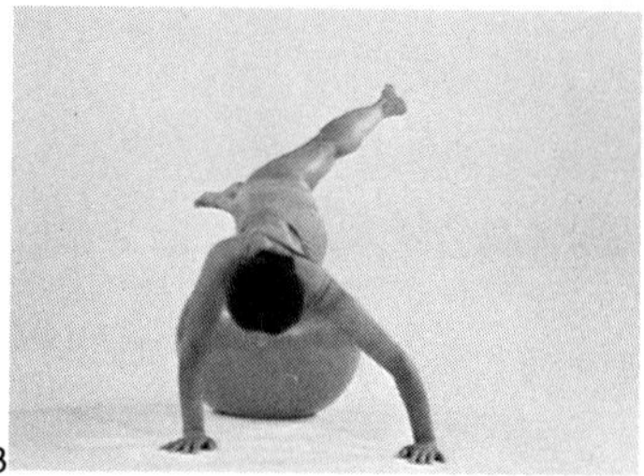
433

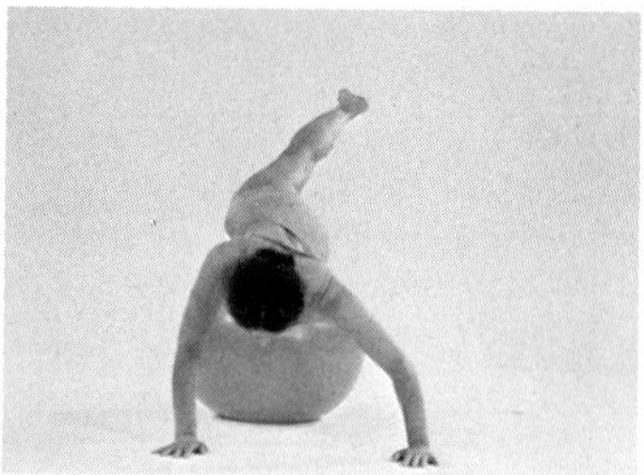
434

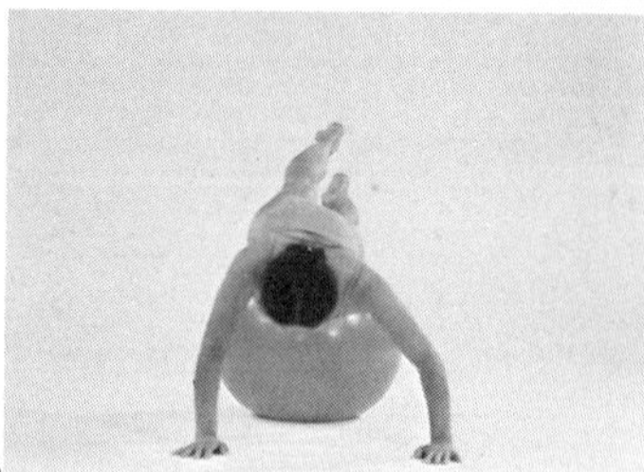
435

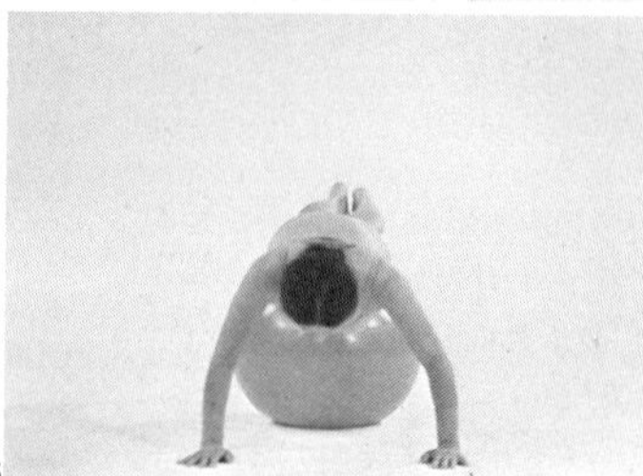
436

Abb. 425. Startposition von vorne

Abb. 426. Beginn der Ballrollung nach RE

Abb. 427. Beginn der reaktiven Schere

Abb. 430. ESTE/offene Schere nach Ballrollung nach RE

Abb. 436. Zurück in der Startposition

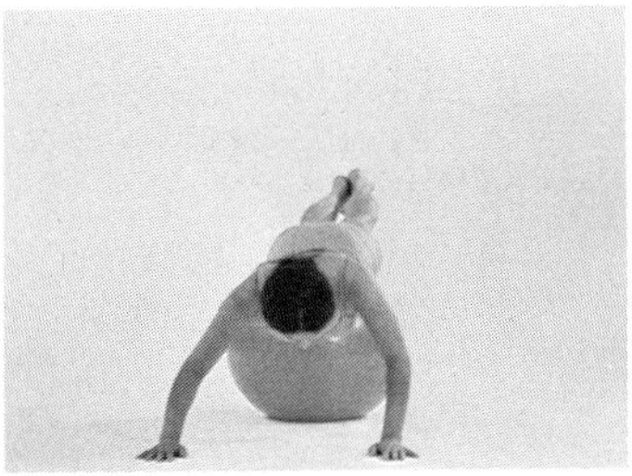

437

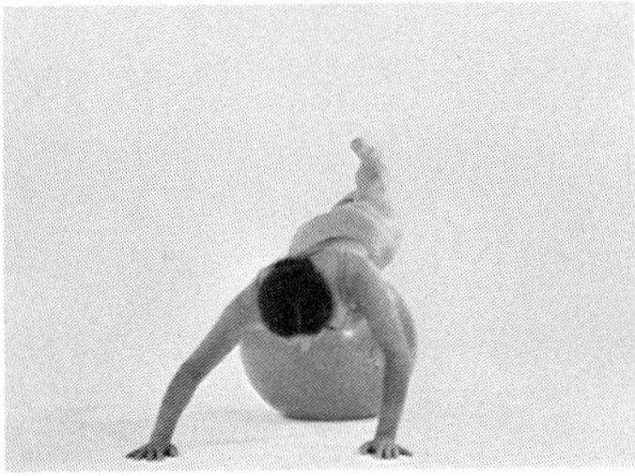

438

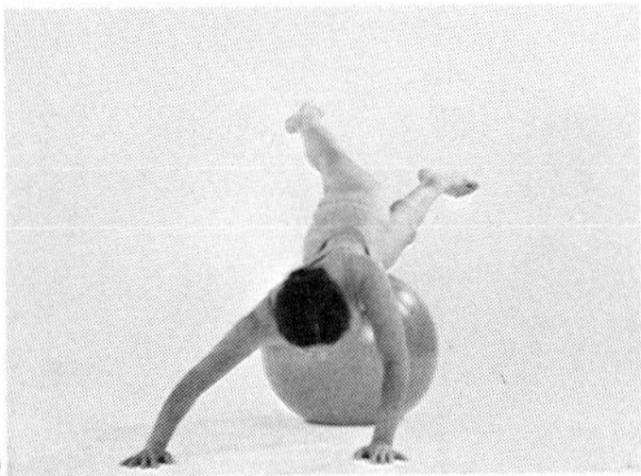

439

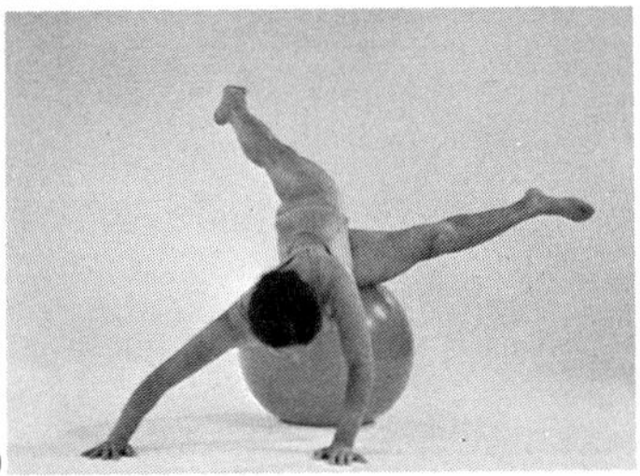

440

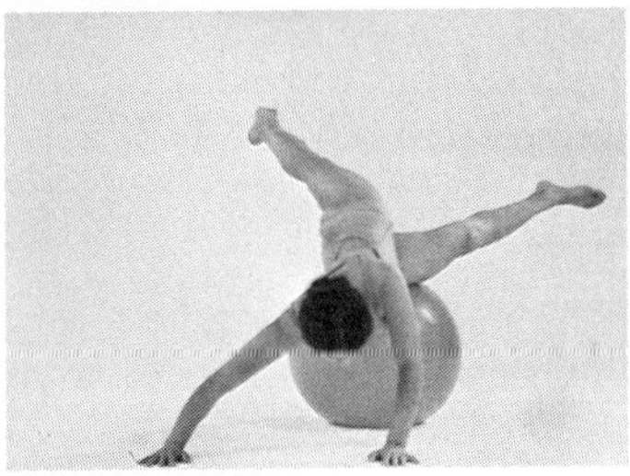

441

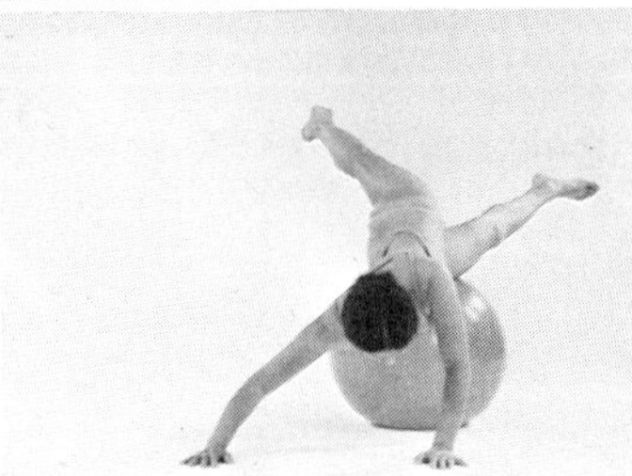

442

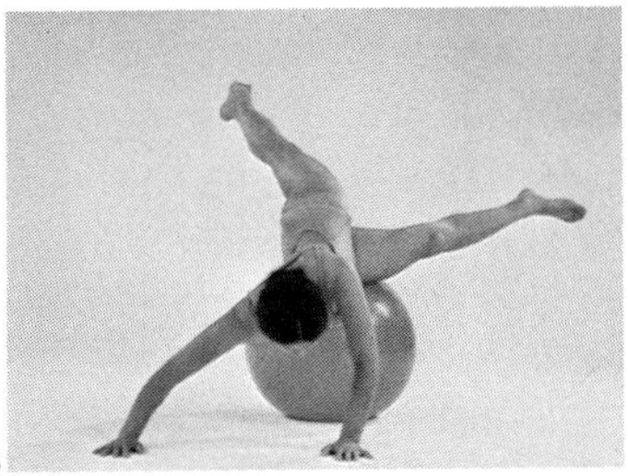

443

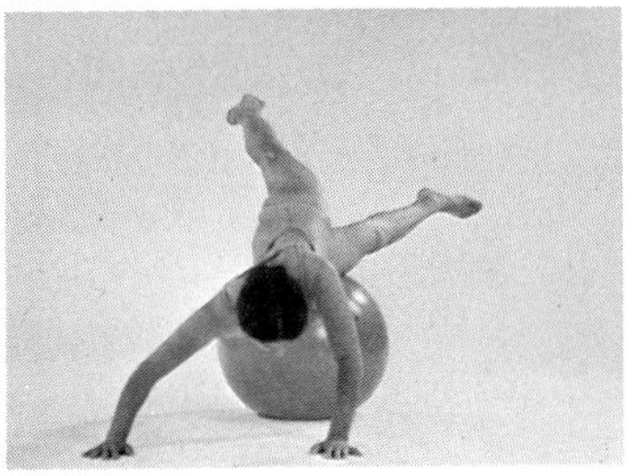

444

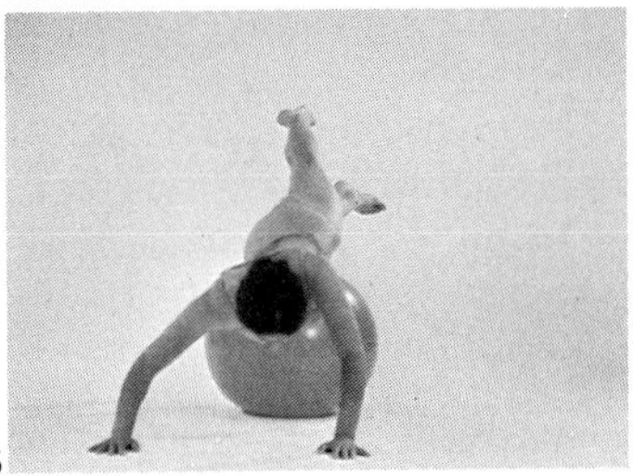

445

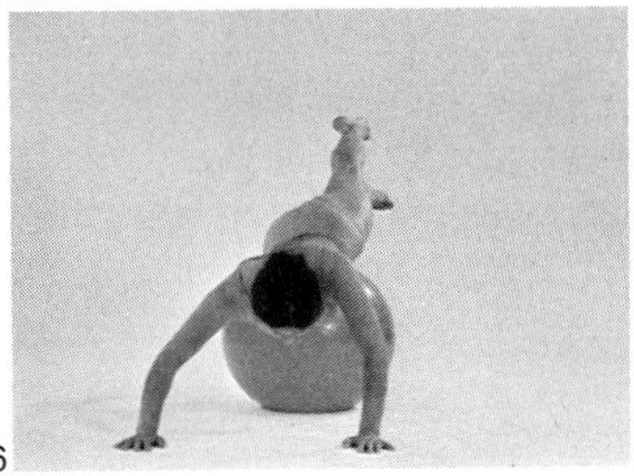

446

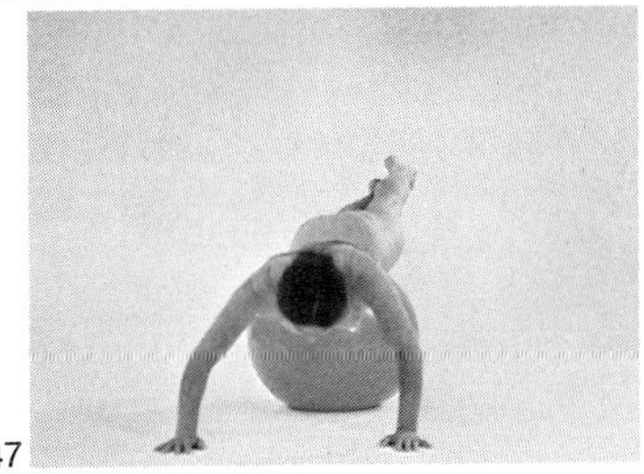

447

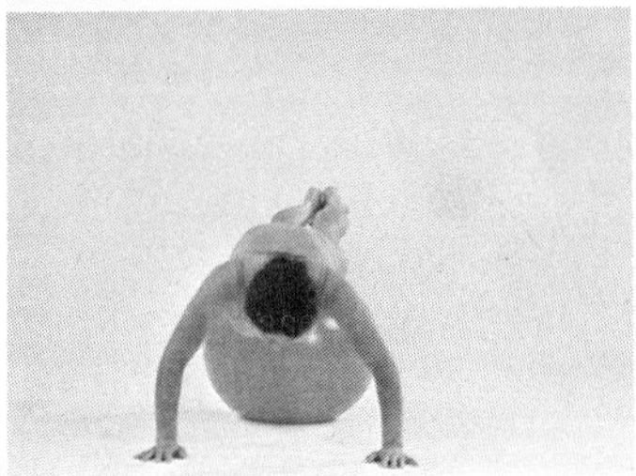

448

Abb. 437. Ballrollung nach LK

Abb. 438. Beginn der reaktiven Schere

Abb. 441. ESTE/offene Schere nach Ballrollung nach LK

Abb. 448. Zurück in der Startposition

Die Startposition

Die KLA liegt horizontal oder ist wenig nach kranial/unten geneigt. Die LA der Beine sind in die Verlängerung der KLA eingeordnet und haben durch extensorische/adduktorische Aktivität der Hüftgelenksmuskulatur medialen Berührungskontakt.
Die Kontaktstelle *Körper/Ball* ist am KA Becken ventral/kaudal, am KA Beine ventral/kranial. Die Händflächen stehen mit nach vorne gerichteten Längsachsen, in doppeltem TP/Abstand, symmetrisch in der vertikal stehenden Transversalebene der Schultergelenke am Boden. Der KA Arme befindet sich in Stützfunktion. Der KA Kopf bildet ein „Brückententakel". Er steht in der KLA und befindet sich in Spielfunktion.

In der Ballübung „Die Schere" liegen die kritischen DP der PB in der „Brücke". Sie bewegen sich nach RE, respektive nach LK. Wir analysieren die Richtung nach RE.

DP Ball rollt am Boden nach RE.
DP RE/LK Auge, DP LK Fuß gehen nach RE, DP RE Akromion nach RE/oben, DP LK Akromion nach RE/unten. Die auslösende Aktivität beginnt am KA Kopf. Der Blick ist nach unten gerichtet, und die Augen bewegen sich über dem Boden nach RE, im Sinne einer Translation des KA Kopf nach RE. Die KA Brustkorb/Becken und der Ball bewegen sich im Sinne einer WB mit nach RE. In den Schultergelenken gibt es Bewegungsausschläge im Sinne einer Horizontaladduktion RE/Horizontalabduktion LK. Die Stützfunktion nimmt im RE Arm zu, im LK ab.

– In der Ballübung „Die Schere" liegen die kritischen DP der APW im „Tentakel". Sie bewegen sich in unserer Analyse nach LK/oben.

– Sobald die RE ventrale Becken-/proximale Oberschenkelseite den Ballkontakt verlieren, bewegt sich der DP RE TP nach LK/oben. Mit ihm in distal größer werdendem Raumweg gehen auch die DP RE Knie/RE Fuß nach LK/oben. Die Kontaktstelle *Körper/Ball* verschiebt sich auf die laterale Seite des LK Oberschenkels, direkt kaudal vom TP.
Mit dem DP RE TP hat sich auch der DP RE Spina nach LK/oben bewegt. Dabei dreht der KA Becken positiv im ROT/Niveau BWS. Der frontotransversale Thorax ϕ dreht positiv im Sinne einer WB im ROT/Niveau HWS mehr als der Schultergürtel. Die APW Widerlagerung hat damit auch auf die „Brücke" übergegriffen.

– Die USF verschiebt sich nach RE/lateral. Da der *Körper/Ball*-Kontakt durch die Seitenlage reduziert und die Stützsicherung der „Brücke" durch die Belastung des RE Pfeilers und die Entlasung des LK vermindert wurde, ist die Gleichgewichtslage labilisiert worden. Die Kompensation liegt in der Öffnung der „Schere", indem das Gewicht des LK Beines in, und das des RE aus der Bewegungsrichtung geht.

2. ACTIO *in Form von beschleunigenden Gewichten*
– REACTIO *in Form von bremsenden Gewichten*

Die beschleunigenden Gewichte der Ballübung „Die Schere" liegen in der „Brücke", aber auch im „Tentakel". Das hat seinen Grund in der Lagebeziehung der KLA zur Rollrichtung des Balles. Die KLA liegt in der Ebene des Großkreises, die den Ball in eine RE/LK Hemisphäre teilt.
Die Trennebene geht durch den eben erwähnten Großkreis des Balles, die in der Startposition mit der Symmetrieebene und in der ESTE in Seitenlage mit der mittleren Frontalebene des KA Becken zusammenfällt.

Bei Beginn des Bewegungsablaufes wirken die Gewichte RE von der Symmetrieebene beschleunigend, in der ESTE sind es die ventral von der mittleren Frontalebene gelegenen. Je mehr die beschleunigenden Gewichte überwiegen, um so stärker muß der RE Armpfeiler das zunehmende beschleunigende Gewicht durch gesteigerte Stützfunktion kompensieren.

– Bei Beginn des Bewegungsablaufes wirken die Gewichte LK von der Symmetrieebene bremsend, in der ESTE sind es die dorsal von der mittleren Frontalebene gelegenen. Je mehr die bremsenden Gewichte überwiegen, um so größer wird für den Körper die Gefahr vom Ball abzurutschen. Die mehr oder minder große Öffnung der Schere muß darum die Beingewichte in bezug auf die mittlere Frontalebene des KA Becken gut im Gleichgewicht halten.

b) CONDITIO – LIMITATIO

1. CONDITIO *der gleichbleibenden Abstände* – LIMITATIO *durch aktive Widerlagerung (AW) und Stabilisation*

Von der Startposition zur Seitenlage LK.

In der Ballübung „Die Schere" gibt es folgende gleichbleibende Abstände:

Abstand DP Scheitelpunkt/DP Incisura jugularis bleibt gleich groß.
– Dieser Abstand verändert sich nicht, wenn der KA Kopf durch translatorische Aktivität nach dorsal in der KLA gehalten wird und die BWS in ihrer Nullstellung stabilisiert bleibt. Außerdem wird der KA Kopf durch eine AW der Translation nach RE stabilisiert.

Abstand DP RE Akromion/DP RE Handgelenk, DP LK Akromion/DP LK Handgelenk bleibt gleich groß.
– Diese Abstände verändern sich nicht, wenn die Stellung der Ellbogengelenke während des Bewegungsablaufes in Startposition stabilisiert bleibt.

Abstand DP RE TP/DP RE Malleolus lateralis, DP LK TP/DP LK Malleolus lateralis bleibt gleich groß.
– Diese Abstände verändern sich nicht, wenn die Stellung der Kniegelenke während des Bewegungsablaufes in Startposition stabilisiert bleibt.

2. CONDITIO *der „Räumlichen Fixpunkte"* – LIMITATIO *durch Verhindern von PB/APW/Veränderung der USF*

In der Ballübung „Die Schere" gibt es absolute und relative „Räumliche Fixpunkte"

Die Kontaktstelle *RE Handfläche/Boden, LK Handfläche/Boden* bleibt erhalten.
– Der absolute „Räumliche Fixpunkt" – RE Handfläche/Boden, LK Handfläche/Boden – verlangt eine Begrenzung der Ballrollung nach RE/LK, sobald die seitliche, vertikale Tangentialebene des Balles mit der parallel stehenden Tangentialebene am lateralsten Punkt der Stützhand zusammenfällt. Der Rollweg des Balles entspricht dem Abstand RE TP/LK TP.

Die Ballrollung nach RE/LK ist immer geradlinig.
– Der relative „Räumliche Fixpunkt" – geradlinige Ballrollung nach RE/LK – kann nur realisiert werden, wenn Adaptationsbewegungen im Sinne von PB und AW in Schulter- und Handgelenken die Ballrollung entsprechend steuern. Außerdem muß die Stabilisation der KLA mit der Verspannung des Brückenbogens so koordiniert werden, daß in der Wirbelsäule nur Bewegungsausschläge im Sinne der ROT stattfinden können.

Der Blick ist immer senkrecht nach unten gerichtet, während sich die Verbindungslinie der Augen nach RE/LK verschiebt.
– Der relative „Räumliche Fixpunkt" – konstante Blickrichtung nach unten während der RE/LK Verschiebung – garantiert die AW der Schraubenbewegung des KA Becken aus der Bewegungsrichtung. Diese Schraubenbewegung greift als WB auf den KA Brustkorb über. Sie wird durch eine gegenrotatorische Aktivität in der Halswirbelsäule begrenzt.

Die reaktive Drehung des KA Becken aus der Bewegungsrichtung ist zu Ende, sobald die Verbindungslinie der RE/LK Spina eine vertikal stehende Ebene erreicht hat.
– Der relative „Räumliche Fixpunkt" – Verbindungslinie der RE/LK Spina muß bei der reaktiven Rückdrehung die vertikale Ebene erreichen, darf sie aber nicht überschreiten – erfordert die folgenden begrenzenden Aktivitäten. Die annähernde Horizontallage der KLA einerseits und die geringe ABD und Nullrotation des oberen, im Sinne der APW wirkenden Beines andererseits, verhindern

eine LATFLEX in der LWS, deren Konkavität nach oben gerichtet wäre. Die Scherenstellung der Beine in den Sagittalebenen ihrer Hüftgelenke verhindert durch ihre widerlagernde Wirkung eine Vermehrung der Lumballordose. Dank der Stabilisation der BWS in Nullstellung ist das ROT/Niveau der BWS frei, die Bewegungstoleranz reicht jedoch nicht aus, um die Verbindungslinie der Spinae in die Vertikale zu bringen. Das gelingt nur dank der weiterlaufenden ROT des KA Brustkorb in der HWS und unter dem mitdrehenden Schultergürtel.

Die RE/LK-Verschiebung der nach unten gerichteten Augen endet, wenn der Blick die Stützhand trifft.
– Der relative „Räumliche Fixpunkt" – RE/LK-Verschiebung der Augen nur bis über die Stützhand – stoppt den Bewegungsablauf in dem Augenblick, in dem die Verbindungslinie der RE/LK Spina die Vertikale erreicht hat und gibt den Impuls für die Umschaltaktivität in die Gegenrichtung. Dabei bleibt der KA Kopf in der KLA.

3. CONDITIO *des Bewegungstempos*
– LIMITATIO *durch Bestimmung des Idealtempos*

Das Bewegungstempo der Ballübung „Die Schere" soll langsam sein und in den kritischen Phasen keine unkontrollierbaren Beschleunigungen zulassen.
– Richttempo etwa 6 Scherenbewegungen in der Minute.

III.2.
Instruktionsrezept der Ballübung „Die Schere" in „Patientensprache"

III.2.1.
Verbal/perzeptiv didaktisches Rezept

III.2.2.
Manipulativ/didaktisches Rezept

Position und Aktivierung der ASTE

Das Instruktionsrezept entspricht dem der Ballübung „Der Seeigel" (s. S. 147)

Bewegungsablauf zur Startposition

Das Instruktionsrezept entspricht dem des „Seeigels" bis zum folgenden Punkt

„Du stehst still, wenn Du den Ball unter der Leiste und den Oberschenkeln spürst. Du richtest Dich ganz gerade aus. Du stehst auf den Händen. Die stehen am Boden weit auseinander, aber in Schulterhöhe. Der Körper liegt horizontal auf dem Ball."

Die Startposition muß aus der ASTE direkt und korrekt erreicht werden. Wenn sie nicht sofort gelingt, geht man zurück zur ASTE und wiederholt den Bewegungsablauf in die Startposition so oft, bis er auf Anhieb gelingt. Hängt der Patient mit dem Bauch nach unten, ist die Kontaktstelle *Körper/Ball* zu weit kaudal. Haben die Längsachsen der Beine eine Neigung nach hinten/unten, liegt die Kontaktstelle *Körper/Ball* zu weit kranial. Die Ellbogengelenke dürfen keinesfalls bis an die Arretierung durch die ventralen Bänder extendiert sein. Der Triceps brachii soll gegen die Schwerkraft aktiviert sein.

„Bereite Dich auf eine langsame Bewegung vor. Dein Körper soll versammelt bleiben, auch wenn er sich dreht. Und wenn er sich drehen will, darfst Du ihn nicht daran hindern. Deine Augen sind nach unten gerichtet. Dein nach unten gerichteter Blick wandert nach rechts, bis er die rechte Hand erblickt. Der wandernde Blick hat den Körper und den Ball mitgenommen. Du darfst aber nicht vom Ball plumpsen. Der Körper dreht sich auf dem Ball rückwärts und die Beine öffnen sich wie eine „Schere“. Das rechte geht nach hinten, das linke nach vorne, zusammen mit dem Ball. Stillgestanden wenn die „Schere“ offen ist. Nimm Dir genügend Zeit, um das Gleichgewicht zu finden. Die „Schere“ soll weit offen sein. Der Weg zurück beginnt wieder mit dem Blick, der nun nach links wandert. Du verlierst die rechte Hand aus den Augen, die „Schere“ geht zu und Du landest wieder mit dem Bauch auf dem Ball. Wenn Dein Blick weiter nach links geht, sieht er bald die linke Hand. Körper und Ball folgen dem Blick, und der Körper dreht sich zurück auf seine rechte Seite. Die „Schere“ hat sich geöffnet. Diesmal ist es das linke Bein, das nach hinten und das rechte, das mit dem Ball nach vorne geht. Deine Handflächen bleiben aber am Boden festgeklebt, auch wenn jetzt die linke mehr Kraft braucht und die rechte nur leicht am Boden liegt. So geht es hin und her. Ohne Hast. Wenn Du das nächste Mal mit dem Bauch auf dem Ball gelandet bist, geht es zurück in die Anfangsstellung. Du läßt die Beine zum Boden sinken und gibst dem Ball mit den Händen einen Schubs nach hinten.“

Die Einleitung des Bewegungsablaufes durch die Verschiebung des Blickes nach rechts, als ob man einen Text am Boden lesen möchte, soll unbedingt eingehalten werden. Ein leichter Abdruck der LK Hand kommt automatisch dazu, soll aber im Bewußtsein des Patienten nicht vordergründig sein. Das Manipulieren des Bewegungsablaufes kann durchaus vom Kopf aus geschehen. Der schwierigste Moment der Übung kommt, wenn der KA Becken den Ballkontakt verliert und aus der Bewegungsrichtung drehend den Hub des KA Becken mit dem Gewicht des oberen Beines, aus der Horizontalen in die Vertikale bewältigen muß. Es leuchtet ein, daß ein schweres und breites Becken mehr Probleme macht, als ein leichtes und schmales. Der Therapeut richtet sein Augenmerk darauf, daß eine kleine Anrollphase vor der Rückdrehung des Beckens möglich ist, nötigenfalls durch die Wahl eines größeren und nicht prall aufgepumpten Balles. Die Öffnung der „Schere“ kann in der Lernphase vom Therapeuten manipuliert werden. Wenn in der ESTE die Verbindungslinie der Spina exakt in einer vertikal stehenden Ebene bleibt, wirkt eine weite Öffnung der „Schere“ erleichternd auf die Gleichgewichtslage und auf die Stabilisation der KLA. Nur muß man darauf achten, daß die FLEX im Hüftgelenk des vorderen Beines so groß ist, daß in der LWS keine + Lordose entsteht, und so klein ist, daß eine volle EXT im Hüftgelenk des hinteren Beines dessen Gewicht hinter die mittlere Frontalebene des KA Becken bringt.

III.3.

Anpassung der Ballübung „Die Schere“ an Konstitution und Kondition des Patienten (Abb. 449–453)

III.3.1.

Konstitutionelle Anpassung der Ballübung „Die Schere“

Die Rolle der Längen/Breiten/Tiefen/Gewichte

1. Bei + + Unterlänge und/oder + + Gewicht an der Unterlänge, muß die Kontaktstelle *Körper/Ball* in der Startposition nach kaudal verschoben werden, aber nur soweit, daß in der ESTE der TP noch eine leichte

Abb. 449 – 453. Variante

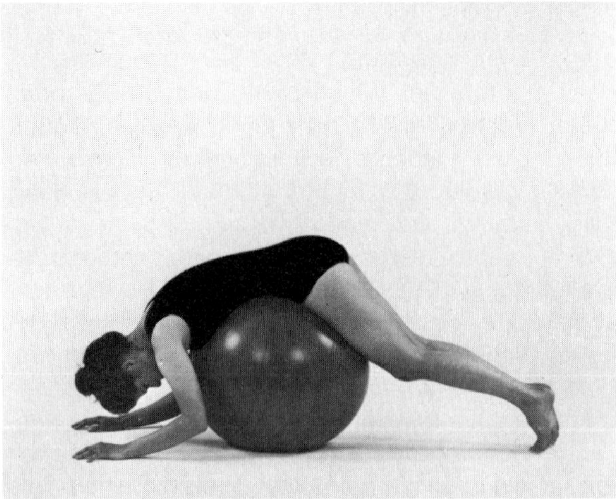

Abb. 449. ASTE mit geringer Aktivität

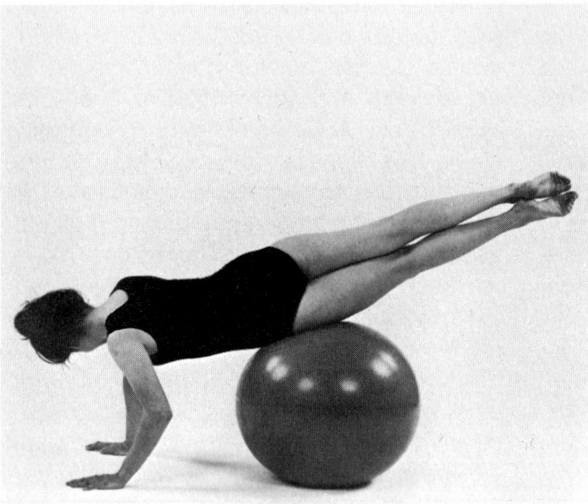

Abb. 450. Mittelstellung von hinten

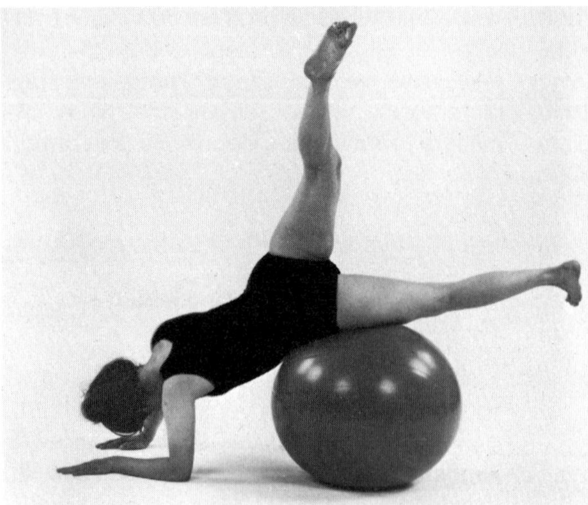

Abb. 451. ESTE von hinten/PB der Beine

Abstützung auf einem Kleinkreis des Balles finden kann.

2. Ein + + TP/Abstand und + Gewicht am KA Beine erfordern einen größeren und relativ weichen Ball. Ein – – frontotransversaler Thorax Φ bei relativ breitem Becken erschwert die Stabilisation der KLA während der Drehphase. Eine Reduktion des Abstandes der Kontaktstellen *Handfläche/Boden* auf doppelten frontotransversalen Thorax Φ erleichtert den Bewegungsablauf.

III.3.2.
Konditionelle Anpassung der Ballübung „Die Schere"

Die Gründe häufig auftretender „Fehler"
(s. Ausklapptafel)

1. Ein Krafttraining bei der Ballübung „Die Schere" gelingt einfach durch Temposteigerung.

3. Bei muskulären Schwächen und Reaktionsträgheit der Rumpf- und Hüftgelenks-

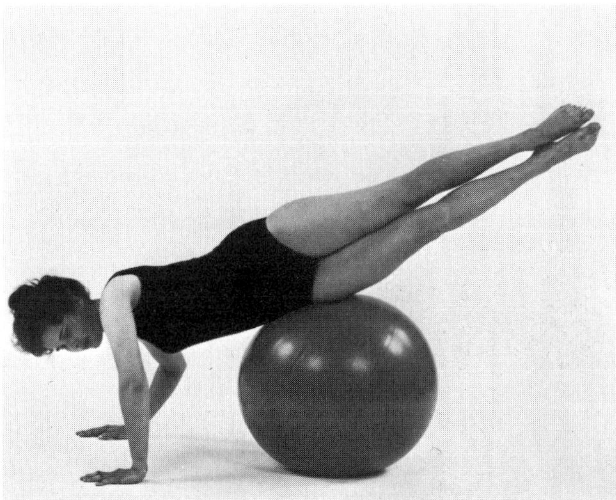

Abb. 452. Mittelstellung von vorne

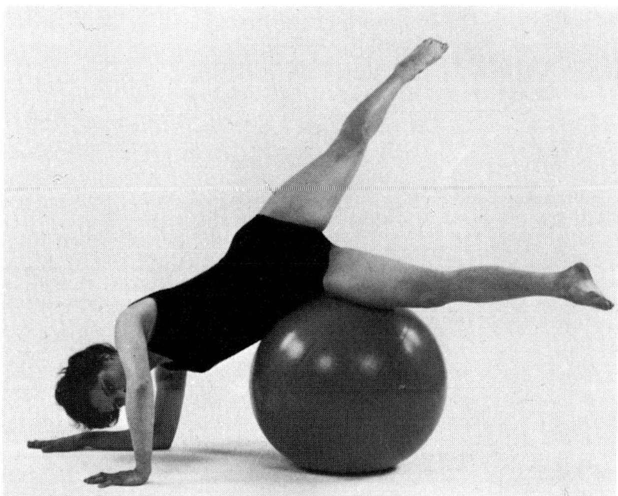

Abb. 453. ESTE von vorne/PB der Beine

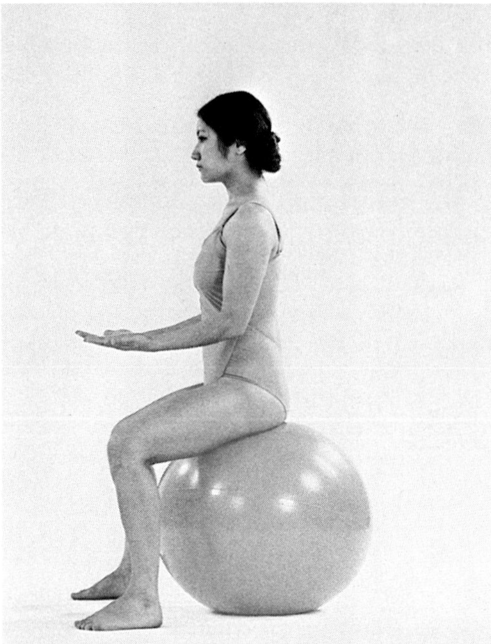

454

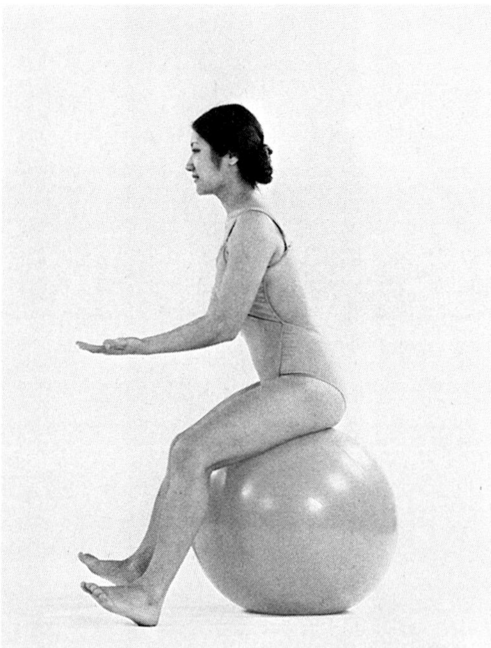

455

Abb. 454. ASTE von der Seite

Abb. 455. Kleine Vorneigung, reaktive Ballrollung nach hinten

muskulatur soll die Beinbewegung der Schere manipuliert und in der ESTE mit Widerstand versehen werden.

4.4. „Die Cocktailparty“

(Abb. 454 – 484)

DISPOSITION

Analyse und Rezept

I.
Name der Ballübung

„Die Cocktailparty“ ist ein Phantasiename. Er erinnert an die begrüßenden und anbietenden Gebärden der Gastgeber einer Cocktailparty.

II.
● Lernziel

Die automatische Stützfunktion des Standbeines hubarm hervorrufen können. Insbesondere den Vastus medialis am Kniegelenk und die Rotatoren des Hüftgelenkes gangtypisch aktivieren können.

III.
▶ Lernweg

III.1.
Funktionsanalyse der Ballübung „Die Cocktailparty“ in „Therapeutensprache“

III.1.1.
Konzeption der Ballübung „Die Cocktailparty“

„Die Cocktailparty“ ist eine *Standort-konstante* Ballübung. Um die im Lernziel geforderte gangtypische, hubarme Stützfunktion eines Standbeines mit Hilfe einer Ballübung realisieren zu können, setzen wir den Patienten mit vertikal stehender KLA zentrisch auf den Ball. Der am Boden parkierte KA Beine bildet die „Brücke“, die KA Becken/Brustkorb/Kopf/Arme das „Tentakel“. Da eine reaktive Standbeinfunktion erwünscht ist, verlegt man die Primärbewegung ins „Tentakel“. Die Neigung der KLA in den Hüftgelenken nach vorne mit einer zusätzlichen Drehung, bewirkt eine Ballrollung schräg nach hinten. Das Bein zu dem der Ball rollt, gerät in Stütz-, das andere in Spielfunktion. Damit die Stützfunktion gangtypisch ausfällt, müssen die Beinachsen, Fuß-/Unter-/Oberschenkellängsachse, in einer vertikal stehenden Ebene angeordnet sein. Wir wählen in der ASTE eine große Grätsche der Oberschenkel, bei parallel stehenden Fußlängsachsen und ± 90° Knieflexion. Die schräge Rückrollung des Balles dreht dann die Oberschenkellängsachse des werdenden Standbeines außenrotatorisch im Kniegelenk in eine gemeinsame vertikal stehende Ebene mit der Fuß- und Unterschenkellängsachse.

III.1.2.
Funktionsanalyse der ASTE der Ballübung „Die Cocktailparty"

Position und Aktivierung der Aste

Die ASTE entspricht derjenigen der Ballübung „Der Cowboy" (s. S. 13), bis auf den nachfolgenden Unterschied:

1. Räumliche Lage

Der Φ des Balles entspricht etwa der halben Unterlänge.
Am KA Beine stehen die Oberschenkel in einer möglichst großen Grätsche. Die RE/LK Ferse steht senkrecht unter dem RE/LK Kniegelenk. Die Längsachsen der Füße stehen parallel. Ihr Abstand entspricht dem Abstand des RE/LK Kniegelenkes. Die RE/LK Fußlängsachse steht zur RE/LK FLEX/EXT Achse des Kniegelenkes nicht rechtwinklig. Der KA Beine befindet sich in Parkierfunktion.
Am KA Arme stehen die Oberarmlängsachsen parallel zur KLA. Das Ellbogengelenk ist in 90° FLEX. Die Unterarmlängsachsen stehen sagittotransversal. Die Handflächen schauen nach oben. Die mediale/dorsale Seite des RE/LK Oberarmes berührt den KA Brustkorb ventrolateral.

III.1.3.
Funktionsanalyse des Bewegungsablaufes der Ballübung „Die Cocktailparty" (Abb. 464–481)

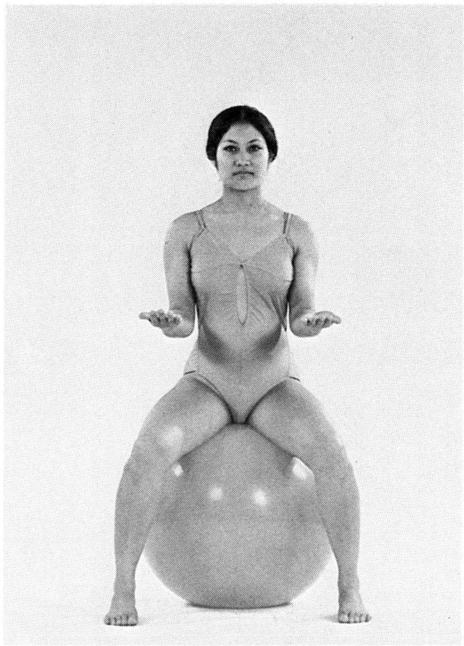

456

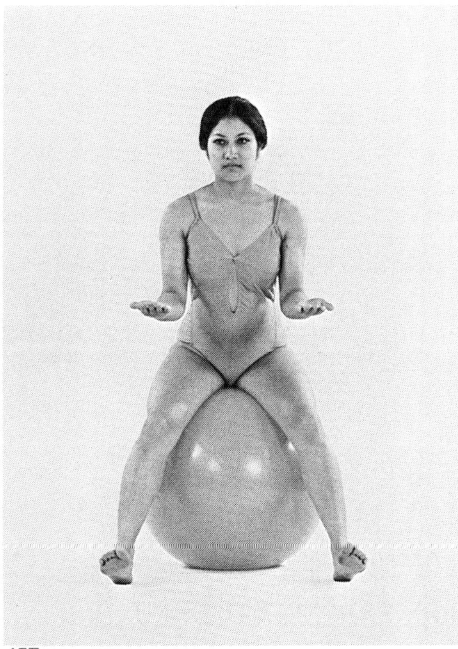

457

Abb. 456. ASTE von vorne

Abb. 457. Kleine Vorneigung, reaktive Ballrollung nach hinten

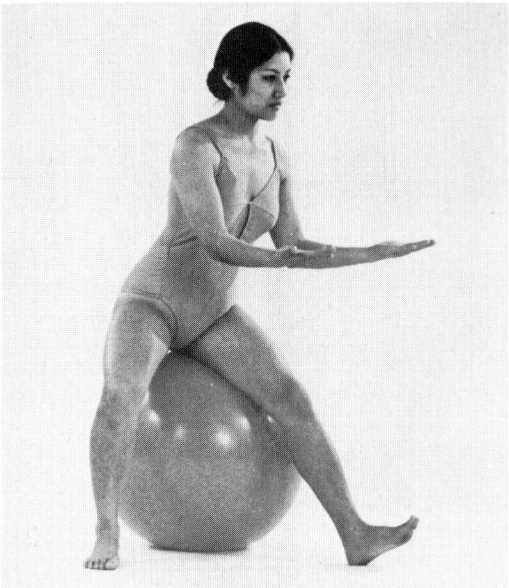
458

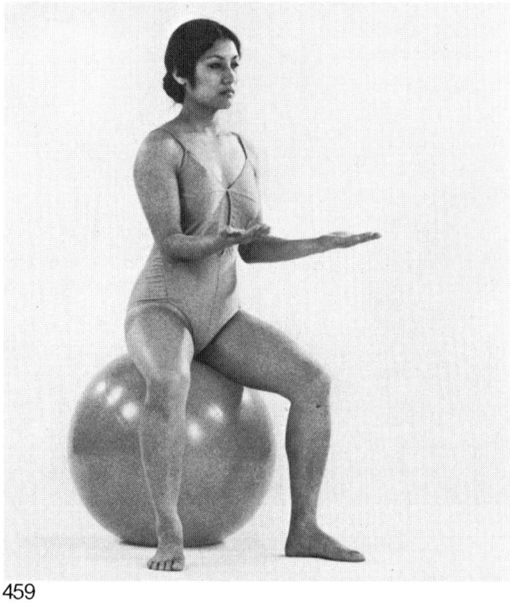
459

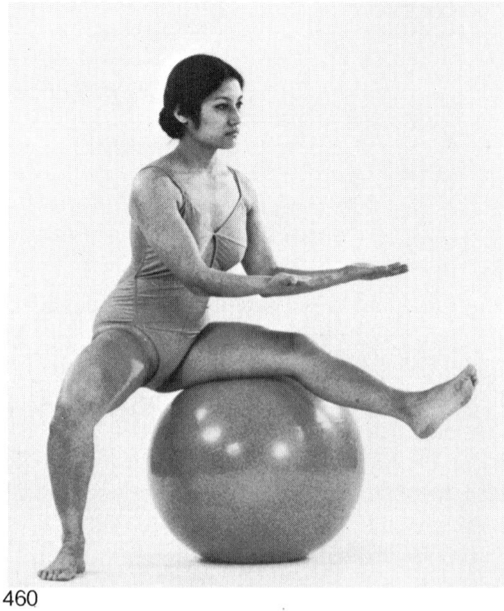
460

Abb. 458. Vorneigung nach LK, reaktive Ballrollung nach hinten/RE

Abb. 459. Aufrichtung, reaktive Ballrollung nach vorne LK

Abb. 460. Absprung vom LK Fuß auf den RE, reaktive Vorneigung nach LK

a) ACTIO – REACTIO

1. ACTIO *in Form der Primärbewegung (PB)*
– REACTIO *in Form einer aktivierten passiven Widerlagerung (APW)*
– REACTIO *in Form einer Veränderung der Unterstützungsfläche (USF)*

In der Ballübung „Die Cocktailparty" liegen die kritischen DP der PB im „Tentakel". Sie bewegen sich nach vorne/RE, respektive nach vorne/LK. Wir analysieren die Richtung nach vorne/RE.

DP Scheitelpunkt/DP Incisura jugularis/DP Processus ensiformis/DP Bauchnabel bewegen sich nach vorne/unten/RE. Die KA Becken/Brustkorb/Kopf bleiben in der sich nach vorne neigenden KLA eingeordnet.

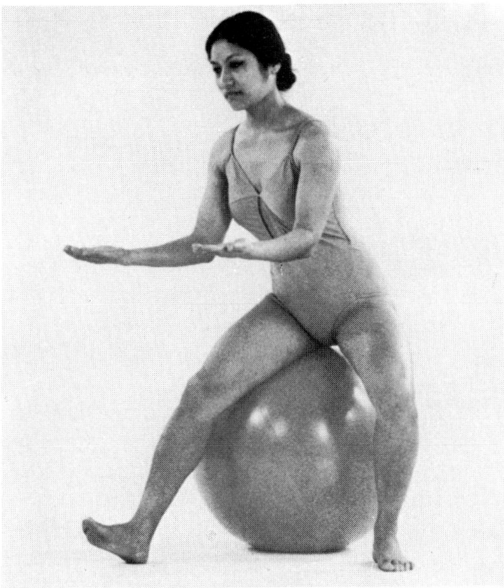

461

Abb. 461. Vorneigung nach RE, reaktive Ballrollung nach hinten/LK

Abb. 462. Aufrichtung, reaktive Ballrollung nach vorne/RE

Abb. 463. Absprung vom RE Fuß auf den LK, reaktive Vorneigung nach RE

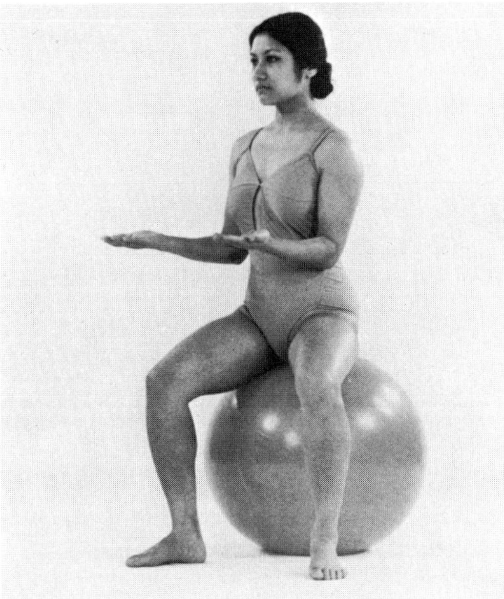

462

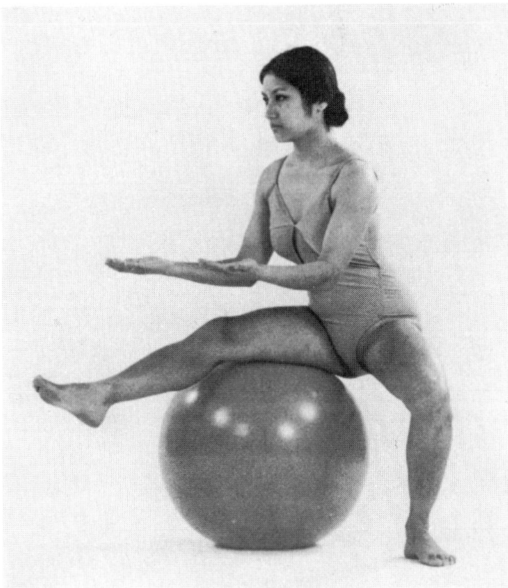

463

DP RE/LK Handfläche bewegt sich nach vorne/RE. Dabei entfernen sich die Oberarme flexorisch in den Schultergelenken vom KA Brustkorb nach ventral.

Die auslösende Aktivität liegt in den Hüftgelenken, die sich vom proximalen Hebelarm aus flexorisch bewegen.

– In der Ballübung „Die Cocktailparty" liegen die kritischen DP der APW in der „Brücke". Sie bewegen sich in unserer Analyse nach hinten/LK.

DP Ball rollt am Boden nach hinten/LK. Dabei verschiebt sich die Kontaktstelle *Körper/Ball* nach kaudal/lateral/RE auf die dorsale/laterale Seite des RE Oberschenkels. Die Sitzfläche im Bereich des LK Tuber

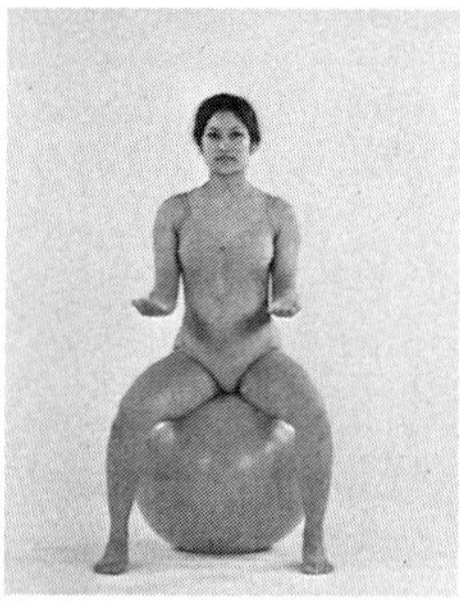
464

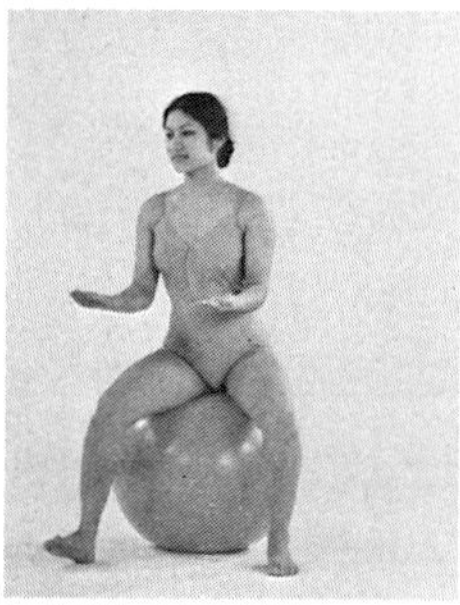
465

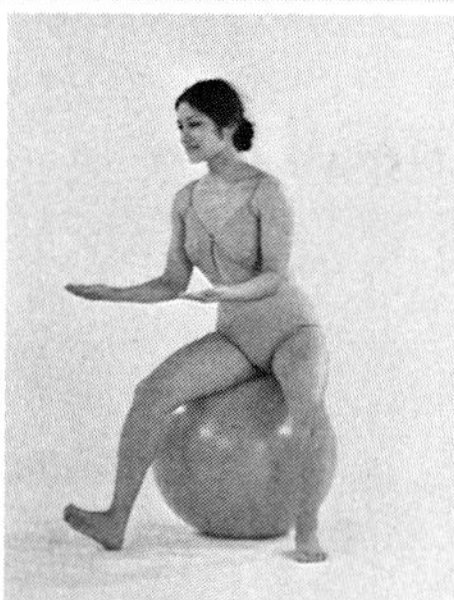
466

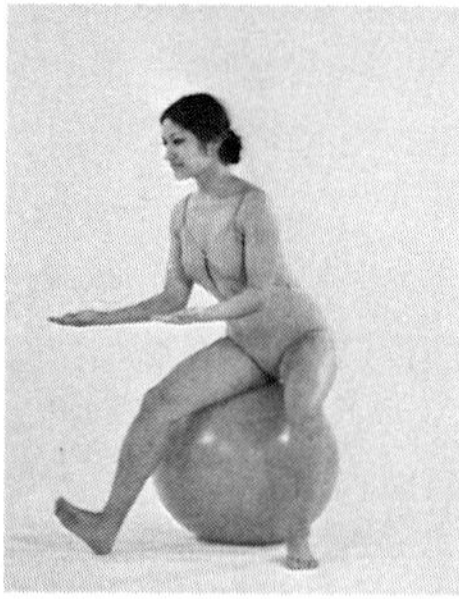
467

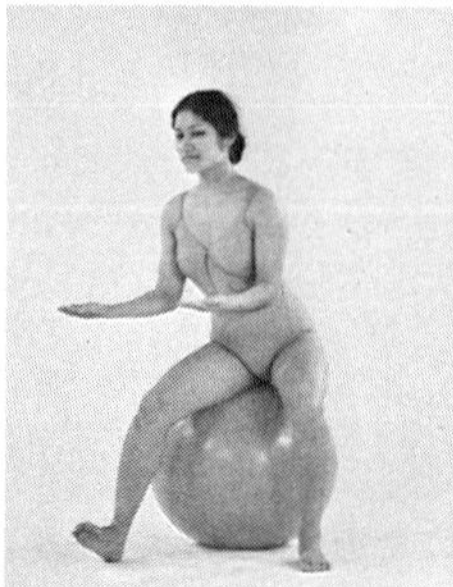
468

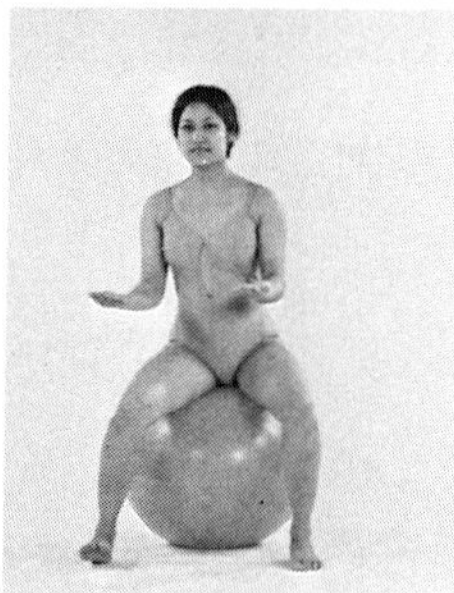
469

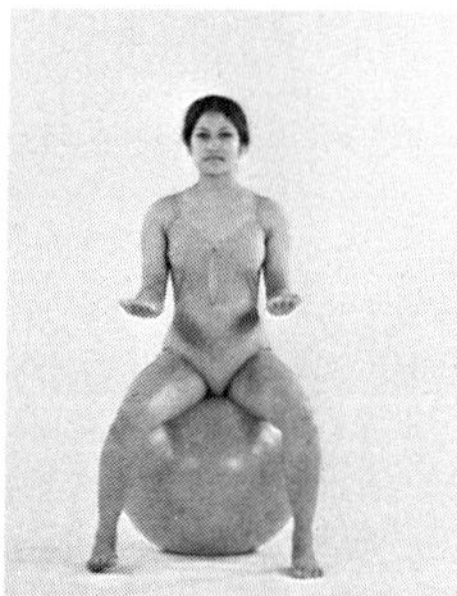
470

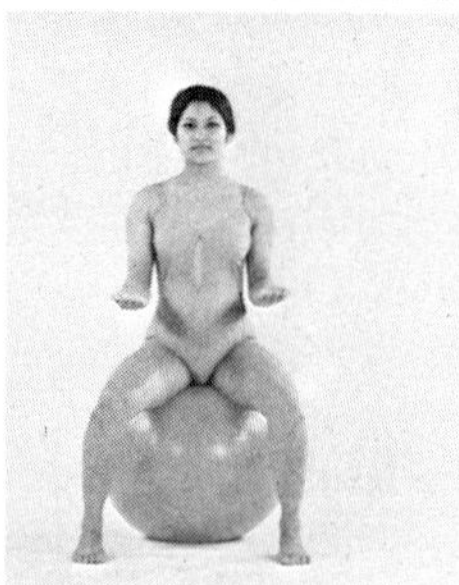
471

Abb. 464 – 481. Bildfolge des Bewegungsablaufes der Ballübung „Die Cocktailparty“

Abb. 464. ASTE

Abb. 466. Vorneigung nach RE

Abb. 471. Zurück zur ASTE

Abb. 474. Zweite Vorneigung nach RE

Abb. 475. Aufrichtung, LK Fuß ohne Bodenkontakt

Abb. 477. Abdruck vom RE Fuß

Abb. 478. Aufsprung auf den LK Fuß

Abb. 481. ESTE in funktioneller Beinachsenbelastung LK

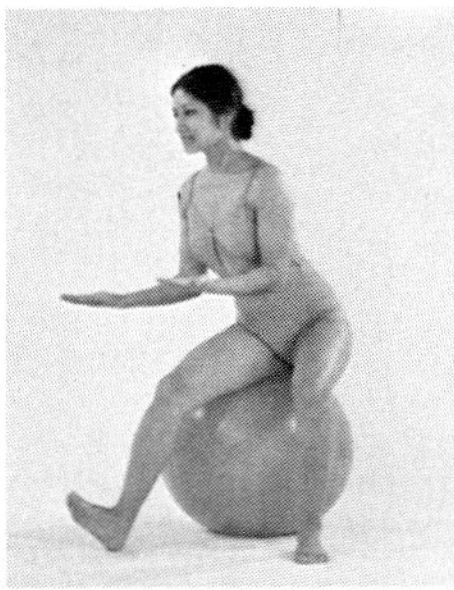
472

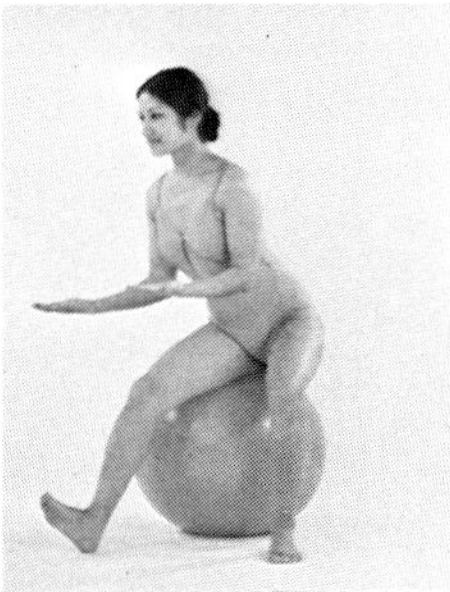
473

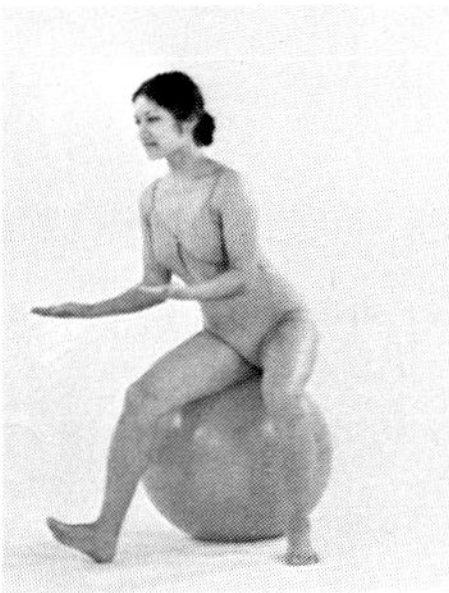
474

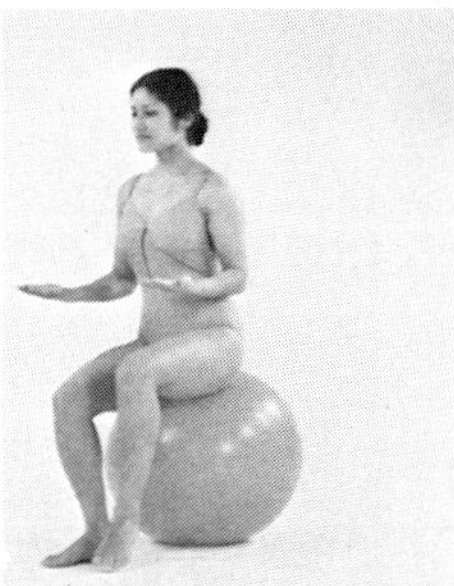
475

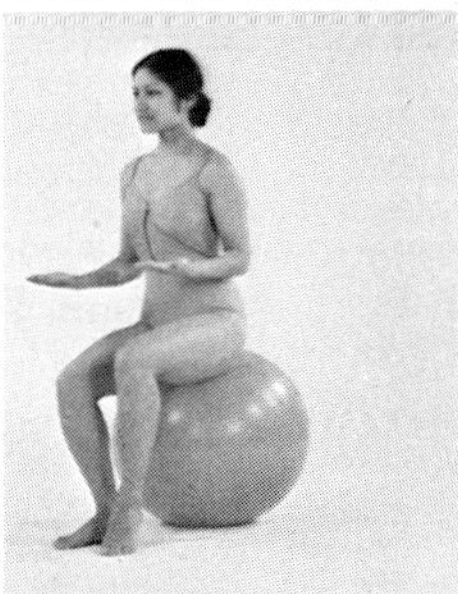
476

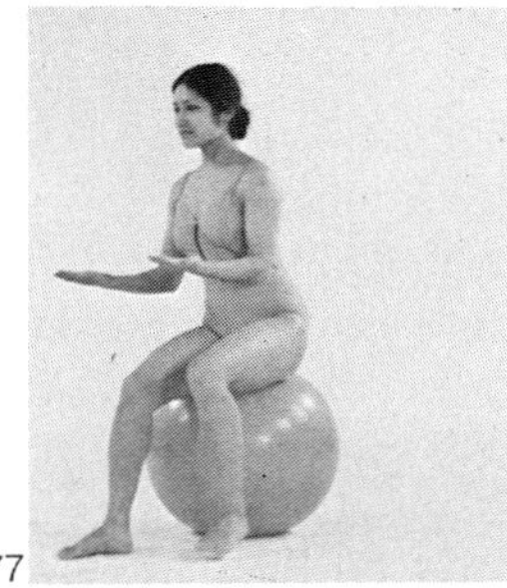
477

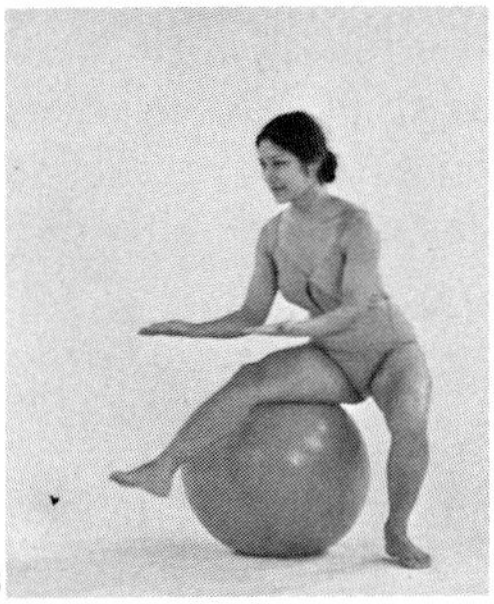
478

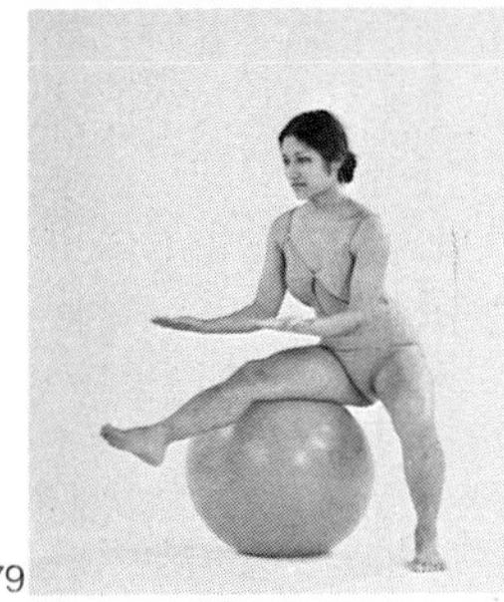
479

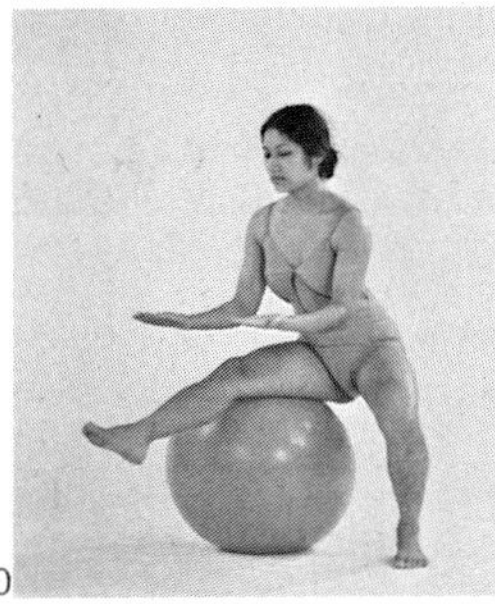
480

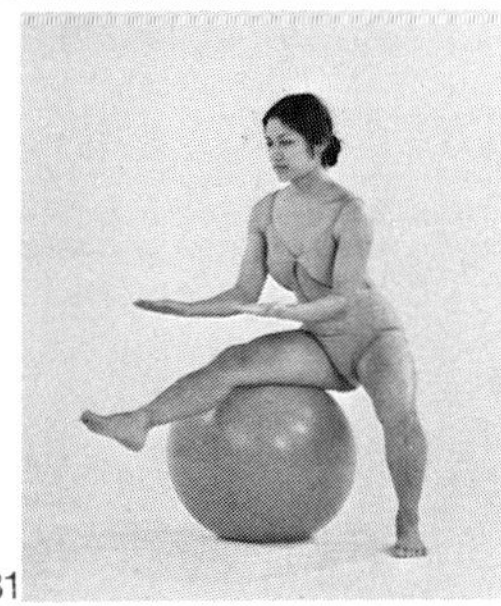
481

ischii verliert den Kontakt mit der Balloberfläche.
DP RE Kniegelenk/DP RE TP bewegen sich nach hinten/LK.
DP RE/Vorfuß verliert den Bodenkontakt und bewegt sich nach hinten/RE/oben, dabei dreht der Fuß auf der Ferse positiv.
DP LK TP bewegt sich nach LK und DP LK Kniegelenk nach vorne.
Das RE Bein kommt in eine reduzierte Parkierfunktion, beinahe in Spielfunktion, so daß die Ferse den Bodenkontakt gerade nicht verliert. Das LK Bein kommt in eine leichte Stützfunktion.

– Die USF wird nach hinten/LK vergrößert und vorne RE, durch das Abheben des RE Vorfußes, etwas verkleinert.

2. ACTIO *in Form von beschleunigenden Gewichten*
– REACTIO *in Form von bremsenden Gewichten*

Die beschleunigenden Gewichte der Ballübung „Die Cocktailparty" liegen im „Tentakel". Die Trennebene geht durch die Kontaktstelle *Ball/dorsale Seite RE Oberschenkel.* Sie steht vertikal und rechtwinklig zur Rollrichtung des Balles am Boden nach hinten/LK. Alle Gewichte, die sich RE von der Trennebene und davor befinden, sind beschleunigende Gewichte.
– Alle Gewichte, die sich LK von der Trennebene und dahinter befinden, wirken bremsend. Sie gehören zur „Brücke". Als APW wirkt insbesondere der Teil des KA Becken, der den Ballkontakt verloren hat und in den Brückenbogen geraten ist. Das Überwiegen der bremsenden Gewichte wird durch die automatische Stützfunktion des LK Beines kompensiert.

b) CONDITIO – LIMITATIO

1. CONDITIO *der gleichbleibenden Abstände*
– LIMITATIO *durch aktive Widerlagerung (AW) und Stabilisation*

In der Ballübung „Die Cocktailparty" gibt es folgende gleichbleibende Abstände:

Abstand DP Processus ensiformis / DP Bauchnabel bleibt gleich groß.
– Dieser Abstand verändert sich nicht, wenn die BWS in ihrer Nullstellung stabilisiert bleibt.

Abstand DP Scheitelpunkt/DP Incisura jugularis bleibt konstant.
– Dieser Abstand verändert sich nicht, wenn der KA Kopf durch translatorische Aktivitäten nach dorsal in der KLA bleibt.

Abstand DP RE Hand/DP LK Hand bleibt gleich groß.
– Dieser Abstand verändert sich nicht, wenn die Nullstellung der ROT im RE/LK Schultergelenk durch potentielle innen-/außenrotatorische AW beibehalten wird. Die Handflächen bleiben dann in der Sagittalebene des RE/LK Schultergelenkes stehen.

2. CONDITIO *der „Räumlichen Fixpunkte"*
– LIMITATIO *durch Verhindern von PB/APW/Veränderung der USF*

In der Ballübung „Die Cocktailparty" gibt es absolute und relative „Räumliche Fixpunkte".

Die Kontaktstelle *LK Fußsohle/Boden, RE Ferse/Boden* bleibt erhalten.
– Der absolute „Räumliche Fixpunkt" – LK Fußsohle/Boden, RE Ferse/Boden – bleibt bestehen, wenn der Ball so viel / so wenig nach LK/hinten rollt, daß die AR des proximalen Hebelarmes im LK Kniegelenk die Oberschenkel/LA in die vertikale Ebene der LK Fuß/LA bringt. Dabei darf die RE Ferse den Bodenkontakt gerade nicht verlieren.

In der ESTE steht die Längsachse des RE Fußes in der vertikalen Ebene durch die RE Oberschenkellängsachse.
– Der „Räumliche Fixpunkt" – RE Fuß/LA geht in die vertikale Ebene der RE Oberschenkel/LA – wird erreicht, wenn der RE Unterschenkel im Kniegelenk soviel außenrotiert, daß die positive Drehung der RE Ferse gegen den Boden die Längsachse des RE Fußes in die vertikale Ebene der RE Oberschenkellängsachse bringt.

Die Verbindungslinie der RE/LK Spina, der frontotransversale Thorax Φ, die Verbindungslinie des RE/LK Ohrläppchens verändern ihre Lagebeziehung zueinander nicht.
– Der „Räumliche Fixpunkt" – frontotransversaler Thorax Φ/Verbindungslinie RE/LK Spina, RE/LK Ohrläppchen bleiben parallel – wird realisiert, wenn sich die KA Becken/Brustkorb/Kopf auch während des Bewegungsablaufes in der Lagebeziehung stabilisieren wie in der ASTE beschrieben. Dann bewegt sich der KA Becken als proximaler Hebelarm in beiden Hüftgelenken flexorisch. Die ROT beider Hüftgelenke bleibt neutral und die ABD im LK Hüftgelenk annähernd unverändert, weil der Bewegungsausschlag im Kniegelenk stattfindet. Das RE Hüftgelenk bewegt sich während der Ballrollung horizontaladduktorisch.

In der ESTE stehen die Längsachsen des RE/LK Unterarmes und des RE Oberschenkels in parallelen, vertikalen Ebenen. Diejenige der Oberschenkel/LA liegt genau zwischen jenen der Vorderarmlängsachsen.
– Der „Räumliche Fixpunkt" – RE Oberschenkel/LA in der ESTE genau zwischen der RE/LK Unterarm/LA – verlangt, daß sich der RE/LK Arm durch potentielle alternierende rotatorische/ab-/adduktorische AW im Schultergelenk nur in dessen Sagittalebene bewegt.

Hinweis: Wir haben den Bewegungsablauf der Ballübung „Die Cocktailparty" in bezug auf die nach vorne/RE gerichtete PB des „Tentakels" analysiert. Selbstverständlich besteht die Übung in einem Wechsel von Tentakelbewegungen nach vorne/RE und vorne/LK. Die reaktive Ballrollung ist dann nach hinten/RE und hinten/LK gerichtet. Beim Wechsel muß die ASTE jedesmal wieder erreicht werden, indem sich das „Tentakel" und mit ihm die KLA vertikal einstellt und die Frontalebenen nach vorne schauen. Besondere Beachtung verdienen die Fußlängsachsen, die in der ASTE immer wieder parallel und nach vorne gerichtet sein müssen, damit die optimale Beanspruchung des Kniegelenkes in Stützfunktion gewährleistet bleibt.

3. CONDITIO *des Bewegungstempos*
– LIMITATIO *durch Bestimmung des Idealtempos*

Die Ballübung „Die Cocktailparty" kann im Tempo variiert werden. Mit steigendem Tempo wächst die Intensität der ökonomischen Aktivität, ganz besonders für das Bein, das in Stützfunktion gerät. Die Stabilisation des Standbeines und die AW im Hüftgelenk, insbesondere die extensorische, horizontalabduktorische, außenrotatorische, wird erheblich belastet.
– Das Idealtempo für minimale Intensität der ökonomischen Aktivität liegt bei ca. 40 Tentakelbewegungen in der Minute.

III.2.
Instruktionsrezept der Ballübung „Die Cocktailparty" in „Patientensprache"

III.2.1.
Verbal/perzeptiv didaktisches Rezept

III.2.2.
Manipulativ/perzeptiv didaktisches Rezept

Position und Aktivierung der ASTE
Das Instruktionsrezept entspricht dem der Ballübung „Der Cowboy" (s. S. 18) mit den folgenden Unterschieden.

„Die Knie nimmst Du so weit auseinander, daß es im Schritt gerade noch nicht spannt. Also die Knie schauen nach außen. Nicht so

Die Horizontalabduktion der Oberschenkellängsachsen sollte mindestens 30° betragen und entsprechend groß muß die Innen-

die Fußspitzen. Die schauen gerade nach vorne. Du spürst den Boden unter den Fußsohlen. Besonders an den Fersen, am äußeren Fußrand und unter dem Großzehenballen. Die Zehen sind gespreizt. Die Knie stehen genau über den Fußknöcheln. Die Oberarme hängen locker neben dem Körper. Sie spüren den Körper mit ihrer Innenseite und ein wenig mit ihrer Rückseite. Die Handflächen schauen nach oben. Denke, Du hast ein Tablett mit belegten Brötchen in Händen. Du bietest Deinen Gästen etwas an. Die Übung heißt darum die ‚Cocktailparty'. Halte das Tablett gerade, sonst rutschen die Brötchen."

rotation der Unterschenkel im Kniegelenk sein. Nur unter dieser Voraussetzung stehen die FLEX/EXT Achsen der Fuß- und Kniegelenke in der Standbeinphase des einen Beines optimal und schonend für den Bandapparat des Kniegelenkes übereinander. Der Therapeut achtet darauf, daß die zentrische Ballbelastung in der ASTE die Parkierfunktion der „Brücke" erlaubt. Die ökonomische Aktivität zeigt sich am automatischen Funktionieren der Ruheatmung und an der potentiellen Beweglichkeit des KA Becken in den Hüftgelenken. Die Haltung der Arme, Nullstellung in den Schultergelenken, 90° FLEX/Supination in den Ellbogengelenken erlaubt eine Parkierfunktion des Schultergürtels auf dem KA Brustkorb.

Bewegungsablauf: ACTIO–REACTIO / CONDITIO–LIMITATIO

„Wie zum Auftakt machst Du ein paar kleine Verbeugungen und erlaubst dem Ball nach hinten zu rollen. Sobald Du Dich aufrichtest, rollt er schon wieder nach vorne. Das Tablett mit Brötchen und Wein bietest Du an und nimmst es wieder zurück, wenn Du Dich aufrichtest. Nun bewirtest Du die Gäste einmal rechts einmal links. Das Tablett bleibt immer in der Kontrolle Deiner Augen und vor Deinem Körper. Schön eben muß es auch gehalten werden, sonst fallen die Gläser auf den Boden. Du neigst Dich nach rechts, der Ball rollt nach hinten auf die Seite des linken Beines, mit dem Du Dich stützen sollst. Aber die Fußsohle bleibt am Boden kleben und auch das Knie steht fest, ein wenig nach vorne darf es sich bewegen. Hauptsache, daß die linke Popohälfte, wenn sie vom Ball abkommt, gut hinter dem linken Knie steht. Der rechte Fuß hat den Boden verlassen. Fest am Boden klebt nur die Ferse. Die Fußspitze hat sich nach rechts gedreht und schaut in die gleiche Richtung wie das Knie. Wenn Du Dich aus Deiner Verbeugung aufrichtest, drehst Du Dich jedesmal wieder nach vorne. Das nächste Mal machst Du Deine Verbeugung nach links und bietest einem Gast eine Erfrischung an. Alles spielt sich gleich ab, nur stehst Du jetzt

Beim auftaktischen Vor- und Rückneigen des „Tentakels" in den Hüftgelenken achtet der Therapeut auf den unveränderten Bodenkontakt der RE/LK Ferse und darauf, daß die nach oben gerichteten Handflächen als „Räumliche Fixpunkte" ihren Abstand vom Boden und untereinander nicht verändern. Ein manipulierendes Eingreifen ist bisweilen notwendig.

Während des eigentlichen Bewegungsablaufes kann die Manipulation den Lernprozeß verschiedener, wichtiger Details erleichtern. Man kann das Kniegelenk des Standbeines richtig über die Fußlängsachse bringen. Man kann die Rollbewegungen des Balles manipulieren. Man kann die Drehung des entlasteten Fußes auf der Ferse in Gang bringen. Man kann aber auch die Handflächen führen und sie in die gewünschte Lagebeziehung zur Oberschenkellängsachse bringen, so daß diese genau zwischen den beiden Unterarmen steht.

Wenn das Tempo beschleunigt wird, muß der Therapeut anfänglich bereit sein, die Bewegung des Balles zu stoppen, bis der Patient gelernt hat, den Stopp mit seiner Hüft- und Kniegelenksmuskulatur und einer ausgewogenen Tentakelbewegung zu bewerkstelligen.

auf dem rechten Bein und der linke Fuß dreht auf der Ferse so, daß die Fußspitze in der Luft nach links schaut. Während all der Zeit fühlst Du Dich leicht und hast Lust bekommen das Spiel rascher zu machen. Aber Fußsohle der einen und Ferse der anderen Seite verlassen den Boden nicht."

III.3.
Anpassung der Ballübung „Die Cocktailparty" an Konstitution und Kondition des Patienten (Abb. 482–484)

III.3.1.
Konstitutionelle Anpassung der Ballübung „Die Cocktailparty"

Die Rolle der Längen/Breiten/Tiefen/Gewichte

1. Der Ball muß so groß sein, daß beim Sitz auf dem Ball in der ASTE der Abstand Hüftgelenk/Boden ≧ Abstand Kniegelenk/Boden ist. Der Ball soll, insbesondere bei schweren Patienten, prall aufgepumpt sein.

2. Patienten mit + + TP Abstand und + + Gewicht am KA Becken brauchen einen großen und relativ weichen Ball, damit die Kontaktstelle *Körper/Ball* relativ vergrößert wird und die Gesäßhälfte der Standbeinseite den Ballkontakt nicht zu früh verliert.

III.3.2.
Konditionelle Anpassung der Ballübung „Die Cocktailparty"

Die Gründe häufig auftretender „Fehler" (s. Ausklapptafel)

1. Leistungssteigerung durch vermehrte Belastung des Standbeines ist in der Ballübung „Die Cocktailparty" sehr gut möglich. Durch Temposteigerung verliert das entlastete Bein den Bodenkontakt. Die ESTE wird labiler. Das Standbein muß das Gleichgewicht durch erhöhte Muskelaktivität erhalten.

Eine andere Variante bringt ein maximales Training für den Quadrizeps des Standbeines. „Die Cocktailparty" wird dann allerdings zu einer den Standort verändernden Ballübung. Aus der ESTE der Modellform wird die KLA ohne Rückdrehung des „Tentakels" nach vorne, in die Vertikale aufgerichtet. Der Ball rollt reaktiv zum entlasteten, auf der Ferse parkierten RE Fuß und bringt das Bein in leichte Stützfunktion. Simultan wird das entlastete LK Standbein nach vorne/medial versetzt. Fuß- und Oberschenkellängsachse sollen in der Ebene stehen, die den Ball in eine RE und eine LK Hemisphäre teilt. In der folgenden Phase verlegen wir die Aktivität der PB in die „Brücke". Das lateral stehende RE Bein bringt durch kräftigen Fersenabdruck nach hinten/LK den Ball in eine diagonale Rollbewegung. Reaktiv macht der LK Fuß, der in der Symmetrieebene des Balles steht, einen Schritt nach hinten/LK. Reaktiv neigt sich das „Tentakel" nach vorne/RE. Dann gibt das hintere LK Bein einen Abdruck vom Boden nach vorne/RE. Die Belastung kommt wieder auf das lateral stehende RE Bein. Die KLA richtet sich reaktiv in die Vertikale. Der entlastete LK Fuß stellt sich wieder in die Symmetrieebene des Balles v. v. (Abb. 463).

3. Bei Reaktions- und Koordinationsmangel ist es hilfreich, die Bewegung der Arme aus der PB auszuklammern, indem man die Hände hinter dem Rücken verschränkt (günstig für + + BWS) oder die Arme vor der Brust kreuzt (günstig für – – BWS). Dann können die Stabilisation der KA Becken/Brustkorb/Kopf und ihre Einordnung in der KLA vortrainiert werden.

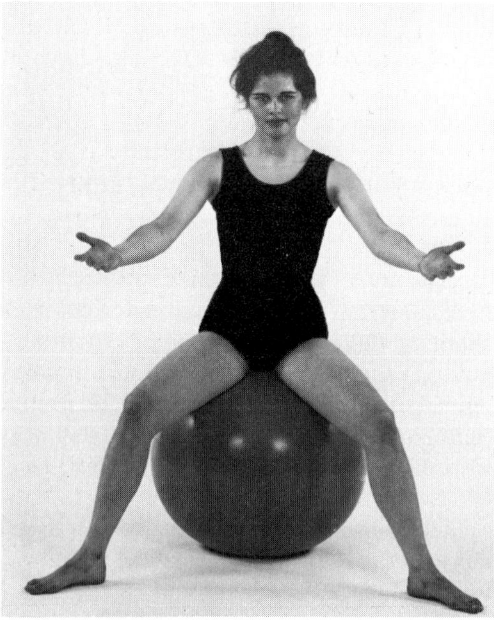

482

Abb. 482 – 484. Variante

Abb. 482. ASTE mit extrem großer Grätsche und großer Entfernung des Fuß/Boden-Kontaktes vom Ball

Abb. 483. Aktivität von den Beinen her/die Beinachsenbelastung RE ist nicht mehr optimal

Abb. 484. Dasselbe zur Gegenseite

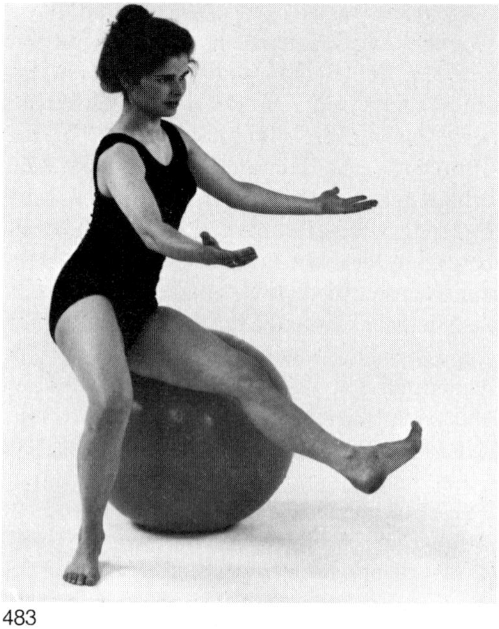

483

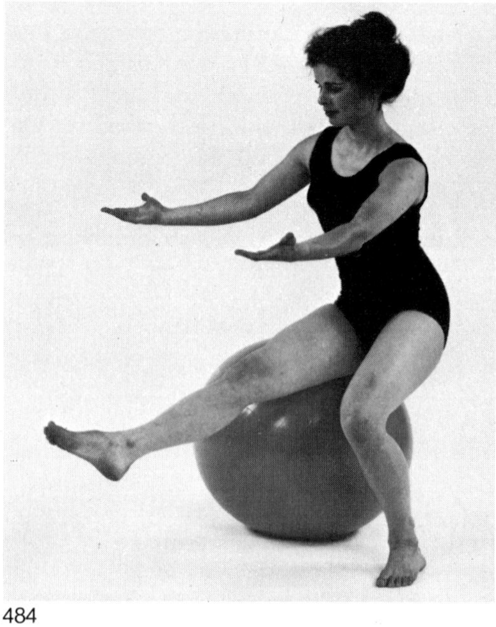

484

4. Bei Bewegungseinschränkungen in den Fußgelenken kann die Übung gut in angepaßten Schuhen ausgeführt werden. Flexionseinschränkungen in den Hüftgelenken erfordern einen größeren Ball, oder ein geringes Bewegungsausmaß in der PB des „Tentakels".

5. Die Ballübung „Die Cocktailparty" ist sehr geeignet für Patienten mit mäßigen zentralnervösen Störungen. Der Therapeut wird dann ausgiebig von manipulativen Hilfen Gebrauch machen.

Wenn die Koordination der Ballübung „Die Cocktailparty" Schwierigkeiten bereitet, empfiehlt es sich, mit einer vereinfachten Form zu beginnen und die Drehung des „Tentakels" in der PB vorerst wegzulassen. Dann neigt sich das „Tentakel" flexorisch in den Hüftgelenken nach vorne und der Ball rollt reaktiv nach hinten.

4.5. „Das Karussell" (Abb. 485 – 527)

DISPOSITION

I.
Name der Ballübung

„Das Karussell" ist ein Phantasiename. Er bezieht sich auf den Körper, der sich, auf dem rollenden Ball liegend, kontinuierlich um seine Längsachse dreht.

II.
● Lernziel

Automatisch erfolgende, für die Hüftgelenke gangtypische Schritte nach vorne/hinten, als Reaktion auf Verlagerungen des Körpergewichtes hervorrufen können.

III.
▶ Lernweg

III.1.
Funktionsanalyse der Ballübung „Das Karussell" in „Therapeutensprache"

III.1.1.
Konzeption der Ballübung „Das Karussell"

„Das Karussell" ist eine *Standort-verändernde*, der Fortbewegung dienende Ballübung. Reaktive, gangtypische Schritte nach vorne/ hinten sollen erfolgen, wenn das Standbeinhüftgelenk annähernd in Nullstellung ist. Außerdem müssen die KA Becken/Brustkorb/Kopf in der KLA eingeordnet sein. Da wir das Lernziel anhand einer Ballübung verwirklichen wollen, muß ein Großteil des Körpergewichtes Abstützung auf dem Ball finden. Nur so erhalten wir die übungstechnisch wünschenswerte Kombination einer labilen Gleichgewichtslage bei großer Unterstützungsfläche. Die räumliche Lage der KLA muß möglichst nahe an die Horizontale gebracht und die Kontaktstelle *Körper/ Ball* in der Gegend der mittleren Transversalebene bestimmt werden.
Im Prinzip kann der Patient in Bauchlage (BL), Seitenlage (SL) oder Rückenlage (RL) auf dem Ball liegen. Die Füße bilden die Kontaktstelle *Körper/Boden* und der Übergang des KA Becken zum KA Brustkorb die Kontaktstelle *Körper/Ball.* Aus dem KA Beine und dem kaudalsten Teil des KA Bekken entsteht die „Brücke", aus dem kranialen Teil des KA Brustkorb, dem KA Kopf/ Arme das „Tentakel". Der Rollweg des Balles am Boden verläuft rechtwinklig zur stabilisierten KLA, um die sich der Körper auf dem Ball in entgegengesetzter Richtung dreht. Nur so kann er auf dem Ball bleiben. Die Schritte nach ventral (vorne)/dorsal (hinten) erfolgen reaktiv, wenn die Bewegungsrichtung des „Tentakels" als Primärbewegung definiert wird und die auslösenden Aktivitäten von ihm ausgehen. Befindet sich der Patient in BL/RL, stehen die Hüftgelenke in leichter ABD. In BL bildet der RE/LK Vorfuß den Bodenkontakt, in RL die RE/ LK Ferse. Beide Beine befinden sich in leichter Stützfunktion. In SL nimmt die Stützfunktion des oberen Beines zu, es wird zum Standbein, dabei kommt sein Hüftgelenk in EXT. Das untere Bein gerät in Spielfunktion. Dreht sich der Patient aus BL in SL, geht der reaktive Schritt flexorisch im Hüftgelenk nach ventral/vorne. Dreht sich der Patient aus RL in SL geht der reaktive Schritt extensorisch im Hüftgelenk nach dorsal/hinten. Damit sind die Forderungen des Lernzieles erfüllt.
Die Schrittgröße beeinflußt den Rollweg des Balles. Der geradlinige Rollweg mindert den bremsenden Drall, der beim kreisförmigen mit dem Krümmungsgrad zunimmt. Ein gewisser Drall ist unvermeidlich, weil die KLA eine von der Durchmessergröße des Balles abhängige Neigung zum Boden aufweist. Darum rollt der Ball nicht auf dem Großkreis, der ihn in eine kraniale und kaudale Hemisphäre teilt, sondern auf einem kauda-

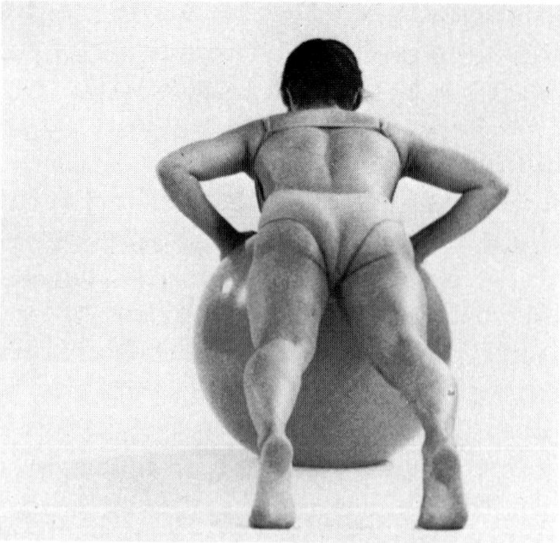
485

Abb. 485. ASTE Bauchlage auf dem Ball

Abb. 486. Nach 90°-Drehung/Seitenlage auf RE/Bereitschaft des RE Beines zum Schritt nach vorne

Abb. 487. Nach 180°-Drehung und Ballrollung in der Schrittrichtung/Rückenlage auf dem Ball

Abb. 488. Nach 270°-Drehung/Seitenlage auf LK/Bereitschaft des LK Beines zum Schritt nach hinten

Abb. 489. Nach 360°-Drehung und Ballrollung in der Schrittrichtung Bauchlage auf dem Ball

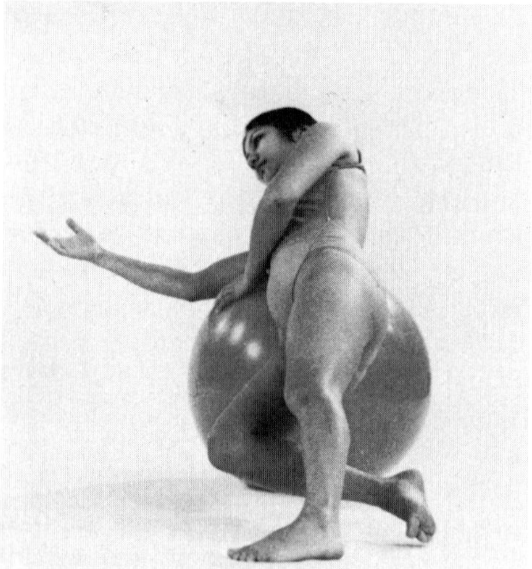
486

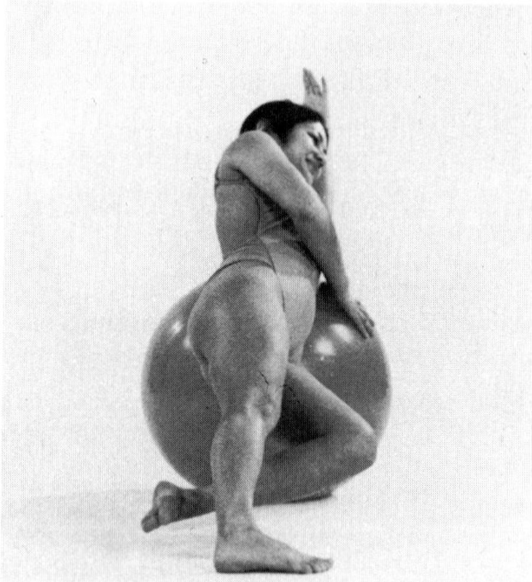
488

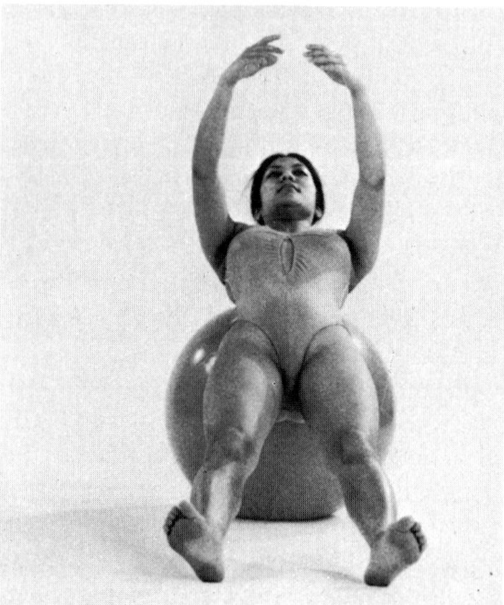
487

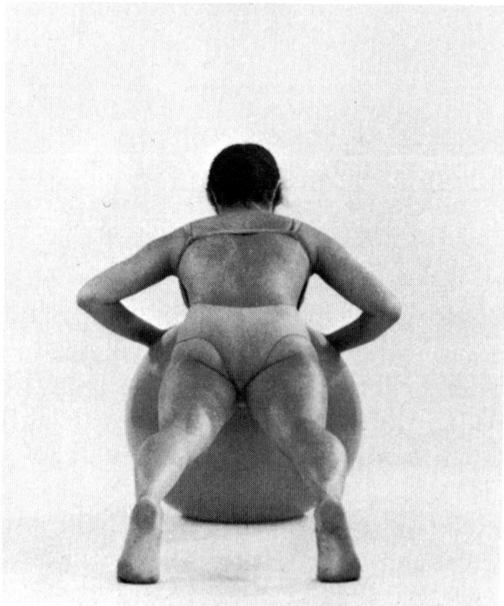
489

len Kleinkreis, dessen Entfernung vom Großkreis mit zunehmendem Neigungswinkel der KLA steigt. Dieser Drall ist nach kranial gerichtet.
Während der Körper auf dem Ball eine Drehung von 360° um die KLA beschreibt, macht der KA Beine zwei reaktive Schritte, einen nach ventral mit dem einen, einen nach dorsal mit dem anderen Bein. Beide Schritte gehen in dieselbe Richtung. Diese zwei Schritte müssen eine Länge aufweisen, die dem Körperumfang an der Stelle entspricht, die während des Bewegungsablaufes den Ballkontakt herstellt. Wird diese Relation eingehalten, rollt der Ball am Boden geradlinig. Nimmt die Schrittgröße zu, beschreibt der Ball am Boden einen Kreis, dessen Mittelpunkt in der kranialen Verlängerung der KLA liegt. Die Füße laufen um den Ball.
Nimmt die Schrittgröße ab, beschreibt der Ball am Boden einen Kreis, dessen Mittelpunkt in der kaudalen Verlängerung der KLA liegt. Der Ball rollt um die Füße.

III.1.2.
Funktionsanalyse der ASTE der Ballübung „Das Karussell“

Position und Aktivierung der ASTE

1. Räumliche Lage

Der Φ des Balles beträgt mindestens ¼ der Gesamtkörperlänge.
Die KA Becken/Brustkorb/Kopf sind in die annähernd horizontale, leicht nach kaudal geneigte KLA eingeordnet. Die ventrale Seite des kranialen Teiles des KA Becken/des kaudalen Teiles des KA Brustkorb hat Ballkontakt. Die kranial über den Ball hinausragenden KA oder Teile davon bilden das „Tentakel“ und befinden sich in Spielfunktion.
Der KA Arme ist mit der RE/LK Handfläche auf der Balloberfläche unter den Schultergelenken parkiert. Die Längsachsen der Hände schauen nach ventral/kranial.
Der KA Beine bildet die „Brücke“. Der RE/LK Vorfuß, respektive die Beugeseiten der Zehen, stehen bei Nullstellung der Kniegelenke, in einem Abstand am Boden, der dem halben Umfang des Patienten etwa in Höhe des unteren Brustkorbes entspricht. Die RE/LK Ferse steht über dem RE/LK Vorfuß. Die Hüftgelenke befinden sich in leichter ABD/Nullstellung in bezug auf FLEX/EXT/ROT. Die Brücke befindet sich im Übergang von der Parkierfunktion zur Stützfunktion.

2. Bewegungstoleranzen

Der Ball hat freie Bewegungstoleranzen für Rollbewegungen am Boden nach RE/LK.

3. Verteilung des Körpergewichtes

Die USF wird durch die kleinste Fläche gebildet, die die Kontaktstellen *RE/LK Vorfuß/Boden, Ball/Boden* umschließt. Da der stabile Pfeiler des Brückenbogens nur in leichter Stützfunktion auf dem Boden steht, drückt das Hauptgewicht des Körpers auf den Ball.

4. Muskuläre Beanspruchung

Bei ökonomischer Aktivität liegt die höchste Intensität muskulärer Aktivität bei den Extensoren der Brustwirbelsäule.

5. Potentiell beschleunigende/bremsende Gewichte

Die Trennebene für potentielle beschleunigende/bremsende Gewichte fällt mit der Symmetrieebene zusammen, die senkrecht steht und den Ball in eine RE/LK Hemisphäre teilt. Dreht die KLA von kaudal gesehen positiv, rollt der Ball nach LK. Die beschleunigenden Gewichte liegen über der RE, die bremsenden über der LK Ballhemisphäre.

Anmerkung: In der Ballübung „Das Karussell“ dreht sich der Patient um seine Längsachse auf dem Ball, der in der entgegengesetzten Richtung rollt. Die Orientierungsbezeichnungen RE/LK und die Richtungsangaben nach RE/nach LK gelten für den

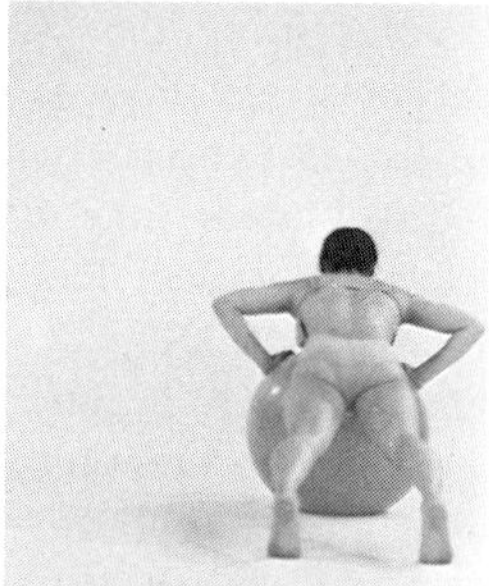
490
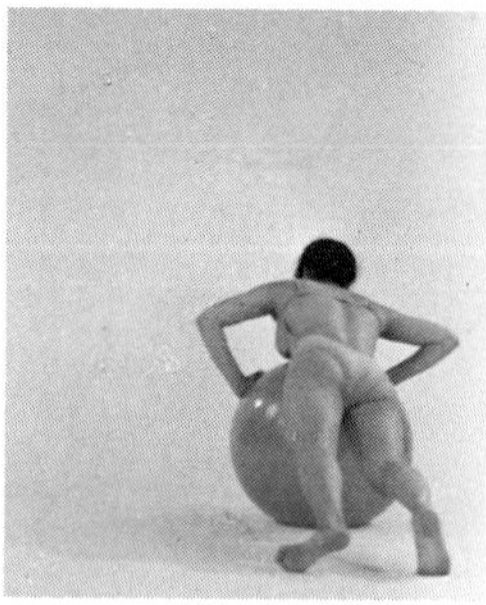
491
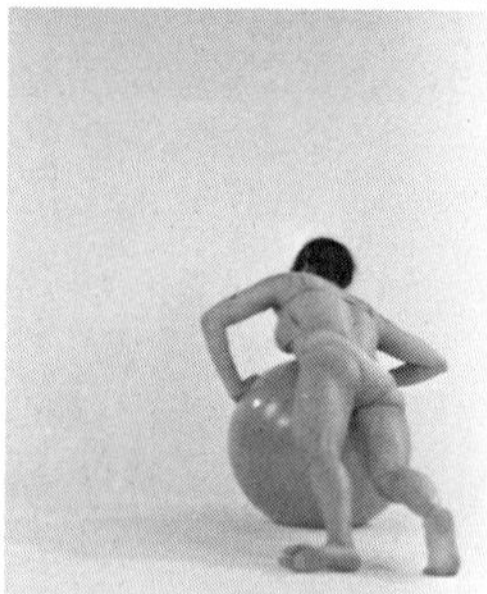
492
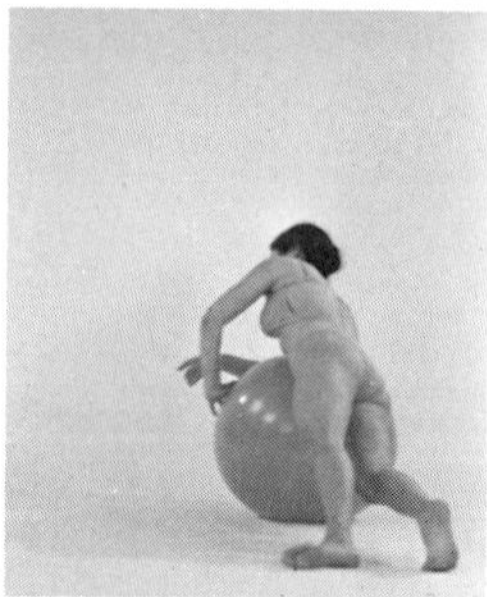
493
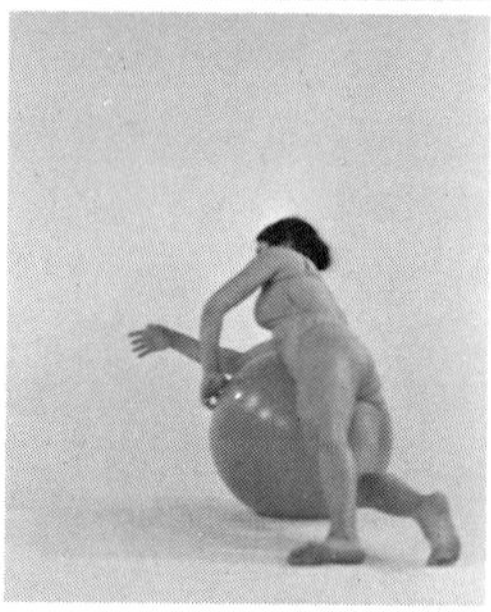
494
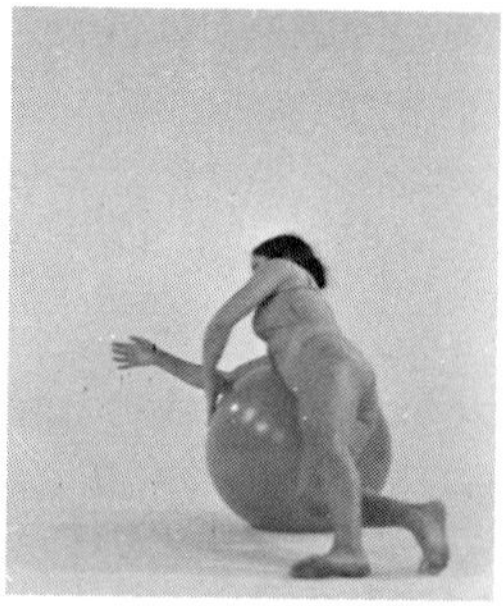
495
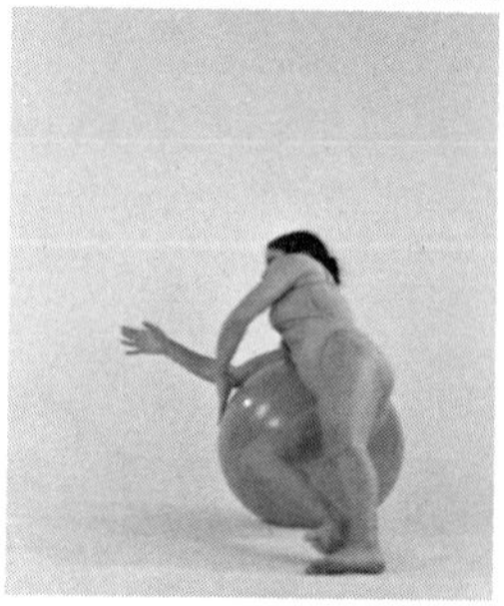
496
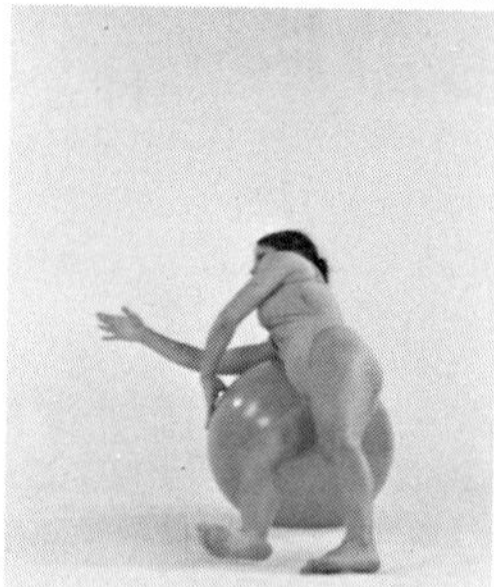
497
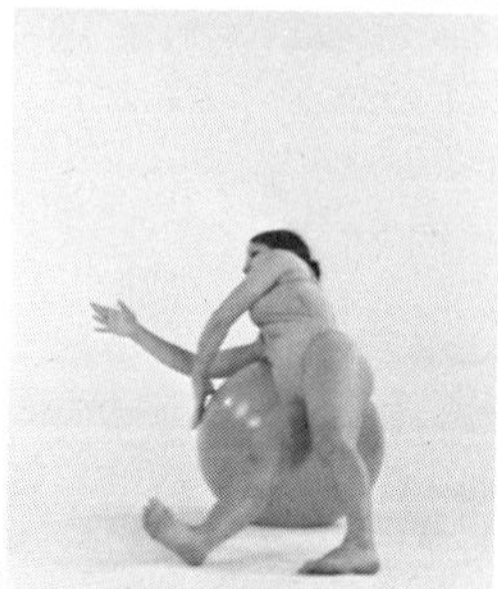
498
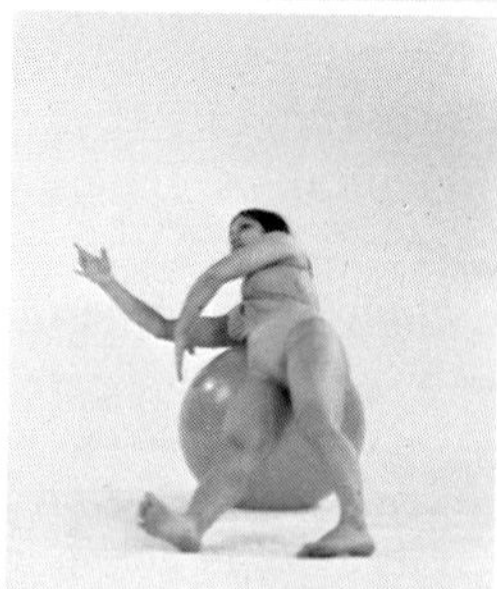
499
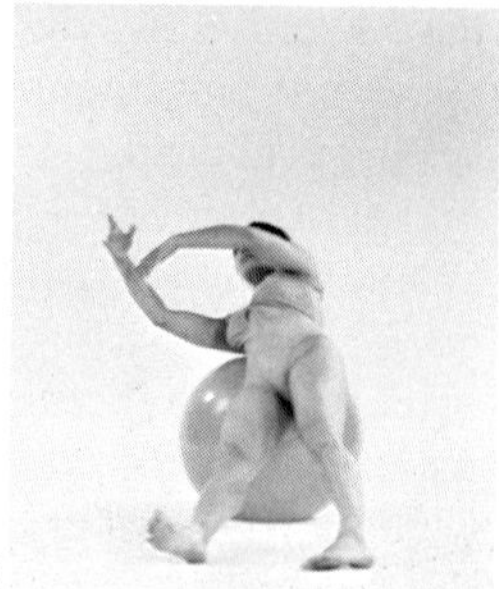
500
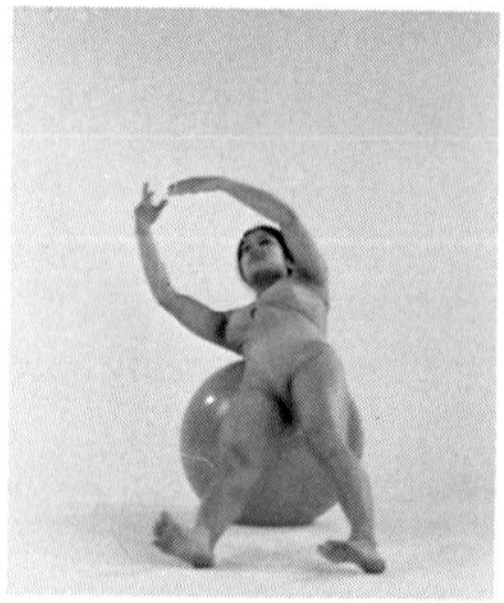
501
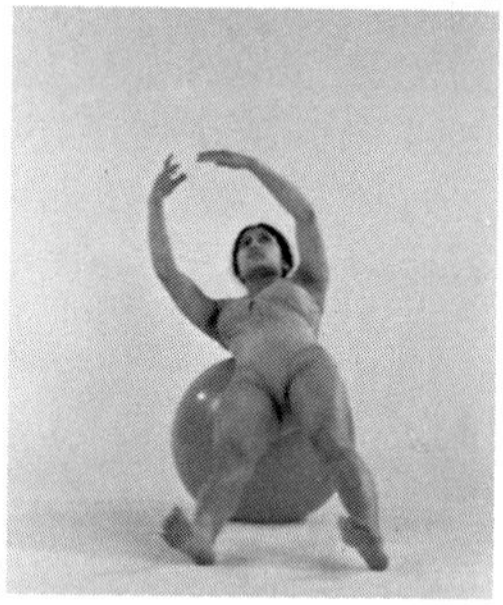
502
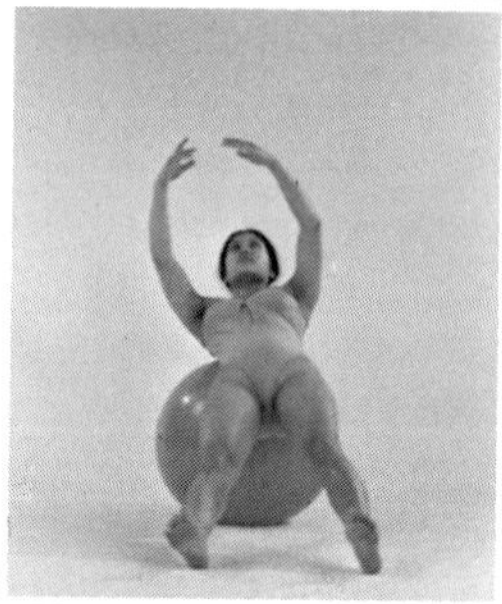
503
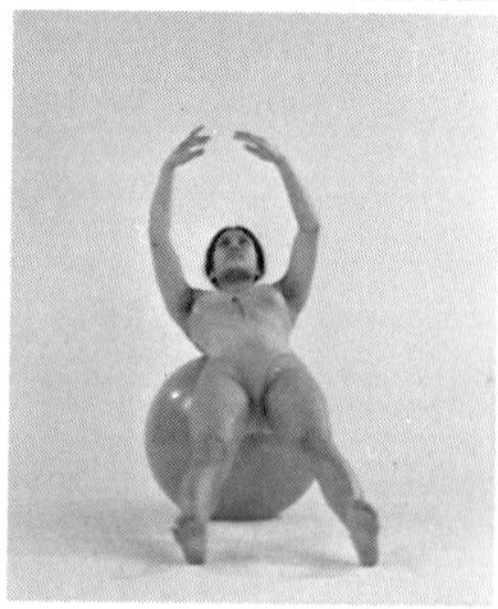
504

Abb. 490 – 519. Bildfolge des Bewegungsablaufes der Ballübung „Das Karussell“

Abb. 490. ASTE/Bauchlage auf dem Ball
Abb. 496. Der reaktive Schritt nach vorne

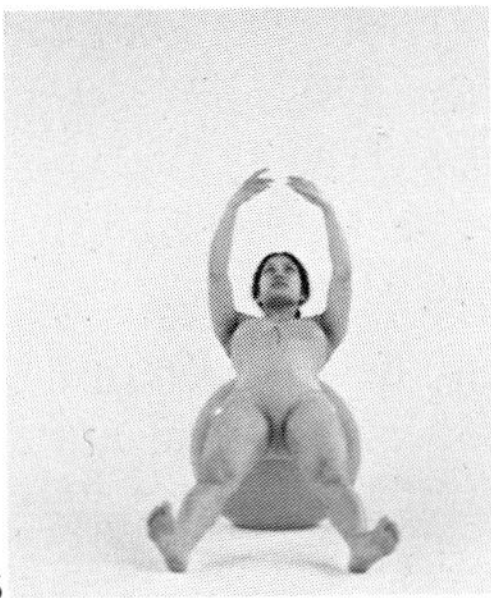
505
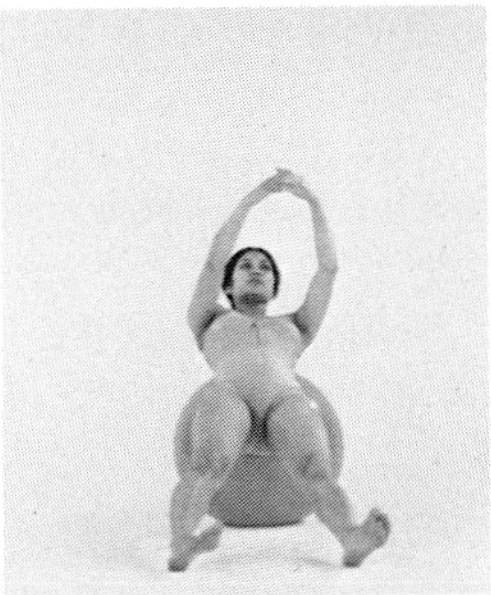
506
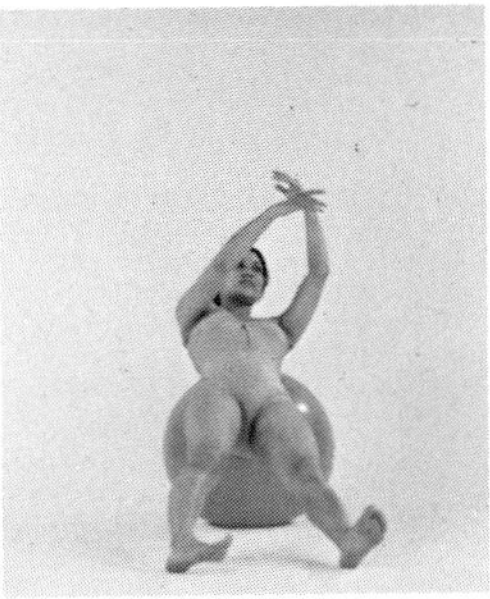
507
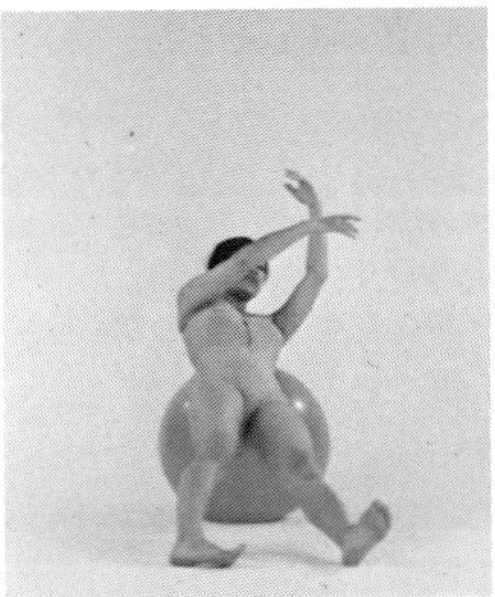
508
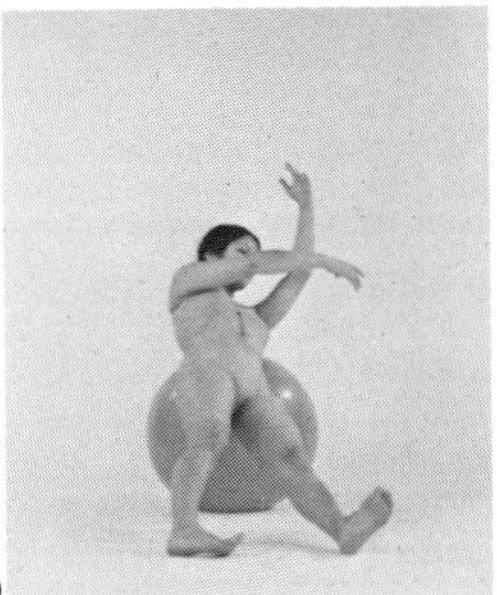
509
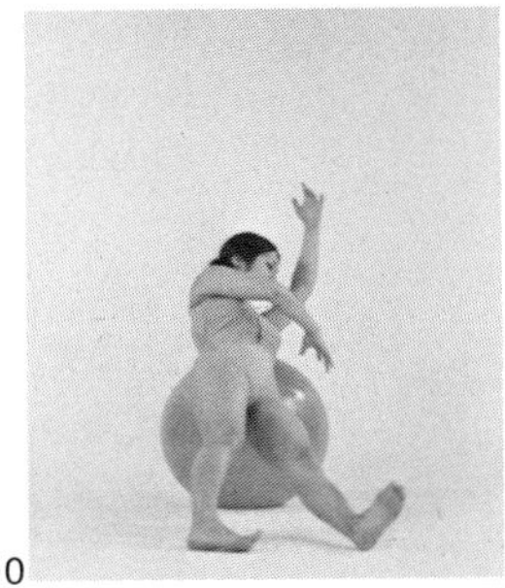
510
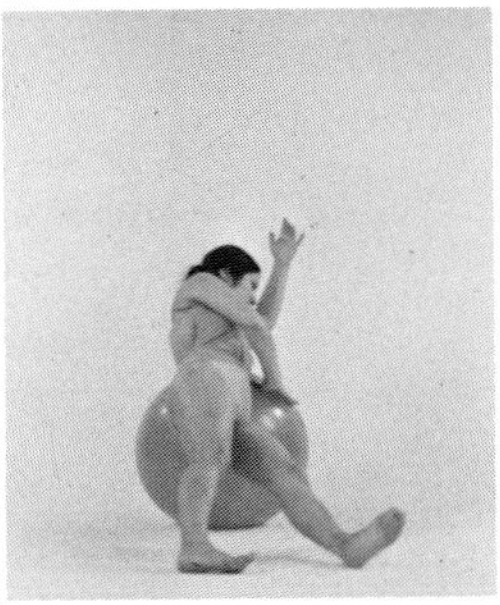
511
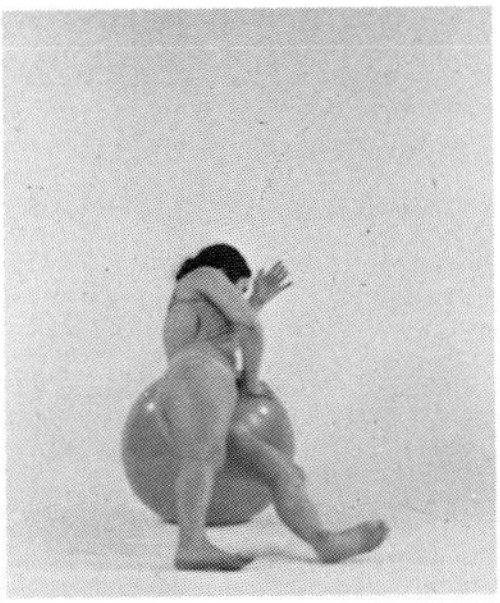
512
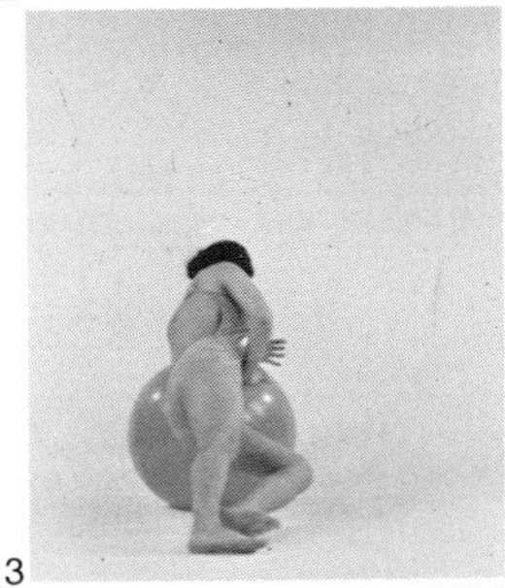
513
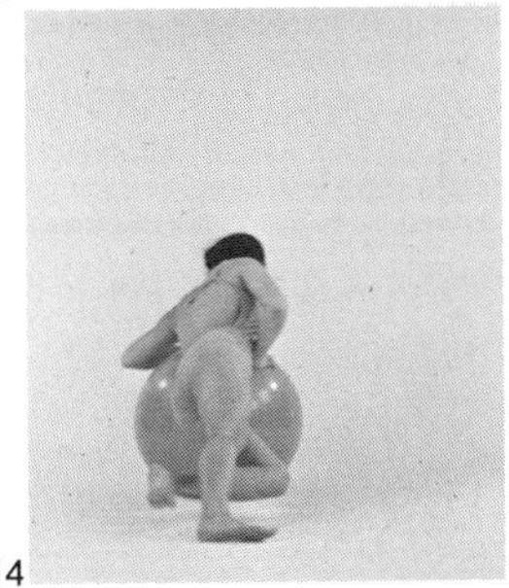
514
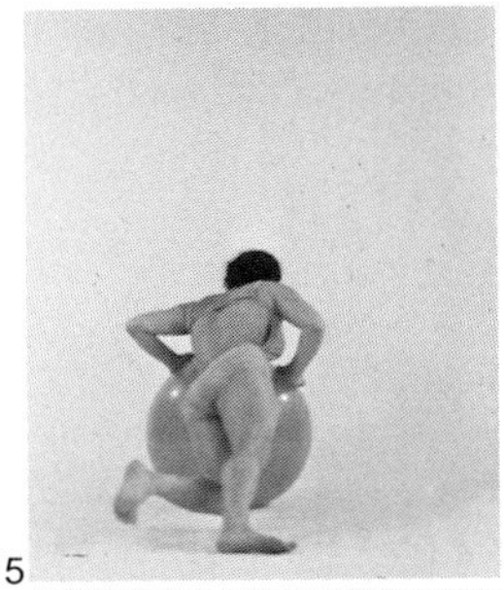
515
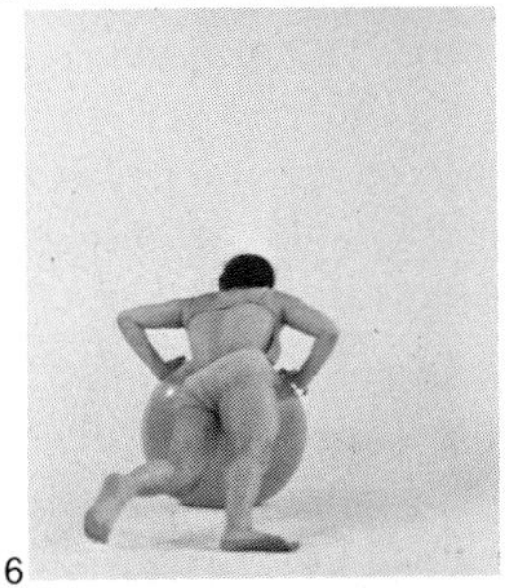
516
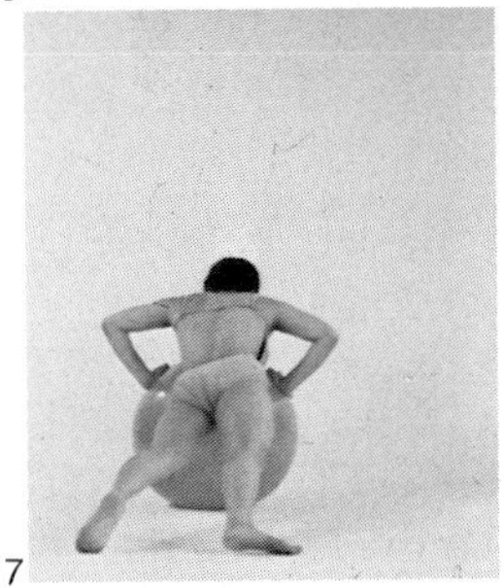
517
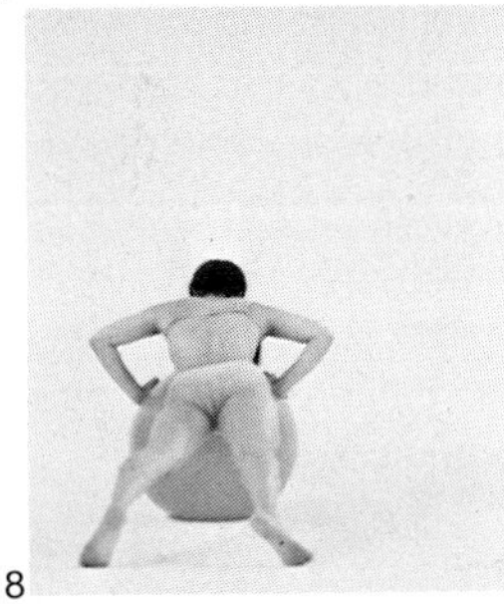
518
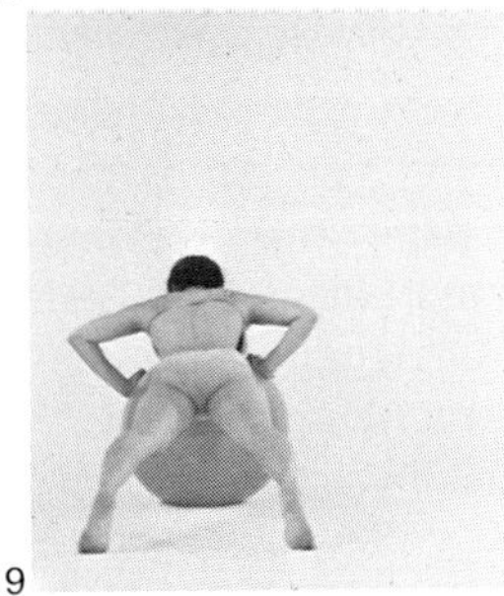
519

Abb. 505. Rückenlage auf dem Ball
Abb. 513. Der reaktive Schritt nach hinten

Abb. 519. Bauchlage auf dem Ball nach 360°-Drehung des Körpers auf dem Ball

Beobachter, der auf der Fußseite bzw. kaudal vom Patienten steht.

III.1.3.
Funktionsanalyse des Bewegungsablaufes der Ballübung „Das Karussell“ (Abb. 490–519)

a) ACTIO – REACTIO

1. ACTIO *in Form der Primärbewegung (PB)*
– REACTIO *in Form der aktivierten passiven Widerlagerung (APW)*
– REACTIO *in Form einer Veränderung der Unterstützungsfläche (USF)*

Bei der Ballübung „Das Karussell“ liegen die kritischen DP der PB im „Tentakel“. Für den kaudal vom Patienten stehenden Beobachter drehen sich die in Nullstellung stabilisierten KA Brustkorb/Kopf, Brustkorb/Becken auf dem rollenden Ball positiv um die KLA.

– Bei der Ballübung „Das Karussell“ liegen die kritischen DP der APW in der „Brücke“. Die Kontaktstelle *Körper/Ball* verschiebt sich von ventral/nach lateral RE/ nach dorsal/nach lateral LK/nach ventral usw. Der DP Ball rollt immer geradlinig und in derselben Richtung. In bezug auf die ASTE rollt er nach LK. Für den kaudal vom Patienten stehenden Beobachter dreht sich der Ball negativ um seinen rechtwinklig zur Rollrichtung stehenden/horizontalen Φ.
– Bei der Ballübung „Das Karussell“ verlagert sich die USF und mit ihr die KLA ständig nach LK.

Hinweis: Während des Bewegungsablaufes, der eigentlich kein Ende hat, können wir die Drehungen um die KLA zählen. Eine Drehung von der Bauchlage in die Bauchlage entspricht einer Umdrehung von 360°. Wir unterscheiden weiterhin vier Phasen von je 90° Umdrehung. (1) Bauchlage (BL) nach Seitenlage (SL) RE, (2) Seitenlage (SL) RE nach Rückenlage (RL), (3) Rückenlage (RL) nach Seitenlage (SL) LK, (4) Seitenlage (SL) LK nach Bauchlage (BL). Für diese vier Phasen werden wir die Richtungsänderungen der kritischen DP und Veränderungen der USF analysieren.

Phase (1) = Von BL in SL RE

DP LK Schultergelenk bewegt sich in bezug auf den Ball nach oben/in bezug auf den Körper nach dorsal, in der Transversalebene des Schultergelenkes.
DP RE Hand geht in bezug auf den Körper nach ventral/medial.
Die auslösende Aktivität geht von der LK Hand aus, die durch Abdruck von der Balloberfläche die mittlere Frontalebene in die Vertikale bringt. Die Bewegung des RE Armes wirkt als WB und unterstützt diese Drehung.

– Als Reaktion verschiebt sich die Kontaktstelle *Körper/Ball* unter die RE laterale Seite der KA Becken/Brustkorb.
Durch die Drehung der mittleren Frontalebene in die Vertikale hat sich die ABD des LK Hüftgelenkes in eine FLEX, die des RE in eine EXT verwandelt. DP LK Hüftgelenk bewegt sich dann mit dem für den Beobachter nach LK rollenden Ball extensorisch.
Das LK Bein wird zum Standbein.

DP RE Fuß/RE Knie gehen ebenfalls nach LK. Die Bewegung des RE Beines in die Richtung der APW vollzieht sich darum flexorisch im RE Hüftgelenk. Das RE Bein wird zum Spielbein.

– Die USF hat sich weiter in die Rollrichtung des Balles verlagert und auf die kleinste Ebene verkleinert, die die Kontaktstellen der LK Fußsohle und des Balles mit dem Boden umschließt. Dabei hat sich das RE Spielbein unter das LK Standbein in die mittlere Frontalebene begeben.

Phase (2) = Von SL RE nach RL

DP LK Handfläche verliert den Ballkontakt. DP LK Hand geht räumlich zuerst nach oben, dann wenig nach unten. In bezug auf den Körper bewegt sie sich nach dorsal/lateral. Die mediale Seite des RE Oberarmes hat kurze Zeit Ballkontakt.

DP RE Hand geht räumlich nach oben, in bezug auf den Körper nach ventral/zuerst medial, dann lateral.
Die auslösende Aktivität der PB liegt beim KA Arme, der sich in der Transversalebene der Schultergelenke bewegt und die mittlere Frontalebene im Sinne einer weiterlaufenden Bewegung wieder annähernd in die Horizontale bringt.

– Reaktiv verschiebt sich die Kontaktstelle *Körper/Ball* auf die dorsale Seite der KA Becken/Brustkorb.

Das RE Spielbein macht einen reaktiven Schritt nach ventral/vorne, bevor das RE/LK Hüftgelenk durch die Drehung der mittleren Frontalebene in die Horizontale wieder symmetrisch in ABD kommen. Der KA Beine befindet sich in leichter Stützfunktion, nahe der Parkierfunktion, RE/LK Kniegelenk in EXT. Den Bodenkontakt bilden die dorsale Seite der RE/LK Ferse.

– Die USF hat sich weiterhin in die Rollrichtung des Balles verlagert und ist wieder größer geworden. Es ist die kleinste Fläche, die die Kontaktstellen *RE/LK Ferse/Boden und Ball/Boden* umschließt.

Phase (3) = Von RL nach SL LK

DP RE Hand bewegt sich in der Transversalebene des RE Schultergenlenkes nach ventral/medial und erreicht, über den Bauch kreuzend, die Balloberfläche etwa in Taillenhöhe.
DP LK Hand geht nach kranial/medial/dorsal und erreicht die mittlere Frontalebene. Die Längsachse des Armes steht annähernd parallel zur Verlängerung der KLA.

– Reaktiv verschiebt sich die Kontaktstelle *Körper/Ball* auf die LK/laterale Seite der KA Becken/Brustkorb.
Der Ball transportiert beide Hüftgelenke aus der Richtung der PB. Dabei verändert die Drehung der mittleren Frontalebene in die Vertikale die abduktorische Stellung der Hüftgelenke. Das RE kommt in FLEX/das LK in EXT. Die Weiterbewegung des RE Standbeinhüftgelenkes ist flexorisch, während die Fußsohle bei inversorischer Fußgelenksstellung den Bodenkontakt hält. Das LK Spielbein bewegt sich im Sinne eines APW extensorisch im Hüftgelenk bis in die mittlere Frontalebene.

– Die USF verlagert sich in der Richtung der Ballrollung und ist kleiner geworden. Sie umschließt die kleinste Fläche, die von den Kontaktstellen *RE Fußsohle/Boden* und *Ball/Boden* gebildet wird.

Phase (4) = Von SL LK nach BL

DP LK Hand geht nach ventral/kaudal/lateral, bis die Handfläche in Schulterhöhe wieder Ballkontakt gefunden hat.
DP RE Schultergelenk bewegt sich nach ventral/unten.
Die auslösende Aktivität der PB geht hauptsächlich vom KA Arme aus. Der LK Arm wirkt im Sinne der WB drehend auf die mittlere Frontalebene.

– Reaktiv verschiebt sich die Kontaktstelle *Körper/Ball* auf die ventrale Seite der KA Becken/Brustkorb.
Das LK Spielbein macht einen reaktiven Schritt nach dorsal/hinten, bevor das RE/LK Hüftgelenk durch die Drehung der mittleren Frontalebene in die Horizontale wieder in symmetrische ABD kommt. Der KA Beine befindet sich in leichter Stütz- fast Parkierfunktion. Das RE/LK Kniegelenk ist in EXT. Der RE/LK Vorfuß stellt den Bodenkontakt her.

– Die USF hat sich weiterhin in Richtung der Ballrollung verlagert und ist wieder größer geworden. Es ist die kleinste Fläche, die die Kontaktstellen *RE/LK Vorfuß/Boden* und *Ball/Boden* umschließt.

2. ACTIO *in Form von beschleunigenden Gewichten*
– REACTIO *in Form von bremsenden Gewichten*

Die Trennebene der beschleunigenden und bremsenden Gewichte steht rechtwinklig auf dem Rollweg des Balles am Boden und geht durch den vertikalen Großkreis, der den Ball in eine RE/LK Hemisphäre trennt.

Die beschleunigenden Gewichte des Körpers liegen bei Bauchlage LK, bei Rückenlage RE von der vertikal stehenden Symmetrieebene. Bei Seitenlage auf RE liegen sie dorsal, bei Seitenlage auf LK ventral von der vertikal stehenden mittleren Frontalebene.

– Die bremsenden Gewichte des Körpers liegen bei Bauchlage RE, bei Rückenlage LK von der vertikal stehenden Symmetrieebene. Bei Seitenlage auf RE liegen sie ventral, bei Seitenlage auf LK dorsal von der vertikal stehenden mittleren Frontalebene.

b) CONDITIO – LIMITATIO

1. CONDITIO *der gleichbleibenden Abstände* – LIMITATIO *durch aktive Widerlagerung (AW) und Stabilisation*

In der Ballübung „Das Karussell" gibt es folgenden gleichbleibenden Abstand:

Abstand DP Trochanterenpunkt RE/DP Malleolus lateralis RE, DP Trochanterenpunkt LK/DP Malleolus lateralis LK bleibt in der Standbeinfunktion/beinahe Parkierfunktion des RE/LK Beines gleich groß.
– Dieser Abstand verändert sich nicht, wenn das RE/LK Kniegelenk während der BL/RL des Patienten auf dem Ball in Nullstellung stabilisiert bleibt – wenn während der Drehung aus BL/RL in die Seitenlage das Kniegelenk des werdenden Standbeines in der Nullstellung stabilisiert bleibt – wenn vor der Drehung aus SL in BL/RL das nach ventral/vorne oder dorsal/hinten ausgreifende Spielbein, vor der Kontaktnahme mit dem Boden, sein Kniegelenk wieder in die Nullstellung gebracht hat.

2. CONDITIO *der „Räumlichen Fixpunkte"* – LIMITATIO *durch Verhindern von PB/APW/Veränderungen der USF*

Da „Das Karussell" eine Standort-verändernde Ballübung ist, gibt es nur relative „Räumliche Fixpunkte".

Die KA Becken/Brustkorb/Kopf bleiben in der KLA eingeordnet.

– Der relative „Räumliche Fixpunkt" – Einordnung der KA Becken/Brustkorb/Kopf in der KLA – gelingt, wenn die BWS in ihrer Nullstellung stabilisiert bleibt – wenn potentielle Translationen des KA Kopf nach ventral/dorsal/lateral und Rotationen aktiv widerlagert werden. Nur anpassende flexorische/extensorische Bewegungen in den oberen Kopfgelenken halten die Blickrichtung senkrecht zur KLA – wenn die rotatorische Stabilisation zwischen den KA Brustkorb/Becken die gleichzeitige Drehung der mittleren Frontalebenen beider KA aus der Horizontalen in die Vertikale und umgekehrt garantiert. Der frontotransversale Thorax Φ und die Verbindungslinie der RE/LK Spina bleiben dann immer parallel. Die FLEX/EXT Achsen und die Knie- und Fußgelenke können sich in BL/RL/SL immer wieder parallel zu diesen Linien einstellen.

Die Neigung der KLA nach kaudal/unten entspricht der Neigung der Längsachsen der Beine.
– Der relative „Räumliche Fixpunkt" – gleiche Neigung der KLA und der Beinlängsachsen – gelingt nur dank der Stabilisation der KLA und der Kniegelenke in annähernder Nullstellung und der EXT des Kniegelenkes des jeweiligen Spielbeines vor der Kontaktnahme mit dem Boden.

Die Rollbewegung des Balles am Boden ist geradlinig.
– Der relative „Räumliche Fixpunkt" – geradlinige Rollbewegung des Balles am Boden – gelingt, wenn die folgenden Relationen eingehalten werden: Der geradlinige Rollweg des Balles am Boden entspricht dem Körperumfang an der Kontaktstelle *Körper/Ball.* An ihr dreht der Körper um seine Längsachse auf dem Ball. Diese Wegstrecke muß mit zwei Schritten zurückgelegt werden, die während der Drehung um 360° stattfinden. Dabei geht der eine Schritt nach vorne, der andere nach hinten.
Da sich die Beine des Patienten in BL/RL auf dem Ball in einer Grätschstellung befinden, muß der Abstand des RE/LK Vorfußes-/der RE/LK Ferse an der Kontaktstelle

Körper/Boden dem halben, eben erwähnten Körperumfang entsprechen. Die jeweilige Schrittlänge zwischen Vorfußablösung/Fersenkontakt, bzw. Fersenablösung/Vorfußkontakt vom/mit dem Boden, entspricht dann dem ganzen Körperumfang an der Kontaktstelle *Körper/Ball.* Der Spielfuß braucht eine halbe Schrittlänge, um den Standfuß zu erreichen. Die andere halbe Schrittlänge braucht er, um wieder den gewünschten Abstand des RE/LK Vorfußes oder der RE/LK Ferse in der Grätschstellung zu erreichen.

Die Bewegungen der Arme sollen in der Transversalebene des RE/LK Schultergelenkes stattfinden oder diese immer wieder erreichen.
– Der relative „Räumliche Fixpunkt" – die Arme sollen sich in der Transversalebene des RE/LK Schultergelenkes bewegen – wird verlangt, weil die PB von den Armen ausgeht und die Drehung der mittleren Frontalebene der KA Becken/Brustkorb/Kopf im Sinne der weiterlaufenden Bewegung einleitet. Damit das Beschleunigungspotential des Armgewichtes ökonomisch eingesetzt werden kann, muß es in der rechtwinklig auf der Drehachse stehenden Transversalebene der Schultergelenke verlagert werden.

3. CONDITIO *des Bewegungstempos*
– LIMITATIO *durch Bestimmung des Idealtempos*

Das Bewegungstempo soll so gewählt werden, daß keine unkontrollierten Beschleunigungen den Bewegungsablauf stören.
– Das Idealtempo erfordert also Kontrolle über den Bewegungsablauf während der Standbein/Spielbeinphase, die die kleinste USF aufweist und die größte Labilität, besonders wenn die Kontaktstelle Standfuß/Boden in der mittleren Frontalebene liegt. Es wird nötig sein, die Ballrollung durch den Hand- und Oberarmkontakt mit dem Ball vorerst zu steuern und das Bewegungstempo erst dann zu steigern, wenn diese Steuerung allmählich überflüssig geworden ist.

III.2.
Instruktionsrezept der Ballübung „Das Karussell" in „Patientensprache"

III.2.1.
Verbal/perzeptiv didaktisches Rezept

Position und Aktivierung der ASTE

„Leg' Dich bäuchlings über den Ball. Mit den Handflächen spürst und hältst Du den Ball. Mach die Beine lang und stell Dich auf die Fußspitzen. Sie sollen etwa schulterbreit am Boden auseinanderstehen und so, daß die Fersen genau über den Fußspitzen stehen. Jetzt machst Du Deinen ganzen Körper lang und gerade, ohne Anstrengung. Du spürst nur wenig Belastung an den Füßen, aber trotzdem stehst Du sicher und hast nicht das Gefühl demnächst kopfüber zu kippen. Jetzt setzt Du die Handflächen unter die Schultern. Mach' den Bauch locker, bis die Atmung von selbst und angenehm funktioniert."

III.2.2.
Manipulativ/perzeptiv didaktisches Rezept

Die Kontaktstelle *Körper/Ball* und damit auch der Körperumfang, der über die Schrittlänge entscheidet, muß für jeden Patienten individuell bestimmt werden. Der Therapeut beachtet die folgenden Punkte: Der Aktivitätszustand des KA Beine ist an der Grenze von Parkierfunktion und Stützfunktion. Je größer der Ball um so größer die Neigung der KLA und um so mehr muß die Kontaktstelle *Körper/Ball* nach kaudal rücken, damit die Beine keine zu deutliche Stützfunktion erhalten. Die Hüftgelenke aber sollen frei vom Ball sein, sonst werden die reaktiven Schritte nach ventral/dorsal behindert.

Bewegungsablauf: ACTIO – REACTIO/CONDITIO – LIMITATIO

„‚Das Karusell' bist Du. Schön lang und gerade liegst Du auf dem Ball. Genauso wirst Du Dich auf dem rollenden Ball drehen. Da Du den Ball nicht verlieren darfst, laufen die Beine ihm nach. Wenn genug Platz vorhanden wäre, könntest Du so unendlich weit davonrollen. – Und so wird es gemacht: Drück' Dich mit der linken Hand vom Ball ab, bis Du auf Deiner rechten Seite liegst. Der Ball rollt weiter, er rollt dem Bauch davon. Das rechte Bein schlüpft unter das linke. Dieses steht mit der ganzen Fußsohle sicher am Boden. Laß das rechte Bein seinen Schritt nach vorne machen. Keinen großen, aber das Bein muß dabei lang bleiben und nur mit der Ferse am Boden stehen. Du liegst auf dem Rücken. Am Körper hat sich nichts verdreht. Die Arme bilden vor der Brust einen Halbkreis, nur für eine kurze Weile. Dann kreuzt die rechte Hand in weitem Bogen über die Brust. Sie erreicht den Ball, wenn Du auf der linken Seite liegst. Der linke Arm macht Platz. Er geht nach hinten und stellt sich neben den Kopf. Der Ball rollt weiter. Jetzt geht ihm das linke Bein nach, steht kurz unter dem rechten, dessen Fußsohle solid am Boden klebt. Dann gerät der Schritt nach hinten mit dem linken Bein sicher gut. Du weißt, das Bein muß lang sein, wenn es mit der Fußspitze am Boden steht. Du hast Dich auf den Bauch gedreht, der Körper hat sich dabei gar nicht verdreht, und jetzt liegst Du wieder auf dem Bauch und kannst weiter drehen oder die Richtung wechseln. Das würde ich Dir raten, dann brauchst Du nicht soviel Platz und kannst besser darauf achten, ob Du immer wieder an denselben Ort und in dieselbe Lage zurückkehrst."

Während des Bewegungsablaufes hat der Therapeut auf die geradlinige, reaktive Ballrollung zu achten und wird zum Beispiel die Schrittlänge manipulierend richtig einstellen. Insbesondere muß die Kniegelenksextension am Ende der Spielbeinphase häufig erwähnt werden. Aber auch die reaktiven Rollbewegungen des Balles können manipulierend gesteuert werden. Es ist oft von Nutzen, wenn der Patient die einzelnen Phasen hin und her übt. Also von Bauchlage in die Seitenlage. Abwechselnd RE und LK. Das Analoge aus der Rückenlage. Dann aus Seitenlage abwechselnd in Rückenlage und Bauchlage. Auch von den Armen her kann der Therapeut die PB manipulieren. Dabei ist es wichtig, daß man die Bewegungskomponenten für die weiterlaufende Bewegung, die die Drehung der mittleren Frontalebene fördert, von einer Manipulation der beschleunigenden Gewichte unterscheidet.

III.3.
Anpassungen der Ballübung „Das Karussell" an Konstitution und Kondition des Patienten (Abb. 520–527)
III.3.1.
Konstitutionelle Anpassung der Ballübung „Das Karussell"

Die Rolle der Längen/Breiten/Tiefen/Gewichte

1. Lange und schwere Beine erhöhen den Anspruch an Stabilisation für die KLA. Wenn diese unstabil ist, sollte man einen größeren Ball wählen.

2. + + Breiten und/oder – – Tiefen erschweren das Drehen des Körpers um seine Längsachse auf dem reaktiv rollenden Ball. Bei + + Beckenbreite verschiebe man den Körper/Ball-Kontakt etwas nach kranial, bei + + frontotransversalem Thorax ϕ nach kaudal. Man kann die Drehhemmung auch durch vermehrte Abdruck- und Bremsaktivität der Arme am Ball erleichtern.

III.3.2.
Konditionelle Anpassung der Ballübung „Das Karussell"

Die Gründe häufig auftretender „Fehler"
(s. Ausklapptafel)

1. Durch Steigerung eines allerdings beherrschten Tempos und durch freie Armführung ohne Ballkontakt, bietet die Ballübung „Das Karussell" ein Kraft- und Geschicklichkeitstraining.

3. Muskulären Schwächen und Reaktionsträgheit kann man mit folgender Anpassung begegnen. Man wählt einen relativ kleinen Ball, unterstützt den Körper etwa in Nabelhöhe und stützt die Hände auf den Boden. Dadurch wird die Gleichgewichtslage weniger labil. So übt man den Wechsel aus BL in SL so lange, bis man auf den Bodenkontakt der Hände verzichten kann. Für den Wechsel aus RL in SL gibt der Therapeut dem Patienten an den Händen einen fixen Halt. Zum Beispiel mit Hilfe eines Stabes, der in der Verlängerung der KLA vom Therapeuten und vom Patienten gehalten wird.

4. Bewegungseinschränkungen in den Hüftgelenken sind es vornehmlich, die die Ballübung „Das Karussell" behindern. Auch in diesem Fall soll man vorerst in einzelnen Phasen üben. Man muß sogar auf die geradlinige Ballrollung unter Umständen verzichten und so kleine Schritte machen lassen, daß der Ball eine Kreisperipherie beschreibt, deren Mittelpunkt in der kaudalen Verlängerung der KLA liegt. Zur Verbesserung der Beweglichkeit der Hüftgelenke ist die reaktive automatische Schrittauslösung therapeutisch das Wichtigste.
Hypermobilität in der Wirbelsäule kann sehr gut mit dieser Ballübung behandelt werden. Dabei kann man der reaktiven Ballrollung einen bremsenden Widerstand geben, damit der Patient gezwungen wird, seinen Körper um die KLA und auf dem Ball en bloc zu drehen.

4.6. „Die Brunnenfigur"
(Abb. 528 – 559)

DISPOSITION

I.
Name der Ballübung

„Die Brunnenfigur" ist ein Phantasiename. Er bezieht sich auf die Stellung des Patienten auf dem Ball. Sie ist so dekorativ, daß man an die Skulptur eines Mädchens am Ziehbrunnen erinnert werden kann.

II.
● **Lernziel**

Die Extension des Hüftgelenkes bis an die Arretierung durch das iliofemorale Band hubarm, reaktiv und gangtypisch ausführen können.

III.
▶ **Lernweg**

III.1.
Funktionsanalyse der Ballübung „Die Brunnenfigur" in „Therapeutensprache"

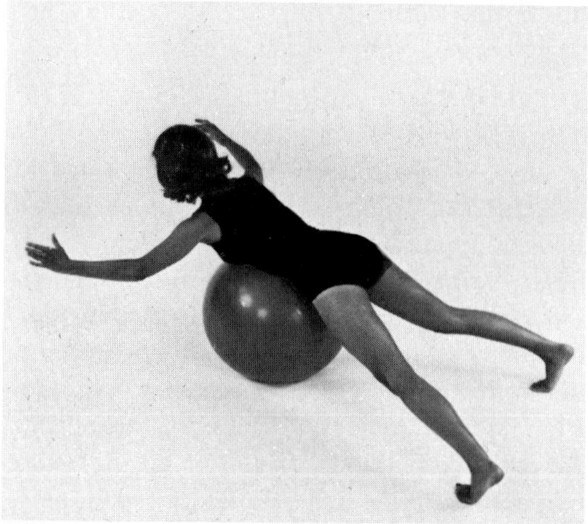

520

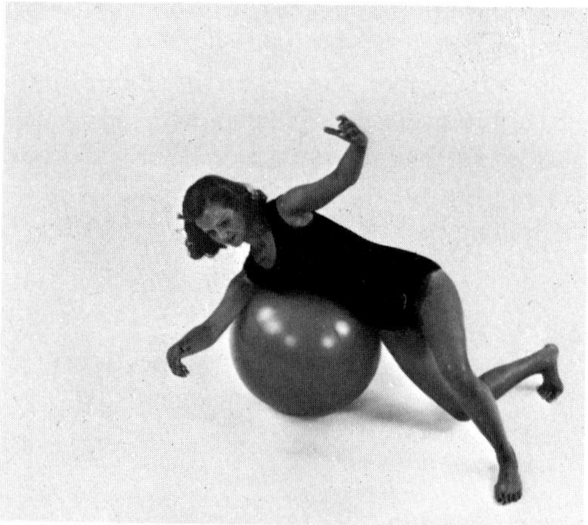

521

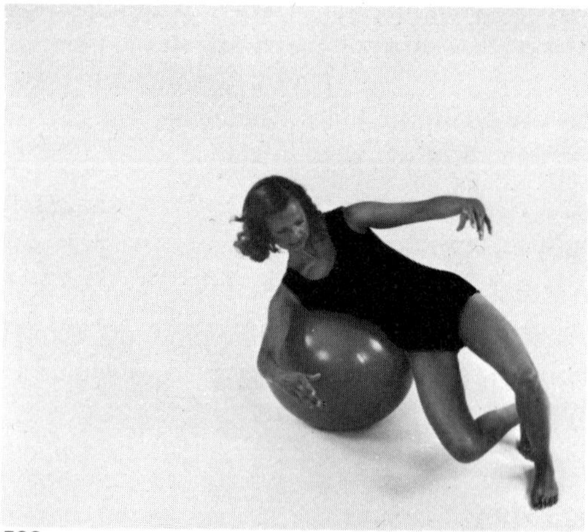

522

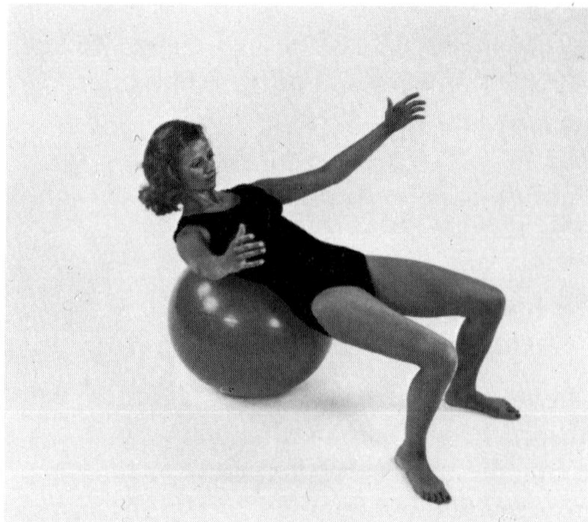

523

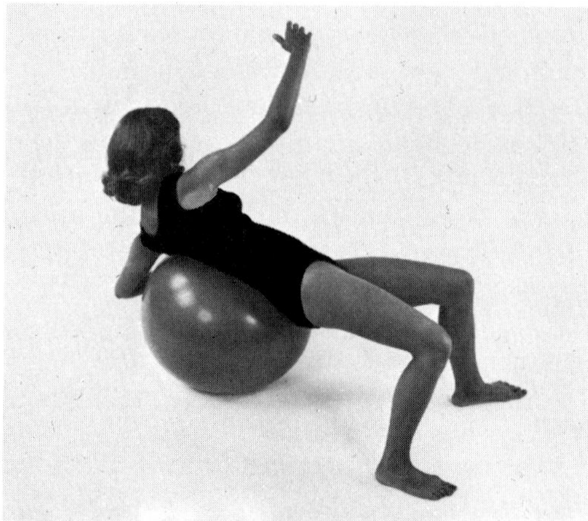

524

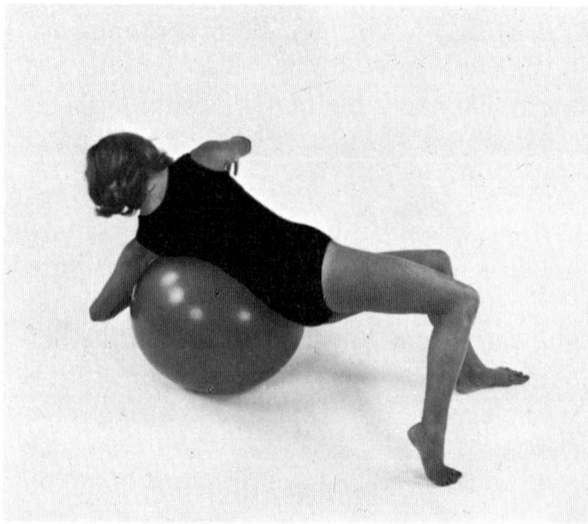

525

Abb. 520–527. Variante des Karusells mit frei getragenen Armen/in der RL auf dem Ball sind die Kniegelenke in FLEX zur Stabilisierung der Gleichgewichtslage/die Schritte sind relativ groß/der Rollweg des Balles beschreibt einen großen Kreis.

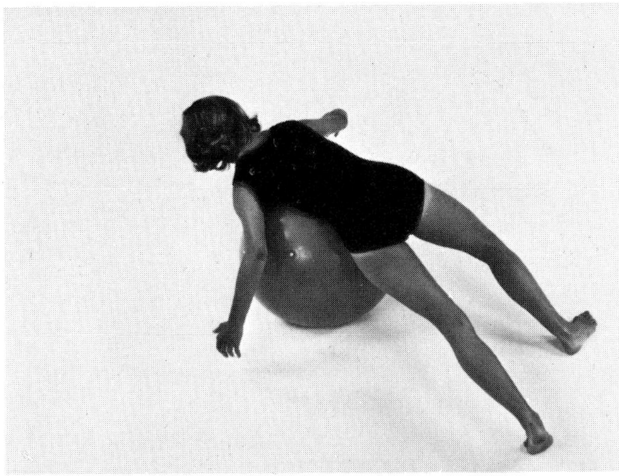

526

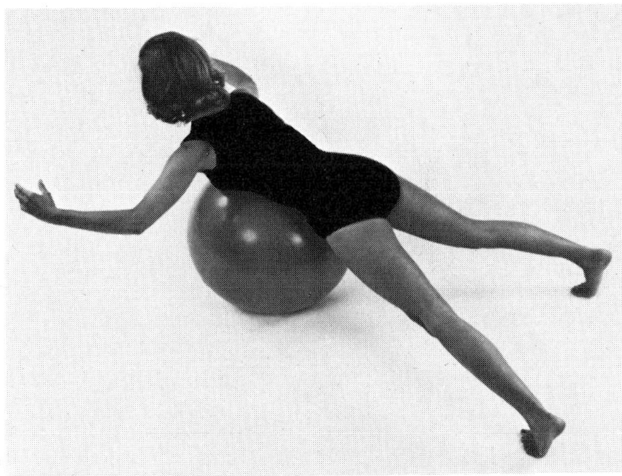

527

III.1.1.
Konzeption der Ballübung „Die Brunnenfigur“

„Die Brunnenfigur“ ist eine *Standort-konstante* Ballübung.
Eine gangtypische EXT des Hüftgelenkes des Standbeines, bis an die Arretierung durch das iliofemorale Band, verlangt eine annähernd vertikal stehende KLA und eine EXT des Standhüftgelenkes von beiden Hebelarmen aus, bei erhaltenem Vorfußkontakt am Boden. Hubarmut erreichen wir, wenn wir den Patienten aufrecht auf den Ball setzen, damit der Hauptteil des Körpergewichtes auf dem Ball lastet. Die EXT erfolgt reaktiv, wenn die Primärbewegung vom „Tentakel“ ausgeht. Der Patient muß in der ASTE aufrecht auf dem Ball sitzen, mit weit gegrätschten Beinen. Die Hauptbewegungskomponente des „Tentakels“ ist eine Rotation um die KLA, die sich weiterlaufend auf die Füße überträgt, die gegen den Boden drehen. Die Arme werden in der Transversalebene der Schultergelenke rechtwinklig zur KLA bewegt und verursachen als unwuchtige Gewichte an der Rotationsachse der WS die reaktiven Rollbewegungen des Balles am Boden, die das eine Hüftgelenk in die Totalextension bringen.

III.1.2.

Funktionsanalyse der ASTE der Ballübung „Die Brunnenfigur“

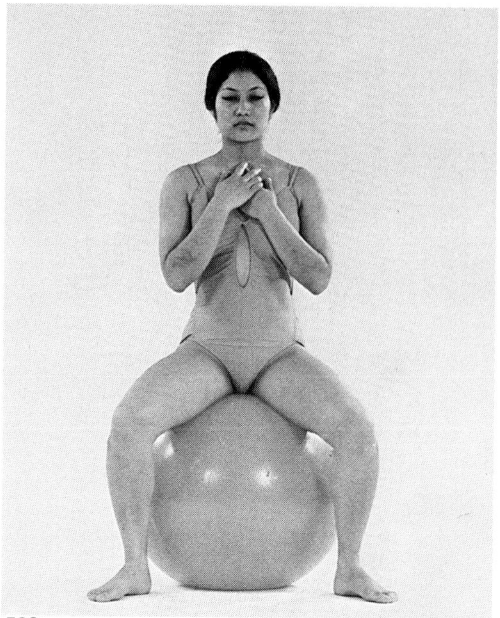
528

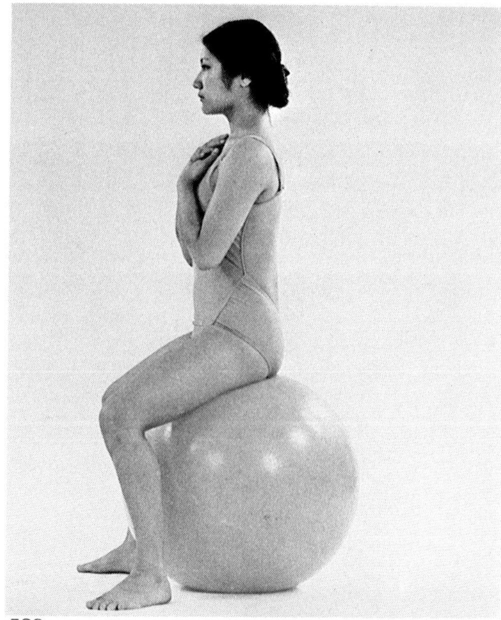
530

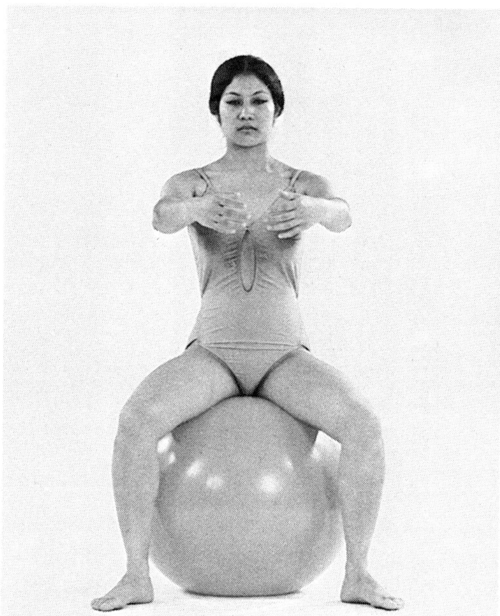
529

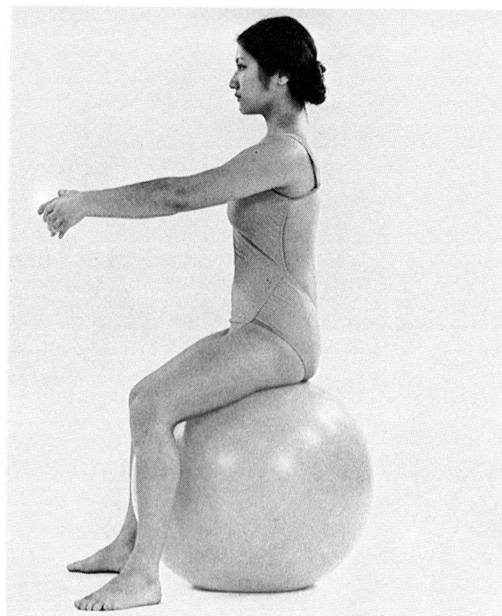
531

Abb. 528. ASTE von vorne

Abb. 529. Nach der reaktiven Rückrollung des Balles/Phase (1)

Abb. 530. ASTE von der Seite

Abb. 531. Nach der reaktiven Rückrollung des Balles/Phase (1)

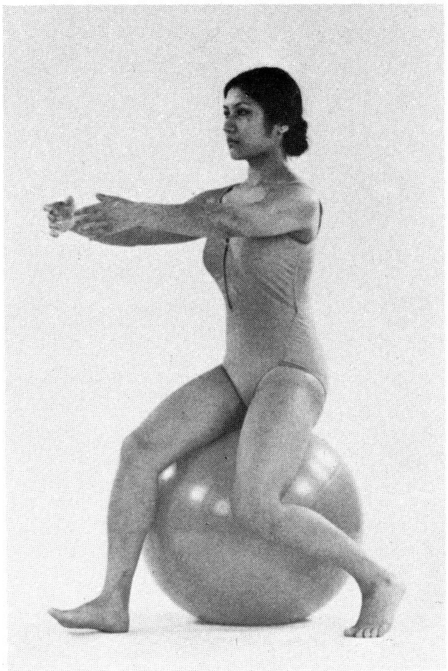

532

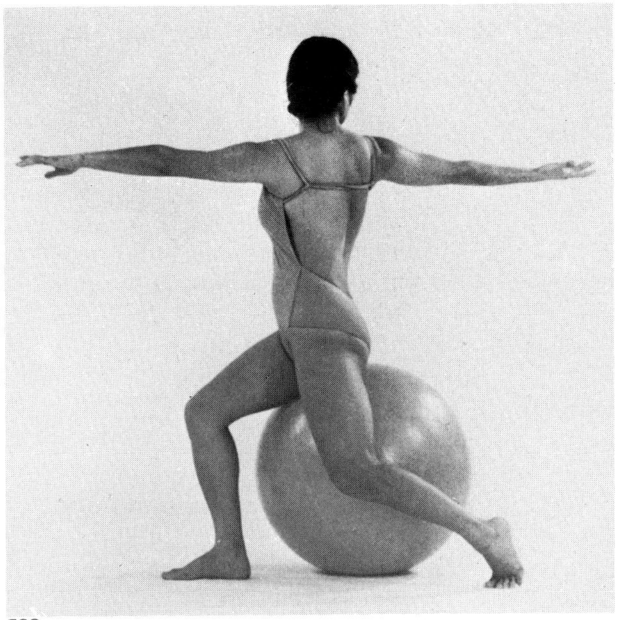

533

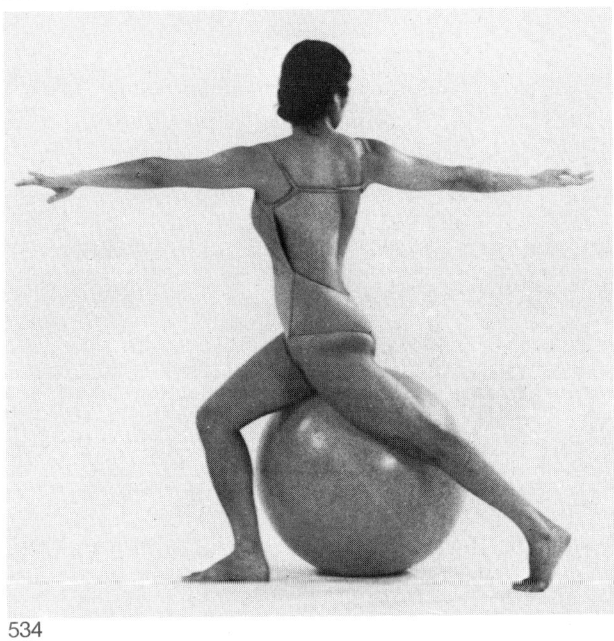

534

Abb. 532. Phase (2)/der Ball rollt reaktiv zum LK Bein

Abb. 533. Phase (3)/der Ball rollt zum RE Bein

Abb. 534. ESTE/das LK Hüftgelenk ist in Totalextension

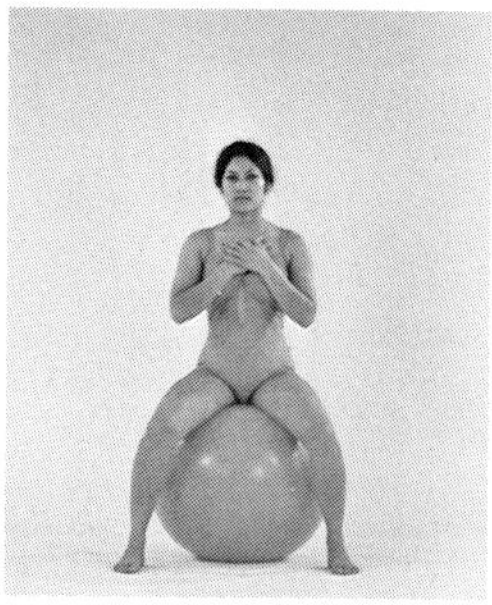
535

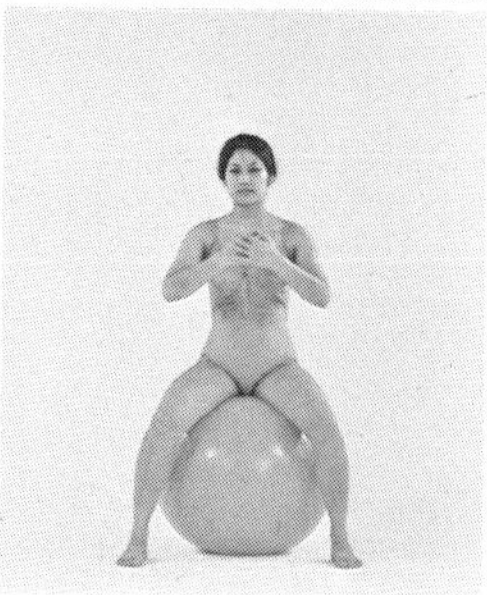
536

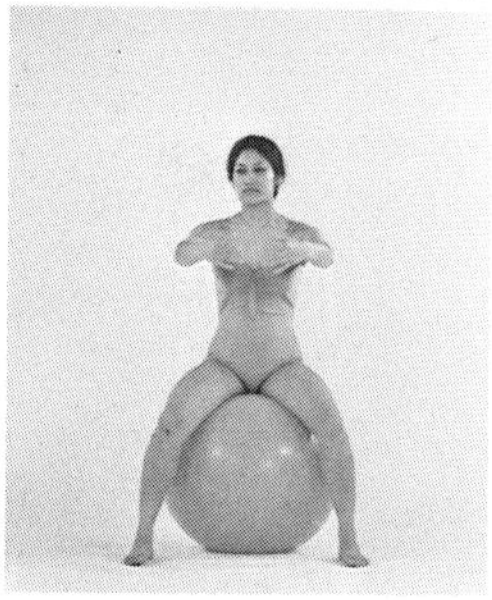
537

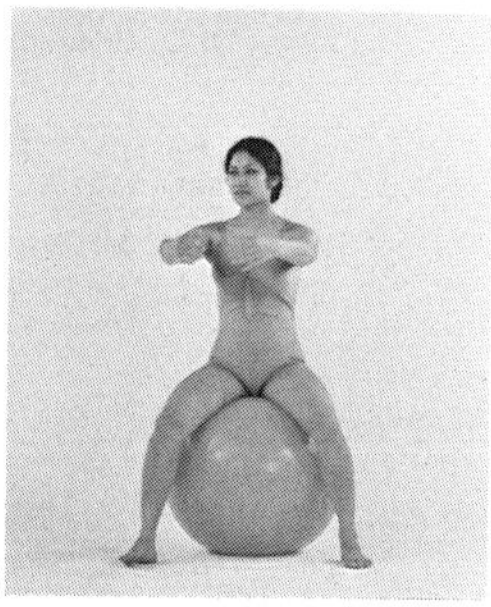
538

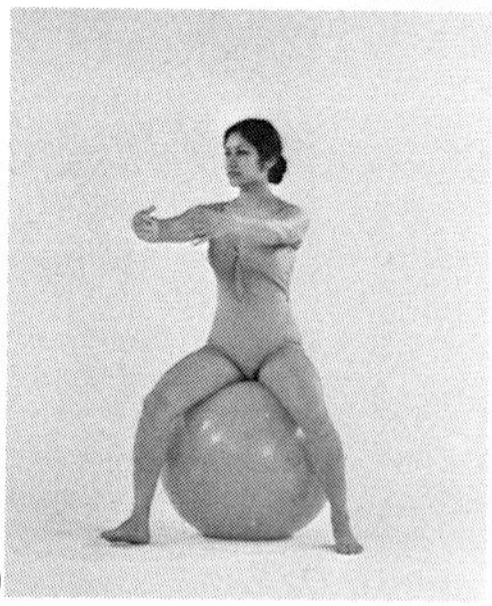
539

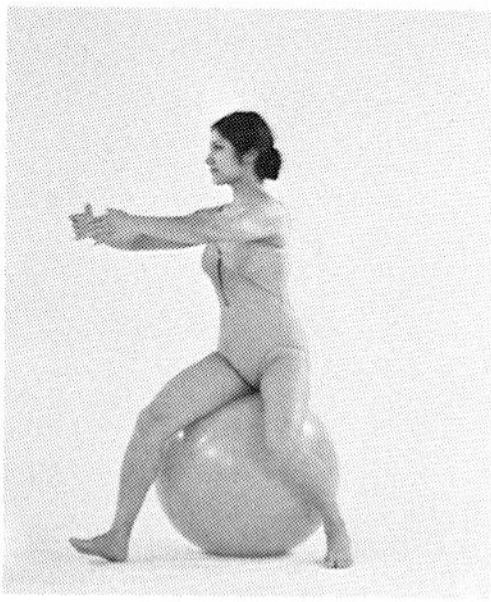
540

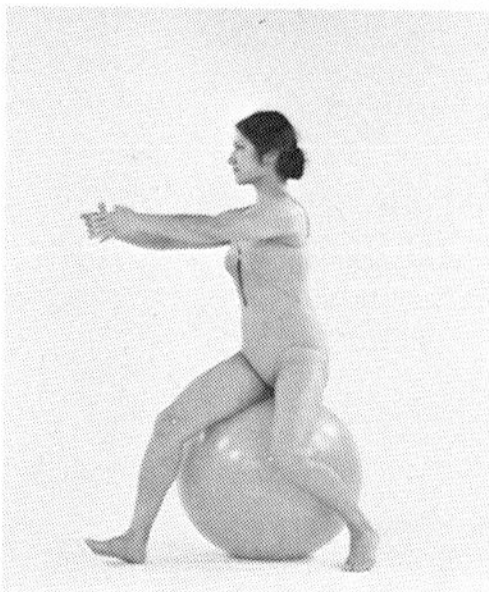
541

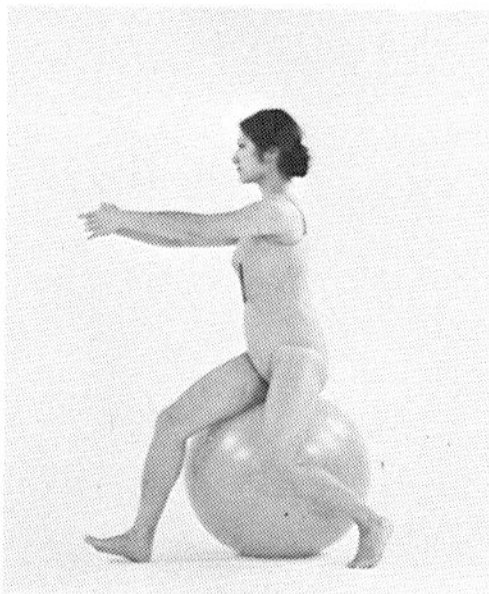
542

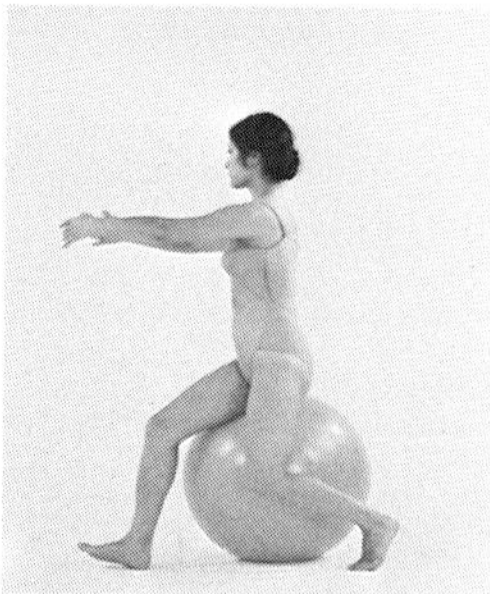
543

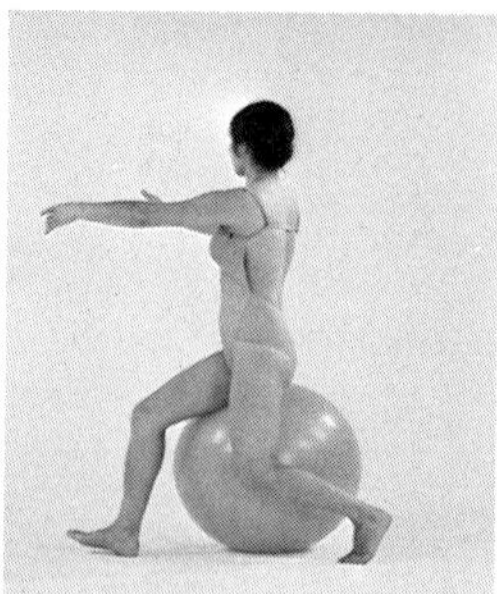
544

Abb. 535 – 554. Bildfolge des Bewegungsablaufes der Ballübung „Die Brunnenfigur“

Abb. 535. ASTE

Abb. 541. Ende Phase (2)

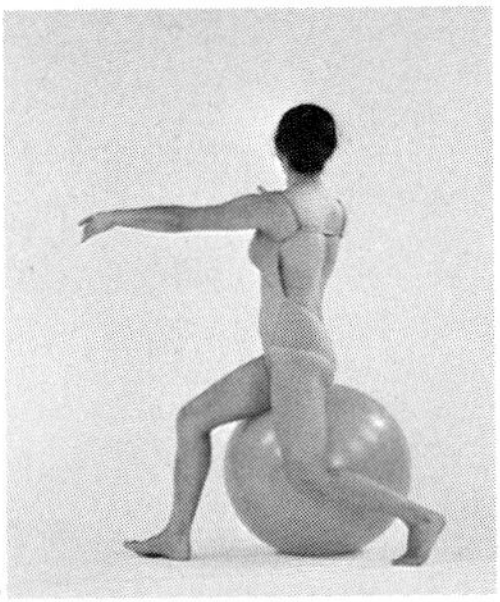
545

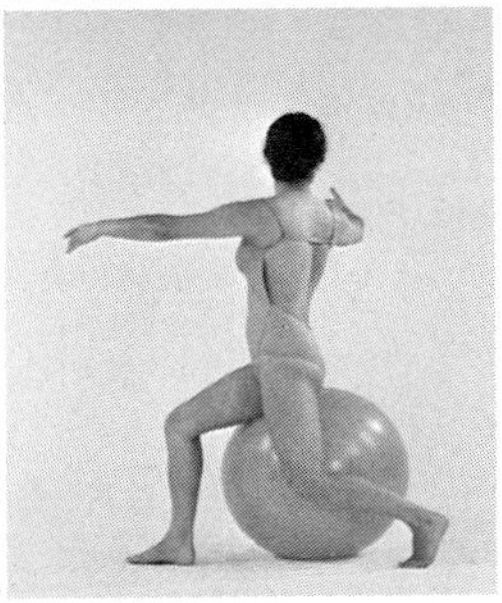
546

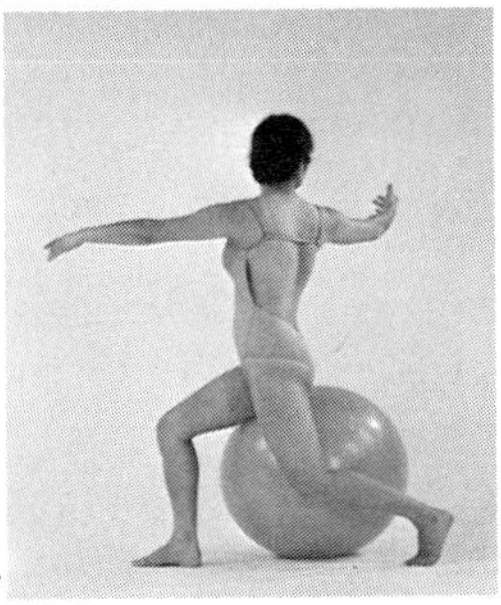
547

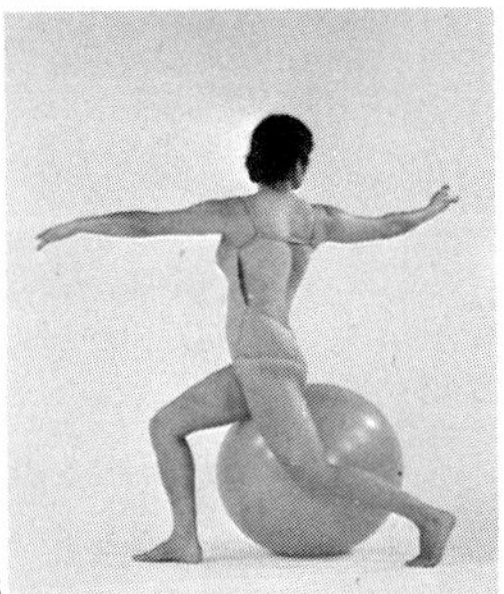
548

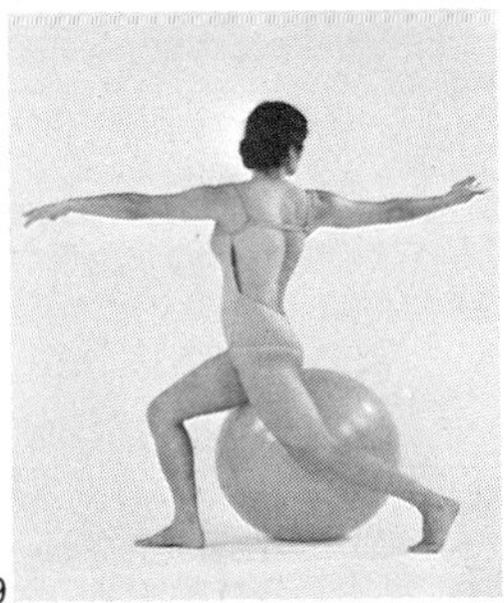
549

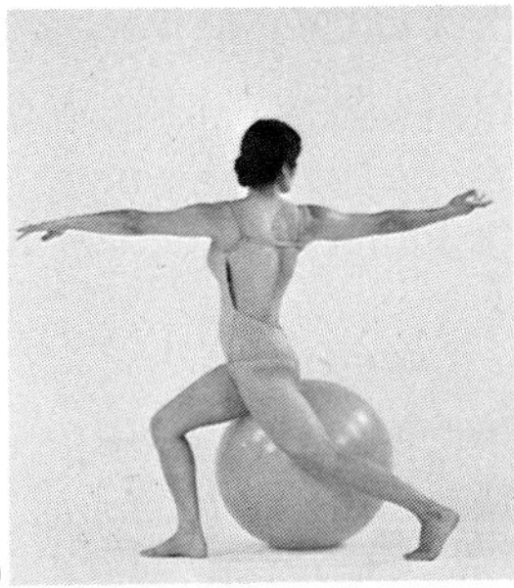
550

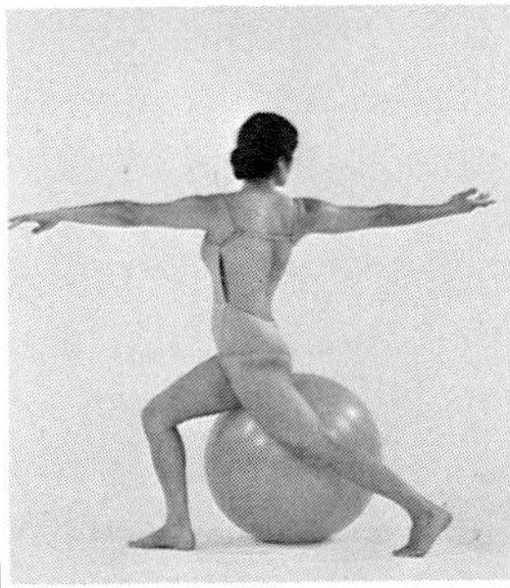
551

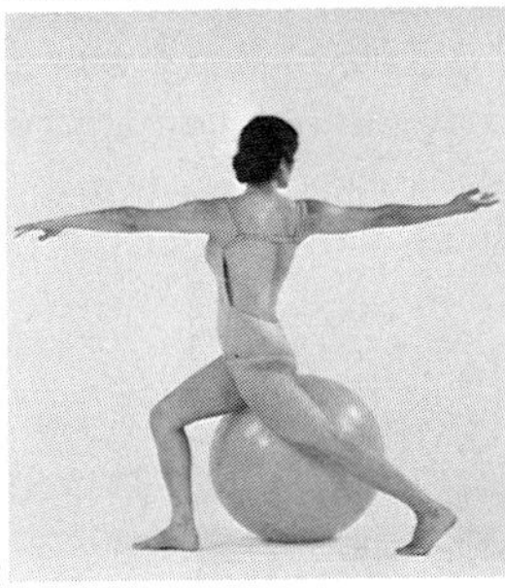
552

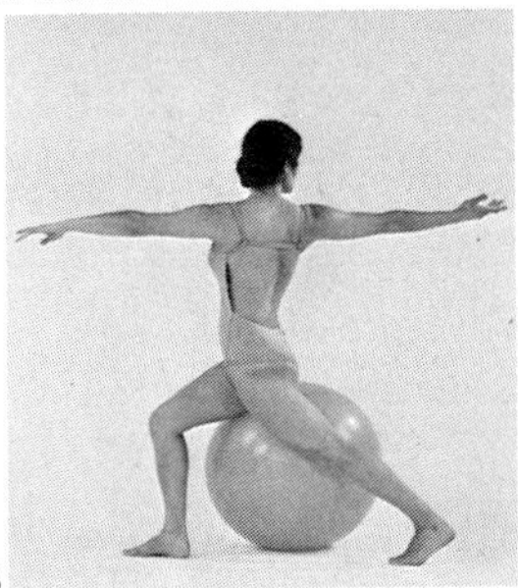
553

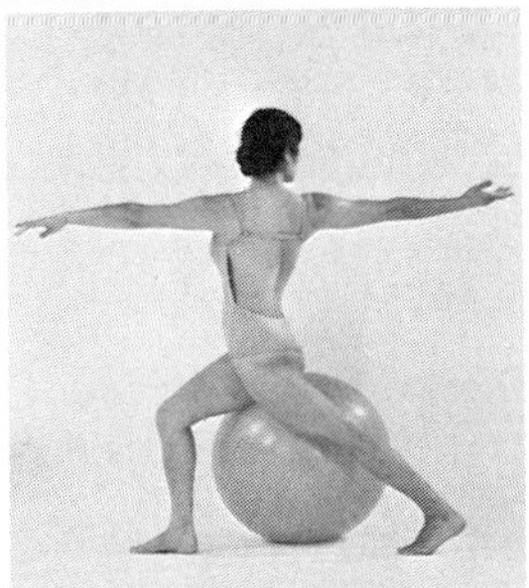
554

Abb. 549. Phase (3)

Abb. 554. Das LK Knie ist in EXT gekommen und die LK Ferse hat sich dem Boden genähert, während die ROT des KA Kopf nach RE betont wird und die Totalextension des LK Hüftgelenkes bewirkt

Position und Aktivierung der ASTE

Die ASTE entspricht derjenigen der Ballübung „Der Cowboy“ (s. S. 13), bis auf den nachfolgenden Unterschied:

1. Räumliche Lage

Der ⌀ des Balles soll etwas größer als die halbe Unterlänge sein.
Am KA Beine stehen die Oberschenkel in einer möglichst großen Horizontalabduktion, bei weniger als 90° FLEX und Nullrotation in den Hüft- und Kniegelenken. Die RE/LK Fußspitze steht unter dem RE/LK Kniegelenk. Die Längsachsen des RE/LK Oberschenkels und des RE/LK Fußes stehen je in der selben vertikalen Ebene. Der KA Beine befindet sich in Parkierfunktion.
Am KA Arme hängen die Oberarme in der mittleren Frontalebene am Schultergürtel. Die Hände liegen mit nach dorsal gerichteten Handflächen gekreuzt auf dem Brustbein. Der KA Arme befindet sich zwischen Spiel- und Parkierfunktion.

III.1.3.
Funktionsanalyse des Bewegungsablaufes der Ballübung „Die Brunnenfigur“ (Abb. 535–554)

a) ACTIO – REACTIO

1. ACTIO *in Form der Primärbewegung (PB)*
– REACTIO *in Form der aktivierten passiven Widerlagerung (APW)*
– REACTIO *in Form einer Veränderung der Unterstützungsfläche (USF)*

Bei der Ballübung „Die Brunnenfigur“ liegen die kritischen DP der PB im „Tentakel“.

Bei der Funktionsanalyse des Bewegungsablaufes der Ballübung „Die Brunnenfigur“ unterscheiden wir drei Phasen.

Phase (1)

Die kritischen DP der PB liegen im „Tentakel“. Sie bewegen sich nach vorne.

DP RE Handgelenk und DP LK Handgelenk gehen in Höhe des frontotransversalen Thorax ⌀ nach vorne. Dabei schauen die Handflächen nach medial und die Längsachsen der Hände stehen in der Transversalebene des frontotransversalen Thorax ⌀. Die auslösende Aktivität liegt beim KA Arme. Sie ist extensorisch in Hand- und Ellbogen-, flexorisch/adduktorisch/außenrotatorisch in den Schultergelenken. Der KA Arme befindet sich in Spielfunktion.

– Die kritischen DP der APW liegen in der „Brücke“. Sie bewegen sich nach hinten.

DP Ball rollt am Boden nach hinten.

Dabei verschiebt sich die Kontaktstelle *Körper/Ball* nach kaudal auf den proximalen Teil der dorsalen Seite des RE/LK Oberschenkels. Die in der Vertikalen stabilisierten KA Becken/Brustkorb/Kopf und der KA Arme werden mit dem Ball nach hinten transportiert. Dabei bewegen sich die Kniegelenke extensorisch, die Fußgelenke plantarflexorisch/pronatorisch.
– Die USF hat sich nach hinten vergrößert.

Phase (2)

Die kritischen DP der PB liegen im „Tentakel“. Sie bewegen sich im Uhrzeigersinn auf horizontal stehenden Kreisperipherien, deren Mittelpunkte in der vertikal stehenden frontosagittalen Achse des RE Hüftgelenkes liegen.
DP RE und DP LK Handgelenk machen dabei den größten räumlichen Weg. Den nächst großen legen DP LK Schultergelenk und DP LK Spina zurück. DP RE Spina bewegt sich auf sehr kleiner Kreisperipherie in derselben Richtung. Wegen der Stabilisation der KLA im ROT/Niveau BWS liegt die auslösende Aktivität im RE Hüftgelenk. Sie ist horizontaladduktorisch. Es bewegt sich der proximale Hebelarm.

– Die kritischen DP der APW liegen in der „Brücke“.

– Der Ball rollt am Boden in Richtung der Kontaktstelle *LK Fuß/Boden,* mit leichtem Drall, da DP LK Vorfuß und DP RE Ferse im Uhrzeigersinn gegen den Boden drehen. Gleichzeitig geht DP LK Kniegelenk nach medial/unten und bewirkt als distaler Hebelarm eine EXT im LK Hüftgelenk. Dabei verschiebt sich die Kontaktstelle *Körper/Ball* nach lateral/RE auf den proximalen Teil der dorsal/lateralen Seite des RE Oberschenkels. DP LK Ferse hat sich nach oben/LK lateral/ventral bewegt und steht über dem LK Vorfuß. DP RE Fußspitze hat sich nach oben RE lateral/dorsal bewegt und zeigt in dieselbe Richtung wie die RE Patella.

– Die USF verlagert sich nach LK und verkleinert sich nur wenig.

Phase (3)

Die kritischen DP der PB liegen im „Tentakel“. Sie bewegen sich im Uhrzeigersinn auf drei horizontal stehenden Kreisperipherien, deren Mittelpunkte in der vertikal stehenden KLA und den frontosagittalen Achsen des RE und LK Schultergelenkes liegen.
DP RE Handgelenk macht dabei den größten räumlichen Weg. Der RE Arm bewegt sich horizontalabduktorisch im RE Schultergelenk und nimmt den KA Brustkorb im Sinne einer weiterlaufenden Bewegung mit. Dabei findet eine + ROT des KA Brustkorb im ROT/Niveau BWS gegen den KA Becken statt. Das LK Schultergelenk wird horizontalabduktorisch von beiden Hebelarmen aus bewegt, bis beide Armlängsachsen annähernd frontotransversal stehen, dabei schaut die RE Handfläche nach oben, die LK nach unten. Zum Schluß dreht der KA Kopf im ROT/Niveau HWS im Uhrzeigersinn in bezug auf den KA Brustkorb. Die auslösenden Aktivitäten gehen zuerst vom RE Arm, dann vom Kopf aus.

– Die kritischen DP der APW liegen in der „Brücke“.
DP Ball rollt am Boden in Richtung der Kontaktstelle *RE Ferse/Boden*. Dabei wird die EXT des LK Hüftgelenkes bis an die Arretierung beendet. DP LK Ferse geht nach kaudal/unten, DP LK Kniegelenk nach dorsal/oben. Das LK Bein gerät in leichte Stützfunktion, nachdem die „Brücke“ während des ganzen Bewegungsablaufes in Parkierfunktion geblieben ist. Die Kontaktstelle *Körper/Ball* verschiebt sich auf der dorsalen Seite des RE Oberschenkels wieder etwas nach kranial.

– Die USF verlagert sich nach RE.

2. ACTIO *in Form von beschleunigenden Gewichten*
– REACTIO *in Form von bremsenden Gewichten*

Phase (1)

Die kritische Trennebene liegt in der vertikal stehenden mittleren Frontalebene der KA Becken/Brustkorb/Kopf.
Die beschleunigenden Gewichte liegen vor der Trennebene.
– Die bremsenden Gewichte liegen hinter der Trennebene.

Phase (2)

Die kritische Trennebene liegt in der vertikal stehenden mittleren Frontalebene der KA Becken/Brustkorb/Kopf, die sich etwa um 125° im Uhrzeigersinn dreht.
Die beschleunigenden Gewichte liegen vor der Trennebene.
– Die bremsenden Gewichte liegen hinter der Trennebene.

Phase (3)

Die kritische Trennebene liegt in der vertikal stehenden Symmetrieebene des KA Brustkorb. sie dreht sich um etwa 40° im Uhrzeigersinn. Die Symmetrieebene des KA Kopf dreht um weitere 90° in der selben Richtung.

Die beschleunigenden Gewichte liegen RE von der Symmetrieebene des KA Brustkorb.
– Die bremsenden Gewichte liegen LK von der Symmetrieebene des KA Brustkorb.

b) CONDITIO – LIMITATIO

1. CONDITIO *der gleichbleibenden Abstände*
– LIMITATIO *durch aktive Widerlagerung (AW) und Stabilisation*

In der Ballübung „Die Brunnenfigur“ gibt es folgende gleichbleibende Abstände:

In Phase (1) + (2) bleiben die Abstände DP Bauchnabel/DP Processus ensiformis, DP

Incisura jugularis/DP Kinnspitze gleich groß.
– Diese Abstände verändern sich nicht, wenn die BWS in der Nullstellung stabilisiert bleibt und eine translatorische Tendenz nach dorsal den KA Kopf in der vertikal stehenden KLA hält. Beide Aktivitäten wirken der Schwerkraft im Sinne der AW entgegen.

In Phase (2) + (3) bleiben die Abstände DP RE Handgelenk/DP RE Akromion, DP LK Handgelenk/DP LK Akromion gleich groß.
– Diese Abstände verändern sich nicht, wenn das RE/LK Ellbogengelenk in der Nullstellung stabilisiert bleibt und sowohl flexorische als auch hyperextensorische Tendenzen durch AW nicht zur Auswirkung kommen.

In Phase (2) bleiben die Abstände DP RE Handgelenk/DP LK Handgelenk/DP Processus ensiformis/DP Kinnspitze gleich groß.
– Diese Abstände verändern sich nicht, wenn die BWS und die Ellbogengelenke in Nullstellung und der KA Kopf in der KLA, wie oben analysiert, im Sinne der AW gehalten werden.

2. CONDITIO *der „Räumlichen Fixpunkte“* – LIMITATIO *durch Verhindern von PB/APW/Veränderungen der USF*

In der Ballübung „Die Brunnenfigur“ gibt es absolute und relative „Räumliche Fixpunkte“

Die Kontaktstellen *RE Fuß/Boden, LK Fuß/Boden* bleiben erhalten.
– Der absolute „Räumliche Fixpunkt“ – kontinuierlicher Bodenkontakt des RE und LK Fußes – betrifft in Phase (1) die Fußsohlen, wie in der ASTE. Durch plantarflexorische Fuß- und bremsende flexorische Kniegelenksaktivitäten bleibt der Bodenkontakt der Fußsohlen während der reaktiven Rückrollungen des Balles erhalten.

In Phase (2) wird die Kontaktstelle *Körper/Boden* auf den LK Vorfuß und die RE Ferse reduziert, bei gleichzeitiger Drehung der Füße gegen den Boden um etwa 125°.

In Phase (3) gewinnt die RE Fußsohle wieder Bodenkontakt, während der Vorfußkontakt LK bestehen bleibt.

Vielfältige Aktivitäten und Reaktivitäten der Hüft-, Knie- und Fußgelenkmuskulatur braucht es, bis das Lernziel, die totale, reaktive EXT des LK Hüftgelenkes bis an die Arretierung durch das iliofemorale Band, erreicht ist.
Im RE Hüftgelenk bewegt sich der proximale Hebelarm horizontaladduktorisch/innenrotatorisch als PB. Weiterlaufend bewegt sich der distale Hebelarm mit dem DP RE Patella horizontalabduktorisch/außenrotatorisch, begrenzt durch den bleibenden Bodenkontakt der RE Ferse. Die Aktivitäten im RE Kniegelenk sind rotatorisch/extensorisch/flexorisch, in den RE Fußgelenken dorsalextensorisch/eversorisch/inversorisch/pronatorisch. Sie wirken anpassend im Sinne der WB und AW.
Im LK Hüftgelenk bewegt sich der proximale Hebelarm reaktiv extensorisch/außenrotatorisch, der distale Hebelarm extensorisch/adduktorisch/innenrotatorisch. Die Rotationen neutralisieren sich, die ADD hebt die ABD der ASTE wieder auf. Die EXT wird von beiden Hebelarmen widerlagernd und mit Hilfe der Begrenzung durch den bleibenden Vorfußkontakt mit dem Boden bis an die Arretierung verwirklicht. Im LK Kniegelenk steuern flexorische/extensorische/rotatorische, in den Fußgelenken plantarflexorische/dorsalextensorische/pronatorische Aktivitäten den Bewegungsablauf im Sinne WB und AW.

Die „Brücke“ bleibt während des ganzen Bewegungsablaufes annähernd in Parkierfunktion. Annähernd weil in Phase (1) der Belastungsdruck des KA Beine auf den Boden abnimmt und in Phase (3) etwas zunimmt.
– Der relative „Räumliche Fixpunkt“ – „Brücke“ in Parkierfunktion – kann nur realisiert werden, wenn die PB immer vom „Tentakel“ ausgeht. Da die KLA während des ganzen Bewegungsablaufes in der Vertikalen stabilisiert bleibt und nur rotatorische Bewegungsausschläge die Lagebeziehung

der KA Becken/Brustkorb/Kopf zueinander ändern, muß das Armgewicht in der PB die reaktiven Ballrollungen auslösen. Dieses Armgewicht hat die größte Auswirkung, wenn es in horizontalen Ebenen bewegt wird. In Phase (1) bewirkt es die Rollung des Balles nach hinten und den Transport des Körpergewichtes auf die hintere Ballhemisphäre. In Phase (2) verursacht das Armgewicht die Rollung des Balles zum LK Fuß und den Transport des Körpergewichtes auf die LK Ballhemisphäre. LK weil der Patient sich nach RE gedreht hat. In Phase (3) bewirkt das Armgewicht die Rollung des Balles zum RE Fuß und den Mittransport des Körpergewichtes auf der LK Ballhemisphäre. Wegen der nicht mehr zentrischen Ballbelastung ist der KA Beine in Stützfunktion geraten.

Die KLA behält während des ganzen Bewegungsablaufes ihre vertikale Lage.
– Der relative „Räumliche Fixpunkt" – KLA vertikal – verlangt, daß die Verbindungslinien der RE/LK Spina, der frontotransversale Thorax ⌀ und die Verbindungslinie des RE/LK Auges sich rechtwinklig zur KLA und in parallelen/horizontalen Ebenen bewegen. Lateralflexorische/flexorische/extensorische/translatorische Verformungen der Wirbelsäule im Sinne von PB und/oder APW müssen durch AW vermieden werden.

Der Abstand RE Handgelenk/Boden, LK Handgelenk/Boden bleibt konstant.
– Der relative „Räumliche Fixpunkt" – unveränderter Abstand RE/LK Handgelenk/Boden – erfordert die AW möglicher extensorischer/flexorischer/abduktorischer/adduktorischer Bewegungsausschläge in den Schultergelenken.

Der Blick ist immer zu den Händen/zur RE Hand gerichtet.
– Der relative „Räumliche Fixpunkt" – Blick zu den Händen/zur RE Hand – bringt in Phase (1) und (2) eine Blickrichtung nach vorne mit sich und erleichtert durch die Wahrung des Abstandes Augen/Hände einerseits die Stabilisation der Ellbogengelenke in EXT, andererseits die Translation des KA Kopf nach dorsal. In Phase (3) folgt der Blick der RE Hand, die die ROT des KA Brustkorb im ROT/Niveau weiterlaufend erleichtert. Erst die ROT des KA Kopf im ROT/Niveau HWS bringt die volle Ausschöpfung der Rotationsmöglichkeiten um die KLA und weiterlaufend die EXT im LK Hüftgelenk bis an die Arretierung durch das iliofemorale Band. Zudem verhindert sie eine Hyperextension als Ausweichmechanismus in der LWS.

3. CONDITIO *des Bewegungstempos*
– LIMITATIO *durch Bestimmung des Idealtempos*

Das Bewegungstempo ist gemächlich, gleichmäßig, bei zunehmender Intensität der ökonomischen Aktivität.
– Das Idealtempo ist für jeden Patienten neu zu bestimmen. Beschleunigungen und Drallbewegungen des Balles sollen möglichst vermieden oder gering gehalten werden. Die ESTE hat eine Phase der Intensitätssteigerung und der Bewegungslosigkeit.

III.2.
Instruktionsrezept der Ballübung „Die Brunnenfigur" in „Patientensprache"

III.2.1.
Verbal/perzeptiv didaktisches Rezept

III.2.2.
Perzeptiv/didaktisches Rezept

Position und Aktivierung der ASTE

Die ASTE entspricht derjenigen der Ballübung „Der Cowboy" (s. S. 18) bis auf den nachfolgenden Unterschied.

„Stell' die Füße weit auseinander, aber nur so weit, daß die Knie in dieselbe Richtung

Der Therapeut achtet auf die Lage der Fuß- und Oberschenkellängsachsen. Sie müssen schauen wie die Fußspitzen. Die Fersen stehen nahe beim Ball. Das rechte Knie und der rechte Fuß schauen nach außen rechts und das linke Knie und der linke Fuß nach außen links. Die Hände legst Du gekreuzt auf die Brust. Der Bauch ist locker und der Atem geht leicht und langsam."

in dieselbe Richtung zeigen. Der auf dem Ball sitzende Patient belastet diesen zentrisch. Die KLA muß peinlich genau vertikal stehen.

Bewegungsablauf: ACTIO – REACTIO/CONDITIO –LIMITATIO

„Die Hände bewegen sich wie im Traum nach vorne. Die Handflächen schauen zu Dir und die Fingerspitzen berühren sich gerade nicht. Der Blick weicht mit dem Ball zurück. Dein Rücken bleibt ganz gerade, als ob ein Marionettenspieler an Deinem Kopffaden ziehen würde. Der Ball ist von den Füßen weggerollt. Die Fußsohlen stehen ganz leicht am Boden. Am rechten Fuß berührt jetzt nur noch die Ferse den Boden, am linken die Zehen. Wenn Deine beiden Hände einen großen horizontalen Kreis nach rechts beschreiben, drehen der Kopf, die Brust und der Bauch en bloc mit, während gleichzeitig der rechte Fuß auf der Ferse, der linke auf der Fußspitze mitdreht. Laß den Ball zum linken Fuß rollen und das linke Knie nach unten, nahe zum Boden gehen. Du hast Dich um mehr als 90° gedreht, wenn sich die rechte Hand selbständig macht. Mit nach oben schauender Handfläche führt sie den horizontalen Kreis weiter und der Blick folgt ihr. Die linke Hand ist jetzt der ruhende Pol, sie steht still am Ort. Ihre Handfläche schaut zum Boden. Laß den Ball zum rechten Fuß rollen. Die rechte Hand hat inzwischen ihren Weg auf der Kreisbahn beendet. Die Arme sind wie Flügel ausgebreitet. Bevor die „Brunnenfigur" steht, geben ihr Kopf und linke Ferse den letzten Schliff. Beinahe kannst Du über die rechte Schulter schauen, während die Ferse nach hinten unten gegen den Boden tendiert. Bleibe so regungslos auf dem Ball sitzen. Die Füße stehen sicher aber mit nur wenig Gewicht am Boden und Dein Körper ist aufrecht."

Auf eine mühelos und nahtlose Koordination der drei Bewegungsphasen muß geachtet werden. Wenn in Phase (1) eine reaktive Ballrollung nach hinten einsetzt, darf die KLA keine Neigung nach vorne machen. Kommt der Patient bei vertikaler KLA zu weit auf die hintere Ballhemisphäre, läßt man in der ASTE den Fersenabstand vom Ball etwas vergrößern.

Wenn in Phase (2) die KA Becken/Brustkorb/Kopf/Arme en bloc im RE Hüftgelenk drehen und der Ball reaktiv zum LK Fuß rollt, muß die Drehung der Füße gegen den Boden simultan einsetzen, ohne daß der KA Beine in Stützfunktion gerät.

Erst in Phase (3) bekommen die Beine, insbesondere das LK etwas mehr Belastung. Dafür nimmt die Intensität der ökonomischen Aktivität der Stabilisation der KLA etwas ab. Nur so dreht der Brustkorb gegen das Becken und der Kopf gegen den Brustkorb harmonisch. Wenn die LK Ferse gut über der Fußspitze steht, sind die FLEX/EXT Achsen des LK Fuß-/Knie-/Hüftgelenkes parallel und Knie- und Hüftgelenk in bezug auf ROT in einer Nullstellung. Die ESTE der „Brunnenfigur" wird durch eine AW erreicht. Die maximale Drehung des KA Kopf nach RE wird durch die Bewegungstendenz des DP LK Ferse nach kaudal/unten aktiv widerlagert und bringt die maximale EXT des LK Hüftgelenkes endgültig zustande. Der Therapeut kann vielfältig manipulierend eingreifen. Die Rollbewegungen des Balles, die Drehung des LK Fußes und die Kniebewegung nach unten, die Drehung des KA Becken im RE Hüftgelenk, die Bewegungen des RE Knies nach RE während der Drehung des Fußes auf der Ferse können manipuliert werden.

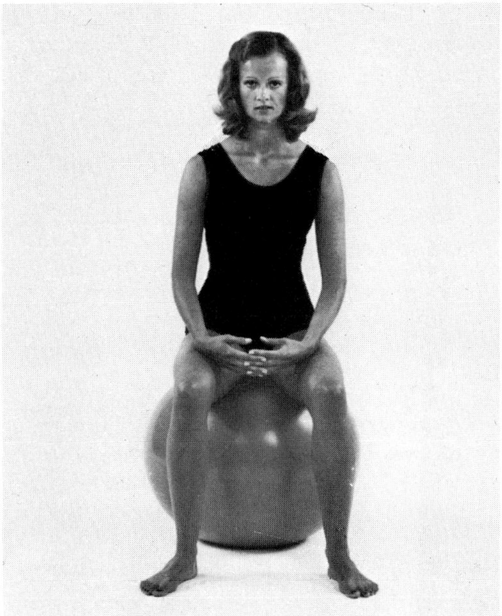

555

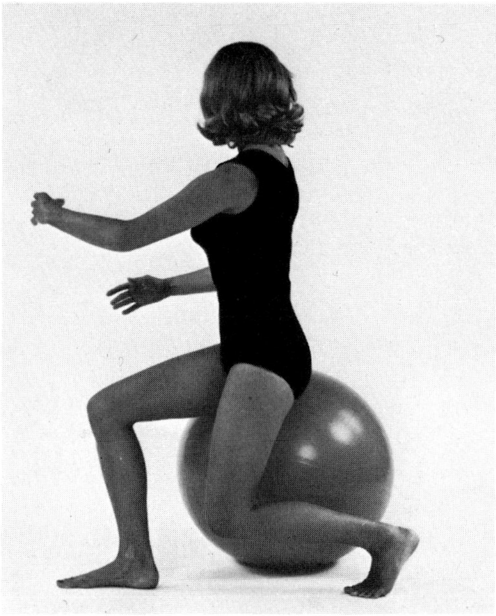

556

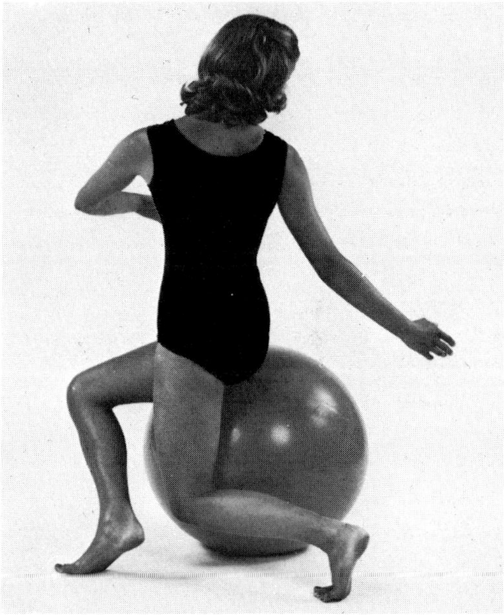

557

Abb. 555 – 559. Variante/der Bewegungsablauf wird mit der Drehung des KA Kopf gegen den KA Brustkorb eingeleitet/weiterlaufend dreht der KA Brustkorb gegen den KA Becken/der KA Arme macht die Bewegung mit/in der ESTE ist der Blick zur Ferse des hinteren Fußes gerichtet

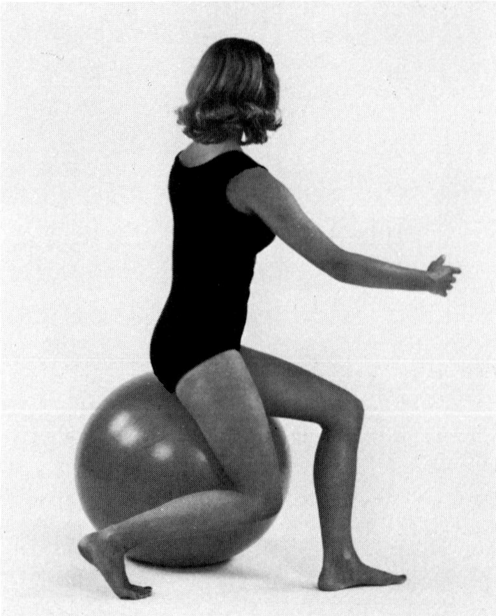

558

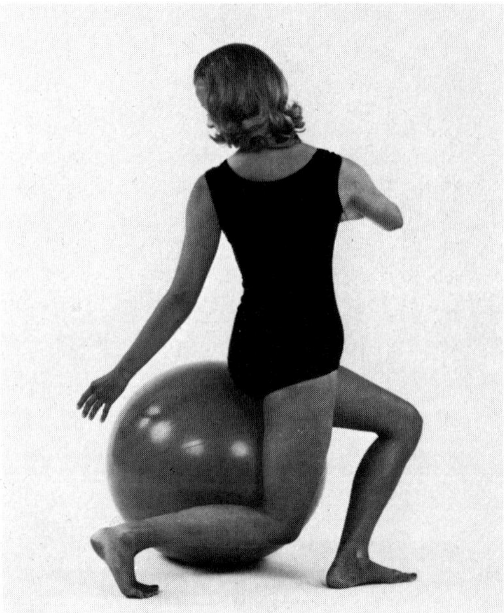

559

(Legenden s. S. 211)

III.3.
Anpassung der Ballübung „Die Brunnenfigur" an Konstitution und Kondition des Patienten (Abb. 555–559)

III.3.1.
Konstitutionelle Anpassung der Ballübung „Die Brunnenfigur"

Die Rolle der Längen/Breiten/Tiefen/Gewichte

1. Lange Oberschenkel erfordern einen relativ großen Ball, damit das LK/RE Knie in der ESTE keinen Bodenkontakt bekommt.

2. Großer TP/Abstand und + Gewicht am KA Becken brauchen einen relativ weichen Ball.

III.3.2.
Konditionelle Anpassung der Ballübung „Die Brunnenfigur"

Die Gründe häufig auftretender „Fehler" (s. Ausklapptafel)

4. „Die Brunnenfigur" eignet sich vorzüglich für alle mäßigen Flexionskontrakturen der Hüftgelenke, weil die EXT durch eine weiterlaufende Rotationsbewegung um die KLA erreicht wird und der Ausweichmechanismus in eine Hyperextension der LWS ganz umgangen werden kann. Die hypermobilen Wirbelsäulen werden in der Endphase über die Rotation um die KLA stabilisiert und können in der AW erhebliche Belastungen ohne Gefahr vertragen.

5. Ballübungen mit zwei und mehr Bällen

Der Erfindung weiterer Ballübungen sind natürlich keine Grenzen gesetzt. In fotografischer Dokumentation werden zwei Ballübungen mit zwei Bällen gezeigt, die einfach auszuführen sind.

5.1. „Der Tausendfüßler"

(Abb. 560 – 564)

Abb. 560 – 564. „Der Tausendfüßler"/Ballübung mit zwei Bällen

Abb. 560. ASTE/der vordere Ball ist etwas kleiner als der hintere

Abb. 561. Start für das Rollen des Körpers über zwei Bälle

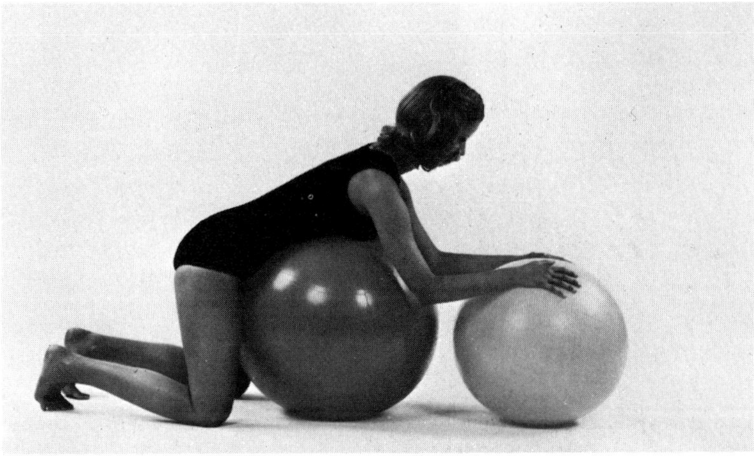

560

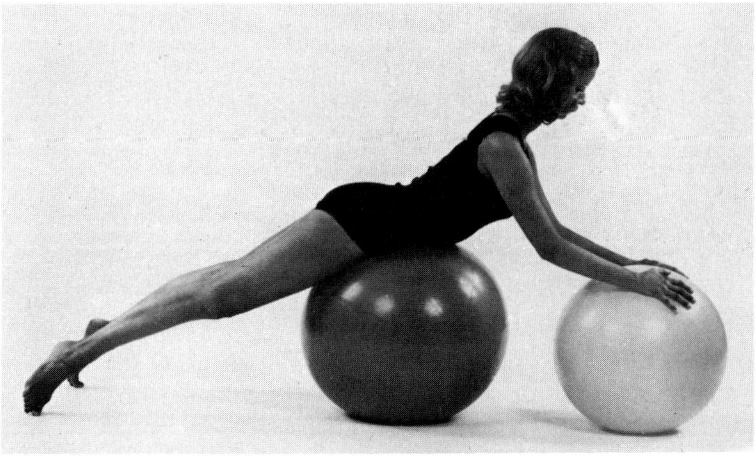

561

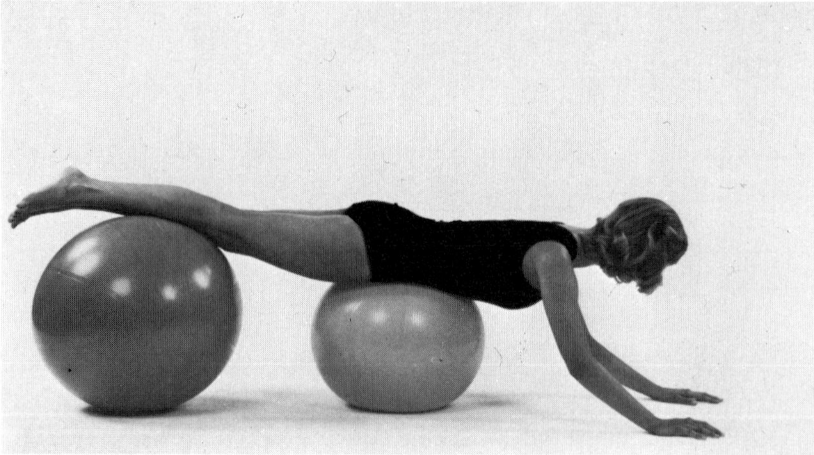

562

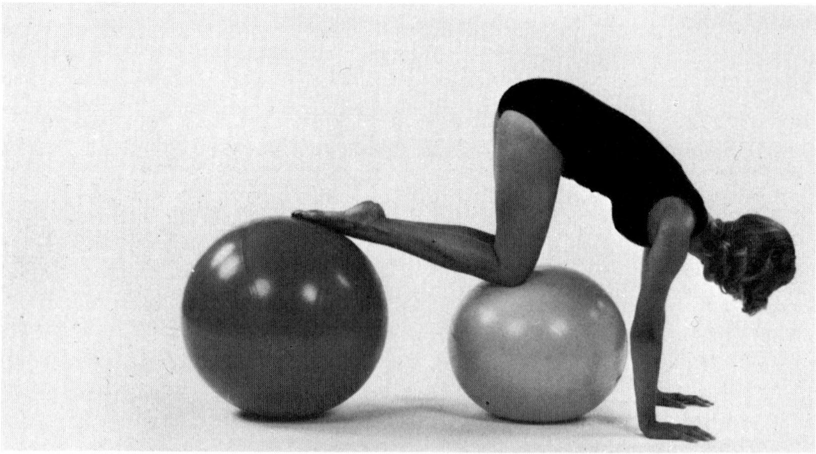

563

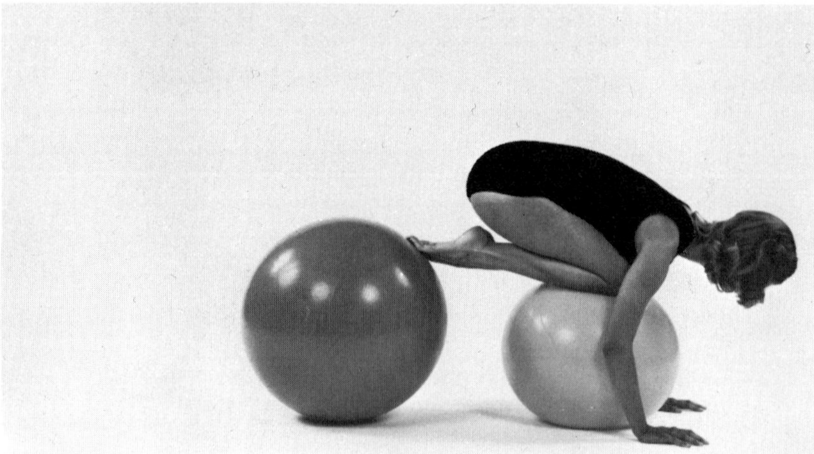

564

Abb. 562. Nach dem Abstoß der Beine kommen die Arme in Stützfunktion

Abb. 563. Unterwegs zum „Seeigel"

Abb. 564. ESTE „Seeigel" auf zwei Bällen

5.2. „Der Greifschwanz“
(Abb. 565 – 567)

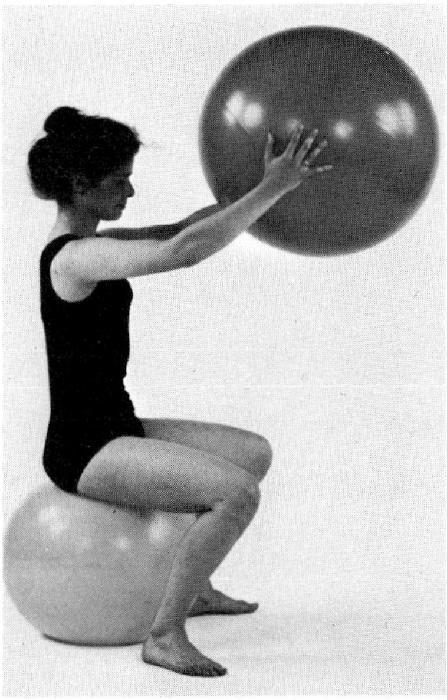

565

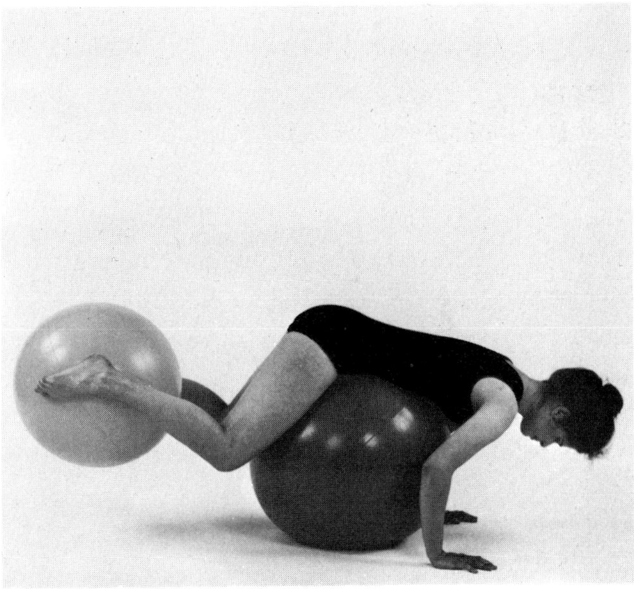

566

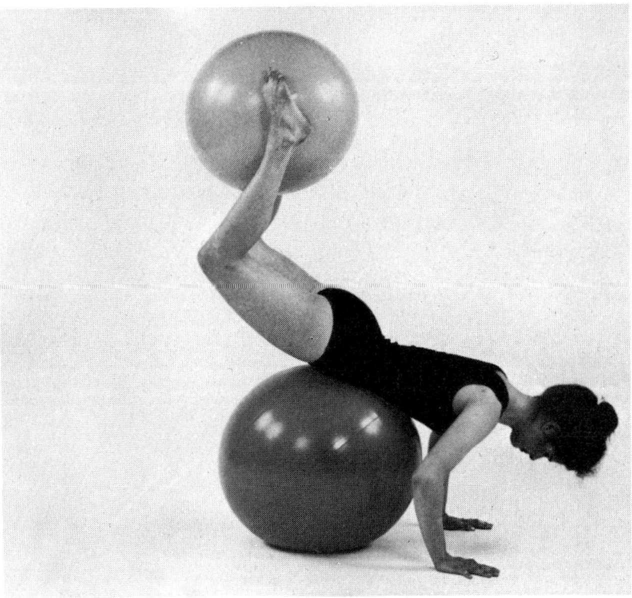

567

Abb. 565. ASTE/der größere Ball wird in den Händen gehalten

Abb. 566. Mittelstellung/„Der Greifschwanz“ hat den kleinen Ball vom Boden in die Höhe gehoben

Abb. 567. ESTE

6. Glossar

Die Ziffern unterhalb der Stichworte bedeuten:
1. Ziffer = Bände 1, 4 oder 12 der Reihe Rehabilitation und Prävention
2. Ziffer = Seitenzahlen in den entsprechenden Bänden

Achsen, frontosagittale 1/24	Die ROT-Achsen der Schaltstellen der Wirbelsäule, des Kopfes und der proximalen Extremitätengelenke sind die Schnittlinien zwischen einer frontalen und einer sagittalen Ebene, die durch den Mittelpunkt der betreffenden Schaltstellen geht.
Achsen, frontotransversale 1/22	Die FLEX/EXT-Achsen der Schaltstellen der Wirbelsäule, des Kopfes und der proximalen Extremitätengelenke sind die Schnittlinien zwischen einer frontalen und einer transversalen Ebene, die durch den Mittelpunkt der betreffenden Schaltstelle geht.
Achsen, sagitto-transversale 1/23	Die ABD/ADD/LATFLEX-Achsen der Schaltstellen der Wirbelsäule, des Kopfes und der proximalen Extremitätengelenke sind Schnittlinien zwischen einer sagittalen und einer transversalen Ebene, die durch den Mittelpunkt der betreffenden Schaltstelle geht.
ACTIO 12/3	„ACTIO" ist die Primärbewegung (PB), die zum Bewegungsziel hinführt, Gewicht in Bewegungsrichtung bringt und den Bewegungsablauf beschleunigt.
Aktive Insuffizienz 1/32	Aktive Insuffizienz eines Muskels liegt vor, wenn dieser nicht in der Lage ist, die Extremstellung der Hebelarme (die in der Schaltstelle drehen, die er überbrückt) durch seine Kontraktion aktiv zu fixieren.
Arretierung 1/27	Mit Arretierung bezeichnen wir Einschränkungen des Bewegungsausmaßes durch Gelenkkapseln und Bänder, also durch passive Strukturen des Bewegungsapparates.
Ausweichbewegungen Ausweichmechanismus = AWM 1/44	Ausweichbewegungen sind unökonomische, unzweckmäßige, nicht-gewollte, weiterlaufende Bewegungen. Der Ausweichmechanismus ist das Pattern der Ausweichbewegung.
Bauchmuskelbelastung, funktionelle 4/7	Mäßige Hubbelastung, bei Verschmälerung des Ober- und Verkürzung des Unterbauches.
Beobachtungskriterium 1/40	Ein Beobachtungskriterium ist ein Unterscheidungsmerkmal, das durch planmäßiges Betrachten eines Bewegungsablaufes gefunden worden ist.
Beweglichkeit 1/118	Beim funktionellen Status verstehen wir unter Beweglichkeit den Einfluß, den das Ausmaß der passiv und aktiv möglichen Bewegungsausschläge in den Schaltstellen auf das Bewegungsverhalten des Individuums in seinen konditionellen, konstitutionellen und statischen Besonderheiten ausübt.

Bewegungsachse
1/9

Die Bewegungsachse ist der Ort, wo sich die Hebelarme und Zeiger drehen, also der Ort, wo die Bewegung stattfindet.

Bewegungsrichtung
12/2

Der räumliche Weg der Distanzpunkte in der Primärbewegung, also zum Bewegungsziel hin, zeigt die Bewegungsrichtung an.

Bewegungsunfähigkeit

Ein Mensch, der sich am eigenen Körper, im Raum und vom eigenen Körper aus nicht orientieren kann, ist nicht bewegungsfähig.

Brücke
12/7

In der Ballgymnastik wird die „Brücke" von den KA oder Teilen davon gebildet, die sich zwischen den Kontaktstellen *Körper/Boden* und *Körper/Ball* befinden.

CONDITIO
3

„CONDITIO" ist die Bedingung, die zur Differenzierung eines Bewegungsablaufes führt.

Distanzpunkte = DP
1/19
0/00

Die Distanzpunkte sind diejenigen Punkte an Hebelarmen und Zeigern, die von der Bewegungsachse am weitesten entfernt sind. Es sind die Punkte, die bei einer Drehung der Hebelarme den größten Bewegungsausschlag machen, wo man darum die Bewegung am besten sieht.

Effektoren und Bremsen der Bewegung
1/28

In der funktionellen Bewegungslehre imponiert der Muskel als Effektor und Bremse der Bewegung.

Exzentrische Ballbelastung
12/10

Das Körpergewicht drückt senkrecht auf einen Kleinkreis des Balles.

Fixpunkt, räumlicher
12/Ausklapptafel

Räumliche Fixpunkte sind Kriterien, die die Begrenzung eines Bewegungsablaufes bestimmen helfen. Wir unterscheiden absolute und relative räumliche Fixpunkte.

Freiheitsgrade der Schaltstellen
1/18

1. Schaltstellen mit einem Freiheitsgrad – Typus Scharniergelenk:
   1 Bewegungsachse/2 Bewegungsausschläge oder 2 Bewegungskomponenten. Sie heißen: Flexion (FLEX) und Extension (EXT).
2. Schaltstellen mit zwei Freiheitsgraden – Typus Eigelenk oder Typus Scharniergelenk mit Rotation:
   2 Bewegungsachsen/4 Bewegungsausschläge oder 4 Bewegungskomponenten. Sie heißen im Falle eines Eigelenkes, eines Scharniergelenkes mit Rotation: FLEX und EXT/Außenrotation (AR) resp. Supination und Innenrotation (IR) resp. Pronation.
3. Schaltstellen mit unendlich vielen Freiheitsgraden. Diese werden schematisch reduziert auf Schaltstellen mit drei Freiheitsgraden – Typus Kugel:
   3 Bewegungsachsen/6 Bewegungsausschläge oder 6 Bewegungskomponenten. Sie heißen: FLEX und EXT/ABD, und ADD (Adduktion)/AR und IR.

Frontalebene
1/9

Zwischen die vordere und hintere Kubusseite lassen sich beliebig viele parallele Ebenen legen, die den Homunculus in einen ventralen (zum Bauch gehörenden) und in einen dorsalen (zum Rücken gehörenden) Abschnitt teilen. Alle diese Ebenen sind in bezug auf den Homunculus Frontalebenen.

Frontalebene, mittlere 1/10	Die Frontalebene durch den Körpermittelpunkt nennen wir die mittlere Frontalebene.
Funktionelle Bewegungslehre 1/2	Die funktionelle Bewegungslehre vermittelt eine Technik der unmittelbaren Beobachtung von Statik und Bewegung des Menschen.
Gangtempo, optimales 1/145	Optimales Gangtempo ist ökonomisches Gangtempo, bei dem durch ein Minimum an Anstrengung die relativ längste Wegstrecke in der Zeiteinheit zurückgelegt wird.
Gangtypisch	Bewegungsabläufe sind gangtypisch, wenn ihre Merkmale im Gangbild oder in seiner Evolution in Erscheinung treten.
Gegenbewegung der Beine 1/151	Eine Fortbewegungsart durch alternierende Schritte zweier Beine, bei vertikal stehender Körperlängsachse, ist bei Bau und Statik des Menschen nur mit Hilfe von Rotationen um vertikale Achsen möglich. Ohne diese Rotationsmöglichkeit wäre der Mensch auf ein bipedes, vogelartiges Hüpfen angewiesen.
Gehen 1/145	Gehen ist die spezifische Art menschlicher Fortbewegung und darum Prototyp natürlicher Bewegung.
Gleichgewicht 1/56	Wenn eine Schwerpunktsverlagerung die Erhaltung des Gleichgewichtes gefährdet, kann es durch Veränderung der Unterstützungsfläche oder durch eine Widerlagerung wiederhergestellt werden. Dabei spielen Beschleunigung und Verzögerung oder das Tempo der Bewegung eine wichtige Rolle.
Gleichgewichtsreaktion	Gleichgewichtsreaktionen können in Form eines aktivierten passiven Widerlagers, einer aktiven Widerlagerung, einer Stabilisation oder einer Veränderung der Unterstützungsfläche auftreten.
Hubarme Mobilisation der Wirbelsäule 4/122	Wenn die KA Becken/Brustkorb/Kopf in der KLA eingeordnet sind und die Gewichte der KA so verteilt sind, daß sie nicht an der Wirbelsäule wuchten, können bei ökonomischer Aktivität die Feinbewegungen und Feinverformungen der Wirbelsäule hubarm geschehen.
Hubfreie Mobilisation der Wirbelsäule 4/107	Wenn die Bewegungsachsen der Wirbelsäule in bezug auf eine Bewegungskomponente vertikal stehen und die KA so gelagert sind, daß alle Gelenke Bewegungstoleranzen haben, kann die WS um diese vertikal stehenden Achsen hubfrei mobilisiert werden.
Hyperventilationssyndrom 4/78, 94	Durch übermäßige Abatmung von CO_2 werden Spasmen ausgelöst.
Isometrische Muskelarbeit 1/29	Isometrische Muskelarbeit = Haltearbeit. Der Abstand Ursprung/Ansatz eines Muskels verändert sich nicht. Das Ausmaß der notwendigen Aktivität hängt ab: (a) von Länge und Gewicht der Hebelarme und (b) von der Lagebeziehung der Bewegungsachsen und der Richtung, in der die Schwerkraft wirkt.

Isotonische Muskelarbeit 1/30	Isotonische Muskelarbeit = Bewegungsarbeit. Der Abstand Ursprung/Ansatz eines Muskels verändert sich. Isotonisch konzentrisch = Abstand wird kleiner. Isotonisch exzentrisch = Abstand wird größer.
Kondition 1/102	Beim funktionellen Status verstehen wir unter Kondition den Einfluß, den soziale Stellung, psychische Situation und somatischer Zustand auf das Bewegungsverhalten des Patienten ausüben.
Konstitution 1/103	Beim funktionellen Status verstehen wir unter Konstitution den Einfluß, welchen Längen/Breiten/Tiefen und Gewichte der Körperabschnitte auf das Bewegungsverhalten des Individuums ausüben.
Kontaktstelle Ball/Boden 12/7	An der Kontaktstelle *Ball/Boden* beobachten wir die Rollrichtung des Balles.
Kontaktstelle Körper/Boden 12/7	An der Kontaktstelle *Körper/Boden* beobachten wir, ob sie sich verändert oder ob sie fix bleibt.
Kontaktstelle Körper/Ball 12/7	An der Kontaktstelle *Körper/Ball* beobachten wir, ob und wohin sie sich verschiebt, oder ob sie fix bleibt.
Koordinaten 1/22	Die schematische Vereinfachung des Homunculus mit seinen Orientierungsebenen erlaubt es, die Bewegungsachsen der proximalen Extremitätengelenke, der Wirbelsäule und Kopfgelenke auf dreidimensionale Koordinatensysteme zu beziehen und die Koordinaten frontotransversal, sagittotransversal und sagittofrontal zu bezeichnen.
Kopfhaltung 1/147	Die Haltung des Kopfes in der Körperlängsachse ist ein Kriterium des normalen Ganges, weil dank dieser Kopfhaltung die Rotationen um die Körperlängsachse und um parallele Achsen automatisch, mühelos und am richtigen Ort stattfinden können.
Körperabschnitt = KA 1/50	Die Körperabschnitte sind Bewegungssegmente, deren Bewegungsverhalten als funktionelle Einheiten charakterisiert werden können.
Körperdiagonale 1/13	Die Körperdiagonalen des Homunculus sind identisch: a) mit der Verbindungslinie der Mittelpunkte des rechten Hüftgelenkes und des linken Schultergelenkes und b) mit der Verbindungslinie der Mittelpunkte des linken Hüftgelenkes und des rechten Schultergelenkes.
Körperlängsachse = KLA 1/12	Die Körperlängsachse des Homunculus ist identisch mit der Schnittlinie zwischen Symmetrieebene und mittlerer Frontalebene.
Körpermittelpunkt 1/14	Der Körpermittelpunkt entspricht beim Homunculus dem Schnittpunkt der beiden Körperdiagonalen. Der Körpermittelpunkt ist auch der Schnittpunkt zwischen mittlerer Transversalebene – Symmetrieebene – mittlerer Frontalebene. Der

Körpermittelpunkt ist auch identisch mit dem Schnittpunkt der Körperlängsachse und der mittleren Transversalebene.

Kranial/kaudal 1/9
Zwischen die obere und untere Tangentialebene des Homunculus lassen sich beliebig viele parallele Ebenen legen, von denen jede den Homunculus in einen kranialen (zum Kopf gehörenden) und in einen kaudalen (zum Schwanz respektive Fuß gehörenden) Abschnitt teilt.

LIMITATIO 12/3
„LIMITATIO" ist im Analysenkonzept die Verwirklichung der Conditio, die zur Differenzierung des Bewegungsablaufes führt.

Luftschlucken 4/96
Gewohnheitsmäßiges Schlucken von Luft während und außerhalb der Mahlzeiten, häufig bei vegetolabilen Patienten und unter Stressverhältnissen.

Mobiles Becken 1/148
Potentielle Beweglichkeit des Körperabschnittes Becken ist ein Kriterium des normalen Ganges, weil durch die zwangsläufige Abhängigkeit der Bewegungsausschläge in den Schaltstellen der Hüften und der Lendenwirbelsäule nur dank vorhandener potentieller Beweglichkeit die alternierenden Beinbewegungen ökonomisch auf die Wirbelsäule übertragen werden können.

Mobile/Stabile 1/50
In der funktionellen Bewegungslehre nennen wir einen Körperabschnitt, bei dem die potentielle Beweglichkeit vorherrscht, ein Mobile.
In der funktionellen Bewegungslehre nennen wir einen Körperabschnitt, bei dem die Stabilisation vorherrscht, ein Stabile.

Ökonomische Aktivität 1/47
Wenn bei einer beliebigen Haltung oder Bewegung die Aktivität der Effektoren und Bremsen der Bewegung weder zu hoch noch zu niedrig ist, um das äußere Erscheinungsbild optimal zu garantieren, so nennen wir die Aktivität ökonomisch.

Parkierfunktion 1/55
Wenn ein Körperabschnitt indifferent in bezug auf Stützfunktion und Spielfunktion, aber potentiell für beide bereit ist, so befindet er sich in einem Aktivitätszustand, den man in der funktionellen Bewegungslehre mit Parkierfunktion bezeichnet.

Passive Insuffizienz 1/32
Passive Insuffizienz eines Muskels liegt vor, wenn er sich nicht so weit dehnen läßt, daß der Bewegungsausschlag der Hebelarme bis an die Arretierung ausgeführt werden kann.

Physiotherapeut
Ein Physiotherapeut bringt Bewegung zu Heilzwecken in Gang.

Potentielle Beweglichkeit 1/48
In der funktionellen Bewegungslehre nennen wir die Reaktionsbereitschaft oder die Bewegungsbereitschaft alerter Effektoren die potentielle Beweglichkeit.

Primärbewegung = PB 1/42
In der funktionellen Bewegungslehre nennen wir Bewegungen zum Bewegungsziel hin Primärbewegungen.

Proximal/distal 1/15
Der Körpermittelpunkt ist der Orientierungspunkt, auf den die Begriffe proximal und distal bezogen werden.
Proximal = nahe beim Körpermittelpunkt.
Distal = entfernt vom Körpermittelpunkt.

REACTIO 12/3	„REACTIO" bedeutet im Analysenkonzept das spontane Einsetzen von Gleichgewichtsreaktionen auf die „ACTIO".
Rotationstraining um die KLA, funktionelles 4/61	Rotationen, die bei stabilisierter KLA im Rotationsniveau HWS/untere BWS stattfinden.
Rückenmuskelbelastung, funktionelle 4/32	Die Hubbelastung soll den kyphotischen Wirbelsäulenabschnitt der BWS treffen.
Ruheatmung 4/86	Spontan einsetzende Atmung bei körperlicher Ruhe, korrekter Haltung und ökonomischer Aktivität.
Sagittalebene 1/11	Zwischen die rechtslaterale und linkslaterale Kubusseite lassen sich beliebig viele parallele Ebenen legen, die den Homunculus in einen rechten und in einen linken Abschnitt teilen. Alle diese Ebenen sind in bezug auf den Homunculus Sagittalebenen.
Schaltstellen der Bewegung 1/18	Die Schaltstellen der Bewegung sind die Orte, an denen Bewegung stattfindet, also die Gelenke.
Scheitelebene 1/8	Die transversale Tangentialebene an den Scheitel nennen wir auch Scheitelebene.
Scheitelpunkt 1/14	Der Scheitelpunkt entspricht beim Homunculus dem Tangentialpunkt der Scheitelebene. Der Scheitelpunkt ist der Schnittpunkt zwischen Scheitelebene – Symmetrieebene – mittlerer Frontalebene. Daraus folgt, daß der Scheitelpunkt identisch ist mit dem Schnittpunkt der Körperlängsachse und der Scheitelebene.
Schritt 1/145	Schritte sind automatische, rhythmische Verlagerungen der Unterstützungsflächen nach vorne.
Spielfunktion 1/54	Wenn ein Körperabschnitt proximal am Körper aufgehängt ist und sich distal frei bewegen kann, so befindet er sich in einem Aktivitätszustand, den man in der funktionellen Bewegungslehre die Spielfunktion nennt.
Stabilisation 1/54	In der funktionellen Bewegungslehre nennen wir die muskuläre Fixierung einer oder mehrerer Schaltstellen der Bewegung die Stabilisation.
Standebene 1/8	Die transversale Tangentialebene an die Fußsohlen nennen wir auch Standebene.
Statik 1/107	Beim funktionellen Status verstehen wir unter Statik den Einfluß, den die Haltung des Individuums auf den Bewegungsapparat in Form von Belastung ausübt. Unsere grundlegenden Untersuchungen beziehen sich auf die Gleichgewichtslage des aufrechten Standes.
Status, funktioneller 1/102–130	Den Einfluß von Konstitution, Statik und Beweglichkeit des Patienten in seiner gegenwärtigen Kondition beurteilen.

Stützfunktion 1/54	Wenn ein Körperabschnitt mit einer Unterstützungsfläche Kontakt hat und auf diese Druck ausübt, so befindet er sich in einem Aktivitätszustand, den man in der funktionellen Bewegungslehre die Stützfunktion nennt.
Symmetrieebene 1/11	Die Sagittalebene durch den Körpermittelpunkt nennen wir Symmetrieebene (Medianebene). Sie teilt den Körper in einen linken und rechten symmetrischen Abschnitt.
Tentakel 12/8	In der Ballgymnastik wird das „Tentakel“ von den KA oder Teilen davon gebildet, die von der Kontaktstelle *Körper/Ball* aus in den Raum hinausragen.
Transversalebene/ Horizontalebene 1/8	Zwischen die obere und untere Tangentialebene des Homunculus lassen sich beliebig viele parallele Ebenen legen, von denen jede den Homunculus in einen kranialen (zum Kopf gehörenden) und in einen kaudalen (zum Fuß gehörenden) Abschnitt teilt. Alle diese Ebenen sind in bezug auf den Homunculus Transversalebenen. Wenn der Homunculus aufrecht steht, kann man sie auch Horizontalebenen nennen.
Transversalebene, mittlere 1/8	Die Transversalebene durch den Körpermittelpunkt nennen wir die mittlere Transversalebene.
Trennebene 12/7	Die Trennebene ist im Analysenkonzept die Abgrenzung der beschleunigenden und bremsenden Gewichte, die auf das Tempo eines Bewegungsablaufes einwirken. Sie steht vertikal und rechtwinklig zur horizontalen Komponente der Bewegungsrichtung.
Trochanterenpunkt = TP 1/104	Der Trochanterenpunkt (TP) ist ein Beobachtungspunkt. Es ist der gut palpable oberflächlichste Punkt am Trochanter major femoris.
Unterstützungsfläche = USF 12/8	Die USF ist die kleinste Fläche, die die Auflageflächen des Körpers auf der Unterlage umschließt.
Ventral/dorsal 1/9	Es gibt beliebig viele Frontalebenen, die den Homunculus in einen ventralen (zum Bauch gehörenden) und einen dorsalen (zum Rücken gehörenden) Abschnitt teilen.
Vorlage, optimale 1/145	Optimale Vorlage ist ein Kriterium der Ganganalyse. Optimale Vorlage ist ökonomisch. Sie ist so groß, daß die Schritte mühelos, automatisch erfolgen können, und zugleich so klein, daß man nicht in den Schritt fällt.
Weiterlaufende Bewegung = WB 1/40	Wenn sich ein Bewegungsimpuls auf die benachbarten Schaltstellen der Bewegung in bezug auf Richtung, Intensität und Tempo gleichsinnig fortpflanzt, so entsteht eine weiterlaufende Bewegung.
Widerlagerung	Wenn wir die weiterlaufende Bewegung als Auswirkung eines Bewegungsimpulses definieren, so ist die Widerlagerung seine Begrenzung. Wir unterscheiden aktive und passive Widerlagerung.

Widerlagerung, aktive = AW 1/42	Die aktive Widerlagerung ist das Stoppen einer weiterlaufenden Bewegung durch die Aktivität antagonistischer Effektoren.
Widerlagerung, aktivierte passive = APW 1/44	Reine passive Widerlagerung gibt es normalerweise nicht, weil die zur Widerlagerung benützten Körperteile in sich beweglich sind. Die aktivierte passive Widerlagerung ist das automatische Aktivieren der in sich beweglichen Körperteile. Die aktivierte passive Widerlagerung (APW) wirkt verzögernd auf die Bewegung.
Widerlagerung, passive = PW 1/43	Die passive Widerlagerung ist das automatische Einsetzen von Teilen des Gesamtkörpergewichts als Gegengewicht. Die passiven Widerlagerungen bringen Gewicht aus der Bewegungsrichtung und wirken darum verzögernd auf die Bewegung.
Winkel der Körperdiagonalen 1/13	Unter dem Winkel der Körperdiagonalen verstehen wir denjenigen Winkel, der durch das Kreuzen der Diagonalen gebildet wird, und den die Körperlängsachse teilt. Die Winkelspitze wird durch den Körpermittelpunkt gebildet. Ein Winkel ist nach kranial offen, der andere nach kaudal.
Zentrische Ballbelastung 12/9	Das Körpergewicht drückt senkrecht auf einen Großkreis des Balles.

7. Literatur

Benninghoff A/Goerttler B (1971) Lehrbuch der Anatomie des Menschen. Urban & Schwarzenberg, München Berlin Wien

Bobath (1968) Abnorme Haltungsreflexe bei Hirnschäden. Thieme, Stuttgart

Brügger/Rhonheimer (1965) Pseudoradikuläre Syndrome des Stammes. Huber, Bern Stuttgart

Chapchal G (1971) Grundriß der orthopädischen Krankenuntersuchung. Enke, Stuttgart

Debrunner H U (1971) AO-Gelenkmessung (Neutral-O-Methode), Längenmessung, Umfangsmessung. „Dokumentation der DGOT Tübingen". Bern

Frauenfelder P, Huber P Einführung in die Physik, Bd. I. Reinhard, Basel

Hoeppke H (1971) Das Muskelspiel des Menschen. Fischer, Stuttgart

Kendall/Wadsworth (1971) Muscles, testin and function. Williams & Wilkins, Baltimore

Klein-Vogelbach S (1977) Funktionelle Bewegungslehre, 2. Aufl. Springer, Berlin Heidelberg New York

Klein-Vogelbach S (1978) Therapeutische Übungen zur funktionellen Bewegungslehre. Springer, Berlin Heidelberg New York

Knott M (1969) Propioceptive neuromuscular facilitation. Hoeber-Harper, New York

Manter/Gatz (1958) Clinical neuroanatomy and neurophysiology. Davis, Philadelphia

Pohl RW Einführung in die Physik. Springer, Berlin Heidelberg New York

Sinclair (1966) An introduction to functional anatomy. Blackwell, Oxford

Tittel K (1974) Beschreibende und funktionelle Anatomie. VEB Fischer, Jena

Toldt-Hochstetter (1963, 1975) Anatomischer Atlas. Urban & Schwarzenberg, München Berlin Wien

Wolf-Heidegger G (1972) Atlas der systematischen Anatomie des Menschen. Karger, Basel

8. Sachverzeichnis

Rehabilitation und Prävention

1. Band: S. Klein-Vogelbach

Funktionelle Bewegungslehre

2., korrigierte Auflage. 1977. 147 Abbildungen, 1 Ausklapptafel. XV, 172 Seiten
DM 36,–
ISBN 3-540-08303-0

2. Band:

Rehabilitation. Praxis und Forschung

Mit einem Geleitwort von W. Boll
Von W. Augsburger, W. Herrmann, F. Knapp, H.-J. Küppers, H. P. Tews, E. Wiedemann
1977. 23 Abbildungen. XI, 100 Seiten
DM 32,–
ISBN 3-540-08311-1

3. Band: H. J. Fichtner

Berufliche Rehabilitation bei Erkrankungen des Haltungs- und Bewegungsapparates

1977. 5 Abbildungen, 64 Tabellen.
VIII, 65 Seiten
DM 32,–
ISBN 3-540-08233-6

4. Band: S. Klein-Vogelbach

Therapeutische Übungen zur funktionellen Bewegungslehre

Analysen und Rezepte

Mit einem Geleitwort von W. M. Zinn
1978. 172 Abbildungen, 1 Ausklapptafel.
XV, 192 Seiten
DM 38,–
ISBN 3-540-08422-3

5. Band: H. Strohkendl

Funktionelle Klassifizierung für den Rollstuhlsport

Mit einem Geleitwort von K.-A. Jochheim, H. Rieder
1978. 42 Abbildungen, 28 Tabellen.
XIII, 103 Seiten
DM 38,–
ISBN 3-540-08793-1

6. Band: A. J. Ayres

Lernstörungen

Sensorisch-integrative Dysfunktionen
Übersetzt aus dem Amerikanischen von C. Rasokat
1979. 12 Abbildungen. IX, 215 Seiten
DM 48,–
ISBN 3-540-09006-1

7. Band: D. C. Burke, D. D. Murray

Die Behandlung Rückenmarkverletzter

Ein kurzer Leitfaden

Übersetzt aus dem Englischen von F.-W. Meinecke
1979. 8 Abbildungen. XII, 70 Seiten
DM 24,–
ISBN 3-540-09047-9

Mengenpreis:
Ab 20 Exemplare 20% Nachlaß pro Exemplar

Stiftung Rehabilitation Heidelberg

Springer-Verlag
Berlin
Heidelberg
New York

Man kann die „Räumlichen Fixpunkte“ auch dadurch relativieren, indem man Vorbehalte macht.
Z.B. der frontotransversale Thorax ϕ darf sich *nicht* nach vorne/hinten/rechts/links und nur wenig nach oben/unten verschieben usw.

– LIMITATIO *durch Verhindern von PB/APW/Veränderungen der USF*

Die Einhaltung „räumlicher Fixpunkte“ lenkt Aktivitäten und Bewegungsausschläge dort hin, wo sie im Lernziel gefordert sind und vermeidet den AWM von Gewichtsverschiebungen, die zwar im Sinne von PB/APW wirken, aber das Ausmaß der kompensierenden Gewichtsverschiebungen unökonomisch vergrößern.
Anmerkung: Bei Ballübungen kann das Verhindern von PB/APW/Veränderungen der USF im „Tentakel“ und/oder in der „Brükke“ nötig werden. An den Kontaktstellen *Ball/Boden, Körper/Boden, Körper/Ball* sind es aktiv widerlagernde Aktivitäten, im „Tentakel“ häufig stabilisierende.

3. CONDITIO *des Bewegungstempos*

Die Bestimmung des Bewegungstempos ist von ausschlaggebender Bedeutung für den Intensitätsgrad der ökonomischen Aktivität.

– LIMITATIO *durch Bestimmung des Idealtempos*

Das Idealtempo definieren wir als dasjenige Bewegungstempo bei dem die Intensität der ökonomischen Aktivität relativ am niedrigsten ist und die Koordination mit der entsprechenden Atmung verwirklicht wird.
Anmerkung: Wenn aus was für Gründen auch immer eine ökonomische Aktivität mit gesteigerter Intensität erwünscht ist, gehört das bereits zu den konditionellen Anpassungen.

III.2.

Instruktionsrezept der Übung in „Patientensprache“

Merke
Bei einem ökonomischen Lernprozeß leitet das Instruktionsrezept den Umgang des Therapeuten mit dem Patienten.

III.2.1.

Verbal/perzeptiv didaktisches Rezept

Eine verbale Instruktion setzt voraus, daß der Patient Sprachverständnis besitzt und das Idiom des Therapeuten versteht. Ein gut verbalisierter Bewegungsauftrag kann mühelos ausgeführt werden. Darum muß das Problem der Verständigung vom Therapeuten einer ständigen selbstkritischen Kontrolle unterzogen werden. Wenn möglich wähle man Worte aus der Orientierung des Patienten am eigenen Körper/vom eigenen Körper aus/im Raum. Eine solche Wortwahl wird von allen Patienten gleichermaßen verstanden, weil sie direkt an seine Perzeption appelliert. Benützt der Therapeut Phantasiebilder, die durch Bewegung dargestellt werden sollen, muß er sich der geistig/psychischen Welt des Patienten anpassen können.

III.2.2.

Manipulativ/perzeptiv didaktisches Rezept

Eine manipulative Instruktion setzt voraus, daß der Therapeut einen Kontakt seiner Hände mit dem Patienten herstellt, um einen Bewegungsablauf zu fördern, ohne ihn im Wesen zu verändern. Wenn die Perzeption mehrerer Distanzpunkte in bezug auf ihre Beziehung zueinander und zur Unterstützungsfläche durch Berührungskontakte erleichtert werden soll, kann die Manipulation kaum mißlingen. Übernimmt der Therapeut aber Teilgewichte des Patientenkörpers, um die Perzeption ungewohnter Stellungen oder Bewegungen zu fazilitieren, ist die Manipulationstechnik weit schwieriger, weil Gegengewichte angemessen reduziert werden müssen, damit die Wahrnehmung der Proportion der Gleichgewichte erhalten bleibt. Darum muß auch die manuelle Begrenzung einer nicht gewollten weiterlaufen-

a) ACTIO – REACTIO

1. ACTIO *in Form der Primärbewegung (PB)*

Die PB ist eine weiterlaufende Bewegung (WB) in die Bewegungsrichtung. Die PB wird durch die Richtungsangabe der kritischen Distanzpunkte (DP) und die auslösenden Aktivitäten analysiert.

– REACTIO *in Form einer aktivierten passiven Widerlagerung (APW)*

Die APW wird durch die Richtungsangabe der kritischen Distanzpunkte und die reaktive Aktivität analysiert.

– REACTIO *in Form einer Veränderung der Unterstützungsfläche (USF)*

Die USF kann größer/kleiner werden. Sie kann sich in die Richtung der PB/APW verlagern. Dabei muß die Veränderung des Aktivitätszustandes einzelner Körperabschnitte (KA) analysiert werden.
Anmerkung: Die Richtungsangabe der kritischen DP soll durch die Orientierung am eigenen Körper/vom eigenen Körper aus/im Raum definiert werden. Die Veränderung des Aktivitätszustandes einzelner KA soll als Stabilisation / Parkierfunktion / Spielfunktion/Stützfunktion angegeben werden. Bei Ballübungen muß gesagt werden, ob die PB in der „Brücke" oder im „Tentakel" stattfindet/wie sich die Kontaktstellen *Ball/Boden, Körper/Boden, Körper/Ball* verändern. Also wohin der Ball am Boden rollt, ob und in welcher Richtung am Boden Schritte gemacht werden, in welcher Weise sich die Stelle, an der der Körper auf dem Ball aufliegt, verschiebt und ob der Ball an die/von der Kontaktstelle *Körper/Boden* herangezogen/weggestoßen wird.

2. ACTIO *in Form von beschleunigenden Gewichten*

– REACTIO *in Form von bremsenden Gewichten*

Anmerkung: Die kritische Trennebene für beschleunigende und bremsende Gewichte muß gekennzeichnet werden. Sie steht immer senkrecht zur Bewegungsrichtung und vertikal auf der Unterlage. Um beschleunigende und bremsende Gewichte unterscheiden zu können, muß die Richtung der PB bestimmt sein. Dabei sind die horizontalen Richtungskomponenten der kritischen DP ausschlaggebend für das Ausmaß der Verschiebung der Trennebene, die solange durch die Kontaktstelle *Körper/Ball* geht, als das Hauptkörpergewicht auf dem Ball lastet.

b) CONDITIO – LIMITATIO

1. CONDITIO *der gleichbleibenden Abstände*

Die gleichbleibenden Abstände werden durch zwei Distanzpunkte (DP) definiert oder gelegentlich durch eine/einige Schaltstelle/n der Bewegung in der/in denen Bewegungsausschläge unterdrückt werden sollen.

– LIMITATIO *durch aktive Widerlagerung (AW) und Stabilisation*

Die Lokalisation der AW, die den gleichbleibenden Abstand verwirklicht und der Stabilisation, die Bewegungsausschläge unterdrückt, wird bezeichnet und die verantwortliche muskuläre Beanspruchung definiert. AW/Stabilisation begrenzen weiterlaufende Bewegungen (WB), die als Ausweichmechanismen (AWM) auftreten und die spezifisch angestrebte Bewegung nicht zulassen.
Anmerkung: Bei Ballübungen müssen die AW/Stabilisationen im „Tentakel" und in der „Brücke" beachtet werden. Sie können sich auch an den Kontaktstellen *Ball/Boden, Körper/Boden, Körper/Ball* befinden.

2. CONDITIO *der „Räumlichen Fixpunkte"*

„Räumliche Fixpunkte" ist ein Orientierungsbegriff. Es können dies auch Körperabschnitte (KA)/Orientierungsachsen (z.B. frontotransversaler Thorax Φ, FLEX/EXT Achsen der Hüftgelenke, Längsachsen der Füße etc.)/Kontaktstellen *Körper/Ball*, Körperoberflächenbezeichnungen (Handfläche, mediale Seite des Oberschenkels, Fußsohle etc.) sein. Eine besondere Rolle spielt bei den „Räumlichen Fixpunkten" die Determination der Unterstützungsfläche (USF).

Detaillierte Disposition für Funktionsanalysen und Instruktionsrezepte von Übungen der Ballgymnastik

I.
Name der Übung

Für Übungen der Ballgymnastik haben sich Phantasienamen bestens bewährt und bei Therapeuten und Patienten mühelos und dauerhaft eingeprägt.

II.
● **Lernziel**

Auf Störungen des Gleichgewichtes mit differenzierten Balancereaktionen ökonomisch reagieren können.

III.
▶ **Lernweg**

Das Einverleiben einer Ballübung in das Bewegungsrepertoire des Patienten.

III.1.

Funktionsanalyse der Ballübung in „Therapeutensprache"

Merke
Die Funktionsanalyse ist die Auseinandersetzung des Therapeuten mit der Übung. Durch sie erkennt er die mannigfaltigen funktionellen Aspekte. Indem er sie ordnet, gewinnt er die spezifischen Informationen, die ihn befähigen, die richtigen Lernschritte für die Instruktion auszuwählen.

III.1.1.
Konzeption der Ballübung

In der Konzeption der Übung wird die Wahl der Ausgangsstellung (ASTE) hinsichtlich des Bewegungsablaufes und die Planung des Bewegungsablaufes hinsichtlich der Erfüllung des Lernzieles begründet.

III.1.2.
Funktionsanalyse der ASTE der Ballübung

Position und Aktivierung der ASTE

1. Räumliche Lage der kritischen Bewegungsachsen zur Einwirkungsrichtung der Schwerkraft und räumliche Anordnung der Körperabschnitte (KA)

2. Bewegungstoleranzen in den kritischen Schaltstellen der Bewegung

3. Verteilung des Körpergewichtes über der Unterstützungsfläche (USF) und der daraus resultierende Aktivitätszustand der Muskulatur einzelner Körperabschnitte (KA)

Anmerkung: Bei Ballübungen insbesondere die Verteilung des Körpergewichtes über der stabilen Unterlage, dem Boden, und der labilen Unterlage, dem Ball.

4. Muskuläre Beanspruchung bei ökonomischer Aktivität und Atmung

5. Potentiell beschleunigende/bremsende Gewichte

III.1.3.
Funktionanalyse des Bewegungsablaufes einer Ballübung

Anmerkung: Das Zeichen – am Anfang einer Zeile gibt an, daß der nachfolgende Text sich auf die Analyse der – REACTIO oder der – LIMITATIO bezieht.

den Bewegung durch eine Gegenmanipulation neutralisiert werden. Durch solche Manipulationen kann der Lernprozeß eines Bewegungsablaufes wesentlich erleichtert und abgekürzt werden.

III.3.

Anpassung der Ballübung an Konstitution und Kondition des Patienten

Merke
Da es sich um die Schulung natürlicher Bewegungen im Sinne ökonomischer Gleichgewichtsreaktionen handelt, bedingen die Konstitutionsmerkmale Varianten der Balance hinsichtlich der hypothetischen Normkonstitution [1]. Die Kondition des Patienten bestimmt die Auswahl der Übungen im Hinblick auf das Ausmaß an Hubbelastung, Gleichgewichtsgefährdung durch Tempoverschiebungen und/oder die Verkleinerung der USF.

1 Siehe „Funktionelle Bewegungslehre" S. 103.

III.3.1.

Konstitutionelle Anpassungen

Die Rolle der Längen/Breiten/Tiefen/Gewichte

1. Die Längen/Tiefen und die Verteilung der Gewichte an ihnen beeinflussen besonders Bewegungsabläufe in sagittalen Ebenen. Die Ballgröße muß den Längen angepaßt werden.
2. Die Breiten und die Verteilung der Gewichte an ihnen beeinflussen besonders Bewegungsabläufe in frontalen/transversalen Ebenen.

III.3.2.
Konditionelle Anpassungen

Die Gründe häufig auftretender „Fehler"

1. Mangel an Leistungsfähigkeit/Wunsch zur Leistungssteigerung lassen sich durch konditionelle Anpassung leicht beeinflussen.
2. Bei Übungen auftretende Schmerzen sind eine absolute Kontraindikation für diese Übung.
3. Muskuläre Schwächen/Reaktionsträgheit verlangen als Anpassung vorerst eine Einschränkung des Bewegungsausmaßes/des Bewegungstempos/der muskulären Hubbelastung.
4. Bewegungseinschränkungen/Hypermobilitäten erfordern von vornherein eine selektive Auswahl der Übungen.
5. Zentralnervöse Störungen verlangen eine Anpassung gemäß der möglichen und förderlichen Übungen, die prinzipiell die weniger differenzierten Bewegungsabläufe betreffen werden.

Ausklapptafel

(zu den Seiten 13 – 215)

Detaillierte Disposition für Funktionsanalysen und Instruktionsrezepte von Modellen der „Ballgymnastik“

Berlin Heidelberg New York 1981
Rehabilitation und Prävention 12
Klein-Vogelbach
Ballgymnastik zur funktionellen Bewegungslehre